中国康复医学会"康复医学指南"丛书

呼吸疾病康复指南

主　编　王　辰　赵红梅
副主编　陈　宏　李燕明　宋元林　解立新
　　　　杨　汀　郑劲平

人民卫生出版社
·北京·

图书在版编目（CIP）数据

呼吸疾病康复指南 / 王辰，赵红梅主编 . —北京：
人民卫生出版社，2021. 10（2024.8 重印）
ISBN 978-7-117-32233-1

Ⅰ.①呼… Ⅱ.①王… ②赵… Ⅲ.①呼吸系统疾病
– 康复 – 指南 Ⅳ.①R560.9-62

中国版本图书馆 CIP 数据核字（2021）第 210154 号

人卫智网	www.ipmph.com	医学教育、学术、考试、健康， 购书智慧智能综合服务平台
人卫官网	www.pmph.com	人卫官方资讯发布平台

呼吸疾病康复指南

Huxi Jibing Kangfu Zhinan

主　　编：王　辰　赵红梅
出版发行：人民卫生出版社（中继线 010-59780011）
地　　址：北京市朝阳区潘家园南里 19 号
邮　　编：100021
E - mail：pmph @ pmph.com
购书热线：010-59787592　010-59787584　010-65264830
印　　刷：北京汇林印务有限公司
经　　销：新华书店
开　　本：787 × 1092　1/16　印张：24　插页：8
字　　数：614 千字
版　　次：2021 年 10 月第 1 版
印　　次：2024 年 8 月第 2 次印刷
标准书号：ISBN 978-7-117-32233-1
定　　价：110.00 元

打击盗版举报电话：**010-59787491**　E-mail：**WQ @ pmph.com**
质量问题联系电话：**010-59787234**　E-mail：**zhiliang @ pmph.com**

编者（按姓氏笔画排序）

王　辰（中国医学科学院北京协和医学院）

王　玮（中国医科大学附属第一医院）

王　娇（四川大学华西医院）

车国卫（四川大学华西医院）

石志红（西安交通大学第一附属医院）

代　冰（中国医科大学附属第一医院）

冯　鹏（中日友好医院）

孙德俊（内蒙古自治区人民医院）

李　红（广州医科大学附属第一医院）

李　宏（西安交通大学第一附属医院）

李光熙（中国中医科学院广安门医院）

李燕明（北京医院）

杨　汀（中日友好医院）

杨文杰（天津市第一中心医院）

吴小玲（四川大学华西医院）

宋元林（复旦大学附属中山医院）

张　捷（吉林大学第二医院）

张晓颖（中国康复研究中心）

陈　宏（哈尔滨医科大学附属第二医院）

陈文慧（中日友好医院）

欧阳松云（郑州大学第一附属医院）

尚　愚（哈尔滨市第一医院）

郑则广（广州医科大学附属第一医院　广州呼吸健康研究院）

郑劲平（广州医科大学附属第一医院　国家呼吸系统疾病临床医学研究中心）

赵红梅（中日友好医院）

赵建平（华中科技大学同济医学院附属同济医院）

胡杰英（广州医科大学附属第一医院　广州呼吸健康研究院）

徐培峰（浙江大学医学院附属邵逸夫医院）

郭　琪（上海健康医学院康复学院）

唐华平（青岛市市立医院）

黄　勇（中国科学院大学重庆医院）

黄　蕾（浙江大学医学院附属邵逸夫医院）

梁宗安（四川大学华西医院）

葛慧青（浙江大学医学院附属邵逸夫医院）

喻鹏铭（四川大学华西医院）

童　瑾（重庆医科大学附属第二医院）

解立新（解放军总医院）

熊维宁（华中科技大学同济医学院附属同济医院）

编写秘书　黄　勇

中国康复医学会"康复医学指南"丛书

序言

　　受国家卫生健康委员会委托,中国康复医学会组织编写了"康复医学指南"丛书(以下简称"指南")。

　　康复医学是卫生健康工作的重要组成部分,在维护人民群众健康工作中发挥着重要作用。康复医学以改善患者功能、提高生活质量、重塑生命尊严、覆盖生命全周期健康服务、体现社会公平为核心宗旨,康复医学水平直接体现了一个国家的民生事业发展水平和社会文明发达程度。国家高度重视康复医学工作,近年来相继制定出台了一系列政策文件,大大推动了我国康复医学工作发展,目前我国康复医学工作呈现出一派欣欣向荣的局面。康复医学快速发展迫切需要出台一套与工作相适应的"指南",为康复行业发展提供工作规范,为专业人员提供技术指导,为人民群众提供健康康复参考。

　　"指南"编写原则为,遵循大健康大康复理念,以服务人民群众健康为目的,以满足广大康复医学工作者需求为指向,以康复医学科技创新为主线,以康复医学技术方法为重点,以康复医学服务规范为准则,以康复循证医学为依据,坚持中西结合并重,既体现当今现代康复医学发展水平,又体现中国传统技术特色,是一套适合中国康复医学工作国情的"康复医学指南"丛书。

　　"指南"具有如下特点:一是科学性,以循证医学为依据,推荐内容均为公认的国内外最权威发展成果;二是先进性,全面系统检索文献,书中内容力求展现国内外最新研究进展;三是指导性,书中内容既有基础理论,又有技术方法,更有各位作者多年的实践经验和辩证思考;四是中西结合,推荐国外先进成果的同时,大量介绍国内开展且证明有效的治疗技术和方案,并吸纳中医传统康复技术和方法;五是涵盖全面,丛书内容涵盖康复医学各专科、各领域,首批计划推出66部指南,后续将继续推出,全面覆盖康复医学各方面工作。

　　"指南"丛书编写工作举学会全体之力。中国康复医学会设总编写委员会负总责,各专业委员会设专科编写委员会,各专业委员会主任委员为各专科指南主编,全面负责本专科指南编写工作。参与编写的作者均为我国当今康复医学领域的高水平专家、学者,作者数量达千余人之多。"指南"是全体参与编写的各位同仁辛勤劳动的成果。

　　"指南"的编写和出版是中国康复医学会各位同仁为广大康复界同道、

为人民群众健康奉献出的一份厚礼,我们真诚希望本书能够为大家提供工作中的实用指导和有益参考。由于"指南"涉及面广,信息量大,加之编撰时间较紧,书中的疏漏和不当之处在所难免,期望各位同仁积极参与探讨,敬请广大读者批评指正,以便再版时修正完善。

衷心感谢国家卫生健康委员会对中国康复医学会的高度信任并赋予如此重要任务,衷心感谢参与编写工作的各位专家、同仁的辛勤劳动和无私奉献,衷心感谢人民卫生出版社对于"指南"出版的高度重视和大力支持,衷心感谢广大读者对于"指南"的关心和厚爱!

百舸争流,奋楫者先。我们将与各位同道一起继续奋楫前行!

中国康复医学会会长

方国恩

2020年8月28日

不熟悉人体结构怎敢当医生!

——几代解剖学家集腋成裘，为你揭示人体结构的奥妙

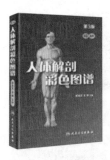

《人体解剖彩色图谱》（第 3 版 / 配增值）
——已是 100 万 $^+$ 读者的选择

读者对象：医学生、临床医师

内容特色：医学、美学与 3D/AR 技术的完美融合

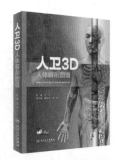

《人卫 3D 人体解剖图谱》
—— 数字技术应用于解剖学出版的"里程碑"

读者对象：医学生、临床医师

内容特色：通过数字技术精准刻画"系解"和"局解"所需展现的人体结构

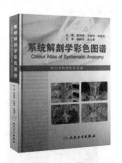

《系统解剖学彩色图谱》

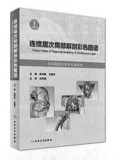

《连续层次局部解剖彩色图谱》
——"系解"和"局解"淋漓尽致的实物展现

读者对象：医学生、临床医师

内容特色：分别用近 800 个和 600 个精雕细刻的标本"图解"系统解剖学和局部解剖学

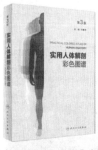

《实用人体解剖彩色图谱》（第 3 版）
——已是 10 万 $^+$ 读者的选择

读者对象：医学生、临床医师

内容特色：通过实物展现人体结构，局解和系解兼顾

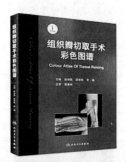

《组织瓣切取手术彩色图谱》
——令读者发出"百闻不如一见"的惊叹

者对象：外科医师、影像科医师

容特色：用真实、新鲜的临床素材，现了 84 个组织瓣切取手术入路及管的解剖结构

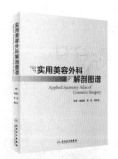

《实用美容外科解剖图谱》
——集美容外科手术操作与局部解剖于一体的实用图谱

读者对象：外科医师

内容特色：用 124 种手术、176 个术式完成手术方法与美学设计的融合

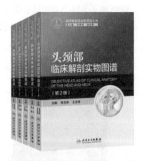

《临床解剖学实物图谱丛书》（第 2 版）
——帮助手术医师做到"游刃有余"

读者对象：外科医师、影像科医师

内容特色：参照手术入路，针对临床要点和难点，多方位、多剖面展现手术相关解剖结构

临床诊断的"金标准"

——国内病理学知名专家带你一起探寻疾病的"真相"

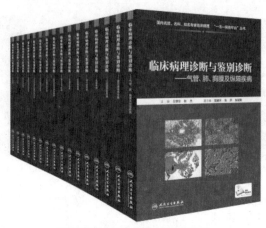

《临床病理诊断与鉴别诊断丛书》

——国内名院、名科、知名专家对临床病理诊断中能见到的几千种疾病进行了全面、系统的总结，将给病理医师"震撼感"

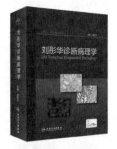

《刘彤华诊断病理学》
（第4版/配增值）

——病理科医师的案头书，二十年打磨的经典品牌，修订后的第4版在前一版的基础上吐陈纳新、纸数融合

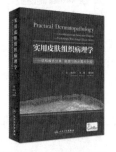

《实用皮肤组织病理学》
（第2版/配增值）

——5000余幅图片，近2000个二维码，973种皮肤病有"图"（临床图片）有"真相"（病理图片）

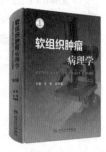

《软组织肿瘤病理学》（第2版）

——经过10年精心打磨，以4000余幅精美图片为基础，系统阐述各种软组织肿瘤的病理学改变

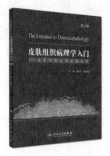

《皮肤组织病理学入门》（第2版）

——皮肤科医生的必备知识，皮肤病理学入门之选

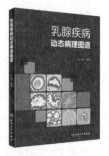

《乳腺疾病动态病理图谱》

——通过近千幅高清图片，系统展现乳腺疾病病理的动态变化

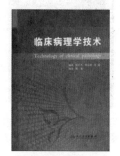

《临床病理学技术》

——以临床常用病理技术为单元，系统介绍临床病理学的相关技术

第三轮全国高等学校医学研究生"国家级"规划教材

购书请扫二维码

创新的学科体系，全新的编写思路

授之以渔，而不是授之以鱼　　回顾历史，揭示其启示意义
述评结合，而不是述而不评　　剖析现状，展现当前的困惑
启示创新，而不是展示创新　　展望未来，预测其发展方向

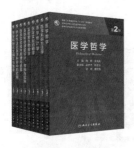

《科研公共学科》

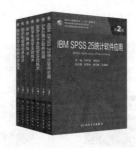

《实验技术与统计软件系列》

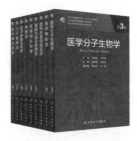

《基础前沿与进展系列》

在研究生科研能力（科研的思维、科研的方法）的培养过程中起到探照灯、导航系统的作用，为学生的创新提供探索、挖掘的工具与技能，特别应注重学生进一步获取知识、挖掘知识、追索文献、提出问题、分析问题、解决问题能力的培养

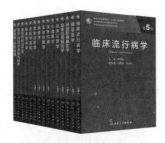

《临床基础与辅助学科系列》

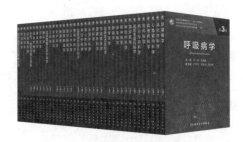

《临床专业学科系列》

在临床型研究生临床技能、临床创新思维培养过程中发挥手电筒、导航系统的作用，注重学生基于临床实践提出问题、分析问题、解决问题能力的培养

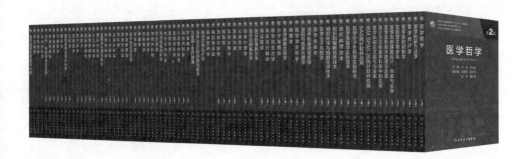

临床医生洞察人体疾病的"第三只眼"

——数百位"观千剑而识器"的影像专家帮你练就识破人体病理变化的火眼金睛

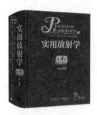
《实用放射学》
第 4 版

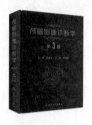
《颅脑影像诊断学》
第 3 版

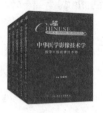
《中华医学影像
技术学》

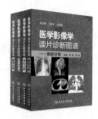
《医学影像学读片诊断
图谱丛书》

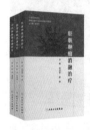
《中国医师协会肿瘤消
融治疗丛书》

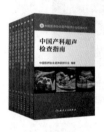
《中国医师协会超声医
师分会指南丛书》

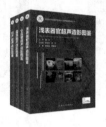
《中国医师协会超声造
影图鉴丛书》

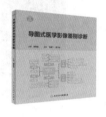
《导图式医学影像
鉴别诊断》

放射好书荟萃

超声好书荟萃

新书速递

书号	书名	定价	作者
34088	影像诊断思维（配增值）	139.00	居胜红，彭新桂
32207	实用肝胆疾病影像学	520.00	李宏军，陆普选
34439	医学影像解剖学（第 2 版 / 配增值）	89.00	胡春洪，王冬青
33451	同仁鼻咽喉影像学	138.00	鲜军舫，李书玲
32769	主动脉疾病影像诊断与随访	120.00	范占明
32771	腕和手运动损伤影像诊断（配增值）	128.00	白荣杰，殷玉明，袁慧书
33899	妇产经静脉超声造影图解（配增值）	229.00	罗红，杨帆
34787	介入超声用药速查手册	159.00	于杰，梁萍
33900	超声引导肌骨疾病及疼痛介入治疗（配增值）	129.00	卢漫
33055	实用产前超声诊断学（配增值）	208.00	吴青青
33079	胰腺疾病超声诊断与病例解析	198.00	陈志奎，林礼务，薛恩生

"临床手绘手术图谱"丛书

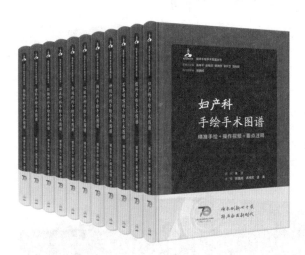

以手绘图为基础，文、图和手术视频相辅相成展现了医学与美学、基础与临床、纸质出版与数字出版的完美结合

书号	书名	作者
33651	泌尿外科手绘手术图谱——精准手绘＋操作视频＋要点注释（配增值）	徐国成，李振华，韩秋生
34375	心脏外科手绘手术图谱——精准手绘＋操作视频＋要点注释（配增值）	徐国成，张　永，韩秋生
33865	胸外科手绘手术图谱——精准手绘＋操作视频＋要点注释（配增值）	徐国成，杨雪鹰，齐亚力
34535	普通外科手绘手术图谱——精准手绘＋操作视频＋要点注释（配增值）	徐国成，罗英伟，韩秋生
33460	整形外科手绘手术图谱——精准手绘＋操作视频＋要点注释（配增值）	郭　澍，韩秋生，徐国成
33430	耳鼻咽喉科手绘手术图谱——精准手绘＋操作视频＋要点注释（配增值）	韩秋生，曹志伟，徐国成
33450	肛肠外科手绘手术图谱——精准手绘＋操作视频＋要点注释（配增值）	徐国成，李春雨
33382	神经外科手绘手术图谱——精准手绘＋操作视频＋要点注释（配增值）	徐国成，梁国标，韩秋生
33429	眼科手绘手术图谱——精准手绘＋操作视频＋要点注释（配增值）	韩秋生，张瑞君，徐国成
34374	骨科手绘手术图谱——精准手绘＋操作视频＋要点注释（配增值）	路磊，徐国成，韩秋生
33446	妇产科手绘手术图谱——精准手绘＋操作视频＋要点注释（配增值）	徐国成，孟祥凯，孟涛

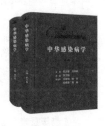

《中华感染病学》

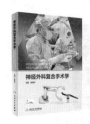

《神经外科复合手术学》

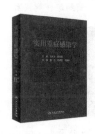

《实用重症感染学》

购书请扫二维码

"治疗－康复－长期护理"服务链的核心

——全面落实《"健康中国 2030"规划纲要》所提出的 "早诊断、早治疗、早康复"

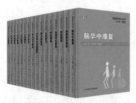

《康复医学系列丛书》

——康复医学的大型系列参考书，突出内容的实用性，强调基础理论的系统与简洁、诊疗实践方面的可操作性

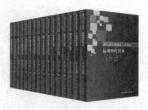

《康复治疗师临床工作指南》

——以临床工作为核心，对操作要点、临床常见问题、治疗注意事项进行重点讲述

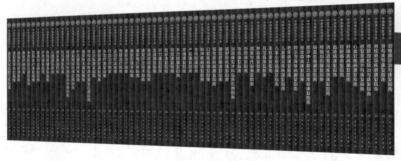

《中国康复医学会"康复医学指南"丛书》

——康复医学领域权威、系统的工作指南

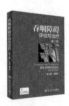

《吞咽障碍评估与治疗》
（第 2 版 / 配增值）

——八年酝酿、鸿篇巨制，包含大量吞咽障碍相关新知识、新技术、新理论

《康复科医生手册》

——全国县级医院系列实用手册之一，服务于基层康复医务工作者

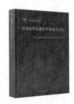

《物理医学与康复学指南与共识》

——中华医学会物理医学与康复学分会推出的首部指南，提供规范系统的康复临床思路以及科学的临床决策指导

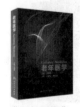

《老年医学》

——体现了老年医学"老年综合征和老年综合评估"的核心内涵，始终注重突出老年医学特色，内容系统权威

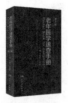

《老年医学速查手册》
（第 2 版）

——实用口袋书，可方便快捷地获取老年医学的知识和技能

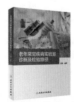

《老年常见疾病实验室诊断及检验路径》

——对老年人群的医学检验进行了严谨的筛查、分析及综合诊断

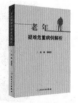

《老年疑难危重病例解析》

——精选老年疑难、复杂、危重病例，为读者提供临床诊治思辨过程以及有益的借鉴

"视触叩听"飞翔的翅膀

——国家行业管理部门和权威专家为你制定的临床检验诊断解决方案

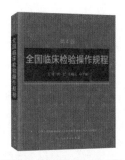

《全国临床检验操作规程》（第4版）

——原国家卫计委医政司向全国各级医院推荐的临床检验方法

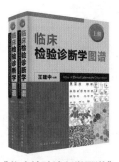

《临床检验诊断学图谱》

——一部国内外罕见的全面、系统、完美、精致的检验诊断学图谱

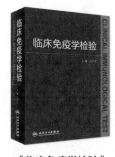

《临床免疫学检验》

——以国内检验专业的著名专家为主要编写成员，兼具权威性和实用性

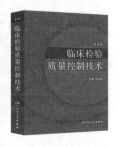

《临床检验质量控制技术》（第3版）

——让临床检验质量控制有章可循，有据可依

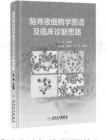

《脑脊液细胞学图谱及临床诊断思路》

——近千张高清细胞学图片，50余例真实临床案例，系统阐述脑脊液细胞学

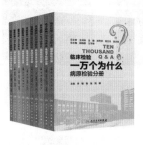

《临床检验一万个为什么丛书》

——囊括了几乎所有临床检验的经典问题

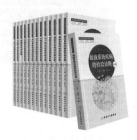

《常见疾病检验诊断丛书》

——临床医师与检验科医师沟通的桥梁

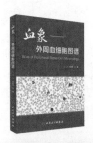
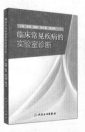
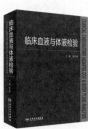
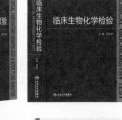
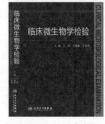
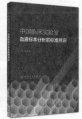
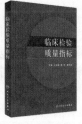
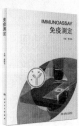
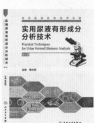

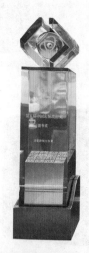

中华影像医学丛书·中华临床影像库

第五届中国出版政府奖获奖图书

编写委员会

顾　　问　刘玉清　戴建平　郭启勇　冯晓源　徐　克

主任委员　金征宇

副主任委员（按姓氏笔画排序）

王振常　卢光明　刘士远　龚启勇

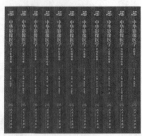 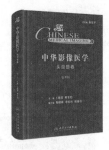 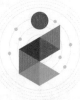 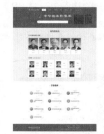

中华临床影像库

分卷	主编
头颈部卷	王振常　鲜军舫
乳腺卷	周纯武
中枢神经系统卷	龚启勇　卢光明　程敬亮
心血管系统卷	金征宇　吕　滨
呼吸系统卷	刘士远　郭佑民
消化道卷	梁长虹　胡道予
肝胆胰脾卷	宋　彬　严福华
骨肌系统卷	徐文坚　袁慧书
泌尿生殖系统卷	陈　敏　王霄英
儿科卷	李　欣　邵剑波
介入放射学卷	郑传胜　程英升
分子影像学卷	王培军

子库	主编
头颈部疾病影像库	王振常　鲜军舫
乳腺疾病影像库	周纯武
中枢神经系统疾病影像库	龚启勇　卢光明　程敬亮
心血管系统疾病影像库	金征宇　吕　滨
呼吸系统疾病影像库	刘士远　郭佑民
消化道疾病影像库	梁长虹　胡道予
肝胆胰脾疾病影像库	宋　彬　严福华
骨肌系统疾病影像库	徐文坚　袁慧书
泌尿生殖系统疾病影像库	陈　敏　王霄英
儿科疾病影像库	李　欣　邵剑波

了解更多图书
请关注我们的公众号

关注公众号
开启影像库 7 天免费体验

中国康复医学会"康复医学指南"丛书
编写委员会

7

中国康复医学会"康复医学指南"丛书
目录

30. 精神疾病康复指南	主编	贾福军		
31. 生殖健康指南	主编	匡延平		
32. 产后康复指南	主编	邹 燕		
33. 疼痛康复指南	主编	毕 胜		
34. 手功能康复指南	主编	贾 杰		
35. 视觉康复指南	主编	卢 奕		
36. 眩晕康复指南	主编	刘 博		
37. 听力康复指南	主编	周慧芳		
38. 言语康复指南	主编	陈仁吉		
39. 吞咽障碍康复指南	主编	窦祖林		
40. 康复评定技术指南	主编	恽晓萍		
41. 康复电诊断指南	主编	郭铁成		
42. 康复影像学指南	主编	王振常		
43. 康复治疗指南	主编	燕铁斌	陈文华	
44. 物理治疗指南	主编	王于领	王雪强	
45. 运动疗法指南	主编	许光旭		
46. 作业治疗指南	主编	闫彦宁	李奎成	
47. 水治疗康复指南	主编	王 俊		
48. 神经调控康复指南	主编	单春雷		
49. 高压氧康复指南	主编	潘树义		
50. 浓缩血小板再生康复应用指南	主编	程 飚	袁 霆	
51. 推拿技术康复指南	主编	赵 焰		
52. 针灸康复技术指南	主编	高希言		
53. 康复器械临床应用指南	主编	喻洪流		
54. 假肢与矫形器临床应用指南	主编	武继祥		
55. 社区康复指南	主编	余 茜		
56. 居家康复指南	主编	黄东锋		
57. 心理康复指南	主编	朱 霞		
58. 体育保健康复指南	主编	赵 斌		
59. 疗养康复指南	主编	单守勤	于善良	
60. 医养结合康复指南	主编	陈作兵		
61. 营养食疗康复指南	主编	蔡美琴		
62. 中西医结合康复指南	主编	陈立典	陶 静	
63. 康复护理指南	主编	郑彩娥	李秀云	
64. 康复机构管理指南	主编	席家宁	周明成	
65. 康复医学教育指南	主编	敖丽娟	陈健尔	黄国志
66. 康复质量控制工作指南	主编	周谋望		

前言

医学从"预防、诊断、控制、治疗、康复"五个方面维护健康。其中康复是指急性病能够加快康复，慢性病能够在疾病长期存在的情况下动员机体能力和代偿，使其身体、心理和社会适应能力得到维护和提升。这五个方面浑然一体，相辅相成，不可割裂。

2017年在中国康复医学会的支持下，成立了呼吸康复专业委员会，方国恩会长指出："呼吸康复专业委员会的成立具有里程碑式的重大意义，标志着中国康复医学向脏器康复领域的一大历史进展。"呼吸康复是包括心脏康复在内的脏器康复中极为重要的组成，近年来越来越多的国内外同道认识到呼吸康复是对呼吸系统疾病和非呼吸系统疾病导致的呼吸功能障碍患者的一种非常有效的治疗方法，但在世界各地仍未得到充分利用。全面的患者评估对呼吸康复的个性化和有效地推进个体患者的康复目标至关重要。健全的质量保证流程对于确保任何呼吸康复服务都能为患者和卫生服务提供最佳结果至关重要。

受中国康复医学会委托，呼吸康复专业委员会负责组织编写"康复医学指南"丛书之《呼吸疾病康复指南》。本书基于循证医学证据，涵盖了呼吸康复绪论、呼吸康复的技术体系和内容、呼吸康复的实施、呼吸疾病的康复及其他疾病的呼吸康复5个篇章，从呼吸康复的架构、评估体系、相关设备、基本技术、基本技能，以及原发性和继发性呼吸功能障碍的相关疾病呼吸康复的路径给予了详细的阐述，体现了近年来呼吸康复领域研究主要的学术进展，兼具知识性与实用性，有助于规范构建呼吸康复体系，推广普及呼吸康复实施，可作为呼吸与危重症医学科、胸外科、移植科、老年科、普通内科、ICU、全科医学科、康复医学科等相关学科的医生、护士、治疗师开展呼吸康复的工具书。

本书观点仅代表了当代的医学发展阶段对呼吸康复的认知，随着现代医疗技术的飞速发展，新的技术和观念将会不断更新。感谢各位编者对本书的辛勤付出。

中国工程院

2021年5月

目录

第一篇

呼吸康复绪论

一、呼吸康复概念

慢性疾病如心血管疾病（CVD）和慢性阻塞性肺疾病（COPD，简称慢阻肺）多是由不良的健康行为引起的，如久坐不动的生活方式、不健康的饮食和吸烟。呼吸慢性疾病已构成严重的疾病负担，目前的医学研究更多的是通过研发新药来控制这些慢性疾病的进展，而有效的基于循证医学证据的、能够改变潜在的不良健康行为的呼吸康复策略却没有充分发挥其应有的作用。

呼吸康复是指对慢性呼吸疾病患者，在进行细致的患者评估后，所采取的个体化治疗，包括（但不限于）运动训练、教育和行为改变等综合干预措施，以期改善其生理与心理状况，并促进长期健康增进行为。呼吸康复通过改变患者的运动、营养和健康的行为习惯，从而实现改善功能状况，减轻呼吸困难的症状，提高与健康相关的生活质量，减少未来医疗保健的使用，降低死亡率的目标。

在过去的 30~40 年，呼吸康复的定义几经变迁，经历了从医学实践的艺术到以循证医学为基础的描述，从人们对呼吸康复进行定义之初就突出强调了个体化和多学科联合诊疗模式的重要意义。1974 年美国胸科医师协会（ACCP）首次对呼吸康复进行了定义，1981 年美国胸科学会（ATS）也发布了呼吸康复的定义。1981 年的定义为：呼吸康复是一门医学实践的艺术，其中包含个体化、多学科的方案，这些方案通过准确的诊断、治疗、精神支持及教育来稳定或逆转呼吸系统疾病患者生理和心理问题，使患者因肺部疾病导致的功能障碍及对生活的影响得到最大可能的恢复。这一版定义中呼吸康复的目标是：①控制和缓解呼吸系统疾病的症状和并发症；②教育和指导患者能够完成日常活动的最佳技能。1999 年 ATS 更新的定义中将呼吸康复的目标发展为对慢性呼吸系统疾病的患者，需要缓解其症状，减少残疾，提高参加体力活动和参与社会活动的能力，改善生活质量。2006 年美国胸科学会 / 欧洲呼吸病学会（ATS/ERS）联合修订的定义中首次提出呼吸康复是一项以循证医学为基础，多学科联合模式，针对有症状及日常活动能力下降的慢性呼吸系统疾病患者所进行的综合干预措施，并且将其整合到患者的个体化管理中，制订康复方案时考虑通过稳定或逆转疾病的全身表现来缓解症状，使患者的功能达到最优化，增加参与度，减少医疗费用。

目前使用最多的呼吸康复定义是 2013 年美国胸科学会 / 欧洲呼吸病学会（ATS/ERS）提出的版本，这一定义的内涵包括了以下几点：

（一）呼吸康复的整体性

虽然呼吸康复包含了许多不同的干预措施，但不是各个部分单纯的叠加，而是将每一个部分有机结合的整体，这些治疗措施需要整合成一组治疗方案，由该领域有经验的专业医师实施。

（二）呼吸康复的综合性

呼吸康复是综合性的干预措施，需要一个专业的多学科协作的团队，包括医生、护士、专科护理师、呼吸治疗师、物理治疗师、作业治疗师、心理治疗师、行为分析医师、运动生理师、营养师及社工等。针对每一例患者不同的治疗目标，不同的功能损害程度及残疾程度制订相应的康复处方。任何一个特定的呼吸康复方案组成取决于可以获得的资源。

（三）全面评估

首先必须对每一个慢性呼吸系统疾病患者复杂且独特的疾病特点进行全面的评估，才能提供有效的治疗。

（四）个体化

呼吸康复需要针对每一例患者所患的呼吸系统疾病、合并症、治疗情况、由疾病导致的心理与社会后果等特点制订个体化的康复方案，并且需要将所有的措施进行整合成全面而连续的并能贯穿于患者疾病过程中干预措施。

（五）必需要素

虽然呼吸康复是一个包含多项治疗的综合性干预措施，但运动训练、教育、行为改变是其必需要素。尽管运动训练是呼吸康复的基石，但仅仅依靠运动训练不足以提供最好且持久的益处，必须将运动训练和教育相结合，教育患者加强自我管理的技巧并且促使患者形成健康的行为方式。

（六）同时关注了患者生理和心理状况

针对慢性呼吸系统疾病患者，呼吸康复不仅考虑了患者躯体状况，还要兼顾患者的心理情绪状况。与药物治疗相比，如支气管扩张剂，呼吸康复可以更大程度地缓解患者的呼吸困难，提高患者运动能力及健康相关生活质量，降低医疗花费。但这些获益并没有同时带来传统的生理学指标的改善，如第 1 秒用力呼气量（FEV_1）。造成这一矛盾的现象的原因是呼吸康复是针对慢性呼吸疾病患者全身可治疗的状况进行干预，如外周肌肉功能障碍，不健康的行为，焦虑和抑郁等。为了能够全面描述呼吸康复的效果，必须要有一个以患者为中心、全面的结果评估。

（七）促进长期坚持健康的行为

对于患有慢性呼吸系统疾病的患者，想通过一次 6~12 周的干预如运动训练就能获得显著的长期效果是一个不成熟的想法，还需要教育患者形成真正的健康行为，以维持呼吸康复的长期效果。通过干预使患者形成健康行为是呼吸康复的实施过程中关键的一点。

总之，呼吸康复是针对患者呼吸系统疾病的所有病程，由不同的专业人员提供连续的干预措施，体现了整合医疗的概念，能在正确的时间给患者以精准的治疗。呼吸康复涉及的治疗措施包括戒烟治疗、促进患者居家或在社区中进行规律的运动或体力活动，促进患者形成协同合作的自我管理的策略，优化药物治疗方案及提高药物治疗的依从性，在需要时向患者提供舒缓医疗及临终关怀服务等。呼吸康复的实施需要配合和交流，需要健康照护提供者、患者、家庭的协同合作一起完成。

二、呼吸康复发展简史

（一）国际呼吸康复发展简史

经过近 40 年的发展，呼吸康复已经成为慢性阻塞性肺疾病患者治疗方案中的一项标准的治疗措施。在慢性阻塞性肺疾病全球倡议（GOLD）指南和 ATS 与 ERS 联合发布的慢性阻塞性肺疾病指南中均将呼吸康复列入慢阻肺治疗方案中。但是在 20 世纪 80 年代及 90 年代早期，呼吸康复并没有被普遍接受。呼吸康复的快速发展很大程度上是源于科学研究结果证实了其有效性。呼吸康复发展源于慢阻肺临床实践，针对慢阻肺患者的呼吸康复人们研究最多，发展最完善。慢阻肺康复的发展史就是呼吸康复发展史的缩影，以下就人们对慢阻肺康复认识中的重要事件和研究做一简单回顾。

1. 20 世纪 60 年代到 90 年代　这一时期临床医生认识到通过综合的照护措施能使慢阻肺患者获益。这些综合照护措施包括呼吸技术训练，行走及其他形式的锻炼，氧疗，气道廓清技术等，这些措施构成了目前呼吸康复方案的雏形。

1974 年 Thomas Petty 报道了在他们医疗中心的患者，较没有接受综合性照护措施干预的患者，干预组患者具有更少的症状，并且消耗更少的医疗资源。其他的研究者也报道了接受综合性医疗照护措施对减缓疾病进展，改善活动能力和提高生活质量均有效果。一些对照分析结果还显示呼吸康复能够使患者在生存方面获益。这一时期的研究均来自于个人观察，临床对照研究也多来源于没有随机或没有对照病例的前后自身对照研究。因此支持这一时期研究结论的数据基础是有限的。

1987 年，Gordon Guyatt 及其同事发表了他们研究的健康相关生活质量调查问卷，即慢性呼吸系统疾病调查问卷（the Chronic Respiratory Questionnaire，CRQ）。这一问卷对于呼吸康复的发展非常重要，后续应用该调查问卷作为评估呼吸康复结果的一系列临床试验显示出明显的改善。定时步行试验的发展和普及也被证实对呼吸康复评估非常有用。至此呼吸康复具有了两种独立的能够评估其结果的工具。

1991 年 Casaburi 首次发表了针对慢阻肺患者分别采用高强度和低强度运动训练对比其生理学疗效的随机对照临床试验，该实验是研究 19 例慢阻肺患者在不同强度运动训练下患者生理学疗效的随机试验。该试验虽然样本量小，但是试验设计科学，结果显示运动训练的确能改善生理指标，并且进一步分析显示了这些结果的改善是剂量依赖性的。

1994 年 Reardon 等研究发现，与对照组相比，接受呼吸康复治疗的患者劳力性呼吸困难（通过踏车试验测定）能够得以改善。这是第一个临床对照试验结果显示呼吸康复能够减轻呼吸困难。后续的临床研究揭示了与呼吸困难改善相关的一些生理学指标的变化。同年 Goldstein 等通过一项随机对照临床试验发现呼吸康复能够改善病患的生活质量，进一步证实了呼吸康复能够改善患者的临床结局。

1995 年，Ries 等发表了截至当时最大规模的关于呼吸康复疗效的临床试验结果：该随机对照临床试验纳入 119 例慢阻肺患者，研究对比了接受 8 周综合性呼吸康复治疗组与仅接受 8 周患者教育的对照组，结果显示治疗组的运动耐力、症状控制及行走能力等方面均有改善，试验结束随访后发现这些阳性结果在 1 年以后均减弱。

1996 年，Maltais 等研究发现慢阻肺是一种累及肌肉系统的疾病，与正常受试者对比，慢阻肺患者骨骼肌的氧化能力更低，并且患者的骨骼肌氧化能力能够经过运动训练改善。这一结果提示慢阻肺是可治疗的疾病，通过运动训练能够有效治疗。2000 年，Griffiths 等报道了一项纳入 200 例慢阻肺患者的随机对照试验，首次证实了与标准药物治疗组相比呼吸康复能够节省医疗资源，包括减少住院天数及患者拜访家庭医生的次数。该研究为呼吸康复可能降低医疗花费提供了证据。后续的一些非随机多中心研究进一步证实了该结论。

2. 21 世纪：呼吸康复时代的到来　　2001 年发布的慢性阻塞性肺疾病全球倡议（GOLD）指南明确将呼吸康复列入慢阻肺的治疗方案中。在 2003 年的 GOLD 指南更新版中，将呼吸康复列入稳定期慢阻肺患者的管理方案中，这使呼吸康复成为慢阻肺管理中的重要内容。

人们逐渐认识到呼吸康复不仅是运动训练。2003 年 Bourbeau 等研究发现对稳定期慢阻肺患者进行门诊自我管理教育方案，能够降低约 40% 的慢阻肺急性加重患者的住院治疗及 59% 的非计划就诊次数。这一研究结果提示了教育可以作为一种干预措施在呼吸康复方案中发挥作用，在此之前，教育的作用长期被忽视。自此以后在慢阻肺患者的管理中自我管理得到快速发展。

2008 年 7 月美国立法机关支持通过了关于呼吸康复的医疗保险制度。2010 年美国医疗保险和医疗救助服务中心开始向呼吸康复患者提供医保支付。

目前有研究证实在慢阻肺急性加重患者中实施呼吸康复能够降低患者再住院率甚至可能降低病死率。也有研究证实对于病情不严重的慢阻肺患者进行呼吸康复治疗同样能够获益。越来越多的新的证据提示对于非慢阻肺的其他呼吸系统疾病患者进行呼吸康复有效且能够同等获益,至此呼吸康复的适用范围进一步扩大。

(二)我国呼吸康复发展现状和未来挑战

慢性呼吸系统疾病作为全球四大慢病之一,对我国人民健康造成重大危害。慢阻肺是最常见的慢性呼吸系统疾病。最新的全国慢阻肺流行病学调查结果显示 2012—2015 年中国 20 岁及以上居民慢阻肺患病率为 8.6%,其中 40 岁及以上患病率达到 13.7%,根据 2015 年人口普查估算全国有 9 990 万名慢阻肺患者,如此庞大的患病人群已构成了重大的疾病负担。慢阻肺已成为我国第三大死因。根据 2018 年发布的《中国慢性呼吸疾病流行状况与防治策略》白皮书显示中国 20 岁及以上哮喘患病率 4.2%,根据 2015 年国家人口数据估算,全国有 4 570 万哮喘患者。2016 年全球疾病负担数据显示,哮喘以导致伤残损失健康寿命年为主。

国际上呼吸康复发展起源于对慢阻肺的研究,针对慢阻肺的康复获得的循证医学证据也是最充分的,欧美各国也都发布了慢阻肺呼吸康复的指南。我国呼吸康复工作刚起步,已经受到各级医院和医生的重视。2017 年 8 月中国康复医学会成立了呼吸康复专业委员会,并于 2018 年 6 月进一步成立了呼吸慢病康复、呼吸治疗、呼吸危重症康复等学组及青年委员会,极大地推动了呼吸康复在我国的发展。在呼吸康复专委会及各学组的带领下,各地开展了形式多样的呼吸康复培训班,培养了许多呼吸康复的专业人员,为呼吸康复在临床的实施奠定了基础。在呼吸危重症领域实施呼吸康复,国际上也已经研究了多年,而我国处于刚起步阶段。

我国呼吸康复发展存在的问题主要包括公众康复意识不足,医师康复知识缺乏,呼吸康复专业人才匮乏,适宜的呼吸康复技术缺少,多中心呼吸康复临床研究尚未开展,缺乏国人的循证医学证据等,其中人才缺乏是最核心的问题。许多呼吸康复的医师由康复科医师或者心脏康复医师兼顾,专业的呼吸学科医师专门从事呼吸康复的人数极少,各地呼吸康复人员水平参差不齐,亟需加大人才培养力度。目前从国家层面已经出台了呼吸与危重症医学科规范化建设指南,在人才培养方面出台了呼吸康复的单修标准,有望实现呼吸康复人才培养的规范化。

面对拥有如此庞大呼吸系统慢性疾病的患病人群及呼吸危重症人群,我国呼吸康复领域在未来必须增加公众知晓率、加强人才培养、规范专业培训、开展临床研究,并争取国家卫生政策的引导和支持,呼吸康复必将大有作为。

三、呼吸康复的体系

(一)呼吸康复的体系架构

从全球呼吸康复医学发展来看,1997 年美国胸科医师协会(ACCP)和美国心血管肺康复协会(AACVPR)共同发表了第一版呼吸康复的循证医学指南,2007 年进行了第一次指南更新;2013 年美国胸科学会(ATS)和欧洲呼吸学会(ERS)发表官方声明,明确了最新版呼吸康复的定义;2013 年英国胸科协会(BTS)发表呼吸康复指南;2017 年澳大利亚/新西兰联合发布呼吸康复指南。而在我国,呼吸康复起步较晚、发展缓慢、没有形成体系,远远落后于欧美国家。

呼吸康复的基本架构主要涵盖了教育，药物管理，氧气疗法，识别和管理急性加重，呼吸困难的管理，运动训练、增加体力活动，营养支持，改变身体成分，促进心理健康等10大方面。

针对我国呼吸康复医疗资源碎片化、不均衡的状况，整合资源、构建体系，在国家呼吸专科医联体下建设呼吸康复协作组。致力于在呼吸康复医、教、研方面实现资源整合及合理分配，按照全国分级诊疗的要求，建立从急、危重症期—稳定期—社区—居家的以呼吸康复为核心的呼吸慢病全程管理模式，满足患者需求，实现双向转诊制度，降低医疗资源利用的目的。

1. 宣传教育　提高全社会和医学界对呼吸康复的认知度，提高患者和公众的参与度。

2. 建立呼吸康复人才培养体系　建立完善的人才培养制度，突破我国目前呼吸康复人才匮乏的瓶颈，提升呼吸医师、康复医师、ICU医师、PT、RT等专业人员的能力；加强PCCM呼吸康复单修人才的培养，完善护工的培训、准入与考核制度。

3. 构建完善的呼吸病防治体系　从控烟—临床—呼吸康复，形成一整套完善的呼吸疾病防治体系。

4. 依托呼吸专科医联体建立呼吸康复协作组。

5. 推进呼吸康复的转化医学发展，加强呼吸康复支撑平台建设　从基础研究到临床、到药学、到器械研发、到卫生政策、到社会宣传、到社会行动有机地结合起来。

6. 借助物联网技术实现以社区和居家为基础的呼吸康复管理。

（二）呼吸康复团队的人员构成及职责

1. 呼吸康复团队的人员构成　不同国家呼吸康复团队成员组成差异很大，取决于团队设置和可用的资源。传统呼吸康复团队人员构成通常包括一名或多名物理治疗师（或运动生理学家）、护士、呼吸治疗师、呼吸专科医生/医疗主任，也可包括健康心理学家、营养师、职业治疗师、药剂师、社会工作者和其他工作人员。美国大多数康复团队除了医疗主任还有项目协调员。各国家呼吸康复团队人员数不同，欧洲平均6人，北美平均4人。各国家康复团队成员、患者比例的要求不同，物理治疗师在澳大利亚、南美和欧洲占大多数，而呼吸治疗师通常在美国占主导。呼吸康复中工作人员与患者的最佳比例尚不可知：AACVPR推荐运动训练比例为1∶4，教育课程为1∶8，复杂患者为1∶1；BTS推荐运动训练比例为1∶8，教育课程为1∶16。

2. 呼吸康复团队的职责　呼吸康复项目成员必须掌握常见慢性呼吸系统疾病包括慢性阻塞性肺疾病、哮喘、肺动脉高压、间质性肺疾病、肺癌和神经肌肉疾病等的病理生理学、临床表现、并发症、有效治疗的相关知识。

呼吸专科医生的角色是回顾每个患者的病史，进行体格检查以确保患者可能从呼吸康复中获益并且是安全的。呼吸专科医生与其他呼吸康复项目成员一起观察患者的病情稳定性，制订临床治疗方案（包括补充氧气治疗），协助管理呼吸康复项目过程中任何可能出现的意外医疗问题。在一些国家，包括美国，当呼吸康复项目在进行时，呼吸康复项目医师必须在现场。物理治疗师和/或运动生理学家通常对患者的运动能力进行评估，制定患者的运动方案，执行和监督运动培训。在一些项目中，这一角色由呼吸专科护士和/或呼吸治疗师执行。呼吸科护士和/或呼吸治疗师提供与疾病相关的教育和协助制订治疗疾病急性加重的计划。是否需要其他类型的成员取决于当地呼吸康复项目资源的可获得性。健康心理学家与项目参与者一起制订策略处理患者的疾病，控制焦虑和抑郁，并根据需要转诊至心理医师或精神病医师。药剂师帮助参与者了解药物治疗的益处,正确的使用技术和潜在的不良反应。呼吸治疗师在患者学习适当的吸入药物技术中发挥作用,并协助患者管理氧气治疗和/或无创通气,使用适当的呼吸技巧和管理症状。营养师帮助患者学习如何健康饮食和最佳地管理他们的营养需求。为体重不足或恶病质个人提供膳食计划满足他们的热量需求,肥胖者可能会得到一个个性化的减肥计划。作业治疗师帮助患者管理日常生活活动和/或制订策略帮助他们管理娱乐和/或与工作相关的任务。

（三）呼吸康复提供者的教育培训

1. 教育培训现状　呼吸康复提供者的呼吸康复意识应在培训时开始培养。虽然一些国家如英国有详细的呼吸康复培训推荐,但培训要求通常是模糊或有限的。美国、加拿大、荷兰、澳大利亚和拉丁美洲也是这种情况。此外,为大多数呼吸系统疾病患者提供护理的初级保健以及其他健康保健专业人员,往往在培训课程中很少接触呼吸康复。我国医学院校没有呼吸康复相关学科和专业设置。国外一些培训中涉及呼吸康复,如 ERS 欧洲呼吸医学专家的协调教育（HERMES）项目,ATS 和 ERS 呼吸康复的研究生课程（定期在国际年会举行）,ACCP 年度会议及专业委员会评审材料,澳大利亚胸肺基金会呼吸康复在线培训,国家本地课程（如英国、荷兰）,拉丁美洲呼吸协会推荐的呼吸康复课程。但这不是强制性的,通常也不标准,是由医疗保健专业人员决定的。显然有必要在现有的医疗保健培训项目中加强标准化的呼吸康复培训。

中国医师协会呼吸医师分会开展呼吸与危重症医学专科医师规范化进修（简称 PCCM 专修）及单项规范化进修（简称 PCCM 单修）。单修设定为三个月到半年,在基地和考核方面具备完善而严格的管理办法,旨在提高亚专科领域业务水平。经过严格审核和流程,2019 年 1 月 PCCM 专修/单修基地遴选结果公布。全国共评选出专修基地 73 家医院,单修基地 103 家医院,其中呼吸康复 32 家医院。PCCM 呼吸康复单修基地自评表见表 1-0-0-1,这是具备进行康复培训的基本要求。

表 1-0-0-1　PCCM 呼吸康复单修基地自评表

考评指标			入选标准	是否符合
1. 基本条件				
1.1	符合 PCCM 专修医师培训基地的医院		是	是
1.2	综合医院设有独立的康复科,能够承担重症患者床旁早期康复任务			是
1.3	有资质的 PT/RT		6床/1人	是
2. 专科设备及设施				
2.1	设备	1. 床旁智能上、下肢康复训练机	有	是
		2. 电动站立床	有	是
		3. 振动排痰	有	是
		4. 呼吸训练器	有	是
		5. 其他:上、下肢力量训练器材	有	是

考评指标			入选标准	是否符合
2.2	教学设备	1. 需具备可随时安排使用的会议室或示教室以及相应的数字投影系统	有	是
		2. 需具备 WIFI 或其他即时上网设备	有	是
		3. 需具备中英文期刊全文数据库和检索平台(可依托医学院校或研究所)	有	是
3. 师资标准				
3.1	单修师资标准		具备本科以上学历,主治医师及以上专业职称,在本院或规范的三级甲等教学医院从事呼吸康复专业累积工作超过 3 年	是
3.2	单修核心师资标准		具备本科以上学历,副主任医师及以上专业职称,在本院或规范的三级甲等教学医院从事呼吸康复专业累积工作超过 5 年	是
3.3	单修医师师资(包括核心师资)		≥3 人	是
3.4	每名单修师资同时指导的受训单修医师		≤5 名	是
4. 招生容量条件				
4.1	招生容量条件		单修医师招生人数需≥10 人 / 年	

2. 培训内容 治疗慢性呼吸系统疾病患者的医生和相关医疗保健专业培训员应参加正式的呼吸康复培训,包括其科学原理、流程和效益。应举办涵盖相关主题的培训(表 1-0-0-2),并提供实践经验。

表 1-0-0-2 医疗保健人员的教育培训主题

呼吸康复的科学原理

呼吸康复明确的获益

多学科呼吸康复项目的组成部分

选择和推荐合适的患者,包括非慢阻肺呼吸系统疾病的患者

患者评估及结果测量技术

在本地 / 区域资源的背景下进行项目设计和实施

呼吸康复在慢性呼吸系统疾病患者综合护理中的作用

患者在呼吸康复后长期坚持增进健康行为的重要性(如体育活动、免疫接种、吸烟);家庭照顾者的作用及医疗保健专业人员之间协调护理的重要性

呼吸康复的高级护理计划

相关的地方、区域或国家关于呼吸康复资金和支付报销的信息

患者参与呼吸康复的阻碍和潜在的解决这些问题的方案

四、呼吸康复的指征

（一）呼吸康复的指征

呼吸康复适用于任何患慢性呼吸系统疾病或伴有呼吸功能不全的其他疾病个体。有充分证据表明，不管基线年龄和疾病严重程度水平如何，这种干预都是有益的。

推荐进行呼吸康复的常见原因包括持续的呼吸系统症状（呼吸困难、疲劳）和/或功能状态限制。表 1-0-0-3 所示的疾病被认为适合于这种干预。

由美国医师协会（ACP）、ACCP、ATS 和 ERS 制定的慢阻肺临床实践指南推荐临床医生应该给 FEV_1 低于 50% 预计值有症状的患者制订个体化的呼吸康复处方，有症状或活动受限的 FEV_1 大于 50% 的个体也可以考虑呼吸康复。虽然在标准肺功能检查中发现的异常有助于确诊和描述患者的生理异常，但肺功能变量（如 FEV_1）不是呼吸康复选择的唯一标准。事实上，呼吸康复的反应不由气流受限的程度来预测。健康状况、运动耐量、体力活动、肌肉力量、职业表现、日常活动能力的下降，医疗资源消耗的增加，是对慢性呼吸系统疾病患者评估并决定是否进行呼吸康复的指标。慢性呼吸系统疾病患者推荐呼吸康复的指征见表 1-0-0-4。

呼吸康复的禁忌证很少，但包括任何可能使患者在呼吸康复期间风险增加的情况或干扰呼吸康复过程的情况。大多数人可能会从教育中受益，但对一些人来说，锻炼计划可能会带来无法克服的困难（如严重的关节炎、神经系统疾病），甚至可能使患者处于危险之中（如不受控的心脏疾病）。事实上，许多看似禁忌证的问题可以得到解决，患者会逐渐适应呼吸康复过程。

表 1-0-0-3 适合推荐呼吸康复的疾病

阻塞性疾病
慢性阻塞性肺疾病
持续性哮喘
弥漫性支气管扩张
囊性纤维化
闭塞性细支气管炎
限制性疾病
间质性肺疾病
肺间质纤维化
职业性或环境性肺疾病
结节病
结缔组织疾病
过敏性肺炎
肺淋巴管平滑肌瘤病
急性呼吸窘迫综合征（ARDS）幸存者
胸壁疾病

续表

脊柱后侧凸
强直性脊柱炎
肺结核后综合征
其他疾病
肺癌
肺动脉高压
胸腹手术前后
肺移植前后
肺减容手术前后
呼吸机依赖
与肥胖相关的呼吸系统疾病

表 1-0-0-4　慢性呼吸系统疾病患者推荐呼吸康复的指征

呼吸困难/疲劳和慢性呼吸道症状
健康相关的生活质量受损
功能状态下降
职业表现下降
日常生活活动困难
医疗治疗困难
潜在的呼吸系统疾病伴随的社会心理问题
营养不良
医疗资源使用增加(例如,频繁急性加重、住院、急诊就诊)
气体交换异常包括低氧血症

（二）呼吸康复治疗中特殊人群的考虑

1. 合并肥胖　肥胖的慢阻肺患者运动表现较差,功能障碍程度较高,疲劳程度较高,这可能主要是因为受体重增加的影响。然而,肥胖似乎并没有对呼吸康复的结果产生负面影响。慢阻肺患者的全面呼吸康复计划改善了运动耐量和生活质量,而不依赖于肌肉消耗或肥胖。同样,肌肉消耗或肥胖对呼吸康复后生活质量和运动耐量能达标［超过最小临床重要差异值（MCID）］的患者比例没有影响。无论体重指数如何,慢阻肺患者在呼吸康复后的运动能力和自我报告疾病影响有类似的改善。

2. 合并心脏疾病　慢阻肺合并慢性心功能不全的患者日常活动能力明显下降。由于呼吸困难和腿部不适,患者往往避免活动,最终导致活动量下降。这种恶性循环会给患者带来痛苦,并导致与健康相关的生活质量严重下降。因此,以提高运动能力为目的的运动训练可减少运动诱发的症状,从而增加运动耐受性。在慢阻肺合并慢性心功能不全的患者中,参与心肺康复计划可诱导外周肌肉适应,减轻运动过程中肌肉运动不适和呼吸困难的程度。4 个月的综合远程康复家庭项目（Telereab-HBP）对慢阻肺合并慢性心力衰竭的老年患者是可行且有效的。

患有慢性呼吸道疾病和心脏疾病的患者可能更适合心肺康复项目。随着心脏康复和呼吸康复的理论与技术不断发展，心肺康复成为改善心肺疾病患者心肺功能，提高活动能力和生活质量的重要手段。由于循环和呼吸系统解剖结构和生理作用的密切联系，单独进行心脏康复或呼吸康复往往达不到最佳效果，因此应积极倡导心肺康复一体化的理念。当代心肺康复是通过全面、规范的评定，采取综合医疗干预手段，包括药物、运动、营养、教育、心理等手段，提高患者循环系统和呼吸系统功能，改善患者生活质量，回归家庭社会生活。心肺康复项目包括运动训练课程（包括有氧及阻力训练）、医学治疗评估与优化、呼吸物理治疗和呼吸技术、心理支持和行为管理、饮食及营养辅导。

3. 老年人　全面的呼吸康复项目对 80 岁以上的慢性呼吸道疾病患者同样是有益的。接受呼吸康复的年龄大的患者六分钟步行试验（6MWT）、爬楼梯能力和整体功能的改善与更年轻的患者相似。呼吸康复对慢阻肺患者的益处与年龄无关，年龄不应该成为将慢阻肺患者纳入呼吸康复项目的障碍。

4. 儿童　康复医学是一门新兴学科，儿童呼吸康复更是一个新兴领域，以呼吸科医生为主导的儿童呼吸康复，可以使呼吸系统疾病、危重症及机械通气、神经肌肉疾病等相关患儿得到科学合理、及时有效的康复治疗，维持或提高患者的呼吸功能，改善生活质量，增加参与社会活动的能力，改善身心状态，并长期坚持健康增进行为。呼吸康复可改善儿童哮喘患者 6MWT 和 FEV_1，提高呼吸困难（SOB）问卷和生活质量（QOL）量表得分，提示呼吸康复在哮喘儿童的慢性管理中发挥作用。系统综述显示，运动训练可降低哮喘儿童急性加重风险、运动诱发支气管痉挛的风险，并提高生活质量。家庭日常呼吸部康复可改善生活质量和肺功能，因此呼吸康复治疗应作为儿童哮喘治疗的重要组成部分。然而，儿童的呼吸康复有一些问题尚不清楚，比如训练的强度不同，肌肉力量和耐力的评估较少，疾病严重程度不根据全球哮喘防治倡议（GINA）来描述，体力活动评估没有"金标准"，没有评估炎症标记物等。未来需要更多的研究来回答这些问题。

（李燕明　王　和）

参 考 文 献

［1］Spruit MA, Singh SJ, Garvey C, et al.An official American Thoracic Society/European Respiratory Society statement: key concepts and advances in pulmonary rehabilitation.Am J Respir Crit Care Med, 2013, 188(8): e13-64.

［2］Nici L, Zuwallack RL.Pulmonary rehabilitation: definition, concept, and history.Clin Chest Med, 2014, 35(2): 279-282.

［3］Nici L, Lareau S, Zuwallack R.Pulmonary rehabilitation in the treatment of chronic obstructive pulmonary disease.Am Fam Physician, 2010, 82(6): 655-660.

［4］Nici L, Zuwallack R.An official American Thoracic Society workshop report: the Integrated Care of The COPD Patient.Proc Am Thorac Soc, 2012, 9(1): 9-18.

［5］Thierry T, Heleen D, Miek H, et al.Pulmonary rehabilitation.Clin Chest Med, 2014, 35(1): 241-249.

［6］Hodgkin JE, Balchum OJ, Kass I, et al.Chronic obstructive airway diseases.Current concepts in diagnosis and comprehensive care.JAMA, 1975, 232(12): 1243-1260.

[7] Bebout DE, Hodgkin JE, Zorn EG, et al.Clinical and physiological outcomes of a university-hospital pulmonary rehabilitation program.Respir Care, 1983, 28(11): 1468-1473.

[8] Sahn SA, Nett LM, Petty TL.Ten year follow-up of a comprehensive rehabilitation program for severe COPD. Chest, 1980, 77(2 Suppl): 311-314.

[9] Guyatt GH, Berman LB, Townsend M, et al.A measure of quality of life for clinical trials in chronic lung disease. Thorax, 1987, 42(10): 773-778.

[10] McGavin CR, Gupta SP, McHardy GJ.Twelve-minute walking test for assessing disability in chronic bronchitis.Br MedJ, 1976, 1(6013): 822-823.

[11] Casaburi R, Patessio A, Ioli F, et al.Reductions in lactic acidosis and ventilation as a result of exercise training in patient with obstructive lung disease.Am Rev Respir Dis, 1991, 143(1): 9-18.

[12] Reardon J, Awad E, Normandin E, et al.The effect of comprehensive outpatient pulmonary rehabilitation on dyspnea.Chest, 1994, 105(4): 1046-1052.

[13] O' Donnell DE, McGuire M, Samis L, et al.General Exercise Training Improves Ventilatory and Peripheral Muscle Strength and Endurance in Chronic Airflow Limitation.Am J Respir Crit Care Med, 1998, 157(5 Pt 1): 1489-1497.

[14] Goldstein RS, Gort EH, Stubbing D, et al.Randomised controlled trial of respiratory rehabilitation.Lancet, 1994, 344(8934): 1394-1397.

[15] Ries AL, Kaplan RM, Limberg TM, et al.Effects of pulmonary rehabilitation on physiologic and psychosocial outcomes in patients with chronic obstructive pulmonary disease.Ann Intern Med, 1995, 122(11): 823-832.

[16] Maltais F, Simard AA, Simard C, et al.Oxidative capacity of the skeletal muscle and lactic acid kinetics during exercise in normal subjects and in patients with COPD.Am J Respir Crit Care Med, 1996, 153(1): 288-293.

[17] Maltais F, LeBlanc P, Simard C, et al.Skeletal muscle adaptation to endurance training in patients with chronic obstructive pulmonary disease.Am J Respir Crit Care Med, 1996, 154(2 Pt 1): 442-447.

[18] Griffiths TL, Burr ML, Campbell IA, et al.Results at 1 year of outpatient multidisciplinary pulmonary rehabilitation: a randomized controlled trial.Lancet, 2000, 355(9201): 362-369.

[19] Group CPRC.Effects of pulmonary rehabilitation on dyspnea, quality of life, and healthcare costs in California. J Cardiopulm Rehabil Prev, 2004, 24(1): 52-62.

[20] Raskin J, Spiegler P, McCusker C, et al.The effect of pulmonary rehabilitation on healthcare utilization in chronic obstructive pulmonary disease: The Northeast Pulmonary Rehabilitation Consortium.J Cardiopulm Rehabil, 2006, 26(4): 231-236.

[21] Bourbeau J, Julien M, Maltais F, et al.Reduction of Hospital Utilization in Patients With Chronic Obstructive Pulmonary Disease.A Disease-Specific Self-management Intervention.Arch Intern Med, 2003, 163(5): 585-591.

[22] Puhan MA, Gimeno-Santos E, Scharplatz M, et al.Pulmonary rehabilitation following exacerbations of chronic obstructive pulmonary disease.Cochrane Database Syst Rev, 2011, 10: CD005305.

[23] van Wetering CR, Hoogendoorn M, Mol SJ, et al.Short-and long-term efficacy of a communitybased COPD management programme in less advanced COPD: a randomised controlled trial.Thorax, 2010, 65(1): 7-13.

[24] Maltais F, Bourbeau J, Shapiro S, et al.Effects of home-based pulmonary rehabilitation in patients with chronic obstructive pulmonary disease: a randomized trial.Ann Intern Med, 2008, 149(12): 869-878.

［25］ZuWallack R.A history of pulmonary rehabilitation：back to the future.Pneumonol Alergol Pol，2009，77（3）：298-301.

［26］Brooks D，Sottana R，Bell B，et al.Characterization of pulmonary rehabilitation programs in Canada in 2005.Can Respir J，2007，14（2）：87-92.

［27］Garvey C，Fullwood MD，Rigler J.Pulmonary rehabilitation exercise prescription in chronic obstructive lung disease：US survey and review of guidelines and clinical practices.J Cardiopulm Rehabil Prev，2013，33（5）：314-322.

［28］Spruit MA，Pitta F，Garvey C，et al.Differences in content and organisational aspects of pulmonary rehabilitation programmes.Eur Respir J，2014，43（5）：1326-1337.

［29］American Association of Cardiovascular and Pulmonary Rehabilitation.Guidelines for pulmonary rehabilitation programs.4th ed.Champaign，IL：Human Kinetics，2011.

［30］British Thoracic Society Standards of Care Subcommittee on Pulmonary R.Pulmonary rehabilitation.Thorax，2001，56（11）：827-834.

［31］Clini E，Holland AE，Pitta F，et al.Textbook of Pulmonary Rehabilitation.Springer International Publishing AG，2018.

［32］Rochester CL，Vogiatzis I，Holland AE，et al.An official American Thoracic Society/European Respiratory Society policy statement：enhancing implementation，use，and delivery of pulmonary rehabilitation.Am J Respir Crit Care Med，2015，192（11）：1373-1386.

［33］Baltzan MA，Kamel H，Alter A，et al.Pulmonary rehabilitation improves functional capacity in patients 80 years of age or older.Can Respir J，2004，11（6）：407-413.

［34］Berry MJ，Rejeski WJ，Adair NE，et al.Exercise rehabilitation and chronic obstructive pulmonary disease stage.Am J Respir Crit Care Med，1999，160（4）：1248-1253.

［35］Couser JI，Guthmann R，Hamadeh MA，et al.Pulmonary rehabilitation improves exercise capacity in older elderly patients with COPD.Chest，1995，107（3）：730-734.

［36］Qaseem A，Wilt TJ，Weinberger SE，et al.Diagnosis and management of stable chronic obstructive pulmonary disease：a clinical practice guideline update from the American College of Physicians，American College of Chest Physicians，American Thoracic Society，and European Respiratory Society.Ann Intern Med，2011，155（3）：179-191.

［37］Vogiatzis I，Terzis G，Stratakos G，et al.Effect of pulmonary rehabilitation on peripheral muscle fiber remodeling in patients with COPD in GOLD stages Ⅱ to Ⅳ.Chest，2011，140（3）：744-752.

［38］Ramachandran K，McCusker C，Connors M，et al.The influence of obesity on pulmonary rehabilitation outcomes in patients with COPD.Chron Respir Dis，2008，5（4）：205-209.

［39］Tunsupon P，Mador MJ.The Influence of Body Composition on Pulmonary Rehabilitation Outcomes in Chronic Obstructive Pulmonary Disease Patients.Lung，2017，195（6）：729-738.

［40］Broderick J，Mc Grath C，Cullen K，et al.Effects of pulmonary rehabilitation on exercise capacity and disease impact in patients with chronic obstructive pulmonary disease and obesity.Physiotherapy，2018，104（2）：248-250.

［41］Troosters T，van der Molen T，Polkey M，et al.Improving physical activity in COPD：towards a new paradigm.Respir Res，2013，14：115.

［42］Troosters T，Casaburi R，Gosselink R，et al.Pulmonary rehabilitation in chronic obstructive pulmonary disease.Am J Respir Crit Care Med, 2005, 172(1): 19-38.

［43］Jonsdottir S, Andersen KK, Sigurosson AF, et al.The effect of physical training in chronic heart failure.Eur J Heart Fail, 2006, 8(1): 97-101.

［44］Giannuzzi P, Temporelli PL, Corra U, et al.Antiremodeling effect of long-term exercise training in patients with stable chronic heart failure: results of the Exercise in Left Ventricular Dysfunction and Chronic Heart Failure(ELVD-CHF)Trial.Circulation, 2003, 108(5): 554-559.

［45］Bernocchi P, Vitacca M, La Rovere MT, et al.Home-based telerehabilitation in older patients with chronic obstructive pulmonary disease and heart failure: a randomised controlled trial.AgeAgeing, 2018, 47(1): 82-88.

［46］中国老年保健医学研究会老龄健康服务与标准化分会.中国社区心肺康复治疗技术专家共识.中国老年保健医学, 2018, 16(3): 41-51, 56.

［47］赵冬琰, 武亮, 胡菱.当代心肺康复一体化现状与展望.中国老年保健医学, 2018, 16(1): 13-16.

［48］Louvaris Z, Vogiatzis I.Physiological basis of cardiopulmonary rehabilitation in patients with lung or heart disease.Breathe(Sheff), 2015, 11(2): 120-127.

［49］Bennett D, Bowen B, McCarthy P, et al.Outcomes of Pulmonary Rehabilitation for COPD in Older Patients: A Comparative Study.COPD, 2017, 14(2): 170-175.

［50］Kirkby S, Rossetti A, Hayes D, et al.Benefits of pulmonary rehabilitation in pediatric asthma.Pediatr Pulmonol, 2018, 53(8): 1014-1017.

［51］Wanrooij VH, Willeboordse M, Dompeling E, et al.Exercise training in children with asthma: a systematic review.Br J Sports Med, 2014, 48(13): 1024-1031.

［52］Eichenberger PA, Diener SN, Kofmehl R, et al.Effects of exercise training on airway hyperreactivity in asthma: a systematic review and meta-analysis.Sports Med, 2013, 43(11): 1157-1170.

［53］Bingol Karakoc G, Yilmaz M, Sur S, et al.The effects of daily pulmonary rehabilitation program at home on childhood asthma.Allergol Immunopathol(Madr), 2000, 28(1): 12-14.

第二篇

呼吸康复的技术体系和内容

第一节　病史及症状

着重于症状和疾病对日常生活功能影响的角度去收集病史资料。根据初始和持续的病史评估,进行个体化呼吸疾病康复干预。

一、主诉

每项主诉应简单易懂,切勿用引导性话语。

二、现病史

询问病史时应引导患者叙述病损过程及功能,尤其对日常生活、社会生活、职业和学习能力等方面的影响,并评估程度(表 2-1-1-1)。此外,需用系统方式来区分主诉中的每个问题(表 2-1-1-2)。

表 2-1-1-1　影响程度

第一级:为完全不能自理,全部依赖他人
第二级:为部分不能自理
第三级:为完全自理,即不需要辅助器材或人力帮助,可独立完成日常生活活动

表 2-1-1-2　症状分析

1. 发病时间
2. 特征和严重程度
3. 部位和范围
4. 时间关系
5. 相关主诉
6. 加重和缓解原因
7. 既往处理和影响
8. 进展情况,包括缓解和恶化情况

其中需了解和评估患者呼吸系统相关症状,明确呼吸功能异常是原发或是继发。此外,需询问患者治疗史,了解其既往康复治疗及改善情况,从而发现最有效且最能提升患者自信的呼吸疾病康复方案。

三、既往史

既往史可评估和了解治疗前共患病,共患病也是风险评估的重要组成部分,其中心肺、神经和肌肉骨骼系统病史尤为重要。

（一）心肺系统障碍

呼吸疾病康复前，心肺疾病评估为优化心肺健康及防范危险因素提供了重要保障。

1. 准确评估心肺贮备能力　是正确制订呼吸疾病康复方案的前提；并有助于评估心肺原因诱发运动风险的概率。

2. 需着重评估的心血管疾病　冠状动脉疾病（高脂血症、冠状动脉粥样硬化性心脏病、动脉粥样硬化、阻塞性睡眠呼吸暂停综合征和充血性心力衰竭）、心脏瓣膜病、高血压、心律失常、肺源性心脏病、运动员心脏综合征和非心源性心功能不全等。

3. 需着重评估的肺部疾病（表2-1-1-3）。

表2-1-1-3　需着重评估的肺部疾病

阻塞性肺疾病	限制性肺疾病	其他
慢性阻塞性肺疾病	间质性肺病	肺癌
哮喘	肺间质性纤维化	肺动脉高压
支气管扩张	肺结核	胸部手术前后
闭塞性细支气管炎	囊性纤维化	肺移植前后
	结节病	肺减容手术前后
	过敏性肺炎	呼吸机依赖
	胸壁疾病	与肥胖有关的呼吸道疾病
	结缔组织病引起的肺病	阻塞性睡眠呼吸暂停综合征
	急性呼吸窘迫综合征幸存者	
	职业性或环境性肺病	

（二）神经系统障碍

神经系统疾病引发的呼吸障碍涉及多种病理生理机制，包括：中枢、周围和自主神经系统功能紊乱。

1. 中枢系统功能疾病　脑干、脊髓和腰椎损伤、皮质梗死、癫痫、脱髓鞘疾病、脑卒中、脑瘫、帕金森综合征和脊髓灰质炎等。

2. 周围系统功能疾病　包括运动神经元、周围神经、神经肌肉接头和肌肉。其中咽、喉和舌神经肌肉疾病会影响呼吸道通畅，阻碍呼吸疾病康复的进行。

3. 自主神经系统功能疾病　多发性萎缩疾病和代谢功能障碍引起的自主神经疾病和自主神经症。

（三）肌肉骨骼系统障碍

既往的外伤、关节炎、截肢和其他肌肉骨骼功能障碍造成的无力、关节僵硬或不稳均可对呼吸疾病康复产生不良影响，康复评定前应对上述障碍进行调查。

还需注意共患病的治疗情况，有助于提高呼吸疾病康复实施的安全性。如合并心血管疾病者，β受体拮抗剂可引起气道阻力增加甚至气道痉挛；合并糖尿病者，胰岛素等降糖药可能造成呼吸疾病康复时低血糖的发生。

四、系统回顾

系统回顾提供的疾病线索，可进一步确定现病史和既往史，对呼吸疾病康复预后具有潜在影响。

五、个人史

个人史包括心理和精神病史、社会生活史和职业史。

（一）心理和精神病史

静息状态下严重精神心理障碍会阻碍呼吸疾病康复进展。需重点了解：

1. 患者的性格、情绪和心态，有无行为异常表现。

2. 有无重大事件（家庭变故、不幸婚恋变化、重要疾病损伤影响、事业挫折和人际关系异常）引起心情、情绪和精神改变。

（二）社会生活史

为呼吸疾病康复患者考虑一个结构化的家庭康复计划，需评估其社会生活史。

1. 家庭　应了解患者家庭成员的灾难性疾病、婚姻状况、家庭成员分工及有无其他成员住在附近等。同时还要了解所有可能提供帮助人员的工作或学习安排，是否愿意以及有多大能力来帮助护理患者，确定可获得性。

2. 家居　观察住宅设计，了解患者能否方便进出；及确定住宅所在地与康复机构间的距离等。可根据患者家居情况选择适合的呼吸疾病康复形式。

3. 生活方式　询问其有无休闲娱乐及生活方式改变，有无高脂饮食、久坐、长期压力和烟草、酒精、毒品和药物的滥用等不良生活方式。其中应着重关注患者饮食和烟草使用的情况。

（1）饮食：体重指数示体重不足或肥胖的患者应考虑特定的饮食支持。

（2）烟草：进行吸烟状况评估，并向吸烟者提供戒烟帮助。

（三）职业史

1. 工作史　包括患者的工作类型、工作时间、具体工作情况、工作变更原因及工作场所的建筑物障碍、职业目标和职业环境等。有助于明确患者的可靠性、自律性、兴趣类型和要求，及有无患肺部疾病的高危风险。

2. 教育和培训　包括完成教育时间、毕业或肄业年龄、参加培训情况和特殊技能等。有利于个体化的健康教育。

3. 经济　应基本了解患者的收入、投资、保险资源、残疾分类及债务等。

六、家族史

了解家族中的重要疾病史有利于制订全面的呼吸疾病康复计划。应重点了解的疾病：

（一）肺部遗传性疾病

α-抗胰蛋白酶缺乏症、囊性纤维化、过敏性哮喘及遗传性出血性毛细血管扩张症等。

（二）其他

肿瘤、糖尿病、原发性高血压、冠状动脉粥样硬化性心脏病及风湿免疫性疾病等。

第二节 体格检查

呼吸疾病康复体格检查需重点关注呼吸、肌肉骨骼、神经和营养状况。

一、呼吸系统

慢性阻塞性肺疾病（慢阻肺）患者每次急性加重会导致肺功能进行性下降，稳定期呼吸疾病康复治疗可延缓肺功能下降的程度及减少急性发作，改善生活质量，是广泛认可的非药物治疗措施。

（一）视诊

1. 胸廓外形 正常胸廓为椭圆形，前后径与左右径之比 1：1.5。桶状胸前后径增加，常见于慢阻肺。主要观察有无胸廓畸形，是否可通过呼吸方式进行调整。

2. 呼吸方式 成人呼吸频率在 14~20 次 /min，吸呼时间比 1：2 或 1：1.5。呼吸浅快或呼气延长时，提示呼吸肌疲劳。

3. 膈现象 仰卧位胸式呼吸，足对光源，吸气时因肋骨下移和肋间隙下陷，可见一横行阴影自第 7 肋间下移至第 9 或 10 肋间；呼气时又返回原处。正常人呼吸时该阴影移动约 6cm，深呼吸时达 9cm。膈现象消失或移动范围缩小，提示膈肌运动减弱，可见于慢阻肺。

（二）触诊

双侧呼吸运动度：对比双侧呼吸动度，关注其对称度、频率和节律。慢阻肺患者双侧呼吸运动度减弱。

（三）听诊

1. 呼吸音 双侧呼吸音减弱多见于慢阻肺、呼吸肌无力或胸廓活动受限等；单侧呼吸音减弱或消失可见于气胸、胸腔积液或肺不张等，应积极治疗原发病后再行呼吸疾病康复。

2. 湿啰音 需注意其位置、强度、性质及数量等，便于以体位引流、咳嗽训练等措施帮助气道廓清。其中 velcro 啰音见于肺间质疾病。

3. 哮鸣音 提示气道有痉挛或狭窄。哮喘急性发作可闻及大量哮鸣音，提示气道痉挛严重，此时不宜行呼吸疾病康复，且运动训练可能诱发哮喘发作。

二、肌肉骨骼系统

（一）视诊

有无脊柱侧弯、关节畸形、躯体缺损和不对称等。

（二）触诊

通过对视诊确定的局部异常和患者关心的躯体部位进行触诊，确定躯体结构性器官的质地和畸形。

（三）肌力

多数慢性肺部疾病患者的呼吸肌及四肢肌肉（下肢为甚）萎缩，导致肌无力、呼吸及运动受限，肌力状态会影响抵抗力训练效果。康复前后应对肌力分级进行评估，标准详见第二篇第五章第二节。

（四）关节活动度

长期卧床易出现肢体僵硬或肺间质疾病伴关节受累，关节活动度减弱，影响运动康复疗效，且易在训练中造成关节再损伤，故呼吸疾病康复治疗前需评估四肢的关节活动度（range of motion，ROM）。

（五）关节稳定度

主要用于医务人员在康复运动时规避关节脱位风险，其中关节过度活动由 ROM 检查确定；关节完整性由专科检查方法（如 Larson's 试验、Lachman's 试验、枢轴移动试验）评定。

三、神经系统

对于意识模糊或嗜睡患者需进行意识状态评估（Glasgow 昏迷量表），为呼吸疾病康复提供介入时机。

对于意识清醒患者，为量化病损情况需检查定向力、注意力、计算力、感觉、思维能力及言语能力。

四、营养状况评估

呼吸功能不全的患者常伴有营养不良。采用体重、身高、体重指数（body mass index，BMI）、肱三头肌皮肤褶皱厚度（triceps skinfold，TSF）和上臂肌围（arm muscle circumference，AMC）等指标来评估患者营养状况，以此制订呼吸疾病康复的营养支持治疗策略。

第三节　实验室评估

对所有行呼吸疾病康复的患者应结合其原发疾病和整体状况针对性进行实验室评估，需评估疾病严重程度和明确是否存在呼吸疾病康复相对禁忌证（如急性心肌梗死、急性肺栓塞和活动性出血等），并通过连续监测了解患者获益情况及康复运动强度是否适宜。

一、常规检查项目

对拟行呼吸疾病康复的患者应常规完善血常规、血气分析并监测脉氧饱和度。

（一）血常规

红细胞计数、血红蛋白有助于了解有无贫血、出血和红细胞增多。白细胞计数和中性粒细胞百分比可了解有无感染；老年、免疫力低下者，可联合 C- 反应蛋白、降钙素原、白介素 -6 和白介素 -8 等指标综合评估。上述指标，呼吸疾病康复期间应随访监测。

（二）血气分析、指脉氧饱和度

血气分析可判断有无呼吸衰竭、衰竭类型及程度，对制订个体化康复方案、评估呼吸疾病康复强度及耐受情况有指导意义。重症患者，通常在机械通气吸入氧浓度（FiO_2）≤60%情况下，血氧饱和度（SpO_2）≥90% 时，开始康复运动；若在康复过程中出现不能耐受的呼吸困难，FiO_2≥60% 情况下，SpO_2<88% 及呼吸频率≥40 次 /min 时，则暂停康复活动；若 SpO_2 降低到 80% 以下，暂停活动后 3min 仍不能缓解，则需进一步医疗干预，并考虑降低训练强度。

（三）其他

电解质、肝肾功能、血糖和凝血功能，对老年、长期服用利尿剂、激素和抗凝药物患者尤显重要。

二、特殊检查项目

特殊实验室检查应针对存在呼吸疾病康复禁忌证的高危因素患者（如高龄、高血压、糖尿病、近期手术史和长期卧床等），重点关注既往或目前反复出现胸骨后疼痛、胸闷和呼吸困难等症状的患者。

（一）心肌损伤标志物

肌钙蛋白是诊断急性心肌梗死及对心脏疾病进行危险分层的最好指标。肌钙蛋白 I 在心肌损伤后出现时间早（5~8h），持续时间长（维持 7~10d）。近年来高敏肌钙蛋白的检测提高了对早期急性心肌梗死（发病 3h 内）的诊断。

（二）血浆 D-2 聚体

血浆 D-2 聚体诊断急性肺栓塞敏感度 92%~100%，对低度或中度急性肺栓塞有较高的阴性预测价值，若 D-2 聚体＜500mg/L 可基本排除急性肺栓塞。恶性肿瘤、肺动脉高压、炎症和创伤等情况均可致该指标增高，故特异性较低。

（三）心力衰竭标志物

利钠肽是心力衰竭诊断及长期管理的重要指标，临床常用 B 型利钠肽（B-type natruretic peptide，BNP）和 N 末端 B 型利钠肽前体（N-terminal pro-B-type natruretic peptide，NT-proBNP）。上述指标对心力衰竭阴性预测价值高（0.94~0.98），但阳性预测价值低（急性情况为 0.66~0.67，非急性情况为 0.44~0.57）；可帮助排除心力衰竭，但不作为确诊指标。存在心脏疾病基础的患者，若康复过程中利钠肽水平呈上升趋势，表明运动强度可能过强，弊大于利，可考虑重新调整方案。

（四）营养状态指标

白蛋白（albumin，ALB）、血清前白蛋白（serum prealbumin，pAB）、转铁蛋白（transferrin，TF）和视黄醇结合蛋白（retinol binding protein，RBP）等是临床常用的营养状态评价指标。其中 ALB 是反映蛋白质合成最常用指标，半衰期长，能够反映慢性疾病患者的营养状态，但不作为急性期营养状态的评价。pAB 和 RBP 属于快速转化蛋白，半衰期短，可准确反映急性期机体蛋白质的合成与消耗。对重症患者，可针对性选用复合性评价指标，包括营养风险筛查（nutritional risk screening 2002，NRS 2002）和主观全面评定（subjective globe assessment，SGA）。SGA 是应用广泛的营养评估工具，临床营养评估的"金标准"。

（五）其他

血清碱性磷酸酶和血清骨钙素是骨质疏松标志物；34.4% 的慢阻肺患者存在维生素 B_{12} 缺乏，补充此元素有利于提高康复效果。

第四节 影像学检查

胸部影像学在定量分析呼吸功能的障碍程度、监测膈肌功能及动态研究肺循环功能和呼吸运动方面具有潜在的价值，特别对于无法耐受肺功能的患者。

一、胸部相关检查

对拟行呼吸疾病康复的患者应完善相关影像学检查,包括胸部及非胸部影像学。胸部X线和肺脏超声作为常规项目,应用较普遍;其他项目可根据病情及检查目的选择性完善。

(一)胸部X线

胸部X线片是呼吸系统最基本的影像学检查,常规用于术前或治疗前(表2-1-4-1)。由于双肺具有天然的空气对比,胸部平片能发现大多肺部病变,明确有无进一步检查的需要;同时充分评估可能存在的活动限制,以制订个体化呼吸疾病康复处方。

表2-1-4-1 美国放射学会常规胸片适用标准

变量	常规术前胸部X线	常规入院胸部X线	常规门诊胸部X线
变量1:在病史和体格检查的基础上无临床考虑	3	3	2
变量2:病史或体格检查怀疑急性或可能不稳定的慢性心肺疾病	8	9	8
变量3:危险增加,与患者或处理相关(如高龄(特别是>70岁),病史或体格检查不可靠,高危手术)	7	7	6
分级评分:1、2、3一般不适用;4、5、6可能适用;7、8、9通常适用			

胸片还可用于康复过程的随访复查,方便医务人员了解病情变化,客观评价康复效果,及调整康复计划。

(二)肺脏超声

肺脏超声是一种利用监测肺泡和间质充气、含水量改变而评估肺脏损伤的技术,具有无辐射、实时成像和设备轻便的特点,适用于长期卧床、行动不便的危重症患者。常规肺部超声可及时评估呼吸疾病康复过程中肺部病变情况,以及监测气胸和肺水肿的发生。

膈肌是最重要的吸气肌,提供吸气所需50%以上压力,膈肌损伤会显著影响呼吸功能。床旁超声可实时测量膈肌移动度、厚度及厚度变化率等指标,准确评估有无膈肌功能障碍,鉴别膈肌萎缩和麻痹;作为膈肌功能的间接定量分析方法,还可常规用于机械通气患者。根据超声监测膈肌功能障碍及其变化,医务人员可制订适宜的呼吸肌功能训练和营养支持计划,以及调整和改进呼吸疾病康复方案。健康成人平静呼吸和深呼吸时膈肌移动度正常值分别为:男性(1.8±0.3)cm,(7.0±0.6)cm;女性(1.6±0.3)cm,(5.7±1.0)cm。健康成人自主呼吸时,功能残气位的膈肌厚度正常值为(1.7±0.2)mm,最大吸气位时为(4.5±0.9)mm。根据上述测量结果可进一步计算膈肌增厚率(平静呼气末和最大吸气位时膈肌厚度的差值/呼气末膈肌厚度)。正常状态下肺容量从残气量增加到肺总量时平均膈肌增厚率为54%(42%~78%)。

机械通气可引起呼吸机相关膈肌功能障碍(ventilator-induced diaphragm dysfunction,VIDD),后者是导致撤机困难的关键因素。较多研究认为患者膈肌增厚率>36%,预示脱机成功率较高。超声监测膈肌增厚率在预测撤机成败方面,敏感性和特异性优于传统预测指标-浅快呼吸指数(rapid shallow breathing index,RSBI)。目前关于前者预测脱机成功的界值暂未达成一致,波动于30%~36%。

此外,肺部超声可动态监测并建立肺再通气评分,以评估肺复张潜能,帮助调节呼气末正压通气(positive end expiratory pressure,PEEP),有利于指导急性呼吸窘迫综合征患者的机械通气策略。

(三)胸部计算机断层扫描

高分辨率胸部计算机断层扫描(computed tomography,CT)具有密度分辨率高、无断面及无外部组织结构干扰的优点,弥补胸部 X 线不足;对辨别小叶中心型或全小叶型肺气肿及确定肺大疱的数量敏感性和特异性高,对预计肺大疱切除及外科减容术效果有一定价值。ICU 危重患者可通过胸部 CT 判断肺内病变的性质和程度,有助于诊断、鉴别诊断、病情评估和康复计划的制订。

以往认为,CT 不作为慢阻肺的常规检查项目,其诊断和分级多采用肺功能检测(pulmonary function test,PFT)。但 PFT 无法检测肺功能的局部变化,且易漏诊早期慢阻肺;若患者配合度低,诊断易出现误差。大量研究表明,多层螺旋 CT(multi-slices CT,MSCT)对于早期慢阻肺诊断及肺功能评估具有较高价值;对无法耐受肺功能检查的患者,可进行呼吸功能障碍程度的定量分析。采用多层 CT 低剂量双相扫描,可定量测定患者的肺容积指标,如深吸气末的全肺容积(Vin)和深呼气末的全肺容积(Vex),或肺密度指标,如全肺平均密度(MLDin)和深吸气末全肺平均密度(MLDex),上述指标与 PFT 指标,如第一秒用力呼气容积(FEV_1)和第一秒用力呼气量占用力肺活量比值(FEV_1/FVC)具有较好的相关性,可用于评估慢性呼吸系统疾病的肺功能状况,有助于诊断及分型。此外,MSCT 测量的肺气肿指标 LAA%(CT 值低于定阈值的肺组织体积占全肺体积的百分比)可反映肺气肿的严重程度,对预后有较强的参考价值。

通过 CT 三维图像重建计算的小气道病变参数(如气道壁厚度、气道外径比和气道壁面积等),有助于发现早期慢阻肺患者,尽早开展呼吸疾病康复,实现早诊断、早治疗。

(四)胸部磁共振

胸部磁共振(magnetic resonance imaging,MRI)对肺部疾病诊断价值有限,不常规推荐,仅作 CT 的补充,如用于胸主动脉夹层和可疑肺动脉栓塞但有碘对比剂过敏患者;估计恶性肿瘤对纵隔结构或胸壁侵犯优于 CT。

由于 MRI 可进行任意切面扫描,可以对肺循环功能及呼吸运动进行动态研究,在呼吸疾病康复临床应用中仍具有潜在的价值。如:超极化 [129]Xe MR 对肺部微细结构极度敏感,适于评价肺部气血交换功能,为慢阻肺早期功能性诊断提供新方法和技术。超短回波时间(ultra short echo time,UTE)MR 的肺实质成像可在短 T_2 成分的信号衰减之前快速采集信号;T_2 值与肺功能指标及 CT 量化参数具有相关性,可反映慢阻肺患者气流受限的严重程度。

(五)核素肺显像

肺通气/灌注显像适用于肺栓塞的早期诊断、手术前后的肺通气功能及心功能评估。

核素肺显像可提供脏器、组织和病变部位的功能和代谢信息,比较客观地反映局部血流和通气状况。同时可测定右心通过时间和右心射血分数等右心功能参数。

此外,放射性核素示踪技术通过核素(通常用 ^{99m}Tc)标记气溶胶微粒,可监测应用不同气道卫生技术后微粒的廓清情况,较直接、准确地判断廓清效果,便于医务人员制订个性化气道廓清方案。如测定平板运动、呼气正压治疗对囊性纤维化患者肺黏液清除率的影响。

二、其他检查

心电图和心脏超声作为评估心功能的基本检查,具有无创且可反复测定的优点,可排除恶性心律失常、严重心力衰竭、急性心肌梗死等呼吸康复相关禁忌证,评估其安全性。而整合心 - 肺 - 血管超声可提高可疑肺栓塞的诊断,降低 CT 肺动脉造影的频率,有助于提高患者对呼吸疾病康复的依从性。

上下肢静脉超声临床上常用于诊断深静脉血栓形成。早期诊断深静脉血栓,方便医务人员对患肢进行康复评定,开展个体化康复护理,预防肺栓塞及血栓后综合征等并发症。

吞咽造影检查(videofluoroscopic swallowing study, VFSS)和软式喉内镜吞咽功能检查(fiberoptic endoscopic evaluation of swallowing, FEES)是确定吞咽障碍的"金标准",能直观准确地评估咀嚼期、口腔期、咽期和食管期的吞咽情况,为呼吸疾病康复时指导安全喂食和健康宣教提供客观依据。

（童　瑾）

参 考 文 献

[1] 杨信才,崔彩虹,王燕主,等.康复医学.北京:清华大学出版社,2015.

[2] Spruit MA, Singh SJ, Garvey C, et al.An official American Thoracic Society/European Respiratory Society statement: key concepts and advances in pulmonary rehabilitation.Am J Respir Crit Care Med, 2013, 188(8): e13-64.

[3] Rochester CL, Vogiatzis I, Holland AE, et al.An Official American Thoracic Society/European Respiratory Society Policy Statement: Enhancing Implementation, Use, and Delivery of Pulmonary Rehabilitation.Am J Respir Crit Care Med, 2015, 192(11): 1373-1386.

[4] Leite MR, Ramos EMC, Kalva-Filho CA, et al.Effects of 12 weeks of aerobic training on autonomic modulation, mucociliary clearance, and aerobic parameters in patients with COPD.Int J Chron Obstruct Pulmon Dis, 2015, 10(1): 2549-2557.

[5] Frownfelter D, Dean E. 心血管系统与呼吸系统物理治疗:证据到实践.郭琪,曹鹏宇,喻鹏铭,译.北京:北京科学技术出版社,2017.

[6] Kanao K, Shiraishi M, Higashimoto Y, et al.Factors associated with the effect of pulmonary rehabilitation on physical activity in patients with chronic obstructive pulmonary disease.Geriatr Gerontol Int, 2017, 17(1): 17-23.

[7] Vanfleteren LE, Lamprecht B, Studnicka M, et al.Body mass index and chronic airflow limitation in a worldwide population-based study.Chron Respir Dis, 2016, 13(2): 90-101.

[8] 纪霞,张为忠.慢性阻塞性肺病综合管理.北京:人民卫生出版社,2011.

[9] Jennifer A, McKeough, Zoe J, et al.Australian and New Zealand Pulmonary Rehabilitation Guidelines. Respirology, 2017, 22(4): 800-819.

[10] Vorrink S, Kort M, Troosters T, et al.Efficacy of an mHealth intervention to stimulate physical activity in COPD patients after pulmonary rehabilitation.Eur Respir J, 2016, 48(4): 1019-1029.

[11] 励建安,黄晓琳.康复医学.北京:人民卫生出版社,2016.

[12] McWilliams D, Webin J, Atkins G, et al.Enhancing rehabilitation of mechanically ventilated patients in the intensive care unit: a quality improvement project.J Crit Care, 2015, 30(1): 13-18.

［13］Fan J, Ma J, Xia N, et al.Clinical value of combine detection of CK-MB, MYO, cTnI and plasma NT-proBNP in diagnosis of myocardial in farction.Clin Lab, 2017, 63（3）: 427.

［14］中华医学会呼吸病学分会肺栓塞与肺血管病学组, 中国医师协会呼吸医师分会肺栓塞与肺血管病工作委员会, 全国肺栓塞与肺血管病防治协作组.肺血栓栓塞症诊治与预防指南.中华医学杂志, 2018, 98（14）: 1060-1087.

［15］Ponikowski P, Voors AA, Anker SD, et al.2016 ESC Guidelines for the diagnosis and treatment of acute and chronic heart failure: The Task Force for the diagnosis and treatment of acute and chronic heart failure of the European Society of Cardiology（ESC）.Developed with the special contribution of the Heart Failure Association（HFA）of the ESC.Eur J Heart Fail, 2016, 18（8）: 891-975.

［16］Paulin FV, Zagatto AM, Chiappa GR, et al.Addition of vitamin B12 to exercise training improves cycle ergometer endurance in advanced COPD patients: A randomized and controlled study.Respir Med, 2017, 12（2）: 23-29.

［17］Labaki WW, Martinez CH, Martinez FJ, et al.The Role of Chest Computed Tomography in the Evaluation and Management of the Patient with Chronic Obstructive Pulmonary Disease.Am J Respir Crit Care Med, 2017, 196（11）: 1372-1379.

［18］Antenora F, Fantini R, Iattoni A, et al.Prevalence and outcomes of diaphragmatic dysfunction assessed by ultrasound technology during acute exacerbation of COPD: A pilot study.Respirology, 2016, 22（2）: 338-344.

［19］Llamas-Álvarez Ana M, Tenza-Lozano Eva M, Latour-P é rez Jaime.Diaphragm and Lung Ultrasound to Predict Weaning Outcome: Systematic Review and Meta-Analysis.Chest, 2017, 152: 1140-1150.

［20］Dwyer TJ, Daviskas E, Zainuldin R, et al.Effects of exercise and airway clearance（positive expiratory pressure）on mucus clearance in cystic fibrosis: a randomised crossover trial.Eur Respir J, 2019, 18: 53（4）: 1801793.

肺功能检查

第一节　肺功能检查概述

一、定义

呼吸功能是人体生命活动中最重要的功能之一，通过呼吸吸入氧气以满足身体代谢所需，并呼出代谢所产生的二氧化碳，维持生命的正常活动。肺功能检查是通过运用呼吸生理知识和现代检查技术通过测量呼吸气体的容积和流量、驱动或限制气体流动所需的压力或阻力，呼吸气体成分的变化以及呼吸所需的时间等参数，来了解和探索人体呼吸系统功能状态的检查。

二、肺功能检查相关的呼吸生理

与呼吸生理相关的肺功能涉及众多方面，包括通气功能、弥散功能、心肺功能耦联等，图 2-2-1-1 简述了主要的呼吸功能特点。

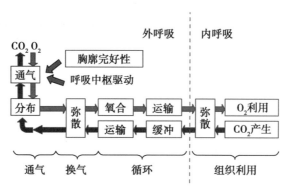

图 2-2-1-1　肺功能相关呼吸生理示意图

（一）气道通畅性

空气中的氧气要进入体内，必须通过气道或呼吸道，因此气道通畅是保障正常呼吸的关键因素之一。支气管痉挛、异物等堵塞气道可引起通气功能障碍。

（二）呼吸动力

气体流经气道，需要压力差的驱动。压力差的产生源于吸气肌肉（如膈肌）的收缩使胸廓容积增大，胸腔负压增大而驱使气体从体外进入体内。平静呼气时因胸廓及肺脏的弹性回缩使肺内压高于大气压，气体从体内排出体外。因此，如呼吸肌肉疲劳可导致通气功能障碍。

（三）胸肺顺应性

包括胸廓顺应性和肺脏顺应性，分别显示了胸、肺在外力作用下发生改变的难易程度，顺应性大，表示其形变能力强。顺应性不佳者，可扩张性小，气体较难进出肺脏，消耗呼吸功较大，导致通气功能障碍。

（四）肺泡气体分布

气体通过气道进入肺泡后，并非所有肺泡都开放进行气体交换，部分肺泡处于功能储备状态。肺泡破坏后（如肺气肿）可导致气体分布不均，进而影响通气血流比和气体交换。

（五）气体弥散

到达肺泡的氧气，在压力差的驱动下穿过肺泡膜（由肺泡上皮及其基底膜、毛细血管内皮及其基底膜，以及两基底膜之间的结缔组织所组成）进入到毛细血管。如果肺泡膜发生病变如肺水肿、间质性肺病等可影响气体的交换能力，导致气体弥散功能障碍。

（六）氧合

氧气进入血管后，因血液中的液体对气体的溶解度很低，必须与血液中的携氧高手血红蛋白结合，才能携带大量的氧气供身体所用。如血红蛋白量减少（如贫血）或性质异常则无法携带足量的氧气，身体就会产生缺氧的表现，出现呼吸困难。

（七）循环

心功能和肺功能是密切联系相互耦合的。经氧合的血液需通过心脏的泵作用和血管的输送作用到达全身，各器官组织才能利用其中的氧进行代谢，产生的二氧化碳则通过上述各生理活动的逆向过程最后排出体外。如果心血管功能异常，同样也会导致呼吸困难的出现。运动心肺功能检查可发现心肺功能不同步导致的异常。

三、肺功能检查仪器工作原理

肺功能仪器的主要组成部分包括硬件与软件。硬件由流量或容量计、压力计、气体分析仪等主要部件组成。各种仪器的不同组合可分别检测呼吸流量、呼吸容量、气道阻力、气体弥散能力等多项肺功能指标。软件则是操作、质控、管理等应用平台。

（一）肺量计

主要用于测量人体吸入和呼出气体的容积或流量，是肺功能检查中最为常用的测定仪器。呼吸的容量或流量两者可相互转换，是因流体力学原理，容量为流量的时间积分，流量为容量的时间微分。因而现代的肺功能仪器只检查流量或容量两种参数之一。

肺量计分为两种：容积型肺量计和流量型肺量计。容积测定型肺量计直接测定呼吸气体的容积，流量可经间接计算得出。流量型肺量计则先测出流经截面积一定的管路的流体速度，然后求出流量，再作时间积分转换为呼吸容积。目前由于流量传感测试技术的提高，测量精度已满足绝大多数的要求，加上清洁和维护方便，已被大多数肺量计所采用。流量计有压差式、热线式、涡轮式、超声式等多种，原理不尽相同，各有特点，使用时要主要了解各种传感器的特制，扬长避短。

（二）压力计

通过压力传感器测量呼吸压力，结合呼吸流量参数也可计算出呼吸阻力，呼吸阻力为呼吸压力与呼吸流量的比值。

（三）气体分析仪

气体分析仪可检测不同的气体成分及其在呼吸气体中的浓度，如氧气、二氧化碳、氮气、氦气、一氧化碳、甲烷等。结合呼吸流量或容量，还可进一步分析氧耗量、二氧化碳产生量、一氧化碳弥散量等肺功能指标。

仪器准确,测试结果才可靠。随着生物工程学的发展和电子计算机的应用,肺功能指标的测定变得更为精确、简便和快捷,现代的气流流量计、快速响应的气体分析器、微芯片化的电子计算机等可实现实时数据处理和自动控制,提供结果的自动分析、判断和管理,极大地方便了临床诊断与分析。

肺功能仪器测量的流量、容积、时间、压力、气体浓度等指标的量程、精度、重复性、零位计算标准、误差允许范围等参数应达到一定的技术质控标准,并且定期进行标化以确保仪器工作处于正常状态之中。具体技术要求详见中国肺功能检查指南各部分。

四、临床常用的肺功能检查方法及流程

(一)常用检查方法

肺功能检查项目众多,包括肺容量检查、通气功能检查、弥散功能检查、气道反应性检查、气道阻力检查、运动心肺功能检查、影像肺功能检查、呼出气体成分分析等。当然,肺功能检查并不仅限于这些项目。同时,每一检查项目也可有多种测定方法,测定的指标也非常多,反映的临床意义各不相同。这些检查从不同的角度分析呼吸生理的改变以及疾病对呼吸功能的影响。

(二)肺功能检查及报告流程

通常包括以下环节:

1. 临床医生通过询问病史、体检及相关检查做出初步临床诊断,并提出相应的肺功能检查项目要求。

2. 依据受试者年龄、性别、身高、体重及种族并参考相应正常人群的预计值公式计算受试者的肺功能预计值。正常范围通常以95%人群可达到的数值为界,即预计方程的95%可信区间,此值称为正常值下限(LLN),高于这个最低临界值视为正常。

3. 采用肺功能检查仪按标准操作规程测定受试者相关肺功能值。

4. 将符合质量控制标准的检测值与肺功能预计值相比较,超出肺功能预计值可信限范围或正常阈值范围的判断为异常。肺功能各项指标之参考值是评价肺功能所不可缺少的参考依据。

5. 结合临床发出肺功能检查报告。

(三)肺功能检查的临床意义

肺功能检查与呼吸影像、病理检查及呼吸病原学检查等并列,是呼吸疾病临床诊治最常用的检查技术之一。肺功能检查在临床上对胸肺疾病的筛查与诊断、严重程度评估、治疗效果评估和预后判断等有重要的临床意义(表2-2-1-1),广泛应用于呼吸内科、外科、麻醉科、儿科、流行病学、潜水及航天医学等领域。

中华医学会呼吸病学分会发布的《慢性阻塞性肺疾病(COPD)诊治指南》《支气管哮喘防治指南》《慢性咳嗽诊治指南》等呼吸疾病的诊治指南中,均将肺功能作为这些疾病的诊断和严重度分级的重要指标,甚至是"金标准"。

2015年肺功能检查被国家卫生和计划生育委员会列入呼吸内科诊治的关键技术,2016年纳入呼吸疾病质量控制监测体系,2017年1月国务院颁布的我国《"十三五"卫生与健康规划》将肺功能检查列入常规体检项目。因此,熟练掌握呼吸生理知识,加深对肺功能检查的认识,加强对检查技术的培训,积极推动肺功能检查的临床应用,对提高呼吸疾病的诊治水平意义重大。

表 2-2-1-1　肺功能检查的临床应用范畴与指征

诊断与 鉴别诊断	罹患呼吸疾病高危人群的肺功能筛查
	气道、肺疾病的肺功能诊断与鉴别诊断（包括早期诊断）
	上气道阻塞部位的诊断 （胸内型、胸外型、固定型、单侧主支气管不完全阻塞型等）
评估	呼吸疾病严重程度的评估
	呼吸疾病治疗及康复效果的评估
	胸腹部外科手术术前风险评估
	高强度体育运动项目运动员健康状态的评估
	保险领域个人健康状态风险评估
	司法相关性个人肺功能进行评估
	预后评估
监测	监测疾病进展或病情变化
	监测暴露于有害因素人群的肺功能
	监测已知具有肺毒性药物的不良反应
公共健康	流行病学调查
	指标参考值方程式的制定
	临床研究

第二节　肺通气功能检查

肺通气功能是指单位时间随呼吸运动进出肺的气体容积，是一个较好地反映肺通气能力的动态指标。肺量计检查（spirometry）则是临床上最常用的肺通气功能检查方法。

一、适应证和禁忌证

（一）适应证

1. 临床对各种胸肺疾病（如支气管哮喘、慢性阻塞性肺疾病、间质性肺疾病等）的筛查与诊断、严重程度评估、治疗效果评估和预后判断。

2. 有慢性呼吸困难症状而需要排查有无肺功能受损者。

3. 具备肺功能损害高危因素需进行肺部疾病排查者，如长期吸烟、生物燃料或工矿粉尘暴露、40 岁以上，或自幼有反复呼吸症状者。

（二）禁忌证

1. 绝对禁忌证　近 3 个月患心肌梗死、休克者；近 4 周严重心功能不稳定、心绞痛者；近 4 周大咯血者；癫痫发作需要药物治疗者；未控制的高血压病患者；主动脉瘤患者；严重甲状腺功能亢进者。

2. 相对禁忌证 心率>120次/min；气胸、巨大肺大疱且不准备手术治疗者；孕妇；鼓膜穿孔患者（需先堵塞患者耳道后测定）；近4周呼吸道感染；免疫力低下；其他：呼吸道传染性疾病患者（如结核病、流感等）。

二、常用指标及其临床意义

1. 用力肺活量（FVC） 指完全吸气至肺总量（TLC）位后以最大的努力、最快的速度作呼气，直至残气量（RV）位的全部肺容积。FVC是肺容量最常用的指标之一，可反映通气功能障碍，特别是限制性通气功能障碍。

2. 第1秒用力呼气容积（FEV_1） 指完全吸气至TLC位后在1秒内的快速用力呼气量。是判断肺通气功能的最重要指标之一，阻塞性或限制性通气功能障碍均可导致FEV_1的减退。

3. 1秒率（FEV_1/FVC） 是FEV_1与FVC的比值，是判断阻塞性通气功能障碍的主要指标。

4. 最大呼气中期流量（MMEF） 指用力呼出气量为25%~75%肺活量间的平均呼气流量，亦可表示为FEF25%~75%，是评价小气道功能的主要指标之一（图2-2-2-1）。

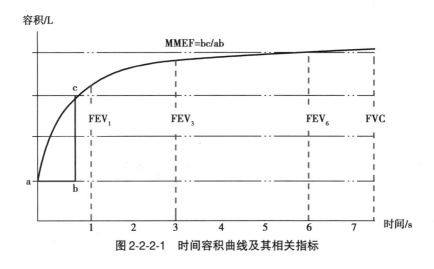

图2-2-2-1 时间容积曲线及其相关指标

5. 呼气峰值流量（PEF） 是指用力呼气时的最高气体流量，是反映气道通畅性及呼吸肌肉力量的重要指标。

6. 用力呼出x%肺活量时的瞬间呼气流量（FEFx%） 根据呼出肺活量的百分率不同，可衍生出用力呼气25%、50%和75%时的呼气流量（FEF25%、FEF50%、FEF75%），后两者也为常用评价小气道功能的指标（图2-2-2-2）。

三、检查方法和质量控制

（一）检查方法

受试者口含咬口器、夹鼻夹，避免漏气。呼吸动作包括：①均匀平静地呼吸；②平静呼气末深吸气至肺总量（TLC）位；③用力爆发呼气并持续至残气量（RV）位；④再次快速深吸气至TLC位。

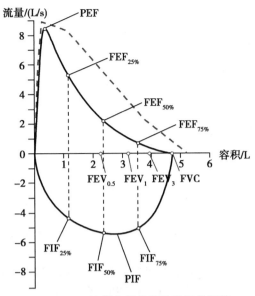

图 2-2-2-2　流量容积曲线及其相关指标

（二）质量控制

良好的质量控制是肺量计检查结果准确的重要保证。在进行肺量计检查前,应先对仪器进行环境和流量校准。在肺量计检查时应满足相应的质量控制标准(如呼气起始标准、呼气结束标准、可接受的呼气标准和可重复性标准等),以保证结果可靠,详见中国肺功能检查指南(图 2-2-2-3)。

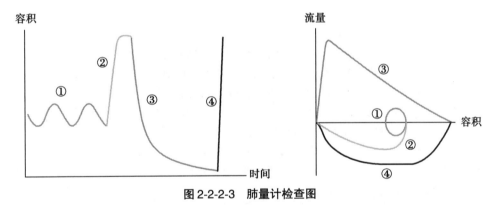

图 2-2-2-3　肺量计检查图

四、结果评价

肺量计检查的指标众多,应结合受试者的临床资料进行综合评价,不仅要判断肺通气功能是否障碍,还应判断障碍的部位、性质及程度等。

（一）肺通气功能障碍的类型

依通气功能损害的性质可分为阻塞性、限制性及混合性通气功能障碍,其时间-容积(T-V)曲线和流量-容积(F-V)曲线见图 2-2-2-4。

1. 阻塞性通气功能障碍　指气道阻塞引起的通气功能障碍,以 FEV_1/FVC 的下降低于正常预计值下限(LLN)为标准。曲线的特征性改变为呼气相降支向容量轴的凹陷,凹陷愈明显者气流受限愈重。此外,还有一些特殊类型:

31

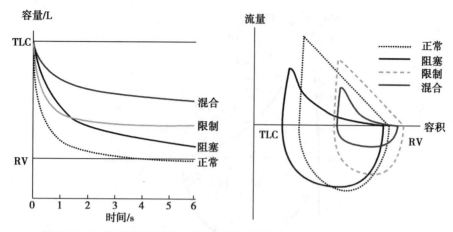

图 2-2-2-4　各种类型肺通气功能障碍的时间 - 容积曲线和流量 - 容积曲线

（1）小气道功能障碍：是气道阻塞的早期表现，MMEF、FEF50%、FEF75% 可显著下降，说明其对通气功能的影响主要为呼气中、后期的流量受限。当该 3 项指标中有 2 项低于 LLN，可判断为小气道功能障碍。

（2）上气道阻塞（UAO）：为特殊类型阻塞性通气功能障碍，其 F-V 曲线特征见图 2-2-2-5。

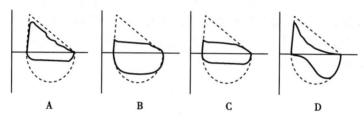

图 2-2-2-5　特殊类型阻塞性通气功能障碍的 F-V 曲线

虚线为正常的 F-V 曲线。A 图显示可变胸外型 UAO，以吸气流量受限为特征，吸气相流量呈平台样改变；B 图显示可变胸内型 UAO，以呼气流量受限为特征，呼气相流量呈平台样改变；C 图显示固定型 UAO，呼吸双相流量均显著受限，呼吸双相流量均呈平台样改变；D 图显示单侧主支气管不完全性阻塞，F-V 曲线呈双蝶型改变，流量的受限主要表现在呼吸时相的后期

2. 限制性通气功能障碍　指胸、肺扩张受限引起的通气障碍，主要表现为 FVC 明显下降。气流明显受限者 FVC 也可下降，FVC 的判断效能受影响，故结合肺容量指标如 TLC、RV 及 RV/TLC 对限制性通气功能障碍的判断更为精确。

3. 混合性通气功能障碍　兼有阻塞及限制两种表现，主要为 TLC、VC 及 FEV_1/FVC 的下降，而 FEV_1 降低更明显。F-V 曲线显示肺容量减少及呼气相降支向容量轴的凹陷。

4. 非特异性通气功能障碍　其特点是：FEV_1 与 FVC（或 VC）下降，但 FEV_1/FVC（或 VC）正常，且 TLC 正常。部分学者认为这可能是小气道阻塞导致的结果。

（二）肺通气功能障碍的程度

通气功能障碍程度的判断应结合临床资料，其划分目的是协助临床医师判断疾病的严重程度并指导临床治疗。无论是哪种类型的通气功能障碍均依照表 2-2-2-1 进行程度分级。

表 2-2-2-1 肺通气功能障碍的程度分级

严重程度	FEV$_1$% 预计值
轻度	≥70%，但<LLN 或 FEV$_1$/FVC 比值<LLN
中度	60%~69%
中重度	50%~59%
重度	35%~49%
极重度	<35%

五、临床应用

肺量计检查是临床最为常用的肺功能检查方法，既可用于各种呼吸疾病的功能诊断及简便诊断，也可用于对呼吸疾病的肺功能损害严重程度评估、治疗（包括康复）效果评估、病情变化的监测以及疾病进展或转归等，应用广泛。在肺量计检查的基础上，结合吸入支气管舒张剂或支气管激发剂，还可进一步开展支气管舒张试验或支气管激发试验，可进一步评价气道可逆性改变或支气管反应性改变。

此外，作为评价人体呼吸系统一般健康状况的筛查试验，肺量计检查具有检查方便、价格适宜、无创伤性、可重复测量等特点，特别适用于基层呼吸慢性病的诊治和康复管理。

第三节　肺容量检查

肺容量是指肺内气体的含量，即呼吸道与肺泡的总容量，反映了外呼吸的空间。

一、适应证与禁忌证

肺容量检查几乎总是与肺量计检查组合在一起进行的，因而两者的适应证与禁忌证总体上相似，但两者因检查方法的差异略有不同。

如肺量计检查常需用力呼吸，而肺容量检查是慢呼吸，因而可用于不适宜用力通气的部分禁忌证如大咯血、肺大疱等患者的检查。肺容量检查中的体描测定法需注意受试者坐在密闭的体描箱内的精神状态。

二、常用指标及临床意义

肺所能容纳的总气量可分为 4 个基础容积：潮气容积、补吸气容积、补呼气容积与残气容积。

1. 潮气容积（VT）　在平静呼吸时，每次吸入或呼出的气量。

2. 补吸气容积（IRV）　在平静吸气后，用力吸气所能吸入的最大气量；反映肺胸的弹性和吸气肌的力量。

3. 补呼气容积（ERV）　在平静呼气后，用力呼出的最大气量；反映肺胸的弹性和胸腹部呼气肌肉的力量。

4. 残气容积（RV）　呼气后肺内不能呼出的残留气量。

以上 4 种为基础容积,彼此互不重叠。由 2 个或 2 个以上的基础容积可组成另外 4 种容积:深吸气量、肺活量、功能残气量与肺总量。

5. 深吸气量(IC)　平静呼气后能吸入的最大气量,IC=VT+IRV。

6. 功能残气量(FRC)　平静呼气末,肺内所含的气量,FRC=ERV+RV。

7. 肺活量(VC)　最大吸气后能呼出的最大气量。VC=IRV+VT+ERV,或 VC=IC+ERV。

8. 肺总量(TLC)　深吸气后肺内所含有的总气量,TLC=IRV+VT+ERV+RV,或 TLC=IC+FRC,或 TLC=VC+RV。

肺容量及其各构成部分见图 2-2-3-1。

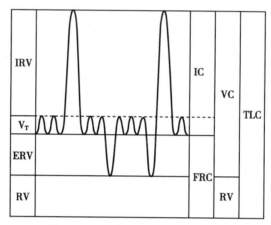

图 2-2-3-1　肺容量及其各构成部分

三、检查方法与质量控制

用肺量计可直接检测部分呼吸容量,但用力呼气后残余在肺内的容量需通过体积描记、氮冲洗或氦稀释等方法检查。不同的检查方法有不同的质量控制指标,可参照相应的中国肺功能检查指南。

四、结果判断

正常人肺容量随年龄、身高、体重和性别等变化,超出正常预计值的上下限为异常。临床上常用实测值占预计值百分比来表示肺容量是否正常,增加或减少 20% 以上为异常。残气量与肺总量比值(RV/TLC)增加反映肺组织过度充气。

五、临床意义

肺容量检查是诊断或评估限制性肺部疾病及其严重程度的"金标准",有助于鉴别通气障碍的类型,即鉴别阻塞性和限制性肺部疾病。在阻塞性肺疾病诊治中,可帮助确定是否存在过度充气或气体滞留及其程度。

潮气容积与呼吸频率决定了分钟通气量,潮气容积愈小,要求较高的呼吸频率才能保证足够的分钟通气量。在限制性肺疾病患者,潮气容积降低,呼吸频率加快。深吸气量降低,见于阻塞性和限制性通气功能障碍。

肺活量是临床常用的肺容积指标。引起肺活量降低的常见疾病有:①肺实质疾病:弥漫性肺间质纤维化、肺炎、肺充血、肺水肿、肺不张、肺肿瘤以及肺叶切除术后等；②肺外疾病但限制肺扩张：胸廓畸形、脊髓前角灰白质炎、膈神经麻痹、胸廓改形术后、广泛胸膜增厚、渗出性胸膜炎、气胸、膈疝、气腹、腹水、腹部巨大肿瘤等；③气道疾病：支气管哮喘、慢性阻塞性肺疾病、支气管扩张、气管或支气管恶性肿瘤，肿大淋巴结压迫支气管等。

功能残气量在生理上起着稳定肺泡内气体分压的作用，减少了通气间歇对肺泡内气体交换的影响。功能残气量增加见于下列情况：①肺弹性降低，如肺气肿；②气道阻塞：如支气管哮喘、慢性阻塞性肺疾病。功能残气量减少见于下列情况：①肺实质疾病：肺炎、肺不张、肺间质纤维化、肺部巨大占位性病变、肺水肿、肺叶切除等；②肺外疾病但限制肺扩张：胸廓畸形、腹腔病变（大量腹水、腹部巨大肿瘤）、肥胖、气胸、胸腔积液、广泛胸膜增厚等。残气容积的生理意义与功能残气量相相似。限制性疾病导致残气量减少，阻塞性疾病导致残气量增高。

肺总量并不由直接测定，而是由功能残气量等计算而来。肺总量减少可见于肺内或肺外限制性疾病，如肺实质病变、肺不张、肺水肿、肺间质纤维化、气胸、胸腔积液以及神经肌肉疾病等。阻塞性疾病如支气管哮喘、肺气肿等可引起肺总量增加。

第四节　肺弥散功能检查

肺弥散功能是指肺泡内气体通过肺泡 - 毛细血管膜从肺泡向毛细血管扩散到达血液内，并与红细胞中的血红蛋白（Hb）结合的能力。

一、适应证与禁忌证

（一）适应证

1. 累及肺间质的疾病　如间质性肺疾病、肺气肿、肺水肿、肺肿瘤等引起肺泡 - 毛细血管膜间弥散障碍或通气 - 血流比率失衡的疾病。

2. 呼吸困难或活动后气促查因，不明原因低氧血症查因。

3. 怀疑有肺损伤或毁损肺的患者，尤其有肺总量减少，限制性肺通气功能障碍者需要进一步了解弥散功能。

4. 胸外科手术患者及有呼吸系统相关疾病的其他部位手术的术前风险评估。

5. 上述疾病的疗效评估。

6. 高原或航天、潜水等特殊要求职业的常规体检。

7. 需要了解弥散功能的患者，流行病学调查。

（二）禁忌证

1. 严重气短或剧烈咳嗽不能配合屏气的受试者。

2. 有其他不适宜用力吸气、屏气检查的禁忌证（同肺量计检查），如近 3 个月内患心肌梗死、休克者，近 4 周内严重心功能不稳定、心绞痛、大咯血、癫痫大发作者、未控制的高血压患者（收缩压 > 200mmHg，舒张压 > 100mmHg）等。

二、常用检查指标及其临床意义

1. 肺一氧化碳弥散量（DLCO）　是指 CO 在单位时间（1min）及单位压力差（1mmHg 或

0.133kPa）条件下从肺泡转移至肺泡毛细血管内并与 Hb 结合的量（ml 或 mmol），是反映肺弥散功能的主要指标。

2. 肺泡容量（VA）　吸入气量中能到达肺泡并进行气体交换的容量，用于估算肺内一氧化碳能够扩散并通过肺泡毛细血管膜的肺容积。正常受试者 VA 近似等于 TLC 减去死腔气量。

3. 肺一氧化碳弥散量与肺泡容量比值（DLCO/VA）　也称单位肺泡容积的弥散量或比弥散量，由于弥散量受肺泡容量影响，肺泡容量减少可导致 DLCO 减少，临床上常用 DLCO/VA 作为矫正。DLCO/VA 更容易区分肺部与肺外的病理生理改变。

三、检查方法及质量控制

弥散功能检查有一口气、重复呼吸、慢呼气等检查方法，目前以一口气法最为常用，且检查步骤、质控标准及结果评估等均已标准化。

（一）检查方法

受试者夹上鼻夹、口含咬嘴后平静呼吸 4~5 个周期，待潮气末基线平稳后，指导其呼气完全至残气量位，然后令受试者快速均匀吸气完全至肺总量位，接着屏气（10s），最后均匀持续中速呼气完全至残气量位，建议在 2~4s 内完成呼气。

（二）质量控制

1. 单次测试标准　①吸气容量不少于 85% 肺活量（VC）；②吸气时间不超过 2.5s（健康人）或不超过 4.0s（气道阻塞者）；③屏气时间 10s；④呼气时间 2.0~4.0s。

2. 重复性测试标准　测定 2~5 次。最佳 2 次间 DLCO 的变异系数（CV%）< ±10%，或在平均值［±3ml/（min·mmHg），1mmHg=0.133kPa］范围内报告均值，如受试者未能达到检测要求，取最高 2 次测定值的平均值。

四、结果判断

判断肺弥散功能检查结果是否正常，需与正常预计值进行比较。若 DLCO、DLCO/VA 等指标低于预计值的 80% 则为异常。肺弥散功能损害严重程度分级见表 2-2-4-1。

表 2-2-4-1　肺弥散功能损害程度分级

损害程度	DLCO/ 预计值 %
正常	DLCO≥80% 或 LLN
轻度障碍	60%≤DLCO<80% 或 LLN
中度障碍	40%≤DLCO<60%
重度障碍	DLCO<40%

五、临床应用

1. DLCO 增加的病理生理状态或疾病　能使肺毛细血管流量增加，使正常情况下很少开放的肺毛细血管开放的生理或病理状态，均能使弥散量增加，如：世居高原、运动、平卧体位、肥胖、部分左向右分流的先天心脏病变、部分早期的左心衰竭、早期的红细胞增多症及部分弥漫性肺泡出血等均可引起 DLCO 增加。

2. DLCO 减少的病理生理状态或疾病　弥散距离增加如间质性肺疾病、肺水肿；肺泡破坏引起的肺毛细血管床减少导致弥散面积减少，如肺气肿、肺叶切除术后等；肺血管病如肺动脉高压、肺血管炎、肺栓塞等；血红蛋白水平下降，如贫血；少数过度肥胖、右心衰竭、红细胞增多症及弥漫性肺泡出血等均可引起 DLCO 下降。此外一些肺外疾病，如糖尿病、肾功能不全、甲亢、化疗药物及抗心律失常药物的长期使用也会造成 DLCO 的降低。

第五节　支气管舒张试验

支气管舒张试验是通过给予支气管舒张药物的治疗，观察阻塞气道的舒缓反应，以用于评价气道可逆性。受试者在试验前同样应停用可能干扰检查结果的药物或其他刺激。

一、适应证与禁忌证

（一）适应证

1. 有合并气道痉挛的疾病，如支气管哮喘、慢阻肺、过敏性肺泡炎、泛细支气管炎等；但肺通气功能检查已证实无气道阻塞者，一般无需进行本试验。

2. 有气道阻塞征象，需排除非可逆性气道阻塞的疾病：如上气道阻塞。

（二）禁忌证

1. 对已知支气管舒张剂过敏者，禁用该舒张剂。

2. 有严重心功能不全者慎用 β_2- 肾上腺素受体激动剂；有青光眼、前列腺肥大排尿困难者慎用胆碱能（M）受体拮抗剂。

3. 测定用力肺活量评价气道可逆性改变者，禁忌证同肺量计检查。

二、常用检查及评估指标

（一）肺功能检查指标

临床上大多数采用第 1 秒用力呼气容积（FEV_1）和用力肺活量（FVC），其他如呼气峰值流量（PEF）、呼出气体 25%~75% 肺容积的平均流量（FEF25%~75%）、用力呼出 50% 肺活量的呼气流量（FEF50%）、比气道传导率（sGaw）或呼吸总阻抗（Zrs）、响应频率（Fres）、总气道阻力（R5）等肺功能指标在临床及科研中也有使用。

（二）评估指标

1. 改变值　支气管舒张剂吸入后与吸入前的肺功能指标差值。

2. 改变率　支气管舒张剂吸入后与吸入前的肺功能指标差值除以吸入前指标值乘以100%。

三、检查方法及质量控制

（一）检查方法

受试者先测定基础肺功能，然后吸入支气管舒张剂。如吸入的是速效 b_2- 肾上腺素受体激动剂如沙丁胺醇，应在吸入药物 15~30min 内重复肺功能检查；如吸入的是短效胆碱能受体拮抗剂如异丙托溴铵，则在吸入 30~60min 内重复肺功能检查。

（二）质量控制

肺功能检查方法参见各种检查的质量控制,同时需确保支气管舒张剂的吸入方法及剂量正确,详见中国肺功能检查指南。

四、结果判断

若用药后 FEV_1 或 / 和 FVC 变化率较用药前增加 12% 或以上,且 FEV_1 或 / 和 FVC 绝对值增加 200ml 或以上,则判断支气管舒张试验为阳性,反之阴性。

五、临床应用

支气管舒张试验主要作为判断气道可逆性的客观指标,用于评估支气管舒张药物的治疗反应及阻塞气道的恢复能力。可辅助支气管哮喘、慢阻肺等气道阻塞性疾病的诊断、鉴别诊断和用药疗效判断。

（郑劲平）

参 考 文 献

［1］中华医学会呼吸病学分会肺功能专业组 . 肺功能检查指南(第一部分)——概述及一般要求 . 中华结核和呼吸杂志, 2014, 37(6): 402-405.

［2］中华医学会呼吸病学分会肺功能专业组 . 肺功能检查指南(第二部分)——肺量计检查 . 中华结核和呼吸杂志, 2014, 37(7): 481-486.

［3］中华医学会呼吸病学分会肺功能专业组 . 肺功能检查指南(第三部分)——组织胺和乙酰甲胆碱支气管激发试验 . 中华结核和呼吸杂志, 2014, 37(8): 566-571.

［4］中华医学会呼吸病学分会肺功能专业组 . 肺功能检查指南(第四部分)——支气管舒张试验 . 中华结核和呼吸杂志, 2014, 37(9): 655-658.

［5］中华医学会呼吸病学分会肺功能专业组 . 肺功能检查指南——肺弥散功能检查 . 中华结核和呼吸杂志, 2015, 38(3): 164-169.

［6］中华医学会呼吸病学分会肺功能专业组 . 肺功能检查指南——肺容量检查 . 中华结核和呼吸杂志, 2015, 38(4): 255-260.

［7］中华医学会呼吸病学分会肺功能专业组 . 肺功能检查指南——体积描记法肺容量和气道阻力检查 . 中华结核和呼吸杂志, 2015, 38(5): 342-347.

［8］中国呼吸医师协会肺功能与临床呼吸生理工作委员会, 中华医学会呼吸病学分会呼吸治疗学组 . 肺功能检查报告规范——肺量计检查、支气管舒张试验、支气管激发试验 . 中华医学杂志, 2019, 99(22): 1681-1691.

［9］王辰 . 呼吸病学新进展 . 北京: 人民军医出版社, 2011.

［10］郑劲平 . 肺功能学: 基础与临床 . 广东: 广东科技出版社, 2007: 1-543.

［11］郑劲平, 谢燕清, 高怡 . 肺功能检查(卫生部医学视听教材) . 北京: 人民卫生电子音像出版社, 2014.

［12］Jian W, Gao Y, Hao C, et al.Reference values for spirometry in Chinese aged 4–80 years.J Thora Dis, 2017, 9 (11): 4538-4549.

| 第三章 | 运动心肺功能检查 |

第一节 概 述

运动心肺功能检查亦称心肺运动试验（CPET），是通过从静息到逐渐增加运动负荷的过程中了解心功能、肺功能及代谢等多系统功能变化的检查，是对人体整体功能状态进行无创评估的唯一临床检查方法。基于严格质控、规范操作、标准数据计算和正确解读，CPET可以实现对呼吸、循环、代谢、血液、神经、消化、泌尿、内分泌等主要系统疾病的诊断、鉴别诊断，病情状态和功能状态、治疗效果的评估，为危险评估和预后预测提供科学的客观定量依据。此外，还可用于指导制定个体化合理运动康复处方，使心肺、代谢、肥胖等患者配合药物手术器械等治疗获得最优化的治疗方案，达到最佳治疗效果。

第二节 常用检查方法、指标及其临床意义

一、CPET 检查指标及其意义

CPET 检查包括运动、肺功能、心功能及代谢等诸多方面的指标，常用指标见表 2-3-2-1。

1. 峰值摄氧量（peak $\dot{V}O_2$） 运动过程中达到的最大摄氧量，随年龄、性别、躯体大小、体重、日常活动水平和运动类型的不同而不同。典型的正常人在优化递增功率运动试验方案中的摄氧量（$\dot{V}O_2$）等核心指标反应过程如表 2-3-2-1 所示。

表 2-3-2-1 临床常用检测指标及其生理学意义一览表

指标	生理学功能和意义
WR	运动负荷功率
HR	心率，即每分钟心跳次数
SBP，DBP，MAP	动脉收缩压，动脉舒张压，平均动脉压
HRR	心率储备（heart rate reserve），HRR= 最大 HR 预计值 – HR_{Max}
SV 和 CO	每搏心输出量和每分钟心排出量，CO = SV × HR
QRS 和 S-T	心电图 QRS 波群，S-T 段变化，S-T 段升高或者压低主要提示心肌氧气供需不平衡（即心肌缺血 / 缺氧）
$\dot{V}E$	每分钟通气量，$\dot{V}E= V_T × B_f$
VT 和 Bf	潮气量 VT，指运动过程中每次呼出 / 吸入的气量；呼吸频率（breath frequency，Bf），限制性通气功能障碍的患者的肺容积受限，因此 $\dot{V}E$ 的上升主要由 Bf 完成，可以高达 40 次 /min 以上

续表

指标	生理学功能和意义
T_{ex}/T_{tot}	呼气时间/呼吸总时间的比值,阻塞性通气功能障碍的患者的该比值明显增加
BR	呼吸储备(breath reserve),$BR = MVV - \dot{V}E_{Max}$
MVV	最大自主通气量(maximal voluntary ventilation),是评价静息条件下最大肺通气能力的主要指标,建议使用实测值,仅在患者无法配合的情况下,可以使用 $MVV=FEV_1 \times 40$ 进行估测
IC	深吸气量(inspiratory capacity),平静呼气后所能达到的最大吸气量,限制性通气功能障碍患者在运动峰值时,V_T 可无限接近 IC
VC	肺活量(volume capacity),最大呼气后用力呼气所能达到的最大气量
$\dot{V}O_2$	每分钟摄氧量,$\dot{V}O_2=CO \times C_{(A-V)}O_2$(动-静脉氧含量差),可以无创反映 CO 变化
Peak$\dot{V}O_2$	峰值摄氧量,受试者最大运动时的 $\dot{V}O_2$ 值,最大摄氧量($\dot{V}O_{2Max}$)的代替
$\dot{V}CO_2$	每分钟二氧化碳排出量
RER	呼吸交换率(即 $\dot{V}CO_2/\dot{V}O_2$ 比值)
AT	无氧阈(anaerobic threshold),出现乳酸酸中毒前所能达到的最大 $\dot{V}O_2$,标准测定方法为 V-slop 法,是重要的反映运动耐力的亚极量指标
$\Delta\dot{V}O_2/\Delta WR$	摄氧量/功率斜率,反映人体摄氧能力和做功的匹配关系
$\dot{V}O_2/HR$	氧脉搏,$\dot{V}O_2/HR=SV \times C_{(A-V)}O_2$(动-静脉氧含量差),可以无创反映 SV 变化
OUE	摄氧效率(oxygen uptake efficiency,即 $\dot{V}O_2/\dot{V}E$),在 AT 之前附近达到最大值并出现明显平台,对循环系统相对于呼吸系统的摄氧/运氧功能障碍的诊断和评估有重要作用
OUEP	摄氧效率峰值平台(oxygen uptake efficiency plateau),是评估循环功能的重要指标
$\dot{V}E/\dot{V}CO_2$	二氧化碳通气当量,在 AT 之后达到最低点并保持不变直至通气代偿点,是评估肺换气功能(通气二氧化碳排出效率)的重要指标
Lowest$\dot{V}E/\dot{V}CO_2$	通气效率最小值,是评估换气功能的重要指标
$\dot{V}E/\dot{V}O_2$	氧通气当量,评估通气氧气摄取效率,在 AT 达到最低值并出现明显平台,对呼吸系统相对于循环系统的摄氧/运氧功能障碍的诊断和评估有重要作用
SpO_2	脉搏氧饱和度,正常情况下代表动脉血氧饱和度
$PetO_2$	潮气末氧分压
$PetCO_2$	潮气末二氧化碳分压
MRT	平均反应时间(mean response time),指恒定功率运动实验中,自运动开始 $\dot{V}O_2$ 呈单指数增长关系,对整个反应曲线进行单指数拟合,指数的时间常数(63% 时的 $\dot{V}O_2$)即定义为平均反应时间

2. 无氧阈(AT)　运动心肺功能中最重要的亚极量运动指标之一。运动中随着负荷功率不断增加,无氧代谢将代偿有氧代谢的不足,从而使乳酸及乳酸/丙酮酸比值(L/P)升高,

此时的 VO_2 被定义为无氧阈。测定方法包括：①在 VCO_2-VO_2 关系曲线中，斜率突然增加时的 VO_2，最为常用，被称为 V-slope 法；②在 VE/VO_2 增加而 VE/VCO_2 不变时刻的 VO_2；③在呼气末氧分压（$PetO_2$）增加而 $PetCO_2$ 不变时刻的 VO_2。

3. 氧脉搏（$\dot{V}O_2/HR$） 为氧耗量与心率的比值，等于动静脉血氧含量差（$C_{(A-V)}O_2$）和每搏输出量（SV）的乘积。动静脉血氧含量差依赖于可利用的血红蛋白量、肺部血流氧合和外周组织的氧摄取能力。

4. 摄氧量与功率的关系（$\Delta\dot{V}O_2/\Delta WR$） $\Delta\dot{V}O_2/\Delta WR=$（峰值 VO_2－热身期 VO_2）/[(T–0.75)×S]，其中 T 代表递增运动时间，S 代表功率递增（W/min）的斜率。该值为判断心肺功能紊乱的敏感指标。造成 $\Delta\dot{V}O_2/\Delta WR$ 下降的原因有很多，如肌肉摄氧能力降低，肌肉血流量受限和心排量降低等。

5. 二氧化碳通气当量（$\dot{V}E/\dot{V}CO_2$） 为分钟通气量（$\dot{V}E$）与二氧化碳产生量（$\dot{V}CO_2$）之比值，是反映通气有效性的主要指标，其稳定性和重复性均较好。

6. 摄氧有效性（$\dot{V}O_2/\dot{V}E$） 为氧耗量（$\dot{V}O_2$）与分钟通气量（$\dot{V}E$）的比值，临床用于评价摄氧效率，对循环功能障碍有诊断和评估价值。

7. 呼吸交换率（respiratory exchange ratio, RER） 为 $\dot{V}CO_2$ 与 $\dot{V}O_2$ 的比值。正常安静状态下与呼吸商（respiratory quotient, RQ）近似相等。RQ 常用于描述组织细胞水平上的气体代谢，RQ=1 提示代谢底物是糖类，RQ=0.7 或 0.8 分别提示代谢底物主要是脂肪或蛋白质，混合代谢底物时则 RQ<1。但是临床上测定 RQ 很困难，多以运动心肺功能测得的 RER 近似反映 RQ。但是，除代谢底物影响外，乳酸酸中毒或过度通气时可以造成 RQ>1。

8. 动脉血 - 呼气末二氧化碳分压差（$P_{a-ET}CO_2$） 静息时 $PetCO_2$ 和 $PaCO_2$ 差距并不大，但是随着运动强度和通气量增大，$PetCO_2$ 和 $PaCO_2$ 的差值越来越大。测定 $PetCO_2$ 对判断 $PaCO_2$ 趋势有一定帮助，对于阻塞性通气功能障碍的患者，气道阻塞越严重，$PetCO_2$ 的增大趋势越不明显。$PetO_2$ 的变化趋势与 $PetCO_2$ 大致相反。

9. 通气功能在运动中的反应 运动过程中 $\dot{V}_E$ 的增加由潮气量 V_T 和呼吸频率 Bf 两部分组成。低运动强度时是以 V_T 升高为主，无氧阈附近当 V_T 接近最大时，$\dot{V}_E$ 进一步增加主要依靠 B_f 升高，因此，B_f 与 V_T 呈曲线关系。运动过程中正常人最大 V_T 一般不会超过 70%IC，B_f 低于 50 次/min，但是限制性通气功能障碍患者的 V_T 可能接近甚至超过 100%IC，B_f 超过 50 次/min，提示 IC 可能限制了 V_T 的增加。另外，阻塞性通气功能障碍患者的吸气时间/呼气时间明显降低，单次呼吸时间不能随运动强度增加而缩短，因而 B_f 增加受限，最大通气量 $\dot{V}E_{Max}$ 降低。两种通气功能障碍类型患者的呼吸储备都明显下降。

10. 呼吸储备 为肺通气功能的最大代偿能力，是在运动过程中达到的最大通气量（VE_{Max}）与最大自主通气量（MVV）之间的差值（MVV-VE_{Max}）或在 MVV 中所占比例（MVV-VE_{Max}）/MVV，其中 MVV 应为实测值，而非由 FEV_1 估测。

11. 心血管功能在运动中的反应 运动中随负荷增加心率加快，心输出量增大，血压上升。心肌供血不足者可能出现心电图 ST-T 异常及心律失常。运动过程中观察气体交换有助于更好的解释心电图。运动时需氧增多可导致潜在的心肌缺血，膜电位复极速率下降，ST-T 波发生改变，或可并异位搏动（如室性期前收缩）异常频繁。运动刺激心率不断加快，舒张期缩短，冠脉灌注不足较静息时更明显，因此运动心肺功能具有早期诊断意义。此时若 $\Delta\dot{V}O_2/\Delta WR$ 下降、$\Delta\dot{V}O_2/HR$ 曲线斜率变缓和 HR 反常增高等，有助于确诊不典型的异常心电图表现。$\dot{V}O_2$ 曲线的异常变化可较心电图更加敏感，两者结合可明显提高诊断心肌缺血/心肌氧供需不平衡的准确性和敏感性。同时正常情况下,血压随运动负荷增加而逐渐升高,如果随着运动负荷升高而血压不升反降则应该引起高度重视,密切观察,避免晕厥等不良反应的发生。

12. 脉搏氧饱和度 正常情况下代表动脉血氧饱和度,无创伤检测,应用广泛。但是由于受到脉搏波强弱、外周循环状态等影响,运动中外周血管正常产生收缩,从而影响脉搏氧饱和度评价动脉血氧饱和度的精确度和可信度。读数仅供参考,根据临床需要可以考虑直接抽取动脉血测定动脉血气。

第三节 运动心肺功能的适应证和禁忌证

一、适应证

运动心肺功能作为人体整体生理学客观定量功能测定的重要方法,临床适用范围非常广泛,针对呼吸、心血管、代谢、神经、消化、泌尿等疾病,运动心肺功能数据信息可以为诊断与鉴别诊断、疾病严重程度评估、危险分层与疾病管理、药物器械手术等治疗效果评估、运动康复和预后预测提供客观定量的依据。此外,运动心肺功能可以对正常人功能状态进行整体评估从而更大范围地适用于疾病预防、亚健康的辨识和健康管理与零级预防。

二、禁忌证

(一) 绝对禁忌证

急性大面积心肌梗死;急性肺栓塞;未控制的伴有临床症状或血流动力学障碍的心血管病(心律失常、不稳定型心绞痛、心力衰竭、急性心肌炎或心包炎等);急性或者有明显症状的主动脉夹层。

(二) 相对禁忌证

血流动力学不稳定的各种心血管病重症;严重高血压(静息状态收缩压>200mmHg 和/或舒张压>110mmHg)者建议在控制后进行;严重血清电解质紊乱;精神或体力障碍、肢体运动障碍等而不能进行运动试验。

需要强调的是,适度运动的运动心肺功能检查没有绝对的禁忌证。症状限制性极限运动时,需严密细致和动态监测运动心肺功能指标的变化并及时终止运动。

第四节 检查方法及步骤

一、检查设备

(一) 运动设备

1. 电磁功率自行车 以踏车方式运动,可通过增加运动阻力调节运动负荷,为主动运动方式,如出现受试者不能耐受的情况,可以自行终止运动。有精确的功率输出,且有座椅可作依托,安全性较高,心电图、血压和血氧测量等数据也较为稳定。踏车试验设备比较便宜,也易于通过记录运动的分级来量化评定运动试验的结果。特别适用于关节炎、外周血栓性疾病或神经系统疾病使下肢行走受限等情况,推荐作为临床(包括康复评估)的首选方法。

2. 活动平板 以步行或跑步方式在活动平板或跑台上运动,通过抬高平板斜度或增加步速调节运动负荷,为被动运动方式,最大运动功率较踏车高约10%,但安全保障性相对较弱、无直接功率、占地面积较大、价高、各种数据收集干扰大且易于误读,仅作为功率自行车的补充。

3. 上臂测力计 上臂运动测定仅用于下肢活动障碍患者。可以通过主动和被动的机械测定方式进行运动能力分级评定。

(二)气体分析及肺功能仪

通过检测呼吸流量、呼吸容量、呼吸气体成分等指标在安静及运动中的变化来评估肺功能以及气体代谢的改变。现代计算机数据处理系统使检测指标能实时显示。

(三)心电图记录仪

用于监测及记录运动试验中静止阶段、运动阶段和恢复阶段的心脏节律及心率,以及正确识别缺血心电图改变。心电监测应能够准确反映ST段的改变,并能及时地比较前后的心电数据。

(四)血压监测仪

在运动检查过程中检查人员手测血压是一种简单易行的监测血压的方法。自动血压检测仪应在使用前进行校对,如检查中出现异常血压变化,检查人员应进行手动测量血压复查。应备有不同型号的血压计袖带以便于检查。

(五)脉搏氧饱和度仪

无创伤检测指端或耳垂动脉血氧饱和度及脉搏。

(六)其他装置

可以根据临床检查需要配置动静脉血管通路的开放,压力测定装置,血液气体分析及血液化学生化物质分析测定仪器等。

二、检查方法

(一)设备系统定标

对CPET的所有定量检查设备如功率自行车负荷输出功率、呼吸气流、氧气和二氧化碳气体浓度等在检查前均需予以标化,以保证检查数据的精确。可通过CPET系统气体交换综合定标-代谢模拟器定标,并可定期通过标准人(经培训能熟练和准备配合检查的正常人)核定。

(二)运动方案

运动负荷的设定有功率递增或功率恒定两种方式,前者又可分为斜率递增或阶梯递增两种,见图2-3-4-1。

1. 踏车运动

(1)功率递增运动:目前临床上应用最多的检查方案是在负荷功率自行车上进行症状限制性的功率递增运动试验。依运动器材的特点有阶梯递增或均匀递增。一般安静状态下监测心肺功能指标3min,状态稳定后无功率负荷(60r/min)热身运动3min,依受检者情况运动功率递增设置为10~30W/min,总运动时长7~10min,然后予3~5min的无负荷或低负荷(10W)运动,然后终止试验(图2-3-4-2)。

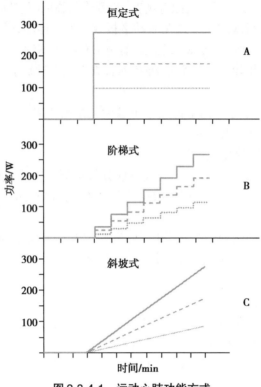

图 2-3-4-1 运动心肺功能方式

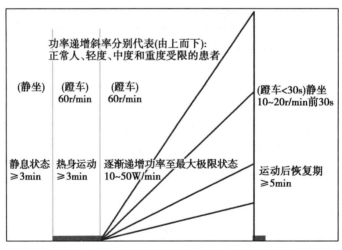

图 2-3-4-2 递增式踏车运动心肺功能检查方案图

（2）恒定功率运动：依无氧阈设定或最大运动负荷的 60%~80% 设定运动功率，通过一定时间的运动，对于气道反应增高（如运动性哮喘）者可诱发支气管痉挛。也常用于呼吸功能康复效果的评估。耗时较功率递增运动为长。

2. 平板运动 新 Harbor-UCLA 方案：静息 3min，负荷为 0 瓦，最低速度热身 3min，根据 VO_2 线性递增斜率计算推出功率斜率和速度的非线性每分钟递增速率，从而在临床试验中得到较好的功率 VO_2 线性反应。

（三）最大运动量设定

依检查目的及受检者病情而定。一般正常人以达到因疲劳无法继续运动的最大运动量为终点，呼吸系统疾病以气促症状限制为运动终点，而心血管疾病需考虑安全性问题，一般如出现心律失常、ST-T 显著异常、血压异常增高或下降、或胸闷痛等情况需及时终止运动。

（四）终止运动的指征

达到最大运动极限、或因症状限制、或出于安全的目的，在患者还没有达到症状限制而出现一个或多个以下危险征象者，可考虑终止运动：

1. 出现胸痛、头晕眼花、面色苍白、头痛、神志模糊、动作不协调；

2. 心血管不稳定　运动中血压不升反而下降超过基础收缩血压 >10mmHg、过高血压反应（收缩压 >210mmHg，舒张压 >120mmHg）、心电图出现缺血性改变如病理性 Q 波、ST-T 显著异常、电轴明显偏移、严重心律失常如多源频发的室性心律失常；

3. 达到预计最大心率；

4. 极度疲劳；

5. 呼吸极度困难；

6. 耗氧量不再增加（一分钟内差值小于 150ml/min）；

7. 严重低血氧饱和度（小于 80%，伴随症状和重度低氧征）。

（五）运动心肺功能图

用运动心肺功能的 10s 平均数据选择最重要的 22 个无创指标和 3 个动脉血气指标按新九版块图展示，以便于对各指标运动中的反应方式进行直观的判读。

（六）运动心肺功能检查报告要求

报告内容主要包括：①患者病史资料及相关信息；②基线肺功能及心功能相关指标；③ CPET 系统装置和方案的描述；④CPET 运动期间的反应；⑤终止运动的原因；⑥检查核心指标的变化；⑦整体功能评价和检查结论。

第五节　临床应用

运动心肺功能检查在临床上常用于判别由于呼吸或心血管原因导致的呼吸困难，运动性哮喘、胸腹部外科手术耐受力及术后并发症风险、呼吸康复疗效等评估，应用广泛。

各种常见疾病运动心肺功能指标异常的特征见表 2-3-5-1。

表 2-3-5-1　各种常见疾病运动心肺功能指标异常的特征

	心脏病	慢阻肺	肺间质纤维化	肺血管疾患	体弱
VO_2max	↓	↓	↓	↓	↓
AT	↓	N	↓	↓	N 或 ↓
VO_2/HR	↓	↓	↓	↓	N
HRR	N	↑	↑	↑	↑
BR	N	↓	↓	N 或 ↓	N
RR	N	N	>50	N	↑

续表

	心脏病	慢阻肺	肺间质纤维化	肺血管疾患	休弱
VT/IC	N	N	↑>80%	N	N
PaO_2	N	↓	↓	↓	N
$P(a\text{-}et)CO_2$	N	↑	↑	↑	N
VD/VT	N	↑	↑	↑	N
$\Delta VO_2/\Delta WR$ 斜率	↓	N	↓	↓	N
EKG	异常	N	N	N	N

注：N，正常

（郑劲平）

第四章

运动能力评估

第一节　运动能力的概念及分类

　　运动能力是指人参加运动和训练所具备的能力,是人的身体形态、素质、功能、技能和心理能力等因素的综合表现。从生物化学的观点分析,运动能力高低主要取决于运动过程中能量的供给、转移和利用的能力。

　　狭义的运动能力,通常指骨骼肌肉系统在神经系统的控制下,通过自主做功或对抗外力做功,来完成运动需求时,身体所需的能力。运动能力在人的一生中,有其发生发展的规律性。人体刚刚出生时,只有一些粗大的运动,而随着神经系统的发育和后天的练习,逐渐掌握精细的动作。随着年龄的增长,运动能力逐渐成熟并发展至顶峰。人体运动能力的强化和保持,与针对性的锻炼密不可分,这也是运动员可以保持某一项目极高运动水平的原因。人体功能随着年龄的增长而逐步衰退,运动能力亦有增龄性下降的趋势;此外,疾病、肌肉失用、不良饮食习惯、长期不良姿势等,都会影响人体的运动能力。因此,对运动能力的评估,可以及时发现运动能力中的弱项,进行针对性的锻炼,可以强化运动能力,保持较好的健康状态。

一、运动的分类

　　运动能力包括两个部分:一是躯体运动,也叫大肌肉运动,是负责控制身体的。另一个叫精细运动,或者叫小肌肉运动或随意运动。

　　按照是否需要借助外力可以分为主动运动和被动运动,主动运动又称自主运动,是指运动时肌肉主动收缩所参与的运动,包括随意运动、助力运动和抗阻力运动;被动运动是指运动时肌肉不收缩,肢体处于放松状态,完全不用力,动作的整个过程由外力来完成。其中随意运动是指无外力参与,完全靠患者主动收缩肌肉完成的运动;助力运动是指患者主动收缩肌肉加外力帮助完成的运动。

　　根据肌肉长度及张力是否发生变化,分为等长运动和等张运动,前者是指采用等长收缩所进行的运动锻炼,肌肉收缩时肌肉的张力明显增加,单关节不产生肉眼可见的运动(肌肉长度不发生变化),又称为等长收缩或静力性收缩;等张运动是指采用等张收缩进行的运动锻炼,肌肉收缩时肌肉张力基本保持不变,但肌纤维长度缩短或延长由此导致关节发生肉眼可见的运动,又称动力学收缩,根据肌肉收缩时肌纤维长度变化的方向可分为向心性等张运动和离心性等张运动。向心性等张运动是指肌肉收缩时肌纤维长度变短;离心性等张运动是指收缩时肌纤维长度拉长。等速运动是指肌肉收缩的速度保持一致,这不是人类肌肉的自然收缩形式,而是借助于等速肌力训练器将其收缩速度限制在一定的速度范围内,以便测定关节活动度及处于任意关节角度时的肌力,并进行训练。

二、综合运动能力的评估

运动能力的评估人们一直在使用。例如国民体质测定中的单脚闭眼站立、坐位体前屈等项目，例如学校教育中的 100m、800m、3 000m 跑等项目，以及跳远、跳高等项目，都是对运动能力的评估。但以往的测试大多零散，且绝大多数都是只针对特定的人群。因此，在以往测试方法的基础上，对患者进行一个综合的运动能力评估应该包括：①心肺素质：通过心脏功能能力（台阶试验）、肺功能、中长跑等项目来评价心肺素质；②力量素质：通过身体的肌肉含量、绝对力量、相对力量、爆发力和肌肉耐力 5 个方面，来综合评价身体的力量素质；③柔韧素质：通过坐位体前屈、脊柱柔韧性、后背对指等测试，综合评价柔韧素质；④灵敏素质，通过选择反应时测试，评价身体在受到刺激后迅速作出动作反应的能力；⑤平衡素质，通过静态平衡和动态协调的评估，反映身体的平衡能力；⑥身体形态：身体的形态对运动能力有很大的影响，因此应将体型的评价结果作为重要的影响因子，以便对运动能力做出更科学的评估。

接受呼吸康复运动 6~10 周后，患者行走距离均值和行走距离最大值较行走距离变化量更有评估价值；接受呼吸康复运动 6 个月后，患者行走距离均值、行走距离最大值与最大运动能力的相关性更好；因此，6MWT 可有效地测试患者治疗干预的效果；同时还需患者对测试程序充分了解，否则将影响测试结果。此外，性别也是导致患者运动耐力存在差异的另一原因，女性患者对呼吸困难感觉更强，直接影响疾病的进程。对于运动能力的测定，有研究认为呼吸康复运动后运动能力改变的最佳测量时间是测量 4 个工作日，并加入白昼时间差异作为相关变量。

第二节　自主运动能力评估

一、运动能力评估

运动能力的评估主要基于以下几个方面。

（一）肌力评定

即肌肉运动时的最大的收缩力量，检查方法有手法肌力检查、简单器械的肌力测试、等速肌力测试等。

1. 手法肌力检查　即检查者通过自己的双手，凭借自身的技能和判断力，根据现行的或者普遍认可的标准来确定所检查的肌肉或肌群是否属于正常肌力及其范围等级。

2. 简单器械的肌力测试　①握力：使用握力计，正常值>50；②捏力；③背拉力；④四肢各组肌群的肌力测定等。

3. 等速肌力测试借助计算机系统　如 Cybex、Biodex 等进行测定。

肌力测定的绝对禁忌证：关节不稳、骨折未愈合又未做内固定、急性渗出性滑膜炎、严重疼痛、关节活动范围极度受限、急性扭伤、骨关节肿瘤等；相对禁忌证：疼痛、关节活动度受限、滑膜炎或渗出、亚急性或慢性扭伤。

（二）关节活动范围测定

关节活动范围（rang of motion，ROM）是指关节运动时所通过的运动弧，常以度数表示，亦称关节活动度。它包括主动 ROM、被动 ROM 和主动-助力的 ROM。决定 ROM 的因素主要有关节的解剖结构情况、产生关节运动的原动肌的肌力、与原动肌相对抗的拮抗肌伸展性等三个方面。通常进行测定时,需要借助通用量角器、方盘量角器、皮尺、电子仪器、摄像机等测量工具。评定方法:所有的关节都以解剖学的肢位为 0°肢位,仅少数例外,例如测量前臂活动时,手掌面矢面为 0°,测量肩关节水平屈曲动作时,肩关节外展 90°为 0°肢位。角度的记录是以中立位为起始点 0°,按该肢体屈曲、伸展、内收、外展、内旋、外旋等各运动平面的两个相反方向记录其活动的角度。关节强直时,只用两个数字记录,即强直体位的角度和中立位 0°。例如,肘关节强直在屈肘 45°位时,则记录为 45°~0°。

（三）平衡与协调功能评定

1. 平衡的评定　是指物体所受到来自各个方向的作用力与反作用力大小相等,使物体处于一种稳定的状态。人体平衡是指身体所处在的一种姿势状态并能在运动或受到外力作用时自动调整并维持姿势的一种能力。人体平衡可分为静态平衡（Ⅰ级平衡）和动态平衡,后者可分为自动动态平衡（Ⅱ级）和他动动态平衡（Ⅲ级）。

当平衡状态改变时,机体恢复原有的平衡或建立新平衡的过程,称为平衡反应。平衡性也是结果评估的重要指标。研究显示,两组运动平衡能力无差异的慢性阻塞性肺疾病患者,接受平衡训练的患者,其平衡能力测定评分高于对照组。正是由于平衡训练可以帮助患者提高平衡性、肌肉力量和自我运动效能,使其成为中重度慢性阻塞性肺疾病患者呼吸康复运动的重要一部分。

平衡评定的方法:①观察法:有坐位平衡:睁眼、闭眼;站立位反应:睁眼、闭眼（Romberg 征）;跨步反应等;②量表法:Berg 平衡量表、Tinnetti 量表;③平衡测试仪。

2. 协调功能的评定　人体产生平滑、准确、有控制的运动能力,包括按照一定的方向和节奏、采取适当的力量和速度,达到准确的目标等几个方面。参与协调的几个主要部位有小脑、基底节、脊髓后索。评定的方法有:指鼻试验、轮替试验、拇指对指试验、跟膝胫试验、拍地试验、指指试验、示指对指试验、握拳试验和旋转试验等。

二、上肢运动能力评估

临床上,针对不同疾病患者设计各种康复训练方案的主要目标之一是提升患者的运动能力。如果训练之前没有对患者进行过准确的运动能力评估,是无法将康复训练的效果以数字化的形式准确反映出来的。换句话说,你可以凭感觉自己训练中得到了提升,但并不知道究竟提升了多少。因此,为了让训练过程"数据可视化"(以便于对训练方案做出动态的调整),在训练之前需要用一些方法对患者的运动能力进行评估。

大多数慢性阻塞性肺疾病患者最感到头痛的是身体(尤其是上肢)活动能力差,进而严重影响穿衣、梳头和沐浴等日常活动。患者的这种痛苦可以通过训练和呼吸康复缓解。以往的肺部康复项目往往仅关注患者的下肢训练,近年来人们开始意识到上肢锻炼对于肺部康复的重要性,进而逐渐将其纳入康复项目当中。因而,为确保运动康复方案的安全性和有效性,如何对患者上肢运动能力和日常体力活动水平进行精确测量已成为当务之急。而且,研究显示,恒定的负荷训练与间歇的力量训练相结合都优于任何单一的方法;有氧训练中增加力量训练可有效地提高力量;上肢运动训练可提高手臂力量和耐力,从而提高上肢活动能力。常用的上肢运动能力测试方法有俯卧撑测试、戴维斯测试、卧推测试。目前,国内外比较常用的慢阻肺患者上肢活动能力评估测试方法包括手臂测力计法、限时提举上肢测试以及六分钟插板和环测试等,下面对以上测试方法做一简单介绍。

(一)俯卧撑测试

俯卧撑测试目的是测试以上肢推为主的上半身肌肉的耐力。测试时练习者从俯卧撑的起始位置开始(踝、膝、髋、肩和头部在一条直线上),降低身体,用胸部触碰搭档置于胸部下方的拳头,再返回起始位置。重复此动作60s,动作不允许出现代偿现象,如下背反弓、头部前引等。另外,根据受试者的情况可以尝试将测试的标准改为胸部触碰地面(难度比触碰拳头更大)。一旦测试的方法被确定下来,在下一次的测试中就不能更改,确保使用同样的标准进行前后的对比;记录下60s内完成标准动作的次数;训练一段时间之后,再次进行同样的评估,并记录下完成动作的次数,根据康复训练前后的变化分析患者训练的效果。

(二)卧推测试

卧推测试的目的是确定上半身推的肌群一次能够推起的最大重量。卧推测试适用于以发展力量为目标的高水平康复患者。测试时受试者仰卧在卧推凳上,整个下背部应当处于中正位,双脚指向正前方;指导受试者以较轻的重量进行热身,选择能够轻松完成8~10次的重量;休息1min,后增加5%~10%的重量,重复3~5次;休息2min,重复上面两步,直到受试者在进行3~5次的重复次数时无法完成;使用1RM(代表一个人一次可以举起的最大重量,repetition maximum,RM,单位:kg)最大重量预估表来计算出极限重量值。

(三)六分钟插板和环测试

有研究者针对慢性阻塞性肺疾病患者给出了一个十分经济和便捷的解决方案即6分钟插板和环测试(6-minute pegboard and ring test)。严格来说,插板和环测试的由来已久,可以追溯到30年前,但直到最近,这一方法的有效性才得到了临床研究的论证。测试时患者端坐在椅子上,距离身体一臂远处,放置带有四个挂钩的插板,其中,上面两个挂钩与患者的肩同高,另外两个挂钩在其下方20cm处,下方两个挂钩上各有10个吊环。患者每次需要用两只手分别将下面两个挂钩上的吊环同时移到上方的挂钩上,用左手移动左下方挂钩上的吊环,用右手移动右下方挂钩上的吊环,每只手每次只能移动一个吊环。患者将全部20个吊环从下方的挂钩移动到上方的挂钩之后,再将上方挂钩上的吊环移回到下方的挂钩上。如此往复,患者力争在6分钟内尽量多地移动吊环。患者测试的得分为6分钟内移动的环的数目。测试时需要注意:①在正式测试之前,允许患者完整地操作一个流程,以熟悉测试内容;②如果患者在测试过程中有严重的呼吸困难、肌无力或者其他方面的不适,可以选择停下来休息,待身体恢复后尽可能地继续完成测试;③测试之后,推荐使用Borg量表评估患者的呼吸困难程度和疲劳程度,使用脉搏血氧仪检测心率和动脉血氧饱和度,使用标准的血压计测量患者血压;④如果需要进行多次测试,为了避免测试间相互影响,两次测试之间,患者需休息一段时间,待其心率、动脉血氧饱和度和血压达到基线水平后可进行测试。

(四)手臂测力计法

手臂测力计是目前最常用的上肢活动能力测量方法。但是由于患者上肢运动的特异性,手臂测力计并不能获得患者上肢运动的全部信息(比如肌耐力等)。而插板和环测试恰恰可以用来捕捉这部分剩余信息。

(五)限时提举上肢测试

该方法被广泛应用于上肢锻炼能力的测量,但此法需要相当复杂和昂贵的电子机械设备(包括速率和节奏控制的旋转鼓轮、吊环及挂钩等),而且测试时,特别是最大运动耐力的测试时,需要测试者操作至精疲力竭,显然这对于慢阻肺患者而言存在极大风险。鉴于此,此方法的大面积推广难度极大。

第三节　被动运动能力评估

被动运动是指通过外力使失去肌肉力量或运动能力的肢体产生运动,可由机械设备、他人或本人健康肢体的协助,一般用于维持正常或者增大已受限的关节活动范围、防止肌肉萎缩和关节挛缩,对于慢性阻塞性肺疾病患者,就是维持或改善已受限的肺功能及运动能力。首先要让受试者选择合适的体位,体位是指人的身体所保持的姿势或某种位置,在临床上通常是指患者根据治疗、护理以及康复的需要所采取并能保持的身体姿势和位置。康复护理中常用的体位摆放技术有良肢位、功能位、烧伤患者抗挛缩体位的摆放等。功能位是指当肌肉、关节功能不能或尚未恢复时,必须使肢体处于发挥最佳功能活动的体位。

被动运动以静为主,康复医师为核心,患者只是一个被动接受治疗的患者,治疗者主要着眼于患者肢体的"紧"和"松",以被动的降肌张力为目的。因此对于慢性阻塞性肺疾病患者,被动运动能力的评估主要基于患者对被动运动的配合能力。

第四节　六分钟步行试验

六分钟步行试验(6MWT)是测定患者 6 分钟内在平坦、硬地上快速步行的距离,是一项检测功能代偿能力的方法,适用于至少中等程度受损的患者。该试验广泛应用于心肺疾病治疗干预前后的临床评价。它评价了运动过程中所有系统全面完整的反应,包括呼吸系统、心血管系统、体循环、外周循环、血液、神经肌肉单元和肌肉代谢。六分钟步行试验主要用于评价中、重度心肺疾病患者对治疗干预的疗效,测量患者的功能状态,可作为临床试验的重点观察指标之一,也是患者生存率的预测指标之一。

一、6MWT 的适应证

6MWT 主要适用于测量中到重度心脏或肺疾病患者对于医疗干预的反应,也可用于评价患者功能状态或预测发病率和死亡率。适应证主要见于以下三个方面:

1. 治疗前和治疗后的比较　肺移植、肺切除、肺减容术、肺的康复、慢性阻塞性肺疾病、肺循环高压、心力衰竭。

2. 评价功能状态:单一测量　慢性阻塞性肺疾病、肺囊性纤维化、心力衰竭、周围血管疾病、纤维肌痛、老年患者。

3. 预测相关疾病发病率和死亡率　如心力衰竭、慢性阻塞性肺疾病、特发性肺动脉高压。

二、6MWT 的禁忌证

6MWT 的绝对禁忌证包括 1 个月内有不稳定性心绞痛或心肌梗死。相对禁忌证包括静息状态心率超过 120 次 /min,收缩压超过 180mmHg,舒张压超过 100mmHg。

具有上述任何情况的患者都应该告知申请或指导检查的医师，以便于准确临床评价和决定是否进行该检查。6 个月内的心电图结果也应该在检查前进行回顾。稳定的劳力性心绞痛不是 6MWT 的绝对禁忌证，但患者应在使用治疗心绞痛药物后进行试验，并且应备好急救用硝酸酯类药。

三、6MWT 的试验前准备

1. 患者准备　向患者及家属说明检查的必要性及注意事项；

2. 心电图　试验前应复习患者近 6 个月的静息心电图；

3. 抢救用品准备　有症状的患者应准备好相关抢救药物以便随时应用；

4. 试验场地　6MWT 应该在室内进行，沿着一条封闭的、长而直的平坦走廊进行，需要硬质地面。如果天气适宜，试验可以在室外进行。步行路线应 30 米长，每 3 米处要有标记。折返处应有锥形标志（如同橙色交通锥标）。出发线为出发点和每个 60 米的终点，应该用明亮的颜色条带标于地面上。

5. 设备　计时器和圈数计数器、氧气源（如需要）、脉氧计、血压计、除颤器、记录表、便于推动的椅子、标记折返点的标记物等。

6. 患者　穿舒适的衣服和合适的鞋子；晨间和午后进行试验的患者试验前可少量进餐、清淡饮食；试验前 2h 内患者不要做剧烈运动，试验前不应进行热身活动；患者应继续应用原有的治疗；可以使用平时步行时的辅助物（如拐杖、助步器等）。

四、6MWT 的测量过程

1. 为避免日间差异，每一患者的每次试验应在一天中的相同时间进行，试验前无需热身；

2. 试验前患者在起点旁坐椅子休息至少 10min，核查有无禁忌证，测量脉搏和血压，（有条件时测血氧饱和度），填写记录表，向患者介绍试验过程；

3. 可根据患者情况选择是否需要脉氧计。如果使用脉氧计，测量并记录基线心率和氧饱和度，确定读数稳定。

4. 让患者站起，用 Borg 指数（由 0~10 数值让患者主观评价呼吸困难和疲劳的程度，见表 2-4-4-1）评价患者运动前呼吸困难和全身疲劳情况。

表 2-4-4-1　Borg 指数评分

自我症状	评分
一点也不觉得呼吸困难或疲劳	0
非常非常轻微的呼吸困难或疲劳，几乎难以察觉	0.5
非常轻微的呼吸困难或疲劳	1
轻度的呼吸困难或疲劳	2
中度的呼吸困难或疲劳	3
略严重的呼吸困难或疲劳	4
严重的呼吸困难或疲劳	5
非常严重的呼吸困难或疲劳	6~8

续表

自我症状	评分
非常非常严重的呼吸困难或疲劳	9
极度的呼吸困难或疲劳,达到极限	10

注:此量表配合六分钟步行试验应用,6MWT 开始前让患者阅读量表并引导患者说出呼吸困难级别,运动后重新评价呼吸困难的级别。患者凭借运动时的自身感觉(心跳、呼吸、排汗、肌肉疲劳等),来估计运动时的强度。介于 3~4 分建议患者充分休息半小时,同时予吸氧或外用扩张支气管的药物,运动中减轻运动强度。超过 5 分以上,不建议进行运动锻炼

5. 圈数计数器归零、计时器设定到 6min。准备好所有的设备,放到出发点。

6. 请患者站在起步线上,一旦开始行走,立即启动计时器。患者在区间内尽自己体能往返行走。行走中不要说话,不能跑跳,折返处不能犹豫,医务人员一般无需伴随患者行走,但对于运动风险较大的患者,有必要伴随走以及时发现患者的情况变化和给予及时的处理。允许患者必要时放慢速度,停下休息,但监测人员要鼓励患者尽量继续行走。监测人员每分钟报时一次。用规范的语言告知和鼓励患者:在患者行走中,需每分钟重复说:"您做得很好,坚持走下去,您还有几分钟"。如患者中途需要休息,可以说:"如果需要,您可以靠在墙上休息一会,但一旦感觉可以走了就请继续行走"。

7. 6min 时试验结束,提前 15s 告知患者:"试验即将结束,听到停止后请原地站住。"结束时标记好停止的地点。如提前终止,则要患者立即休息并记录提前终止的地点、时间和原因。试验结束后用 Borg 分级量表评价患者的呼吸困难和全身疲劳情况,并询问患者感觉不能走得更远的最主要原因。

8. 记下计数器记录的圈数。统计患者总步行距离,四舍五入精确到米。监测并记录患者血压、心率,有条件者测血氧饱和饱和度,认真填写记录表(表 2-4-4-2)。

表 2-4-4-2 六分钟步行试验

程度	男子 /m				女子 /m			
等级	40~49 岁	50~59 岁	60~69 岁	70~79 岁	40~49 岁	50~59 岁	60~69 岁	70~79 岁
很差 1	小于 511	小于 481	小于 451	小于 421	小于 511	小于 481	小于 451	小于 421
较差 2	511~540	481~510	451~480	421~450	511~540	481~510	451~480	421~450
一般 3	541~570	511~540	481~510	451~480	541~570	511~540	481~510	451~480
良好 4	571~600	541~570	511~540	481~510	571~600	541~570	511~540	481~510
优秀 5	大于 600	大于 570	大于 540	大于 510	大于 600	大于 570	大于 540	大于 510

注:该标准参照美国胸科协会(ATS)的"6 分钟步行指南",测试方法为在平坦的地面上画一条 30 米长的直线,两端各放一个座椅,受试者沿直线尽可能快速走动,直到 6 分钟停止,测步行距离

9. 6 分钟步行试验会受到监测场地以及受试者的个人意愿所影响,通过数字心肺步行试验(DCW)来弥补传统 6 分钟步行试验的不足,使心肺疾病患者功能状态评估更加智能、安全,监测指标全面、精确,具有很强的临床指导意义。数字心肺步行试验主要以患者心脏

对运动的应变能力为主线,生成"心应变能力系列指标",描述心脏应对运动变化的能力、速度和水平,是一组全面的综合指标。

五、6MWT 的注意事项

影响 6MWT 的因素很多,如性别、身高、体重、走廊的长短、呼吸及心血管疾病等,需要结合患者情况进行综合分析。医务人员要具备心肺复苏术的能力,需要时应保证相关的抢救人员到场。长期吸氧者,应按照平时的速率吸氧,或遵照医嘱、试验方案吸氧。

(杨文杰)

参 考 文 献

[1] 励建安,黄晓琳.康复医学.北京:人民卫生出版社,2016.

[2] Delisa JA.康复医学:理论与实践.南登崑,郭正成,译.北京:世界图书出版公司,2004.

[3] Miller TA.National Strength and Conditioning Association(NSCA)'s Guide to Tests and Assessments.Vestnik Khirurgii Imeni I.i.grekova,2012,132(1):157-178.

[4] Chandra D,Wise RA,Kulkarni HS,et al.ETT Research Group.Optimizing the 6-Min Walk Test as a Measure of Exercise Capacity in COPD.Chest,2012,142(6):1545-1552.

[5] Spencer LM,Alison JA,Mckeough ZJ.Evaluating the need for two incremental shuttle walk tests during a maintenance exercise program in people with COPD.Physiotherapy,2014,100(2):123-127.

[6] Guenette J,Casaburi R,Maltais F,et al.Sex Differences in Physical Activity Levels and Dyspnea in Mild-to-Moderate COPD.Chest,2013,144(4):88.

[7] Demeyer H,BurtinC,WanRemoortelH,et al.Standardizing the analysis of physical activity in patients with COPD following a pulmonary rehabilitation program.Chest,2014,146(2):318-327.

[8] 南登崑.康复医学.北京:人民卫生出版社,2008.

[9] 孟申.肺康复.北京:人民卫生出版社,2007.

[10] Beauchamp MK,Janaudis-Ferreira T,ParreiraV,et al.A Randomized Controlled Trial of Balance Training During Pulmonary Rehabilitation for Individuals With COPD.Chest,2013,144(6):1803-1810.

[11] Vogelmeier CF,Criner GJ,Martinez FJ,et al.Global Strategy for the Diagnosis,Management,and Prevention of Chronic Obstructive Lung Disease 2017 Report.Arch Bronconeumol,2017,53(3):557.

[12] Ortega F,Toral J,Cejudo P,et al.Comparison of effects of strength and endurance training in patients with chronic obstructive pulmonary disease.Am J Respir Crit Care Med,2002,166(5):669-674.

[13] Bernard S,Whittom F,Leblanc P,et al.Aerobic and Strength Training in Patients with Chronic Obstructive Pulmonary Disease.Am J Respir Crit Care Med,1999,159(3):896-901.

[14] Gazzotti,Jardim,Velloso,et al.Evaluation of effects of shoulder girdle training on strength and performance of activities of daily living in patients with chronic obstructive pulmonary disease.Int J Chron Obstruct Pulmon Dis,2013,8:187-192.

[15] Takeda K,Kawasaki Y,Yoshida K,et al.The 6-minute pegboard and ring test is correlated with upper extremity activity of daily living in chronic obstructive pulmonary disease.Int J Chron Obstruct Pulmon Dis,2013,8:347-351.

[16] Solway S,Brooks D,Lacasse Y,et al.A qualitative systematic overview of the measurement properties of

functional walk test used in the cardiorespiratory domain.Chest, 2001, 119(1): 256-270.

［17］张振英, 孙兴国, 席家宁, 等 . 心肺运动试验在慢性心力衰竭患者高强度个体化运动康复处方制定和运动康复效果评估中的作用研究 . 中国全科医学, 2016, 19(17): 2061-2067.

［18］Gloeckl R, Schneeberger T, Jarosch I, et al.Pulmonary Rehabilitation and Exercise Training in Chronic Obstructive Pulmonary Disease.DtschArztebl Int, 2018, 115(8): 117-123.

肌肉功能及体态的评估

肌肉由肌肉细胞聚集一起的肌束及其周围的结缔组织和毛细血管构成,其主要功能是收缩,机体的各种动作、体内各脏器都由它完成。肌肉组织主要是由肌细胞构成的,肌细胞种类按功能特性分为平滑肌、心肌和骨骼肌三种,其中与全身运动有关的肌肉为骨骼肌,附着于头、颈、躯干和四肢的骨骼,关节的活动通过骨骼肌的收缩来实现,是运动系统的动力部分。

骨骼肌是人体重量最大的组织,正常约占体重的40%,当肌肉重量下降时,慢阻肺患者的预后差:生活质量差、运动耐力降低、急性加重频率及其住院次数和死亡率均会增加。

每个骨骼肌纤维都是一个独立的功能和结构单位,它们至少接受一个运动神经末梢的支配,只有当支配骨骼肌纤维的神经纤维有神经冲动时,骨骼肌纤维才能发生收缩。当支配骨骼肌纤维的神经结构和/或功能异常时,将导致相应的骨骼肌纤维功能异常。骨骼肌纤维收缩力量随支配骨骼肌纤维的神经冲动强度增高而增强,但当神经冲动到达一定强度后,骨骼肌收缩的力量达到高峰;骨骼肌收缩所产生的力量跟被兴奋的骨骼肌纤维数量及其所接受的神经兴奋冲动强度有关。通过刺激骨骼肌支配神经诱发骨骼肌纤维的动作电位,可以记录到神经传导时间,据此可以判断骨骼肌支配神经的功能是否正常。

支配骨骼肌神经纤维的兴奋冲动在引起骨骼肌收缩前,需要通过电机械偶联,如果骨骼肌内外环境异常不能产生细胞膜内外的离子流动及其所诱发的电机械偶联,骨骼肌将不能收缩。通过刺激骨骼肌支配神经诱发骨骼肌的动作电位,可以记录到动作电位的幅度,据此可以判断骨骼肌的肌电活动是否正常。

骨骼肌的收缩形式有等张收缩、等长收缩和等速收缩。骨骼肌收缩,而关节不活动时,骨骼肌发生等长收缩;骨骼肌收缩、而关节同时活动时,骨骼肌发生等张收缩和/或等速收缩。等张收缩是指在肌肉收缩时,整个肌纤维的长度发生改变,张力基本不变。等长收缩是指肌肉收缩时,肌纤维的长度基本不变,表现为肌张力增高。等速收缩是指肌肉收缩时产生的张力可变,但关节的运动速度是不变的。等速收缩也分为向心性和离心性收缩。

(胡杰英　郑则广)

第一节　四肢肌肉功能的评估

四肢肌肉功能的评估包括支配四肢肌肉的神经功能、肌电图、肌力、耐力和张力。肌力是指四肢肌肉收缩时,所产生力量的峰值;决定肌力大小的因素有神经系统功能状态、肌肉的生理横断面、收缩前的肌肉初长。肌肉耐力是指肌肉以若干力度持续收缩的能力;肌肉耐力的大小则与肌肉获取能量的能力有关。肌肉静止松弛状态下的紧张度称为肌张力。

一、电生理检查

电生理检查是将神经肌肉兴奋时发生的生物电变化引导出,加以放大和记录,根据电位变化的波形、振幅、传导速度等数据,分析判断神经、肌肉系统处于何种状态。临床上将电生理检查分肌电图(electromyography,EMG)、神经电图(electroneurography)和诱发电位(evokedpotential)等,其中,神经电图产生的原理与诱发电位相同,是使用脉冲电诱发出的神经肌肉兴奋电位,也称诱发电位。

1. 肌电图检查　用同心圆针电极刺入被检肌肉,记录肌肉静止及不同程度自主收缩时所产生动作电位的变化,分析肌肉支配神经的生理和病理状况。如肌肉不能自主收缩,记录不到电位,提示支配神经完全损伤;支配神经部分损伤时,神经传导时限延长、动作电位的波幅及电压降低。

2. 诱发电位检查　利用一定形态的脉冲电流刺激某神经干,在该神经相应支配的骨骼肌上所记录到的动作电位为诱发肌肉动作电位(muscle active potential,MAP)。根据动作电位的波形、波幅、潜伏期和传导速度等来判断神经干的功能状态。当神经完全损伤时,诱发电位一般表现为一条直线或有少许干扰波。神经部分损伤时,诱发电位可出现程度不同的波形改变、振幅降低、潜伏期延长或传导速度减慢,可据此判断有无神经损伤及损伤轻重。

与肌电信号相对应的一种新型的生物信号——肌动图(mechanomyography,MMG)是记录肌肉在主动收缩时横向振动的力学现象,可作为肌电图的有效补充,共同评价肌肉功能。

二、肌力检查与评价

肌力是评估肌肉功能的重要方法,也是肢体运动功能检查的最基本内容之一。常用的肌力测定方法有传统的徒手肌力测试(manual muscle test,MMT),也有使用各种器械和仪器进行的等长肌力测试(isometric muscle test,IMMT)、等张肌力测试(isotonic muscle test,TMT)和等速肌力测试(isokinetic muscle test,IKMT)。

(一)徒手肌力测试

MMT是根据受检肌肉肌群的功能,选择不同的受检体位,在减重、抗重力和抗阻力条件下完成一定动作,按动作的活动范围和抗重力或抗阻力的情况进行分级,此方法简便、易行、实用。检查方法:先嘱被检查者做主动运动,观察其能否运动及其运动的力量和幅度;然后检查者给予一定的阻力,让被检查者做对抗运动,以判断肌力是否正常。依次检查各关节的运动力量,并两侧对比。

1. 上肢徒手肌力测试方法　双上肢前平举、侧平举、后举检查肩关节肌肉力量;屈肘、伸肘,检查肱二头肌、肱三肌力量;屈腕、伸腕,检查腕部肌肉力量;五指分开相对、并拢、屈曲、伸直,检查各指关节肌肉力量。

2. 下肢徒手肌力测试方法　仰卧位直抬腿、大腿内收外展,检查髋关节屈曲、内收、外展肌力量;仰卧位直抬腿及膝关节屈曲,检查伸髋及屈膝肌群力量;仰卧位双下肢伸直,踝关节跖屈、背屈、内翻、外翻,检查踝关节肌肉力量。

3. 徒手肌力测试评定标准

0级:完全瘫痪,肌力完全丧失;

Ⅰ级:可见到或触摸到肌肉轻微的收缩,但无肢体运动;

Ⅱ级:肢体可在床上移动,但不能抬起;

Ⅲ级:肢体能抬离床面,但不能对抗阻力;

Ⅳ级:能做对抗阻力的运动,但肌力减弱;

Ⅴ级:肌力正常。

（二）等长肌力测试

由于等长测量可以在临床实践中很容易实现,并提供可靠和可重复的测量,因此在2014年更新的关于慢性阻塞性肺病患者肢体肌肉功能的 ATS/ERS 声明中,该方法被推荐为首选方法。

等长肌力测试是测定肌肉等长收缩的能力,适用于 3 级以上肌力的检查,可以取得较为精确的定量评定,通常采用专门的器械进行测试,常用的方法有握力测试、捏力测试、背肌肌力测试、四肢肌群肌力测试等。

1. 握力测试　用握力计测试手握力大小,测试时,将握力计的把手调至适当宽度,立位或坐位,上肢置于体侧自然下垂,屈肘 90°,前臂和腕关节处于中立位,用力握 2~3 次,取最大值。检查时避免用上肢其他肌群来协助。

2. 捏力测试　用捏力计测试拇指与其他手指间的捏力大小,反映拇指对掌肌及四指屈肌的肌力。测试时调整好捏力计,用拇指分别与其他手指相对捏压捏力计 2~3 次,取最大值。

3. 背肌肌力测定　用拉力计测定背肌肌力的大小,用拉力指数评定。测试时两膝伸直,将拉力计把手调至膝关节高度,两手抓住把手,然后腰部伸展用力上提把手。

4. 四肢肌群肌力测试　在标准姿势下通过测力计,可测试四肢各组肌群(如腕、肘、肩、踝、膝、髋的屈伸肌群)的肌力。测力计一般由力学传感器及相应软硬件构成。测试不同肌肉群的肌力需要采用相应的姿势进行肌力测试。

5. 股四头肌功能的测试

(1)准备:受试者端坐于特制的椅子上,膝关节呈 90° 弯曲,用一条无弹性皮带固定脚踝并连接于应力测量器,皮带一端置于右侧脚踝上 2cm 处,与脚踝垂直,另一端连于椅子背,通过负荷感受器与应力测量器相连。

(2)股四头肌最大主动收缩力(QMVC)测试:受试者端坐体位,膝关节与髋关节同时呈 90°,尽最大力量向前伸腿产生的力量即 QMVC。测试时,鼓励受试者尽最大力量,直至QMVC 达到平台。每次 QMVC 持续 3~5s,中间休息 2min,以防止肌肉疲劳。至少连续 3 次重复检测,各数值间变异性<10%,其中最大数值即 QMVC。

(3)股四头肌耐力测试:耐力指 60%QMVC 时等长收缩的持续时间(s)。用受试者QMVC 的 55%~65% 为目标力量,测试时:受试者持续用力,使力量曲线维持在上述范围,当力量低于 55%QMVC 时,允许放松<3s,再努力维持力量曲线在上述范围。在持续用力过程中,如果力量下降低于 50% 的 QMVC 超过 3s,则视为耐力测试结束。最后总的用力持续时间之和为达到疲劳所需要的时间。

(4)股四头肌磁刺激颤搐力:指采用磁刺激股神经诱发股四头肌收缩时产生的力量。当给予 100% 磁刺激强度时所诱发的股四头肌力量为最大颤搐张力,其不受主观努力的影响,属于客观评价指标。测试时:将 8 字形磁刺激头放置于股三角内股动脉外侧,通过记录同步磁刺激时相应的肌肉复合动作电位来衡量肌电活动。至少给予 3 次 100% 强度磁刺激,连续 3 次,每次刺激的间隔时间为 30s。肌颤搐张力和复合动作电位振幅分别作为力量和肌电的衡量指标。

(5)注意事项:整个测试过程中必须确保受试者的膝关节角度不能改变,固定脚踝的皮带及负荷感受器应始终与地板保持平行水平。

（三）等张肌力测试

等张肌力测试是测定肌肉克服阻力下收缩做功的能力,测试时,被测肌肉收缩,完成全关节活动范围的运动,所克服的阻力值基本不变。测出完成 1 次全关节活动范围运动所能抵抗的最大阻力值称为该被测关节的最大负荷量(1RM),重复完成 10 次全关节活动范围运动所能抵抗的最大阻力值称为 10RM。

(四)等速肌力测试

等速运动是指关节运动过程中运动速度(角速度)保持不变、而肌肉纤维收缩所产生的张力存在变化的一种肌肉收缩方式。等速肌力测试需要借助等速测试仪来完成,可以记录特定肌肉在不同运动速度下的肌力、耐力、功率。运动中的速度预先在等速仪器上设定,一旦速度设定,不管受试者用多大的力量,肢体运动的速度都不会超过预先设定的速度,受试者主观用力大,仪器产生阻力随之增大,而不能产生加速度,受试者的主观用力只能使肌肉的张力增高。

测试前先进行 5min 的准备活动,先测健肢,后测患肢。根据患者病情,可选择性地进行关节屈 / 伸、外展 / 内收、内旋 / 外旋等运动平面的等速肌力测试,尽量选择患者疼痛较少的运动平面进行测试。为了反映肌肉的运动功能,可选择几种不同的运动速度进行测试。通常将≤60°/s 称为慢速测试,主要用于肌力测试;≥180°/s 为快速测试,主要用于肌肉耐力的测试;在 60~180°/s 为中速测试,同样用于肌力测试。为了避免测试中肌肉疲劳,通常先测试肌肉的力量,再测试肌肉的耐力。

等速肌力测试的优点是能提供肌力、肌肉做功量和功率输出、肌肉爆发力和耐力等多种数据,测试参数全面、精确、客观。等速肌力测试是公认的肌肉功能评价及肌肉力学特性研究的最佳方法。等速肌力测试的缺点是测试仪器价格昂贵,操作较复杂,不同型号的仪器测试出的结果有显著差异,无可比性。

目前新兴的配备传感器的康复机器人能够量化肌力损伤的程度,并通过灵敏、客观的评估方法对康复过程中的患者进程监测,可能是未来肌肉功能康复评定的发展方向。

(胡杰英 郑则广)

第二节 呼吸肌肉功能的评估

呼吸肌的基本功能是通过有规律的、永不停息的收缩和舒张活动提供肺通气的动力。在一些病理情况下呼吸肌发生疲劳、功能减退,便会引起肺通气障碍甚至呼吸衰竭,影响到正常的生命活动,需要通过适当的临床治疗和康复训练来恢复呼吸肌的功能。因此,从事呼吸系统疾病治疗尤其是呼吸康复的人员,有必要对呼吸肌的生理、呼吸肌疲劳的表现、呼吸肌功能的测定方法等内容加以了解和熟悉。

人的呼吸肌肉由膈肌、肋间肌、颈部肌、肩带肌和腹肌组成。呼吸运动中涉及的肌肉组织,吸气时主要以膈肌为主,次要肌肉为其他辅助呼吸肌。呼气时安静情况下主要是胸廓和膈肌的弹性回缩力。用力呼气时腹肌参与活动。

目前呼吸肌功能测定的方法包括肌力、肌电图谱、肌肉负荷试验、中枢驱动、膈神经电刺激或磁电刺激等多个方面。但由于设备条件、专业技术测定要求、经费、时间等方面的限制,大部分呼吸肌功能测定技术还主要用于实验研究,未获广泛应用。

一、呼吸肌肉力量的指标及其检测

呼吸肌肉力量是指呼吸肌肉最大收缩能力,主要指标如下。

1. 最大吸气压（maximal inspiratory pressure，MIP）　是指在功能残气位（FRC）或残气位（RV），气道阻断状态下，用最大努力吸气测得的最大并维持至少 1s 的口腔压。它反映全部吸气肌的收缩能力。

2. 最大呼气压（maximal expiratory pressure，MEP）　是指在肺总量位（TLC），气道阻断条件下，最大用力呼气所测得的最大并维持至少 1s 的口腔压。它反映全部呼气肌肉的收缩能力。

3. 跨膈压（transdiaphragmatic pressure，Pdi）　为腹内压与胸内压的差值。常用胃内压来代表腹内压，用食管压来代表胸内压。它反映膈肌收缩时产生的压力变化，通常取其在吸气末的最大值。正常情况下，吸气时食管内压力为负值，而胃内压力为正值，Pdi 实际是胃内压与食管压两个压力的绝对值之和。

4. 最大跨膈压（maximal transdiaphragmatic pressure，Pdimax）　是指在功能残气位、气道阻断状态下，以最大努力吸气时产生的 Pdi 最大值。

常用气道阻断状态下最大努力吸气的方法测定最大跨膈压，如果受试者无法掌握或配合，可采用最大努力吸鼻法。具体操作如下：在 FRC 位，通过三通阀阻断气道，做努力吸气，或者在气道开放的前提下，嘱受试者最大努力吸鼻，通过食管囊管和胃囊管检测压力，两者的压力差为 Pdimax。最大努力吸鼻法测得的 Pdimax 值稍低于气道阻断法，但重复性好、易于掌握。

5. 膈神经刺激诱发的跨膈压（Pdi,t）　使用最大努力测定呼吸肌肉力量时，其数值在一定程度上受到受试者的努力程度及用力方式影响，变异程度往往较大。用电、磁刺激运动神经可以使其支配的肌肉收缩，测定肌肉收缩所产生的力量，可避免主观用力程度不足的影响，也有助于鉴别疲劳的类型。

目前常用的方法是电或磁波刺激膈神经诱发的 Pdi,t。与膈神经进行电刺激比较，磁波刺激法易于操作、容易定位，刺激强度易于控制在稳定的水平，临床使用逐渐增加，但设备价格昂贵、有可能同时兴奋臂丛神经和辅助呼吸肌肉。磁波刺激禁用于癫痫发作、颅内挫伤和安装心脏起搏器者。

二、呼吸肌肉耐力的指标及其检测

呼吸肌肉耐力是指呼吸肌肉维持一定的力量或做功时对疲劳的耐受性。对呼吸肌肉而言，耐力比力量更重要。为了比较不同个体之间或治疗前后的呼吸肌肉耐力，通常采用一些标化的负荷下检测耐力。

1. 膈肌张力时间指数（tension-time index of diaphragm，TTdi）　TTdi 是反映膈肌收缩强度与膈肌收缩持续时间的综合指标。采用实测的 Pdi 与 Pdimax 的比值反映膈肌的收缩强度；吸气时间（Ti）与呼吸周期总时间（Ttot）的比值反映了膈肌收缩持续时间，两者乘积为 TTdi=（Pdi/Pdimax）×（Ti/Ttot），是反映膈肌负荷的指标。

2. 膈肌耐受时间（Tlim）　Tlim 是指呼吸肌肉在特定强度的负荷（吸气阻力或特定 TTdi）下能够维持收缩而不发生疲劳的时间。

3. 吸气肌肉耐力试验

（1）吸气阻力法：通过调整吸气阻力、吸气时间和呼吸频率（常用 15 次 /min），达到一定的 TTdi 值，观察呼吸耐受时间。

（2）吸气阈值负荷法：通常用带重力的活塞、电磁阀、弹簧阀或恒定吸气阈值装置，连接于三通非重复呼吸阀的吸气端,受试者必须用力吸气达到阈值压力时才能把阀门打开产生吸气气流,通过调整阈值压力而调节 TTdi,测得相应 Tlim。

（3）可耐受吸气压:是一种简易方法。通过一个可调节的阈值阻力器,调整吸气阻力,观察可耐受 10min 的最大阈值或阻力,作为耐力评估的指标。

（4）最大努力等容吸气法:在气道关闭状态下用最大努力吸气,每次持续 10 秒,休息 5 秒,连续 18 次,用最后两次收缩所产生的压力与最初 3 次产生的压力的比值作为耐力指标。

三、膈神经传导时间和膈肌肌电图

1. 膈神经传导时间　测定时,用电、磁波刺激器刺激膈神经,记录膈肌的动作电位,测量刺激信号到产生动作电位的时间,可以判断膈神经是否损伤。

2. 膈肌肌电图（electromyography,EMG）　通过食管电极、体表电极和经皮穿刺肌肉内电极直接记录呼吸过程膈肌肌电图,根据频率分布规律的变化可发现早期呼吸肌疲劳。通过电、磁波刺激器刺激膈神经所诱发的膈肌动作电位的幅度,判断膈神经和膈肌的功能。

近年来大量的研究表明通过超声测量膈肌的移动度和厚度可以有效地评估膈肌功能,具有准确、安全、无创等优点。

（胡杰英　郑则广）

第三节　胸廓相关肌肉的功能评估

胸椎相关的肌肉分为三层:表层、中间和里层。表层主要是肩胛带肌肉,包括斜方肌、背阔肌、菱形肌、肩胛提肌和前锯肌。表层的双侧肌肉同时活动有助于扩展胸腔,单侧肌肉收缩有助于胸部的侧屈和旋转。例如,右边的中斜方肌帮助胸部向右侧屈和上胸腔的向左侧轴向旋转。中层肌肉包括上后锯肌和下后锯肌,这些相对较薄的肌肉对于躯干运动起很小的作用,更多地可能参与通气过程。前胸部的肌肉群包括胸大肌、胸小肌、锁骨下肌和前锯肌。胸廓相关肌肉功能评估的主要测试手法见表 2-5-3-1。

表 2-5-3-1　胸廓相关肌肉功能评估测试方法

肌肉	骨与关节运动	神经支配	评定方法
胸大肌	外展肩关节	胸内外神经,C5~C7	1 级:仰卧,悬起上肢,试图做外展动作时,可触及肌肉收缩的肩外展动作 2 级:方法同上,可做全范围肩外展动作,或坐位,能做部分范围肩外展动作 3 级:坐位,在无阻力的情况下,能做全范围的肩外展动作; 4 级:体位同上,掌心向下,在上臂远端施加中等向下压的阻力,能做全范围的肩外展动作 5 级:体位同上,掌心向下,在上臂远端施加较大向下压的阻力,能做全范围的肩外展动作

续表

肌肉	骨与关节运动	神经支配	评定方法
胸大肌	水平内收肩关节	胸内外神经，C5~C7	1级：坐位，悬起上肢，试图做水平内收时，可触及胸大肌的收缩的肩关节内收动作 2级：方法同上，能做全范围肩关节水平内收动作 3级：仰卧，肩关节外展90°，固定，在无阻力的情况下，做全范围肩关节水平内收 4级：体位同上，阻力加于上臂远端，在中等阻力的情况下，做全范围肩关节水平内收 5级：体位同上，阻力加于上臂远端，在较大阻力的情况下，做全范围肩关节水平内收
胸大肌	内旋肩关节	胸内外神经，C5~C7	1级：俯卧，肩关节外展90°，上臂放在检查台上，前臂沿台缘下垂，固定肩胛骨，试图做肩关节内旋时，可触及相应的主动肌收缩 2级：体位同上，能做部分范围的肩关节外旋动作 3级：体位同上，能做全范围的肩关节外旋动作 4级：体位同上，阻力加于前臂远端，在中等阻力的情况下，做全范围肩关节内旋动作 5级：体位同上，阻力加于前臂远端，在较大阻力的情况下，做全范围肩关节内旋动作
胸小肌	下降肩胛骨	胸内侧神经，C3~C5	1级：俯卧，试图降肩时，可触及肌肉收缩的降肩动作 2级：方法同上，可做全范围的降肩动作 3级：坐位，患者可做全范围的降肩动作 4级：坐位，患者向上做全范围的降肩时，检查者于肩下部向上给予中等阻力 5级：坐位，患者向上做全范围的降肩时，检查者于肩下部向上给予较大的阻力
胸小肌	内收、内旋肩胛骨	胸内侧神经，C3~C5	1级：俯卧或坐位均可，试图内收肩胛骨时，可触及肌肉收缩肩胛骨内收动作 2级：方法同上，可做全范围的肩胛骨内收动作 3级：体位同上，可做全范围的肩胛骨内收动作，能抵抗较小的将肩胛骨向外推的阻力 4级：同上，能抵抗中等的将肩胛骨向外推的阻力 5级，同上，能抵抗中等或较大的将肩胛骨向外推的阻力
背阔肌	下降肩胛骨	臂丛神经后束，C6~C8	1级：俯卧，试图降肩时，可触及肌肉收缩的降肩动作 2级：方法同上，可做全范围的降肩动作 3级：坐位，患者可做全范围的降肩动作 4级：坐位，患者向上做全范围的降肩时，检查者于肩下部向上给予中等的阻力 5级：坐位，患者向上做全范围的降肩时，检查者于肩下部向上给予较大的阻力

肌肉	骨与关节运动	神经支配	评定方法
背阔肌	伸肩关节	臂丛神经后束，C6~C8	1级：俯卧，试图做屈后伸动作时，可触及肌肉收缩的肩后伸动作 2级：对侧卧，悬起上肢可做全范围肩后伸动作；或坐位，能做部分范围肩后伸动作 3级：俯卧，在无阻力的情况下，能做全范围的肩后伸动作 4级：体位同上，掌心向上，固定肩胛骨，在上臂远端施加中等向下压的阻力，能做全范围的肩后伸动作 5级：体位同上，掌心向上，固定肩胛骨，在上臂远端施加较大向下压的阻力，能做全范围的肩后伸动作
背阔肌	水平外展肩关节	胸背神经，C6~C8	1级：坐位，起上肢，肩前屈90°，试图做外展时，可触及肌肉收缩肩关节后平伸动作 2级：同上，能做全范围肩关节后平伸动作 3级：俯卧，肩关节外展90°，屈肘，前臂自然下垂于床沿，固定肩骨，在无阻力的情况下，做全范围肩关节后平伸 4级：体位同上，阻力加于上臂远端，在中等阻力的情况下，做全范围肩关节水平外展 5级：体位同上，阻力加于上臂远端，在较大阻力的情况下，做全范围肩关节水平外展
背阔肌	内旋肩关节	胸背神经，C6~C8	1级：俯卧，肩关节外展90°，上臂放在检查台上，前臂沿台缘下垂，固定肩关节，试图做肩关节内旋时，可触及相应的主动肌收缩的肩关节外旋动作 2级：体位同上，能做部分范围的肩关节外旋动作 3级：体位同上，能做全范围的肩关节外旋动作 4级：体位同上，阻力加于前臂远端，在中等阻力的情况下，做全范围肩关节内旋动作 5级：体位同上，阻力加于前臂远端，在较大阻力的情况下，做全范围肩关节内旋动作
肩胛提肌	上提肩胛骨	肩胛背神经，C3~C5	1级：俯卧，试图抬肩时，可触及肌肉的收缩耸肩动作 2级：方法同上，可做全范围的耸肩动作 3级：坐位，患者可做全范围的耸肩动作 4级：坐位，患者向上做全范围的抬肩时，检者于肩上部向下给予中等的阻力 5级：坐位，患者向上做全范围的抬肩时，检者于肩上部向下给予较大的阻力
肩胛提肌	内收、内旋肩胛骨	肩胛背神经，C3~C5	1级：俯卧或坐位均可，试图内收肩胛骨时，可触及肌肉收缩的肩胛骨内收动作 2级：俯卧或坐位均可，试图内收肩胛骨时，可做全范围的肩胛骨内收动作

续表

肌肉	骨与关节运动	神经支配	评定方法
肩胛提肌	内收、内旋肩胛骨	肩胛背神经，C3~C5	3级：体位同上，可做全范围的肩胛骨内收动作，能抵抗较小的将肩胛骨向外推的阻力 4级：同上，能抵抗中等的将肩胛骨向外推的阻力 5级：同上，能抵抗较大的将肩胛骨向外推的阻力
菱形肌	上提肩胛骨	肩胛背神经，C3~C5	1级：俯卧，试图抬肩时，可触及斜方肌收缩的耸肩动作 2级：方法同上，或可做全范围的耸肩动作 3级：坐位，患者可做全范围的耸肩动作 4级：坐位，患者向上做全范围的抬肩时，检者于肩上部向下给予中等的阻力 5级：坐位，患者向上做全范围的抬肩时，检者于肩上部向下给予较大的阻力
菱形肌	内收肩胛骨	肩胛背神经，C5	1级：俯卧或坐位均可，试图内收肩胛骨时，可触及肌肉收缩肩胛骨内收动作 2级：方法同上，或可做全范围的肩胛骨内收动作 3级：同上，可做全范围的肩胛骨内收动作，能抵抗较小的将肩胛骨向外推的阻力 4级：同上，能抵抗中等；将肩胛骨向外推的阻力 5级：同上，能抵抗中等或较大的将肩胛骨向外推的阻力
菱形肌	内收、内旋肩胛骨	肩胛背神经，C5	1级：俯卧或坐位均可，试图内收肩胛骨时，可触及肌肉收缩的肩胛骨内收动作 2级：方法同上，可做全范围的肩胛骨内收动作 3级：体位同上，可做全范围的肩胛骨内收动作，能抵抗较小的将肩胛骨向外推的阻力 4级：同上，能抵抗中等或较大的将肩胛骨向外推的阻力 5级：同上，能抵抗将肩胛骨向外推的充分阻力运动

（胡杰英　郑则广）

第四节　呼吸相关体态的检查

一、胸廓结构及运动的检查

成人胸廓呈前后略扁的锥体形，上部狭小，下部宽大。其横径大于前后径。胸廓有上、下两口：胸廓上口由第1胸椎体、第1对肋和胸骨上缘围成。胸廓下口由第12胸椎、第12对肋、第11对肋前端、左右肋弓和剑突围成。两侧肋弓在中线构成向下开放的胸骨下角。相邻两肋之间的间隙称肋间隙。胸廓前壁最短，由胸骨、肋软骨及肋骨前端构成。后壁较长，由胸椎和肋角内侧部分的肋骨构成。外侧壁最长，由肋骨体构成。胸椎是整个胸廓的主要支撑,且为了满足胸廓的扩张,在冠状面上呈一直线,矢状面上呈生理性后凸。

胸廓除保护和支持功能外,主要是参与呼吸运动。由于肋的位置是自后上向前下倾斜,吸气时,在吸气肌作用下,肋的前端抬高,肋体向外扩展,胸骨上升,从而加大了胸廓的前后径和横径,胸腔容积增大。呼气时,胸廓作相反的运动,使胸腔容积减小。

胸廓运动的检查方法:双手置于胸廓两侧于吸气和呼气时观察活动的对称性及两拇指分开的距离,分上、中、下胸廓分别进行。上胸廓活动度:面向患者,将拇指尖端置于胸骨中线胸骨切迹,其他手指在锁骨上张开,嘱患者呼气后深吸气;中胸廓活动度:面向患者,拇指尖端置于剑突,其余四指向侧边环绕肋骨伸展开,嘱患者呼气后深吸气;下胸廓活动度:拇指尖端置于患者背部的棘突,其余四指环绕肋骨伸展开,嘱患者呼气后深吸气(图 2-5-4-1)。

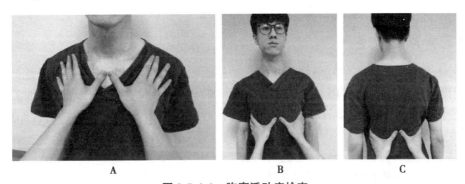

图 2-5-4-1　胸廓活动度检查

A. 上胸廓活动度测定(前面);B. 中胸廓活动度测定(前面);C. 下胸廓活动度测定(背面)

二、脊柱结构及运动的检查

脊柱是躯干的中轴,由 24 块椎骨、1 块骶骨和 1 块尾骨借椎间盘、韧带和椎间关节连结而成。从前面观,椎体从上而下逐渐加宽,这与承重不断增加有关。从侧面观,脊柱可见颈、胸、腰、骶 4 个生理性弯曲,其中颈屈和腰屈凸向前,胸屈和骶屈凸向后,这些弯曲的存在可以使人的重心大致落在人体的中轴线上,以保持直立时的平衡。从后面观,整个脊柱呈一条直线。脊柱除支持身体、保护神经外,还具有运动功能。

脊柱-胸廓的连结如下。

(1)肋骨与椎体的连结:肋后端与胸椎连结,称肋椎关节,它包括由肋头的关节面与相应的胸椎体的肋凹构成的肋头关节,以及由肋结节关节面与相应的横突肋凹构成的肋横突关节。这两个关节在功能上是联动关节。运动时,肋骨沿肋头至肋结节的轴线旋转,使肋上升或下降。

(2)肋与胸骨的连结:第 1 肋与胸骨柄为软骨连结。第 2~7 肋与胸骨分别构成微动的胸肋关节。第 8~10 肋软骨前端依次与上位肋软骨相连,两侧各形成一个肋弓。第 11~12 肋前端游离于腹壁肌肉之中。

脊柱运动的检查:检查所有方向的主动运动并确认任何受限的脊柱活动,尤其胸椎部分。各椎间盘和关节突关节运动范围的总和相当大,可作屈、伸、侧屈、旋转和环转运动(胸椎活动度较小),如图 2-5-4-2。通过前屈-后伸-左右侧屈-左右旋转等动作,同时检查脊柱关节突关节、胸锁关节、肋椎关节等的对称性、是否压痛。

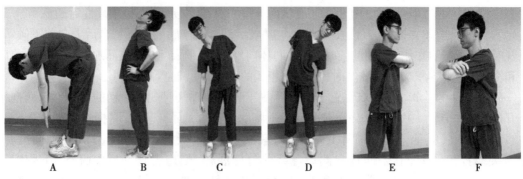

图 2-5-4-2　胸腰椎活动度检查

A.前屈；B.后伸；C.右侧屈；D.左侧屈；E.左旋转；F.右旋转

三、体态异常的表现

任何体态的异常都有可能限制胸腔的活动从而影响肺通气功能。尤其在慢性肺疾病患者，因辅助呼吸肌的过度使用和上胸腔呼吸模式的代偿运用，会继发出现特异性的体态改变。这些异常体态会使呼吸效率进一步降低，由异常体态引发的各种疼痛也会加重胸闷、呼吸困难等呼吸不适。

1. **体态检查**　分前方、侧方、后方标准体态（图 2-5-4-3）。

（1）从前面看：头位居中，双肩等高并自然下垂，掌心朝前，双足并拢，脚尖朝前。

（2）从侧面看：脊柱正常生理弯曲，头位于颈椎正上方，身体重力线经膝关节中央落于外踝前方。

（3）从后面看：脊柱自上而下呈一直线，两肩自然下垂，双侧肩胛骨等高，双膝伸直中立位。

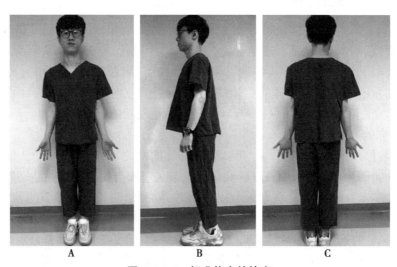

图 2-5-4-3　标准体态的检查

A.正面观；B.侧面观；C.背面观

2. **呼吸相关的常见异常体态**　包括头位前倾、圆背（胸椎后凸）、耸肩、脊柱侧凸等。

由于呼吸困难、呼吸肌肉疲劳、慢性咳嗽等原因，辅助呼吸肌往往被过度使用，长期的肌肉收缩和紧张出现继发的姿势异常，如：双侧胸锁乳突肌紧张所致的头位前倾，双侧胸肌

（胸大肌、胸小肌）紧张所致的圆肩，上斜方肌与肩胛提肌紧张所致的耸肩，这些姿势常常伴随出现又进一步降低呼吸效率，限制胸廓运动（图2-5-4-4）。

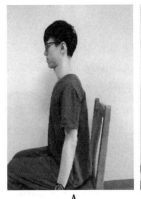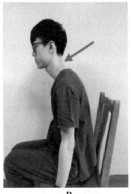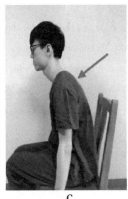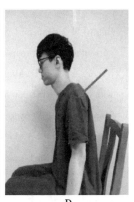

A　　　　　　　　B　　　　　　　　C　　　　　　　　D

图2-5-4-4　呼吸相关异常体态

A.正常；B.头位前倾；C.圆肩；D.耸肩

常见的异常体态包括：头位前倾、圆背（胸椎后凸）、耸肩、脊柱侧凸等。

（1）头位前倾

1）视诊：下颈椎屈曲度增加，枕骨相对于第一颈椎的伸展度增加，头位前伸，往往伴随下颌骨往后缩移。

2）触诊：双侧胸锁乳突肌、斜角肌、枕骨下肌群紧张；颈椎活动度下降。

（2）圆背（胸椎后凸）

1）视诊：前胸内凹（含胸），肩胛骨突出，严重者可表现为胸椎后凸，从侧面看，胸椎呈C形。

2）触诊：肋间肌（前胸部）、胸大肌、胸小肌、背阔肌紧张伴短缩，斜方肌和菱形肌被长期牵拉而力量减弱；双侧肩胛骨向前旋转，肱骨相对外旋并肱骨头前突；胸椎后凸增加。整个胸廓扩张受限。

（3）耸肩

1）视诊：双侧肩胛骨及上臂上提，颈部短缩。

2）触诊：肩胛提肌及上斜方肌紧张，颈肩部僵硬感。

（4）脊柱侧凸

1）视诊：脊柱冠状面不在一条直线，有侧向弯曲，胸腰椎为主，胸廓呈不对称结构。

2）触诊：脊柱凹侧的肌肉短缩、紧张，肋间隙变窄；凸侧肌肉拉长、力量减弱；胸廓扩张受限。

（5）胸廓扩张受限：在用力呼吸运动中视诊和触诊均显示胸廓扩张运动受限。

3. 疼痛与异常体态　对于异常体态下进行平静呼吸和深呼吸，或胸廓旋转时能明显感知的结构性疼痛，应予以重视，可能源自脊柱的关节突关节、胸肋关节、肋横突关节等。

异常体态可独立存在，因互相影响也会合并发生。体态评估应从全局着手，由于人体是一个整体，脊柱是所有动作的支点，只有当脊柱、骨盆、肩胛带均处于中立区域，肌肉才能以最有效的方式工作。

（李　红）

参 考 文 献

［1］Ibitoye MO, Hamzaid NA, Zuniga JM, et al.Mechanomyography and muscle function assessment：A review of current state and prospects.Clin Biomech（Bristol, Avon）, 2014, 29（6）：691-704.

［2］Nyberg A, Saey D, Maltais F.Why and How Limb Muscle Mass and Function Should Be Measured in Patients with Chronic Obstructive Pulmonary Disease.Ann Am Thorac Soc, 2015, 12（9）：1269-1277.

［3］Mentiplay BF, Perraton LG, Bower KJ, et al.Assessment of Lower Limb Muscle Strength and Power Using Hand-Held and Fixed Dynamometry：A Reliability and Validity Study.PLoS ONE, 2015, 10（10）：e0140822.

［4］Toigo M, Martin Flück, Riener R, et al.Robot-assisted assessment of muscle strength.J Neuroeng Rehabil, 2017, 14（1）：103.

［5］Crimi C, Heffler E, Augelletti T, et al.Utility of ultrasound assessment of diaphragmatic function before and after pulmonary rehabilitation in COPD patients.Int J Chron Obstruct Pulmon Dis, 2018, 13：3131-3139.

［6］Morton J.Physiotherapy for respiratory and cardiac problems-adults and paediatrics.Jennifer A Pryor and S Ammani Prasad（eds）.Edinburgh：Churchill Livingstone, 2002.

第六章	吞咽功能的评估

第一节　吞咽功能的生理意义及受损后的危害

一、吞咽功能的生理意义

（一）正常生理性吞咽

吞咽是指人体从外界经口摄入食物、并经咽腔和食管等传输到达胃腔的过程。它是人体较复杂的生理活动之一，由多种感觉、运动神经共同支配协调完成。根据食物通过的解剖结构，吞咽分为口腔期、咽期、食管期三个阶段，口腔期又分为口腔准备期和口腔推送期。实际上各期之间密不可分，在中枢神经系统的调控下，各期协同运动完成一次有效的吞咽；在吞咽过程中，尚需要协调吞咽与呼吸的关系，避免吞咽过程发生误吸（表2-6-1-1）。

表2-6-1-1　吞咽各期涉及的解剖结构及其功能

时期	口腔准备期/口腔推送期	咽期	食管期
相关解剖学	唇、牙齿、硬腭及软腭、颊、口底、上下颌、舌、咽弓	咽部肌肉、软腭、会厌、会厌谷、梨状隐窝、舌骨、喉、环咽肌	环咽肌、（部分UES）、食管、食管下段
作用	1. 取食物并将其放入口中咀嚼 2. 混合食团与唾液 3. 将食团放于舌上准备进行吞咽 4. 将食团推挤后送至硬腭 5. 当食团通过咽弓后触发咽期	1. 软腭上抬 2. 喉头向上、向前再向后移动，闭合以保护气道 3. 咽缩肌将食物向下推挤使其通过咽部 4. 环咽肌松弛使食团进入食管	1. 喉头降低 2. 食管蠕动使食物通过食管下端括约肌进入胃 3. 环咽肌收缩防止食物反流

1. **口腔准备期**　口腔准备期是指摄入食物至完成咀嚼的过程，为吞咽食物做准备的阶段，又称咀嚼期，主要是纳入食物、在口腔对食物加工处理。口腔内的食物同时刺激触觉、味觉和温度觉等感受器，这些感受器获得的信息同时传递至脑干孤束核和皮质的吞咽神经中枢，在吞咽神经中枢的调控下，通过三叉神经、舌下神经和面神经共同完成口腔准备期的食物咀嚼加工处理，其中支配咀嚼肌（由咬肌、颞肌、翼内肌、翼外肌构成）的三叉神经负责食物的咀嚼；支配舌肌的舌下神经，负责舌肌的运动，搅拌和控制食物，避免食物落入气管；支配口轮匝肌和颊肌的面神经，负责口唇的闭合和控制食物位于有效咀嚼区域内，防止食物外漏和保证彻底咀嚼。口腔准备期，咽与喉是处于静止状态，气道开放且鼻呼吸持续存在，腭舌肌收缩使舌根抬升接触软腭，使口腔后部关闭，保证食物团和/或液体不会随意流动进入咽腔。

2. **口腔推送期**　口腔推送期是指舌将食物团和/或液体向后推送进入咽部之前的过程。这一推送过程需要相关功能肌肉及其支配神经的密切配合才能顺利完成。相关功能肌肉包括：舌骨提肌群、围绕腭弓的肌群及关闭鼻咽的肌群。涉及的支配神经有：三叉神经、面神经、迷走神经和舌下神经。推送过程包括：舌尖向上方的硬腭运动向后推送食团；腭舌肌和腭咽肌放松，舌根下降开放口腔后部，食团被推送进入咽部；软腭上升关闭鼻咽腔，保证食物团和/或液体不会进入鼻腔流出。每次吞咽的食物团和/或液体容积越大、食物团黏稠度越高，所需要的吞咽努力越大。

3. 咽期　咽期是指食物团和/或液体经过口咽部的过程。这一过程的吞咽运动均为反射性运动，通过舌肌、咽肌和喉肌共同协作完成。咽期的吞咽动作包括：软腭上抬与后缩关闭鼻腔、舌骨和喉部上抬和前移关闭呼吸道入口和扩大咽部、关闭声门、食管上括约肌（USE）和环咽肌松弛开放食管入口，使食物团和/或液体在"咽舌部"的推送和咽缩肌的挤压下，顺利进入食管。此期最容易发生误吸。咽期的反射性运动为"无折返"运动，一旦开始，就必须完成，个体无法在吞咽过程中随时终止。

4. 食管期　是指食物团和/或液体通过食管蠕动（peristalsis）被推送进入胃腔的过程。食管上1/3段为受舌咽神经和迷走神经支配的骨骼肌，下1/3为迷走神经支配的平滑肌。吞咽时，吞咽中枢兴奋通过舌咽神经和迷走神经引起食管肌肉规律收缩蠕动，食管蠕动由食管本身的壁内神经丛控制。食管还有环状软骨水平的上括约肌和位于膈上下的下括约肌。这两处括约肌在非进食情况下是关闭的，可阻止胃内容物反流入食管；吞咽时，食管下括约肌将持续松弛。腹内压和食物成分可影响食管下括约肌的紧张性度。

（二）老年人吞咽功能的生理改变

随着年龄的增长，老年人口腔、咽、喉与食管等多部位的组织发生退行性变，包括肌肉变性、黏膜萎缩、神经反射减弱等。我国有研究报道，高龄患者口腔推送期舌肌运送能力减弱、舌肌萎缩、食团提前下咽至咽部、口腔运送时间延长等问题广泛存在；同时老年人吞咽效率降低（唇闭合受损、口腔或咽部食物残留、吞咽不连贯），老年人容易发生误吸。

二、吞咽功能受损后的危害

（一）吞咽障碍的病理生理

吞咽障碍（dysphagia, deglutition disorders, swallowing disorders）是指由于下颌、双唇、舌、软腭、咽喉、食管等器官结构和/或功能受损，不能安全有效地把食物输送到胃腔的过程。吞咽障碍是临床常见的症状，凡是能够影响或破坏吞咽的相关器官结构及其过程的因素均可导致吞咽障碍，包括中枢神经系统疾病、神经肌肉疾病、口咽部器质性病变、消化系统疾病、呼吸系统疾病等（表2-6-1-2）。

表2-6-1-2　引起吞咽障碍的常见疾病

病因分类	神经肌肉疾病	口咽咽喉头颈部疾病	其他因素
口咽部吞咽障碍	脑卒中；脑外伤；帕金森病；放射性脑病；严重认知障碍或痴呆；脑干或小脑病变（卒中、外伤、炎症或肿瘤）脊髓灰质炎；吉兰-巴雷利综合征；重症肌无力；多发性肌炎、皮肌炎；硬皮病；代谢性肌病	口腔咽喉头颈部感染性疾病、恶性肿瘤或赘生物、外伤或手术后、化疗后	神经性厌食症；牙列不齐或缺齿；口腔溃疡或干燥；气管插管或切开；服用使唾液分泌减少或影响精神状态的药物；高龄引起的体质虚弱或肌肉萎缩

病因分类	神经肌肉疾病	口咽咽喉头颈部疾病	其他因素
食管性吞咽障碍	贲门失弛缓症;硬皮病;胃食管反流病;弥漫性食管痉挛;食管憩室	缺铁性吞咽困难;继发于胃食管反流病的良恶性食管肿瘤;食管化学损伤;放射性损伤;感染性食管炎;嗜酸细胞性食管炎;食管手术后	外源性纵隔疾病(纵隔肿瘤、淋巴瘤、脓肿);心血管因素(心耳扩张;血管受压)

(二)吞咽障碍的并发症

1. 误吸　误吸(aspiration)是指食物或液体进入声带水平以下的气道,它可发生在吞咽前、吞咽中或吞咽后,根据患者误吸后是否出现咳嗽、气急甚至呼吸困难等症状,误吸分为显性误吸和隐性误吸,误吸后出现咳嗽、气急等症状者为显性误吸,没有任何症状者称隐性误吸。由于误吸轻重程度不同,一般可将其分为 4 度。Ⅰ度:偶有误吸,无并发症;Ⅱ度:对液体有误吸,但对自身的分泌物或进食的固体食物能控制,临床上无肺部炎症和慢性缺氧症状;Ⅲ度:经口进食流质或固体食物时均有误吸,间歇性发生肺炎或缺氧症状;Ⅳ度:对液体、固体食物或口腔、咽腔分泌物有严重危及生命的误吸,并有慢性肺炎或低氧血症。

2. 肺炎　吞咽障碍容易引起吸入性肺炎,吸入性肺炎是指吸入食物、口咽分泌物、胃内容物及其他液体或固体物质引起的肺化学性或合并细菌性炎症。文献报道7%~24%的社区获得性肺炎患者存在误吸。有学者以放射性核素示踪检查法研究发现,71% 老年人社区获得性肺炎为隐性吸入所致,脑基底节梗死的老年患者发生吸入性肺炎的患病率高达60%~90%,吸入性肺炎的病死率达 40%~60%。

3. 营养不良　是指由于食物摄入不足、吸收不良、不能充分利用、疾病影响等以致不能维持正常代谢,出现体重不增或减轻,脂肪逐渐消失,肌肉萎缩的一种营养缺乏症。吞咽困难和营养不良密切相关,文献报道吞咽困难是导致患者营养不良的独立危险因素,文献报道超过 50% 的吞咽障碍患者声称他们"吃得少",44% 的患者在过去的 12 个月中报告体重减轻。吞咽障碍将明显增加患者误吸及肺炎的风险,减少经口进食的量,导致脱水、电解质紊乱及营养不良,增加患者的病死率和不良预后。有学者发现吞咽障碍患者发生营养不良的风险显著高于对照组,主要表现为低白蛋白和低胆固醇血症,而营养不良的发生又可加重吞咽障碍的症状,且吞咽障碍合并营养不良的患者在出院后 6 个月和 1 年期间比对照组具有更高的再住院率和死亡率。

4. 心理与社会交往障碍　大多数吞咽困难患者认为他们的情况是不可治疗的,只有39% 的患者认为他们的吞咽困难是可以治疗的;此外,41% 的患者表示他们在吃饭期间经历过焦虑或恐慌;超过三分之一(36%)的患者表明由于吞咽困难,他们避免与其他人一起进食,提示吞咽困难对患者自尊、社会化和享受生活有负面影响。

第二节　吞咽功能的评估方法

一、概述

吞咽功能评估强调以团队合作模式进行，评估不只是筛查有无吞咽障碍，更重要的是评估吞咽安全性和有效性方面存在的风险及其程度。全面的吞咽功能评估包括床旁评估及仪器评估。

二、床旁评估

床旁评估，目的在于评估患者是否存在吞咽障碍、吞咽障碍的严重程度、针对吞咽障碍的康复计划及评估患者预后。

（一）主观评估

主观评估即全面采集跟吞咽障碍相关的患者信息和疾病史，信息包括：患者年龄、神志、进食认知、进食情况、口腔卫生、营养状态、呼吸困难和全身四肢运动功能；病史如：脑卒中等神经肌肉相关疾病史、上消化道疾病和鼻咽口腔等疾病和使用了影响吞咽的药物和手术史。

（二）吞咽障碍筛查方法

1. 反复唾液吞咽试验（repetitive saliva swallowing test，RSST）　用于评估患者主动吞咽能力，其优点：操作简单，安全性好；缺点是筛查误吸敏感性低不稳定，筛选试验敏感度为33.3%~98%。

（1）评估方法：患者取静止坐位或半坐卧位，并用冷水润湿患者的口腔内侧。检查者将手指放在患者喉结及舌骨处，指导患者尽量快速反复吞咽。

（2）观察指标：在30s内患者吞咽的次数和喉上下移动的幅度。

（3）结果判断：正常：≥3个/30s、喉上下移动≥2cm。

2. 饮水试验（water swallow test）　洼田饮水试验：该方法用于评估患者控制和吞咽液体的能力，其优点是：操作简单，且可以分级评级；缺点是：该方法只能筛查神志清楚、且能配合的显性误吸患者，同时，喝水量大，容易医源性误吸。武文娟等探讨了洼田饮水试验对急性脑卒中后吞咽障碍患者误吸筛查及吞咽障碍诊断的应用价值，研究结果显示洼田饮水试验筛查误吸的灵敏度为43.75%，特异度为69.23%，阳性预测值为77.78%，阴性预测值为31.03%；洼田饮水试验诊断吞咽障碍的灵敏度为97.50%，特异度为20.00%，阳性预测值为90.70%，阴性预测值为50.00%；洼田饮水试验筛查误吸的阳性检出率（40.00%）低于诊断吞咽障碍的阳性检出率（95.56%，$p<0.001$），会低估误吸的，可能与漏诊隐性误吸有关。

（1）评估方法：患者端坐，喝下30ml温开水。

（2）观察指标：观察所需时间和呛咳情况。

（3）结果判断：正常：1级，5秒之内；可疑：1级，5秒以上或2级；异常：3~5级。

（4）级别评估标准：1级（优）：能顺利地1次将水咽下；2级（良）分2次以上，能不呛咳地咽下；3级（中）能1次咽下，但有呛咳；4级（可）分2次以上咽下，但有呛咳；5级（差）频繁呛咳，不能全部咽下。

改良饮水试验（modified water swallow test）：洼田饮水试验需要患者喝水30ml，容易造成医源性误吸。对于高危的误吸患者，采用饮水量仅3ml的改良洼田饮水试验。Tohara等对存在吞咽障碍症状的63名患者进行改良饮水试验，结果表明：以VFSS为"金标准"，改良饮水试验误吸诊断的灵敏度为70%，特异度为88%，阳性预测值为83%，阴性预测值为77%。

（1）评估方法：将3ml的冷水注入在口腔前庭，然后让患者将水咽下。如果成功咽下、且没有痰音，可再重复2次。水注入在口腔前庭，以防医源性误吸。

（2）观察指标：患者的吞咽运动、呛咳、呼吸变化和痰音。患者成功吞咽后，才发"啊"音检查痰音，以防医源性误吸。

（3）结果判断：1~3级存在误吸，4级和5级为正常。

（4）评级标准：1级：未能顺利吞咽、发生窒息和/或引起呼吸变化；2级：吞下成功没有发生窒息，但随后发生呼吸变化或嘶哑；3级：吞下成功，但令人窒息和/或嘶哑；4级：吞下成功没有窒息或嘶哑；5级：在30秒有2次成功的吞咽。

3. 吞咽激发试验（swallowing provocation test） 洼田饮水试验和改良饮水试验均需要患者配合，且不能评估隐性误吸。吞咽激发试验的优点是：可以评估隐性误吸，也不需要患者配合；缺点是：灵敏度低。Kagaya等探讨了吞咽激发试验对误吸筛查的应用价值，结果显示：以VFSS为"金标准"，吞咽激发试验第一步和第二步检测误吸的敏感性分别为72%~75%和13%~17%，特异度分别为38%~44%和80%~89%，阳性预测值分别58%~67%和31%~49%。

（1）评估方法：第一步，患者取仰卧位，通过一个小鼻导管（内径0.5mm）经鼻插入口咽部，随后经该鼻导管注入0.4ml蒸馏水；第二步，若第一步测试结果阴性，改用2.0ml蒸馏水。

（2）观察指标：注入蒸馏水后，诱发吞咽的时间。

（3）结果判断：0.4ml蒸馏水诱发时间平均为1.7秒，≥3秒为异常；2.0ml蒸馏水诱发时间≤3秒，>3秒为异常。

4. "Any Two"试验 吞咽激发试验对于隐性误吸的筛查有意义，但在咽部直接注水，容易导致医源性误吸。"Any Two"试验的要点是：从安全简单的方法开始评估，可以最大限度避免医源性误吸。孙伟平等探讨"Any Two"试验在卒中后误吸筛查中的应用价值，结果显示：以FEES检查为"金标准"，"Any Two"试验误吸诊断的灵敏度为92.5%，特异度为31.7%，阳性预测值为56.9%，阴性预测值为81.3%。

（1）评估方法：第一步：嘱患者讲话；第二步：检查咽反射；第三步：嘱患者主动咳嗽；第四步：嘱患者吞咽10ml水。

（2）观察指标：①是否失音；②构音是否障碍；③咽反射是否异常；④自主咳嗽是否异常；⑤喝水是否诱发咳嗽呛咳；⑥喝水是否诱发声音改变。注意：如前面4项有2项异常，则不需要检查喝水。

（3）结果判断：阳性：≥2项异常；阴性：1项或无异常。

5. 标准吞咽功能评估（standardized swallowing assessment, SSA） 吞咽功能与患者神志、相关吞咽脏器和呼吸功能有关，该标准吞咽功能评估量表不但能评估误吸，也能评估吞咽功能，在国内研究中具有一定的敏感度和特异度，但该评估对于神志不清者，给予饮水试验时，可能会造成医源性误吸，因此对于神志不清的患者不建议进行该项评估。Smith等采用标准吞咽评估对53例急性脑梗死患者进行误吸评估，结果显示：以"吞咽造影检查"为"金标准"，标准吞咽功能评估试验误吸诊断的准确率为 50%。

（1）评估方法：分为 3 部分：①临床评估；②让患者吞咽 5ml 水，重复 3 次；③如上述无异常，让患者吞咽 60ml 水。

（2）观察指标：①临床评估，包括意识、头与躯干的控制、呼吸、唇的闭合、软腭运动、喉功能、咽反射和自主咳嗽；②患者吞咽 5ml 水，观察有无喉运动、重复吞咽、吞咽时喘鸣及吞咽后喉功能等情况；③患者吞咽 60ml 水，观察吞咽需要的时间、有无咳嗽等。评分标准见评分量表（表 2-6-2-1）。

表 2-6-2-1　标准吞咽功能评估量表

参数	评分
第一步：临床评估	
1. 意识水平	1= 清楚；2= 嗜睡，但能唤醒；3= 呼唤有反应，但无睁眼和言语；4= 仅对疼痛有反应
2. 头和躯干的控制	1= 正常坐稳；2= 不能持久坐稳；3= 不能坐稳，只能维持头部平衡；4= 不能控制头部平衡
3. 呼吸模式	1= 正常；2= 异常
4. 唇的闭合	1= 正常；2= 异常
5. 软腭运动	1= 对称；2= 不对称；3= 减弱或消失
6. 喉功能	1= 正常；2= 减弱；3= 缺乏
7. 咽反射	1= 存在；2= 缺乏
8. 自主咳嗽	1= 正常；2= 减弱；3= 缺乏
第二步：饮 5ml 水，重复 3 次	
9. 口角流水	1= 无或一次；2= 大于一次
10. 有效喉运动	1= 有；2= 无
11. 重复吞咽	1= 无或一次；2= 大于一次
12. 吞咽时喘鸣	1= 有；2= 无
13. 吞咽后喉功能	1= 正常；2= 减弱或声音嘶哑；3= 发音不能
第三步：若第二步正常（重复 3 次，完成 2 次以上为正常），再吞咽 60ml 水	
14. 能否全部饮完	1= 能；2= 否
15. 吞咽中或后咳嗽	1= 无；2= 有
16. 吞咽中或后喘鸣	1= 无；2= 有
17. 吞咽后喉功能	1= 正常；2= 减弱或声音嘶哑；3= 发音不能
18. 误咽是否存在	1= 无；2= 可能；3= 有
合计	分

（3）结果判断

1）误吸阳性：饮水时呛咳或饮水后声音变化；阴性：无饮水时呛咳或饮水后声音变化。

2）吞咽功能：量表的评分越高，吞咽功能越差。

6. 染色水试验（colored water test） 染色水试验可用于气管切开的患者评估是否误吸。

（1）评估方法：给患者进食一定的蓝色染料（伊文思蓝，亚甲基蓝，结晶紫被经常使用）混合物。

（2）观察指标：观察从气管套中咳出或抽吸出的痰液颜色。

（3）结果判断：蓝色染料食物从气管套管中咳出或被抽吸出，提示误吸。

（三）吞咽器官功能评估

1. 吞咽器官解剖结构评估 包括唇、颊部、下颌、软腭、舌、喉部等与吞咽有关的解剖结构的完整性、对称性、感觉敏感度、运动功能等，以及咀嚼肌的力量。

2. 吞咽器官功能评估 唇、颊部的运动：静止位置、流涎、露齿、闭唇、鼓腮、发"u"和"i"；软腭运动：发"a"音观察软腭的抬升，言语时是否有鼻腔漏气，刺激腭弓是否有呕吐反射出现；舌的运动：舌的位置、伸舌、抬舌、侧运动；喉功能评估：音质、音量、发音控制、主动咳嗽、清喉、喉上抬。

3. 吞咽相关反射功能 包括吞咽反射、咽反射、咳嗽反射等检查。

（四）摄食评估

1. 能否有意识地进食 不能有意识进食者，需要通过胃管等补充营养。

2. 能否有效吞咽 反复唾液吞咽试验可以帮助判断患者能否进行有效吞咽。

3. 进食方式 吞咽器官解剖结构及其功能评估有助于进食方式的评估。

4. 进食体位 根据患者的体力和误吸发生的进食时期，来确定进食体位。体力不能维持坐位的，需要半坐卧位；口腔准备期和口腔推送期发生误吸的，需要采取头低位；咽期发生误吸的需要采取侧卧位；食管期发生误吸的，需要采取半坐卧位。

5. 食物的形状和量 口腔准备期和口腔推送期发生误吸的，需要没有液体水的黏稠食物，量宜少，建议从2~4ml开始。

6. 进食期间的氧疗 存在呼吸困难和低氧血症的患者，进食前和进食期间，需要吸氧治疗，避免呼吸困难诱发的误吸事件。

7. 进食期间的呼吸吞咽配合 存在呼吸困难和低氧血症的患者先深吸气，再做吞咽动作。

三、吞咽功能的仪器评估

（一）吞咽X线荧光透视检查或吞咽造影检查

吞咽X线荧光透视检查或吞咽造影检查（video fluoroscopy swallowing study，VFSS）是把造影剂（钡粉）混入不同质地的食物如流质、半流质食物中，让患者进食。通过X线透视来观察患者口腔、咽的功能并确定吞咽受损的部位。可直接看到口内食物的传递，软腭、舌骨、舌根的活动，喉头的上举和闭锁，会厌谷和梨状窝的滞留、误吸等，是目前临床上判断脑卒中后吞咽障碍的"金标准"。该方法由Moshe首先提出后，在临床上得到广泛应用，对临床上有吞咽障碍表现的患者是首选的检查方法。吞咽造影检查（VFSS）操作简单，能够可靠发现口腔、咽、食管期各阶段吞咽困难，直接确定误吸、隐性误吸的发生及发生途径。但由于 VFSS 的患者要接受 X 线的照射,故不适合反复多次进行检查,且该方法不能区分神经肌肉源性疾病与其他疾病导致的吞咽障碍;不能发现咽喉处是否有唾液残留;也不能反映咽的感觉功能,因此在康复评估中具有一定的局限性。

(二)纤维 / 电子内镜检查

纤维 / 电子内镜检查(fiberoptic endoscopic examination of swallowing, FEES)利用内镜方法评估患者基本自然状态下平静呼吸、用力呼吸、咳嗽、说话和食物吞咽过程中鼻、咽部、喉部各结构如会厌、杓状软骨和声带等功能状况;了解进食时色素食团残留的位置及量,判断是否存在渗漏 / 误侵或误吸。该方法由 Langemore 首次提出,为吞咽障碍诊断提供了新的方法。与其他吞咽功能评估方法相比,FEES 有其独特的优势。它可以较全面地评估患者吞咽的运动及感觉功能;直接观察患者在咳嗽、屏气、发音时咽部结构的运动情况,有助于分析吞咽障碍的发生机制;可以在床旁完成,即使在重症监护室的重症脑卒中患者也可以接受 FEES 检查;没有放射性,可以对患者进行重复检查。FEES 检查不足之处在于需要专门的设备,操作时可出现鼻出血、气道痉挛等严重并发症;并且不能观察吞咽的全过程,及环咽肌和食管的功能,对口期和食管期吞咽障碍的研究价值有限。

(三)放射性核素扫描检查

放射性核素扫描检查是利用放射性核素(如 $^{99}Tc^m$- 硫胶体、^{111}In- 氯化物)评估误吸的一种诊断方法。利用核医学技术诊断误吸主要包括核素"唾液"显像法和胃食管反流显像法两种方法。前者主要用于口腔分泌物误吸诊断即顺行误吸,后者主要针对胃食管反流性误吸的诊断即逆行误吸。大量文献研究了关于放射性核素"唾液"显像法对误吸的诊断价值,结果表明核素"唾液显像"法是一种诊断误吸的敏感方法。相比其他误吸检查方法,放射性核素检查有其独特的优势:①定量分析吞咽的有效性和误吸量;②跟踪观察肺的清除率;③显示肺部远端组织的信息,检查过程接近生理状态、患者易于接受和配合,特别适用于隐性误吸的诊断。但放射性核素显像检查有其自身的不足:患者需接触放射性辐射,且检查费用昂贵,故不适合反复多次进行检查,目前以科研应用为主,临床使用的资料有限。郑则广等研究者,对传统的放射性核素显像检查方法进行改良,探讨慢阻肺患者的误吸发生率,结果显示 33.3% 急性加重恢复期患者存在隐性误吸,且存在误吸的慢阻肺患者过去一年急性加重的次数显著高于误吸阴性的患者。

(四)测压检查

测压检查(manometry)在国内尚未普遍开展,能定量分析咽部和食管力量(如咽收缩峰值压及时间、食管上段括约肌静息压、松弛率及松弛时间分析有无异常的括约肌开放、括约肌的阻力和咽推进力)的检查手段。包括高分辨率咽腔测压(high-resolution manometry, HRM)、上食管括约肌(upper esophagus sphincter, UES)测压、咽自动阻抗测压(automated impedance manometry, AIM)及压力流量分析(pressure-flow analysis, PFA)。

(五)表面肌电图检查

表面肌电图检查(Surface Electromyography, sEMG)是一种直接评估口咽部肌肉在放松和收缩引起的生物电活动的无创性检查方法,可以通过时域、频域分析等方法评估表浅肌肉的功能,能鉴别肌源性或神经源性损害,判定咀嚼肌和吞咽肌的功能。我国研究者也提示 sEMG 是一种无创、简单的神经肌肉功能检查手段,可明确各个肌肉功能恢复预期目标,并为调整治疗顺序及侧重点提供有价值的参考。

（六）超声波检查

超声波检查（Ultrasonography）通过放置在颏下的超声波探头（换能器）定性分析口腔推送期、咽部期吞咽时口咽软组织的结构和动力,舌的运动功能及舌骨与喉的提升,食团的转运情况及咽腔的食物残留情况。超声波检查是无需接受射线的无创性检查,操作简单,仪器易于携带,能在床边完成检查。超声检查能为患者提供生物反馈治疗,对发现舌的异常运动有明显的优越性,尤其在儿童患者中。

吞咽功能的仪器评估方法比较见表2-6-2-2。

表2-6-2-2 吞咽功能的仪器评估方法比较

评估方法	适应证	优点	缺点
吞咽造影检查（VFSS）	口腔、咽、食管期吞咽障碍患者	设备要求不高,简单易行 区分吞咽障碍的结构异常和功能异常 使用不同姿势和性质的食物进行评估	不能发现咽喉处的唾液残留 不能定量分析咽收缩力和食团内压 不能反映咽的感觉功能 病重者不能进行
纤维/电子内镜检查（FEES）	口咽期吞咽障碍的患者	较全面地评估吞咽的运动功能,能在床边甚至ICU中进行,不用接触放射线辐射	着重局部观察,不能观察吞咽的全过程及环咽肌和食管的功能
放射性核素扫描检查（scintigraphy）	口腔、咽、食管期吞咽障碍患者	定量分析吞咽的有效性和误吸量 观察不同病因所致吞咽障碍的吞咽模式	接触放射性辐射 科研应用为主,临床使用的资料有限 费用较昂贵
测压检查（manometry）	咽和食管期运动功能障碍的疑难病例和不典型病例	分析吞咽障碍的病因和吞咽的有效性 对评估食管动力障碍性疾病引致的吞咽障碍有较大价值	设备要求高 临床应用少,评估参数不足 费用昂贵
表面肌电图检查（sEMG）	口咽神经肌肉疾病	利用肌电反馈技术进行吞咽训练 无创性检查,能在床边进行	对特定肌肉定位困难 对运动单位动作单位（MUAP）难以进行准确的定量分析
超声检查（ultrasonography）	口咽期吞咽障碍的患者	敏感地观察舌的异常运动,尤其是儿童 生物反馈治疗 无创性检查,能在床边进行	仅观察到吞咽的某一阶段 对食管上括约肌（UES）的观察不理想

（郑则广）

参 考 文 献

［1］窦祖林.吞咽障碍评估与治疗.第2版.北京：人民卫生出版社，2017.

［2］中国吞咽障碍康复评估与治疗专家共识组.中国吞咽障碍评估与治疗专家共识（2017年版）第一部分评估篇.中华物理医学与康复杂志，2018，40（1）：881-892.

［3］郭爱敏，王田田.老年人吞咽障碍影响因素的研究进展.中华物理医学与康复杂志，2017，39（12）：946-949.

［4］Muhle P, Wirth R, Glahn J, et al.Age-related changes in swallowing.Physiology and pathophysiology. Nervenarzt, 2015, 86（4）: 440-451.

［5］彭继海，张鸣生，李河，等.高龄吞咽障碍患者影像学特征及误吸的危险因素分析.中华老年心脑血管病杂志，2015，17（1）：53-56.

［6］Matsuo K, Palmer JB.Anatomy and physiology of feeding and swallowing: normal and abnormal.Phys Med Rehabil Clin N Am, 2008, 19（4）: 691-707.

［7］汪洁.吞咽的生理机制与卒中后吞咽障碍.中国卒中杂志，2007，2（3）：220-225.

［8］乔莉，张劲松.沉默性误吸的研究进展.中华老年多器官疾病杂志，2012，11（6）：469-472.

［9］黄选兆.老年人误吸的临床探讨.临床耳鼻咽喉科杂志，2005，19（6）：286-288.

［10］Marik PE.Aspiration pneumonitis and aspiration pneumonia.NEngl J Med, 2001, 344（9）: 665-671.

［11］Taylor JK, Fleming GB, Singanayagam A, et al.Risk factors for aspiration in community-acquired pneumonia: analysis of a hospitalized UK cohort.Am J Med, 2013, 126（11）: 995-1001.

［12］Kikuchi R, Watabe N, Konno T, et al.High incidence of silent aspiration in elderly patients with community-acquired pneumonia.Am J Respir Crit Care Med, 1994, 150（1）: 251-253.

［13］毛丹，金英.吸入性肺炎的研究进展.辽宁医学院学报，2011，32（4）：375-377.

［14］Saito T, Hayashi K, Nakazawa H, et al.A Significant Association of Malnutrition with Dysphagia in Acute Patients.Dysphagia, 2018, 33（2）: 258-265.

［15］Chen N, Li Y, Fang J, et al.Risk factors for malnutrition in stroke patients: A meta-analysis.Clin Nutr, 2019, 38（1）: 127-135.

［16］Ekberg O, Hamdy S, Woisard V, et al.Social and Psychological Burden of Dysphagia: Its Impact on Diagnosis and Treatment.Dysphagia, 2002, 17（2）: 139-146.

［17］Carrión S, Cabré M, Monteis R, et al.Oropharyngeal dysphagia is a prevalent risk factor for malnutrition in a cohort of older patients admitted with an acute disease to a general hospital.ClinNutr, 2015, 34（3）: 436-442.

［18］Ricci Maccarini A, Filippini A, Padovani D, et al.Clinical non-instrumental evaluation of dysphagia.Acta Otorhinolaryngol Ital, 2007, 27（6）: 299-305.

［19］Kazuyo O, Eiichi S, Masayasu M, et al.The Repetitive Saliva Swallowing Test（RSST）as a Screening Test of Functional Dysphagia.（1）.Normal Values of RSST, 2000: 37, 375-382.

［20］张婧，王拥军，沈彦.脑卒中后吞咽困难的7种筛选试验的评价研究.中国临床康复，2004，8（1）：7-9.

［21］Baba Y, Teramoto S, Hasegawa H, et al.Characteristics and limitation of portable bedside swallowing test in elderly with dementia: comparison between the repetitive saliva swallowing test and the simple swallowing provocation test.Nihon Ronen Igakkai Zasshi, 2005, 42(3): 323-327.

[22] 武文娟,毕霞,宋磊,等.洼田饮水试验在急性脑卒中后吞咽障碍患者中的应用价值.上海交通大学学报(医学版), 2016, 36(7): 1049-1053.

[23] Tohara H, Saitoh E, Mays KA, et al.Three tests for predicting aspiration without videofluorography.Dysphagia, 2003, 18(2): 126-134.

[24] Kagaya H, Okada S, Saitoh E, et al.Simple swallowing provocation test has limited applicability as a screening toolfor detecting aspiration, silent aspiration, or penetration.Dysphagia, 2010, 25(1): 6-10.

[25] Teramoto S, Matsuse T, Fukuchi Y, et al.Simple two-step swallowing provocation test for elderly patients with aspiration pneumonia.Lancet, 1999, 353(9160): 1243.

[26] Daniels SK, Brailey K, Priestly DH, et al.Aspiration in patients with acute stroke.Arch Phys Med Rehabil, 1998, 79(1): 14-19.

[27] 孙伟平,黄一宁,陈静."AnyTwo"试验在卒中后误吸筛查中的应用价值.中华康复医学杂志, 2009, 24(1): 23-25.

[28] Leder SB, Espinosa JF.Aspiration risk after acute stroke: comparison of clinical examination and fiberoptic endoscopic evaluation of swallowing.Dysphagia, 2002, 17(3): 214-218.

[29] Smithard DG, O'Neill PA, Parks C, et al.Complications and outcome after acute stroke.Does dysphagia matter? Stroke, 1996, 27(7): 1200-1204.

[30] 王涯,张一,吴野环,等.床边吞咽障碍筛查的研究进展.中国康复, 2017(1): 74-76.

[31] Palmer J B, Drennan JC, Baba M.Evaluation and treatment of swallowing impairments.Am Fam Physician, 2000, 61(8): 2453-2462.

[32] 戴萌,窦祖林,卫小梅,等.吞咽造影的分析及应用进展.中国康复医学杂志, 2016, 31(11): 1269-1272.

[33] Langmore SE, Schatz K, Olsen N.Fiberoptic endoscopic examination of swallowing safety: a new procedure. Dysphagia, 1988, 2(4): 216-219.

[34] Jang DH, Choi KH, Kim DH, et al.Comparison between the radionuclide salivagram and videofluoroscopic swallowing study methods for evaluating patients with aspiration pneumonia.Ann Nucl Med, 2013, 27(3): 247-252.

[35] Kang Y, Chun MH, Lee SJ.Evaluation of salivary aspiration in brain-injured patients with tracheostomy.Ann Rehabil Med, 2013, 37(1): 96-102.

[36] 侯鹏,陈萍.核医学在误吸诊断中的研究进展.中国医学影像学杂志, 2013(4): 312-313.

[37] Hou P, Deng H, Wu Z, et al.Detection of salivary aspiration using radionuclide salivagram SPECT/CT in patients with COPD exacerbation: a preliminary study.JThorac Dis, 2016, 8(10): 2730-2737.

[38] Zheng Z, Wu Z, Liu N, et al.Silent aspiration in patients with exacerbation of COPD.Eur Respir J, 2016, 48(2): 570-573.

[39] Omari TI, Savilampi J, Kokkinn K, et al.The Reliability of Pharyngeal High Resolution Manometry with Impedance for Derivation of Measures of Swallowing Function in Healthy Volunteers.Int J Otolaryngol, 2016, 2016: 1-8.

[40] Walczak CC, Jones CA, McCulloch TM.Pharyngeal pressure and timing during bolus transit.Dysphagia,

2017, 32（1）: 104-114.

［41］Cock C, Omari T.Diagnosis of swallowing disorders: How we interpret pharyngeal manometry.Curr Gastroenterol Rep, 2017, 19（3）: 11.

［42］徐翠英，袁佳，陈璇君.脑卒中患者吞咽功能障碍评价中表面肌电的意义分析.数理医药学杂志, 2017（6）: 841-842.

第七章

患者主观感受的评估及量表

第一节 呼吸困难评价

呼吸运动在所有生命功能中占有极重要的位置。我国教科书中呼吸困难的定义为：呼吸困难（dyspnea）是患者主观感觉空气不足或呼吸费力，客观上表现为呼吸运动用力，严重时可出现张口呼吸、鼻翼扇动、端坐呼吸及发绀、辅助呼吸肌参与呼吸运动，并伴有呼吸频率、深度和节律的异常。呼吸系统的感官信息激活大脑皮层区域产生呼吸困难的感觉，它不仅受到脑干呼吸中枢的调节，而且还受到大脑皮层发放的随意信号的调节。呼吸调节、通气泵或者气体交换的不匹配可能是导致呼吸不舒服感觉的主要原因，这通常被临床医生称为呼吸困难。呼吸困难或气促（breath lessness）是临床常见的症状之一，也是患者就医的一个重要主诉。1999 年美国胸科学会（ATS）对呼吸困难进行了明确定义："呼吸困难是对呼吸费力或努力程度的一种主观感受，它是描述呼吸不适主观感受的一种术语，这种呼吸不适感包含随强度变化而对不同性质的感觉。这些感受来自于生理、心理、社会和环境等多维因素间的相互作用以及由此诱发的继发性生理和行为反应"。2012 年 ATS 更新的呼吸困难管理指南仍然沿用这一定义。

引起呼吸困难的原因主要是呼吸系统疾病和心血管系统疾病。呼吸困难也是呼吸系统疾病最常见症状之一，多种疾病可引起呼吸困难，如慢性阻塞性肺疾病、肺血栓栓塞症、间质性肺疾病等。有关呼吸困难评价的研究和方法，越来越受到临床医生尤其是呼吸科医生的重视。大多数呼吸系统疾病患者早期的症状是主要咳嗽、咳痰，然而随着疾病进展，逐渐出现呼吸困难，并呈进行性进展，其程度与肺功能损害密切相关，同时，也有部分疾病是以呼吸困难为首发症状的。呼吸困难是呼吸系统疾病的主要症状之一，随着疾病的进展呈进行性加重和恶化趋势，呼吸困难不仅限制患者的日常活动，更严重影响患者生活质量，甚至导致患者出现严重致残。

引起呼吸困难的原因复杂，主要包括气流阻塞、呼吸肌力减弱、弥散障碍、低氧血症及呼吸模式的改变等。呼吸困难不仅是呼吸系统疾病患者住院或就诊的重要的症状，也是预测患者住院治疗效果、死亡率的一个重要指标。目前，临床上常用的诊断检查方法包括病史、体格检查、实验室检查等。病史和体格检查的主要特点可以提供诊断线索，常用实验室检查有影像学检查（胸部 X 线，CT）、肺功能、纤维支气管镜检查、超声学检查（心脏彩超、胸腔 B 超）、心电图、心肺运动试验等。除实验室检查手段外，一些关于呼吸困难的评分量表或问卷已成为临床医师评价呼吸困难的重要工具，这些评价量表简单易懂，可重复性强，可在不同患者间进行对比，已被国内外广泛用于科研及临床。常见呼吸困难评分如下：

一、改良英国医学研究委员会呼吸困难问卷

改良英国医学研究委员会呼吸困难问卷（modified British medical research council，mMRC）见表 2-7-1-1。

表 2-7-1-1　mMRC 改良英国 MRC 呼吸困难指数

0级 - 我仅在费力运动时出现呼吸困难
1级 - 平地快步行走或步行爬小坡、上楼时出现气短
2级 - 由于气短,平地行走时比同龄人慢或者需要停下来休息
3级 - 在平地按自己的速度行走100m 左右或数分钟需要停下来喘气
4级 - 因严重呼吸困难以至于不能离开家,或在穿衣服脱衣服时出现呼吸困难

mMRC　0~1 为少症状;mMRC≥2 为多症状
轻度:0级,中度:1级,重度:2级,极重度:3~4级

二、基线呼吸困难指数 / 变化期呼吸困难指数(transition dyspnea index, TDI)

包括三部分任务、努力及功能损害测量呼吸困难的多维表。

基线呼吸困难指数(baseline dyspnea index, BDI)反映在单一状态下评估呼吸困难的严重程度(表 2-7-1-2),而变化期呼吸困难指数(transition dyspnea index, TDI)则显示基线的变化(表 2-7-1-3)。TDI 是在 BDI 的基础上加以改良,用于和 BDI 进行对比,每一部分又分为 7 个等级,TDI 的效果和反映度均较好,但难于用在需要多种量表的临床研究中。

表 2-7-1-2　基线呼吸困难指数(BDI)

4级	特别严重。只有极大的活动量时如携带非常重物体,负荷上斜坡,或者跑步才会出现呼吸困难。普通的工作没有出现气促
3级	重度。只有活动如爬坡,上楼梯超过三层楼,或举起中等量重物时才会出现呼吸困难
2级	中度。适度的或者一般活动如走陡坡,上不到三层楼或拿起很轻的东西都会气促
1级	轻度。轻微活动如走平地,洗衣服或者站立,都会出现气促
0级	没有任务。静息状态,坐或躺下都会出现气促
w	程度不确定。患者受损因呼吸急促,而不能完成相应的检查工作,病损程度难以明确评估。收集的数据不足以划分呼吸困难的程度
X	不知道。收集的信息不足以评估患者的工作极限能力
Y	除呼吸困难以外的损伤原因,如骨骼肌问题或胸痛

表 2-7-1-3　变化期呼吸困难指数(TDI)

−3	严重恶化。与基础水平相比恶化两个以上等级
2	中度恶化。与基础水平比加重至少一个但不足两个等级
−1	轻微恶化。加重不足一级。患者与基础相比同级范围内明显加重,但并没有改变等级
0	没有变化。无从基线发生变化
1	轻度改善。改善了不到一个级别。患者于等级范围内明显改善,但并没有改变等级
2	中度改善。改善了至少一个档次,但少于两个基准等级
3	重大改善。改善了两个等级,或更多
Z	除了气促以外的其他所致的生活功能障碍。患者有运动能力降低,但与气促无关,例如,肌肉骨骼问题或胸痛

三、Borg 呼吸困难评分

Borg 呼吸困难评分,又称 Borg 量表,一般配合 6 分钟步行试验应用。开始前让患者仔细阅读量表,并记录患者呼吸困难级别,运动后重新评估呼吸困难的级别,再进行记录。

见第二篇第四章第四节。

四、6 分钟步行试验

6 分钟步行试验(six-minute walk test,6MWT)见第二篇第四章第四节。

五、哮喘控制测试评估表

哮喘控制测试评估表(asthma control test,ACT)是用来帮助哮喘患者评估哮喘控制程度的(表 2-7-1-4)。

通过回忆过去 4 周有关哮喘病症的相关情况,回答五个问题,记录每个问题的得分(选项中的 ABCDE 分别对应 1 分、2 分、3 分、4 分、5 分),将分数相加,计算出哮喘控制测试的总得分(总分为 25 分)。记录总分与说明对照,就可获得哮喘控制情况的准确评估结果。ACT 评分是在治疗过程中监测和评估哮喘病情的有效工具,又被称为的"哮喘日记",每月测试一次,对于针对康复情况调整治疗方案和巩固疗效十分有益。

表 2-7-1-4　哮喘控制水平 ACT 评分

					得分
问题一	在过去的 4 周内,在工作中、学习或家中,有多少时间哮喘妨碍您进行日常活动?				
	A 所有时间	B 绝大部分时间	C 有些时候	D 很少时候	E 没有	
问题二	在过去的 4 周内,您有多少次呼吸困难?				
	A 每天不止一次	B 一天一次	C 每周三至六次	D 每周一至两次	E 完全没有	
问题三	在过去的 4 周内,因为哮喘症状(喘息、咳嗽、呼吸困难、胸闷或疼痛),您有多少次在夜间醒来或晨起早醒?				
	A 每周四晚或更多	B 每周两至三晚	C 每周一次	D 一至两次	E 没有	
问题四	在过去的 4 周内,您有多少次使用急救药物治疗(如沙丁胺醇)?				
	A 每天三次以上	B 每天一至两次	C 每周 2 至 3 次	D 每周一次或以下	E 没有	
问题五	您如何评估过去 4 周内您的哮喘控制情况?				
	A 没有控制	B 控制很差	C 有所控制	D 受控良好	E 完全控制	
总分:					

得分与结果:

1. 得分:25 分——控制良好。

在过去 4 周内,您的哮喘已得到完全控制。您没有哮喘症状,您的生活也不受哮喘所限制。

2. 得分:20~24 分——基本控制。

在过去 4 周内,您的哮喘已得到良好控制,但还没有完全控制。您的医生也许可以帮助您得到完全控制。

3. 得分:低于 20 分——未得到控制。

在过去 4 周内,您的哮喘可能没有得到控制。您的医生可以帮您制订一个哮喘管理计划帮助您改善哮喘控制

六、CAT 评分

CAT（COPD assessment test）评分，是用来评估慢性阻塞性肺疾病（COPD）对患者的健康和每日生活质量的影响的表格（表 2-7-1-5）。患者的答案及测试的分值，可以帮助医生调整该患者的治疗方案以便使患者从治疗中获益。

在测试过程中，请患者独立完成本问卷，完成过程中不要询问其他人，并完成以下 8 道问题。

表 2-7-1-5　CAT 评分

我从不咳嗽	○1	○2	○3	○4	○5	我一直咳嗽
我一点痰也没有	○1	○2	○3	○4	○5	我有很多很多痰
我一点也没有胸闷的感觉	○1	○2	○3	○4	○5	我有很重的胸闷的感觉
当我爬坡或爬一层楼时，我并不感到喘不过气来	○1	○2	○3	○4	○5	当我爬坡或爬一层楼时，我感觉非常喘不过气来
我在家里的任何活动都不受慢阻肺的影响	○1	○2	○3	○4	○5	我在家里的任何活动都很受慢阻肺的影响
每当我想外出时，我就能外出	○1	○2	○3	○4	○5	因为我有慢阻肺，所以我从来没有外出过
我睡眠非常好	○1	○2	○3	○4	○5	因为我有慢阻肺，我的睡眠非常不好
我精力旺盛	○1	○2	○3	○4	○5	我一点精力都没有

CAT 的分值范围为 0~40 分（根据 CAT 使用指南）

0~10 分的慢阻肺患者被评定为"病情轻微"，这部分患者大部分时间都很正常，但慢阻肺已导致一些问题发生，他们无法胜任 1~2 件喜欢从事的活动，每周有几天会咳嗽，并在运动或进行重体力劳动时出现气短，爬坡或在平地快速行走时，不得不减慢速度或停下来呼吸，且经常容易感到疲乏无力。建议这部分患者戒烟，每年接种流感疫苗，减少暴露于急性加重危险因素，进一步进行临床评价，保障一定的治疗措施。

11~20 分之间的慢阻肺患者被评定为"病情中等"，表示慢阻肺成为患者最严重的健康问题之一，每周有数天他们比较正常，但大多数时候都会有咳嗽咳痰，每年有 1~2 次急性加重，经常出现气促，夜间会有憋醒，仅能缓慢地走上数级楼梯，慢慢做家务劳动，或者只能静养休息。这部分患者除了采取轻微影响患者的防治措施外，还可考虑重新评估目前的维持治疗方案，可至呼吸康复治疗部门，确保采用最佳治疗方法。

21~30 分的慢阻肺患者被评定为"病情严重"，他们不能从事大部分活动，包括在住宅附近散步，洗澡或穿衣时均会感到呼吸急短，说话也可能气喘吁吁，咳嗽使患者非常疲劳，绝大多数夜晚肺部症状会干扰睡眠。患者感觉锻炼身体已不再安全，做每件事情都很费力，自觉无法控制肺病问题并感觉害怕和惊恐。

31~40 分的慢阻肺患者被评定为"病情非常严重"，患者不能从事任何活动，生活困难。

如果需盆浴或淋浴将花费很长时间,不能出门进行购物、娱乐或家务劳动,大多数时候不能远离自己的床或椅子,感觉自己就好像变成了残疾人。

其中 21~40 分的慢阻肺患者需要积极治疗,除了采取轻症和中等程度影响患者的防治措施之外,还可考虑转至专科门诊,增加药物治疗,或转诊至呼吸康复部门,确保采用最佳治疗方法,以减少急性加重发作次数,并积极治疗急性加重疾病。

七、圣乔治医院呼吸问题调查问卷

圣乔治医院呼吸问题调查问卷(St George's respiratory questionnaire,SGRQ)(表 2-7-1-6)包括 3 个功能区:①症状部分:咳嗽、咳痰和气喘发作等;②活动部分:爬坡、穿衣、游戏和家务等受限;③疾病影响部分:焦虑、痛苦、不安全感、失望及对社交活动的影响等。

分值计算方法:将问卷量化后得出相关分数,分为症状得分、活动能力得分、疾病对生活的影响得分和总分四项。SGRQ 的计算方法采用加权平均法,即每一个问题根据以往的调查研究、经验和统计学处理得出不同的系数,称为权重(Weights),对生活质量的影响越大,权重越高,分值越大,三个部分分别得出其分值,经过处理得出最后分值,波动范围是0~100,对生活完全无影响是 0 分,对生活极度影响是 100 分。根据研究认为,无论是单项还是总和得分分值波动在 4 分以上均具有临床意义。研究发现,气流阻塞性疾病种类和疾病严重程度以及患者的人口学资料对 SGRQ 评分的统计结果无影响,所以 SCRQ 适用于全世界范围的气流阻塞性疾病患者。

表 2-7-1-6　圣乔治医院呼吸问题调查问卷(SGRQ)

第一部分

关于过去 3 个月内你的呼吸障碍发生次数的问题。

请为每个问题选择一个符合自己实际状况的描述,并在方框内打"√"

		一周中几乎每天	一周中有几天	一月中有几天	仅在胸部感染时	从来没有
1	过去 3 个月内咳嗽情况	□	□	□	□	□
2	过去 3 个月内咳痰情况	□	□	□	□	□
3	过去 3 个月内呼吸短促发生情况	□	□	□	□	□
4	过去 3 个月内气喘发作情况	□	□	□	□	□
5	过去 3 个月内,曾经出现过几次严重的或极不舒服的呼吸障碍?	超过 3 次□ 3 次发作□ 2 次发作□ 1 次发作□ 没有发作□				
6	最严重的一次呼吸障碍发作持续多长时间?	一周或更长时间□ 3 天至 6 天□ 1 天至 2 天□ 不超过 1 天□ 没有严重发作□				

续表

7	过去 3 个月内,平均每周有几天没有呼吸障碍(或仅有轻微呼吸障碍)?	没有一天☐ 1 天至 2 天☐ 3 天至 4 天☐ 几乎每一天☐ 每一天☐
8	如果有喘息,是否清晨时更严重?	否☐ 是☐

第二部分

1. 如何描述自己的呼吸障碍情况?

请为每个问题选择一个符合自己实际状况的描述,并在方框内打"√"。

是影响我生活的最重要的麻烦	☐
给我的生活带来非常多的麻烦	☐
给我的生活带来一些麻烦	☐
完全没有影响我的生活	☐

2. 呼吸问题对工作的影响。

请为每个问题选择一个符合自己实际状况的描述,并在方框内打"√"。

呼吸问题使我完全停止工作	☐
呼吸问题干扰我工作或让我换工作	☐
呼吸问题没有影响我工作	☐

3. 这些天哪些活动常常让你觉得喘不过气?

请根据自己实际状况为每个问题选择"是"或"否",并在方框内打"√"。

	是	否
静坐或静躺	☐	☐
洗漱或穿衣	☐	☐
在室内走动	☐	☐
在户外平台上走动	☐	☐
从楼梯走上一层楼	☐	☐
爬坡	☐	☐
体育运动或体育游戏	☐	☐

4. 下列问题是关于这些天来你的咳嗽及气喘。

请根据自己实际状况为每个问题选择"是"或"否"，并在方框内打"√"。

	是	否
咳嗽使我感到痛苦	☐	☐
咳嗽使我感到疲倦	☐	☐
说话时，我会喘不过气来	☐	☐
弯腰时，我会喘不过气来	☐	☐
咳嗽或呼吸问题影响我的睡眠	☐	☐
我很容易觉得疲倦乏力	☐	☐

5. 下列问题是关于这些天来你的呼吸困难可能对你其他方面的影响。

请根据自己实际状况为每个问题选择"是"或"否"，并在方框内打"√"。

	是	否
咳嗽和呼吸问题让我在公众场合觉得尴尬或难堪	☐	☐
我的呼吸问题让我的家人、朋友或邻居觉得厌烦	☐	☐
当我喘不过气来时，我觉得害怕或恐慌	☐	☐
我觉得我的呼吸问题失去了控制	☐	☐
我觉得我的呼吸问题不会好转了	☐	☐
呼吸问题让我变得虚弱甚至成为无用的人	☐	☐
身体锻炼对我来说是不安全的	☐	☐
做任何事情都很费力	☐	☐

6. 下列问题是关于你的药物治疗情况，如果你没有接受过药物治疗请跳过这些问题直接回答第 7 题。

请根据自己实际状况为每个问题选择"是"或"否"，并在方框内打"√"。

	是	否
药物治疗对我来说没有多大帮助	☐	☐
在公众场合服药让我感到尴尬难堪	☐	☐
药物治疗的副作用让我不舒服	☐	☐
药物治疗对我的生活有太多干扰	☐	☐

7. 下列问题是关于你的呼吸问题如何影响你的活动。

请根据自己实际状况为每个问题选择"是"或"否"，并在方框内打"√"。

	是	否
我要花很长时间洗漱或者穿衣	☐	☐
我不能洗澡或淋浴，或者需要花很长时间	☐	☐
我走路比别人慢，或者需要停下来休息	☐	☐
我做家务需要花很长时间，或者需要停下来休息	☐	☐
如果走上一层楼，我只能慢慢走或者中途停下来	☐	☐
如果匆忙快走，我不得不停下或放慢速度	☐	☐
呼吸问题使我爬坡、提东西上楼、在花园中除草、跳舞、玩保龄球或打高尔夫时感到困难	☐	☐
呼吸问题使我搬运重物、在花园中挖土、铲雪、以 5km/h 速度慢跑或快走、打网球或游泳时感到困难	☐	☐
呼吸问题使我做重体力活、跑步、骑自行车、快速游泳、进行剧烈的体育活动时感到困难	☐	☐

8. 下列问题是关于你的呼吸问题通常如何影响你的日常生活。

请根据自己实际状况为每个问题选择"是"或"否"，并在方框内打"√"。

	是	否
我不能进行体育运动或体育游戏	☐	☐
我不能外出娱乐或消遣	☐	☐
我不能外出购物	☐	☐
我不能做家务	☐	☐
我不能远离床或椅子	☐	☐

以下列举了一些由于你的呼吸问题而使你无法进行的其他活动项目（你不必选择是或否，这只是提醒你气喘对你的影响）。

散步或遛狗

在家里或花园干活

性生活

去教堂、酒馆、俱乐部或娱乐场所

在天气不好时外出或进入烟雾弥漫的房间

探亲访友或与孩子玩耍

请填写呼吸问题妨碍你做的任何其他的重要活动：

_____

_____

_____

_____

现在请选择一项你认为呼吸问题如何影响你的最合适的描述,并在方框中打"√"

不影响我做我想做的任何事情	☐
影响我做我想做的1~2件事情	☐

八、慢阻肺临床呼吸问卷

慢阻肺临床呼吸问卷(clinical COPD questionnaire,CCQ)是针对慢性阻塞性肺疾病的特异性量表(表2-7-1-7),2013年COPD全球防治创议(GOLD)推荐用于慢阻肺的临床评估,其包含3个领域10个条目,其中症状领域、功能领域各包含4个条目,精神领域包含2个条目。每个条目按照Likert 7级分类,从0(从无或完全没有限制)~6(几乎所有时间或完全受限或不能做),此问卷在2min左右可完成,简单易行,在临床上应用较方便。

CCQ包含了10项,评分由三个部分(症状、心理状态、功能状态)和总分组成,分值范围均为0~6分。

表2-7-1-7　慢阻肺临床调查问卷(CCQ)

在过去的一周里,您平均多长时间感觉一次下列情况	从来没有	几乎从来没有	偶尔	几次	多次	很多次	一直有
1 静息时气急	0	1	2	3	4	5	6
2 活动后气急	0	1	2	3	4	5	6
3 担心感冒否则您的呼吸会变得更糟	0	1	2	3	4	5	6
4 由于您的呼吸问题您感觉很抑郁	0	1	2	3	4	5	6
一般来说,在过去的一周里您有多少时间会出现下列症状							
5 咳嗽	0	1	2	3	4	5	6
6 是否有痰	0	1	2	3	4	5	6

在过去的一周里,由于您的呼吸问题下列活动使您受到怎样影响	完全不受影响	非常轻微影响	轻微影响	中度影响	重度影响	非常严重影响	完全受限或失去能力
7 剧烈体力活动(如爬楼,跑步或做运动)	0	1	2	3	4	5	6
8 适量体力活动(如散步,家务劳动,搬东西)	0	1	2	3	4	5	6
9 日常居家活动(如穿衣服,自己洗澡)	0	1	2	3	4	5	6
10 社会活动(如演讲,看孩子,拜访亲戚朋友)	0	1	2	3	4	5	6

CCQ计算方法:选择最能反映您过去1周情况的数字,每个问题只有1个答案,用圆圈画出;CCQ计算方法:CCQ总分=(条目1+2+3+4+5+6+7+8+9+10)/10;症状分=(条目1+2+5+6)/4;功能状态分=(条目7+8+9+10)/4;精神状态分=(条目3+4)/2

第二节　疲劳的评估

疲劳（fatigue）是临床上最常见的主诉症状之一，属非特异性疲惫感觉，表现为自觉疲劳、全身倦怠、精力不够、肢体软弱无力等。生理状态下，疲劳在休息或进食后可缓解，病理性疲劳休息后则不能恢复正常。生理性疲劳与病理性疲劳共同存在，称为混合性疲劳。

疲劳是慢性肺部疾病的主要症状之一，如慢性阻塞性肺疾病、间质性肺疾病、支气管扩张、哮喘持续状态等均可引起不同程度的疲劳症状，究其原因主要由于组织乏氧、致炎因子作用造成全身炎症反应、同时由于患者活动减少，肌肉失用性萎缩等因素共同作用，使患者产生疲劳的感觉。慢性阻塞性肺疾病是我国的常见病、多发病，是我国四大慢性病之一，患者数量近亿人，并且严重威胁患者生命与健康，具有高致死率与致残率的特点，社会负担重。呼吸困难是其最主要、最常见的症状，为减少活动后产生的呼吸困难，多数患者选择减少活动或不活动的生活方式，进而导致功能退化、肌肉力量减弱，日常功能活动因而受到影响，易产生病理性疲劳或混合性疲劳。40%~55%慢阻肺的患者在非发作期会感到疲劳，90%患者在急性期或急性加重期会产生疲乏感，其中65%~95%患者会产生严重疲乏。与正常人所经受的疲劳相比，肺部疾病患者的疲劳程度更为严重、更容易使人情绪低落，且不能通过休息缓解。疲劳不仅严重影响患者生活质量、导致焦虑或抑郁，同时会加重患者病情，延长住院时间，增加患者心理负担。医生在治疗期间明确患者疲劳情况，有针对性地进行康复训练是十分有必要的。下面列举相关的疲劳量表：

一、多维度疲劳量表

多维度疲劳量表（multidimensional fatigue inventory-20，MFI-20）由 20 个条目组成（表 2-7-2-1），能让研究人员从躯体、精神等方面对患者疲劳症状进行评估及量化，它的优点是评价指标比较全面。此量表自发表以来经不断应用及验证，并曾进行了信度和效度测试，MFI-20 是评估多种疾病疲劳的可靠的和有效工具。

表 2-7-2-1　多维度疲劳量表（MFI-20）

项目	完全不符合（0%）	有点符合（25%）	介于中间（50%）	比较符合（75%）	完全符合（100%）
1. 我精神很好					
2. 我感觉我的体力使我只能做少量工作					
3. 我感觉自己精力充沛					
4. 我想要做自己喜欢做的事情					
5. 我觉得累					
6. 我认为一天中我做了很多事					
7. 我在做事时能够集中注意力					

续表

项目	完全不符合（0%）	有点符合（25%）	介于中间（50%）	比较符合（75%）	完全符合（100%）
8.根据我的身体状况，我能承担很多工作					
9.我害怕必须做事					
10.我认为我一天中做的事情太少了					
11.我能够很好地集中注意力					
12.我休息得很好					
13.我要集中注意力很费劲					
14.我觉得自己的生活状况不好					
15.我有很多想做的事					
16.我容易疲倦					
17.我做的事很少					
18.我不想做任何事					
19.我的思想很容易走神					
20.我感觉我的身体状况非常好					

二、疲劳量表

疲劳量表（fatigue scale-14，FS-14）（表 2-7-2-2）是由英国皇家心理研究室制定的，该量表由 14 个与疲劳相关的问题组成，这些问题分别从不同角度反映疲劳的轻重程度，根据其内容与受试者实际情况符合与否，回答"是"或者"否"。14 个问题按其具体内容分为两类，其中反映躯体疲劳的有 8 个问题，剩下 6 个反映脑力疲劳；疲劳总分 = 躯体疲劳分值 + 脑力疲劳分值，躯体疲劳、脑力疲劳、疲劳总分值满分分别为 8 分、6 分、14 分。总分值越高，代表患者的疲劳程度越严重。FS-14 用于测定疲劳症状的严重性。

表 2-7-2-2　疲劳量表（FS-14）

躯体疲劳
1.你有过被疲劳困扰的经历吗？
2.你是否需要更多的休息？
3.你感觉到犯困或昏昏欲睡吗？
4.你在着手做事情时是否感到疲劳？
5.你在着手做事情时并不感到费力，但当你继续进行时是否感到力不从心？
6.你感觉到体力不支吗？
7.你感觉到你的肌肉力量比以前减小吗？
8.你感觉到虚弱吗？

续表

脑力疲劳

9. 你很难集中注意力吗?

10. 你在思考问题时头脑像往常一样清晰敏捷吗?

11. 你在讲话时出现口头不利索吗?

12. 讲话时,你发现找到一个合适的字眼很困难吗?

13. 你现在的记忆力像往常一样吗?

14. 你还喜欢做过去习惯做的事情吗?

结果评定:请由受试者仔细阅读每一条目或由医生逐一提问,根据最适合受试者的情况圈出"是"或"否",除了第10、13、14条3个条目为反向计分,即回答"是"计为0分,回答"否"计为"1"分,其他11个条目都为正向计分,即回答"是"计为"1"分,回答"否"计为"0"分。将第1~8条8个条目的分值相加即得躯体疲劳分值,将第9~14条6个条目的分值相加即得脑力疲劳分值,而疲劳总分值为躯体及脑力疲劳分值之和。躯体疲劳分值最高为8,脑力疲劳分值最高为6,总分值最高为14,分值越高,反映疲劳越严重。

三、疲劳评定量表

疲劳评定量表(fatigue assessment instrument, FAI)(表2-7-2-3)是1993年美国精神行为科学研究室 Josopn E.Schwartz 及神经学研究室 Linajandorf 等专家制定,用于评定患者及健康者的疲劳特征、程度等,其评定时间为过去两周。FAI量表共包含29个项目,每个项目分为1-2-3-4-5-6-7级评定。不同项目组合形成4个亚量表,即4个因子,分别反映疲劳的不同侧面,因子1用以定量地测定疲劳的严重程度;因子2用以测定疲劳对特异性环境的敏感性(如寒、热、精神紧张等);因子3用以测定疲劳可能导致的心理障碍(如缺乏耐心、注意力不集中等);因子4用以测定疲劳是否对睡眠/休息有反应。FAI主要用于评价疲劳的特征及如何将正常的疲劳与疾病相关的疲劳区别开来,能较准确地从量上评价疲劳的程度及特点,用于评估临床疗效,以及在流行病学研究中筛选疲劳病例。

表2-7-2-3　疲劳评定量表(FAI)

姓名:	年龄:	性别:	病程:
[说明]疲劳意为一种倦怠感、精力不够或周身感到精疲力竭。下面是一组与疲劳有关的句子,请逐条阅读,并根据在此前2周的情况确定您是否同意及程度如何。分1-2-3-4-5-6-7级评定,从完全不同意到完全同意,完全不同意选1,完全同意选7。将答案写在题号后( )内。分值越高、疲劳程度越强。			
1( )当我疲劳时,我感到昏昏欲睡。			
2( )当我疲劳时,我缺乏耐心。			
3( )当我疲劳时,我做事的欲望下降。			
4( )当我疲劳时,我集中注意力有困难。			
5( )运动使我疲劳。			
6( )闷热的环境可导致我疲劳。			
7( )长时间的懒散使我疲劳。			
8( )精神压力导致我疲劳。			
9( )情绪低落使我疲劳。			
10( )工作导致我疲劳。			
11( )我的疲劳在下午加重。			

续表

12（ ）我的疲劳在晨起加重。
13（ ）进行常规的日常活动增加我的疲劳。
14（ ）休息可减轻我的疲劳。
15（ ）睡眠减轻我的疲劳。
16（ ）处于凉快的环境时可减轻我的疲劳。
17（ ）我比以往容易疲劳。
18（ ）进行快乐有意义的事情可减轻我的疲劳。
19（ ）疲劳影响我的体力活动。
20（ ）疲劳使我的躯体经常出毛病。
21（ ）疲劳使我不能进行持续性体力活动。
22（ ）疲劳对我胜任一定的职责与任务有影响。
23（ ）疲劳先于我的其他症状出现。
24（ ）疲劳是我最严重的症状。
25（ ）疲劳属我最严重的三个症状之一。
26（ ）疲劳影响我的工作、家庭或生活。
27（ ）疲劳使我的其他症状加重。
28（ ）我现在所具有的疲劳在性质或严重程度方面与我以前所出现过的疲劳不一样。
29（ ）我运动后出现的疲劳不容易消失。

四、疲劳严重度量表

疲劳严重度量表（fatigue severity scale，FSS）（表 2-7-2-4）由美国学者 Krupp 等于 1989 年研制，并广泛应用于多种疾病。该量表是由 9 个条目组成，能够区分疲劳和非疲劳人群，适合作为临床及大规模研究中疲劳的筛选工具，是医学领域中最常使用的调查疲劳症状的量表之一。

表 2-7-2-4　疲劳严重度量表

	1	2	3	4	5	6	7
1. 当我感到疲劳时，我就什么事都不想做了							
2. 锻炼让我感到疲劳							
3. 我很容易疲劳							
4. 疲劳影响我的体能							
5. 疲劳带来频繁的不适							
6. 疲劳使我不能保持体能							
7. 疲劳影响我从事某些工作							
8. 疲劳是最影响我活动能力的症状之一							
9. 疲劳影响了我的工作、家庭、社会活动							

第三节　心理状态的评估

慢性肺部疾病患者由于病程长，肺功能进行性下降，活动能力每况愈下，生活质量逐年降低，并伴随着慢性咳嗽、咳痰、呼吸困难、疲劳、疲劳等症状，部分患者合并并发症如慢性呼吸衰竭、自发性气胸、慢性肺源性心脏病、胃溃疡、睡眠呼吸障碍、继发性红细胞增多症、咯血等，其对全身的系统影响不容忽视。这些可导致患者出现紧张、焦虑、抑郁、生活兴趣能力丧失、失眠、多梦等精神躯体症状，有些甚至出现轻生症状，同时，这些精神躯体症状也会导致患者病情逐渐加重，心理压力增大，因情绪低落造成不能积极配合治疗，进而疾病难以控制。肺部慢性疾病患者的心理状态的评估，对患者治疗，尤其是康复治疗尤为重要。现临床常用评估量表如下：

一、汉密尔顿焦虑量表

汉密尔顿焦虑量表（Hamilton anxiety scale, HAMA）（表 2-7-3-1）于 1959 年由汉密尔顿（Hamilton）编制，常用于焦虑症的诊断及严重程度的评估。该量表编制后，被翻译成多国文字在全世界范围应用，《中国精神疾病分类与诊断要点》第三版（CCMD-3）将其列为焦虑症的重要诊断工具。此量表属于他评量表，由躯体性焦虑和精神性焦虑两方面因子组成，共包括 14 个项目。此量表主要用于评定焦虑性神经症及抑郁症中伴有焦虑的严重程度。评定者需经过 10 次以上的系统训练后，可取得极好的一致性。评估过程应由经过训练的两名评定员进行联合检查，专业人员与被评定者进行面对面交谈，同时观察其表现，检查结束后，两评定员各自独立评分。量表总分范围为 0~64 分，分数越高代表焦虑症状越重。所有项目采用 5 级评分法，0 级（0~6 分，无症状）：没有焦虑；1 级（7~14 分，轻度）：可能有焦虑；2 级（15~20 分，中度）：肯定有焦虑；3 级（21~28 分，重度）：有明显焦虑；4 级（大于 29 分，极重度）：可能严重焦虑。

表 2-7-3-1　汉密尔顿焦虑量表（HAMA）

焦虑心境	□ 0 无症状	□ 1 轻微	□ 2 中等	□ 3 较重	□ 4 严重
紧张	□ 0 无症状	□ 1 轻微	□ 2 中等	□ 3 较重	□ 4 严重
害怕	□ 0 无症状	□ 1 轻微	□ 2 中等	□ 3 较重	□ 4 严重
失眠	□ 0 无症状	□ 1 轻微	□ 2 中等	□ 3 较重	□ 4 严重
认知功能	□ 0 无症状	□ 1 轻微	□ 2 中等	□ 3 较重	□ 4 严重
抑郁心境	□ 0 无症状	□ 1 轻微	□ 2 中等	□ 3 较重	□ 4 严重
躯体性焦虑：肌肉系统	□ 0 无症状	□ 1 轻微	□ 2 中等	□ 3 较重	□ 4 严重
躯体性焦虑：感觉系统	□ 0 无症状	□ 1 轻微	□ 2 中等	□ 3 较重	□ 4 严重
心血管系统症状	□ 0 无症状	□ 1 轻微	□ 2 中等	□ 3 较重	□ 4 严重
呼吸系统症状	□ 0 无症状	□ 1 轻微	□ 2 中等	□ 3 较重	□ 4 严重
胃肠道症状	□ 0 无症状	□ 1 轻微	□ 2 中等	□ 3 较重	□ 4 严重
生殖泌尿系统症状	□ 0 无症状	□ 1 轻微	□ 2 中等	□ 3 较重	□ 4 严重
自主神经系统症状	□ 0 无症状	□ 1 轻微	□ 2 中等	□ 3 较重	□ 4 严重
会谈时行为表现	□ 0 无症状	□ 1 轻微	□ 2 中等	□ 3 较重	□ 4 严重
总分				

二、汉密尔顿抑郁量表

汉密尔顿抑郁量表（Hamilton depression rating scale for depression，HAMD-17，HAMD）（表 2-7-3-2）于 1960 年由汉密尔顿（Hamilton）编制，是临床上评定抑郁状态时应用最为普遍的量表。此量表属于他评量表，涵盖焦虑、躯体化、体重、认识障碍、日夜变化、迟缓、睡眠障碍、绝望感 7 类内容。其原始量表包括 21 条题目，只按前 17 条题目计算总分。大部分题目采用 0~4 分的 5 级评分，0 分：无症状；1 分：症状轻；2 分：中等；3 分：症状重；4 分：症状极重。少数项目采用 0~2 分的 3 级评分，0 分：无症状；1 分：轻 - 中度；2 分：重度。有研究证实，HAMD 可敏锐呈现出抑郁症状的变化，而且被认作是抑郁状态最好测评工具之一，并具有良好的信效度。HAMD 得分能良好评价抑郁症状严重程度，评分越高，病情越重，反之，评分越低，病情越轻。不同类别量表对应标准也不相同，如针对 17 项 HAMD 而言，其严重程度的划界是：24 分以上为严重抑郁，17 分为中度抑郁，7 分以下为无抑郁症状。HAMD 须由经过培训的专业人员采用交谈与观察的方式，并结合患者病历资料进行评定，每次评定约 10~15min。

表 2-7-3-2　汉密尔顿抑郁量表（HAMD）

1.抑郁情绪 □ 0 无 □ 1 只在问到时才诉述 □ 2 在访谈中自发地表达 □ 3 不用言语也可以从表情、姿势、声音或欲哭中流露出这种情绪 □ 4 患者的自发言语和非语言表达（表情，动作）几乎完全表现为这种情绪
2.有罪感 □ 0 无 □ 1 责备自己，感到自己已连累他人 □ 2 认为自己犯了罪，或反复思考以往的过失和错误 □ 3 认为目前的疾病，是对自己错误的惩罚，或有罪恶妄想 □ 4 罪恶妄想伴有指责或威胁性幻觉
3.自杀 □ 0 无 □ 1 觉得活着没有意义 □ 2 希望自己已经死去，或常想到与死有关的事 □ 3 消极观念（自杀念头） □ 4 有严重自杀行为
4.入睡困难（初段失眠） □ 0 无 □ 1 主诉有入睡困难，上床半小时后仍不能入睡。（要注意平时患者入睡的时间） □ 2 主诉每晚均有入睡困难
5.睡眠不深（中段失眠） □ 0 无 □ 1 睡眠浅，多噩梦 □ 2 半夜（晚 12 点钟以前）曾醒来（不包括上厕所）

续表

6. 早醒(末段失眠)
□ 0 无
□ 1 有早醒,比平时早醒 1h,但能重新入睡(应排除平时的习惯)
□ 2 早醒后无法重新入睡
7. 工作和兴趣
□ 0 无
□ 1 提问时才诉述
□ 2 自发地直接或间接表达对活动、工作或学习失去兴趣,如感到无精打采,犹豫不决,不能坚持或需强迫自己去工作或活动
□ 3 活动时间减少或成效下降,住院患者每天参加病房劳动或娱乐不满 3h
□ 4 因目前的疾病而停止工作,住院者不参加任何活动或者没有他人帮助便不能完成病室日常事务(注意不能凡住院就打 4 分)
8. 阻滞(指思维和言语缓慢,注意力难以集中,主动性减退)
□ 0 无
□ 1 精神检查中发现轻度阻滞
□ 2 精神检查中发现明显阻滞
□ 3 精神检查进行困难
□ 4 完全不能回答问题(木僵)
9. 激越
□ 0 无
□ 1 检查时有些心神不定
□ 2 明显心神不定或小动作多
□ 3 不能静坐,检查中曾起立
□ 4 搓手、咬手指、扯头发、咬嘴唇
10. 精神性焦虑
□ 0 无
□ 1 问及时诉述
□ 2 自发地表达
□ 3 表情和言谈流露出明显忧虑
□ 4 明显惊恐
11. 躯体性焦虑(指焦虑的生理症状,包括:口干、腹胀、腹泻、呃逆、腹绞痛、心悸、头痛、过度换气和叹气,以及尿频和出汗)
□ 0 无
□ 1 轻度
□ 2 中度,有肯定的上述症状
□ 3 重度,上述症状严重,影响生活或需要处理
□ 4 严重影响生活和活动
12. 胃肠道症状
□ 0 无
□ 1 食欲减退,但不需他人鼓励便自行进食
□ 2 进食需他人催促或请求和需要应用泻药或助消化药

续表

13. 全身症状 □ 0 无 □ 1 四肢,背部或颈部沉重感,背痛、头痛、肌肉疼痛,全身乏力或疲倦 □ 2 症状明显
14. 性症状(指性欲减退,月经紊乱等) □ 0 无 □ 1 轻度 □ 2 重度 □ 3 不能肯定,或该项对被评者不适合(不计入总分)
15. 疑病 □ 0 无 □ 1 对身体过分关注 □ 2 反复考虑健康问题 □ 3 有疑病妄想 □ 4 伴幻觉的疑病妄想
16. 体重减轻:按病史评定,按体重记录评定 □ 0 无 □ 1 一周内体重减轻超过 1kg □ 2 一周内体重减轻超过 2kg
17. 自知力 □ 0 知道自己有病,表现为抑郁 □ 1 知道自己有病,但归咎伙食太差,环境问题,工作过忙,病毒感染或需要休息 □ 2 完全否认有病
总分

三、医院焦虑抑郁量表

医院焦虑抑郁量表(hospital anxiety and depression, HADS)(表 2-7-3-3),此量表是为帮助医生了解患者焦虑情绪而制定。情绪在疾病诊疗过程中经常被忽视,而在大多数疾病中起着重要作用,如果医生了解患者的情绪变化,就能给患者更多的帮助。

评分标准:本表包括焦虑和抑郁 2 个亚量表,分别针对焦虑(A)和抑郁(D)问题各 7 题。焦虑和抑郁亚量表的分值区分为:0~7 分属无症状;8~10 分属可疑存在;11~21 分属肯定存在;在评分时,以 8 分为起点,即包括可疑及有症状者均为阳性。

表 2-7-3-3 医院焦虑抑郁量表(HADS)

请患者阅读以下各个项目,在其中最符合患者过去一个月的情绪评分上画一个圈。并嘱咐患者对这些问题的回答不要做过多的考虑,立即做出的回答往往更符合实际情况。

1)我感到紧张(或痛苦)(A):
  根本没有——0 分
  有时候——1 分
  大多时候——2 分
  几乎所有时候——3 分

2）我对以往感兴趣的事情还是有兴趣（D）：

 肯定一样——0分

 不像以前那样多——1分

 只有一点——2分

 基本上没有了——3分

3）我感到有点害怕好像预感到什么可怕的事情要发生（A）：

 根本没有——0分

 有一点，但并不使我苦恼——1分

 是有，不太严重——2分

 非常肯定和十分严重——3分

4）我能够哈哈大笑，并看到事物好的一面（D）：

 我经常这样——0分

 现在已经不太这样了——1分

 现在肯定是不太多了——2分

 根本没有——3分

5）我的心中充满烦恼（A）：

 偶然如此——0分

 有时，但并不轻松——1分

 时常如此——2分

 大多数时间——3分

6）我感到愉快（D）：

 大多数时间——0分

 有时——1分

 并不经常　——2分

 根本没有——3分

7）我能够安闲而轻松地坐着（A）：

 肯定——0分

 经常——1分

 并不经常——2分

 根本没有——3分

8）我对自己的仪容失去兴趣（D）：

 我仍然像以往一样关心——0分

 我可能不是非常关心——1分

 并不像我应该做的那样关心我——2分

 肯定——3分

9）我有点坐立不安，好像感到非要活动不可（A）：

 根本没有——0分

 并不很少——1分

 是不少——2分

 却是非常多——3分

续表

10)我对一切都是乐观地向前看(D)：

　　差不多是这样做——0分

　　并不完全是这样做的——1分

　　很少这样做——2分

　　几乎从不这样做——3分

11)我突然发现有恐慌感(A)：

　　根本没有——0分

　　并非经常——1分

　　非常肯定,十分严重　　——2分

　　确实很经常——3分

12)我好像感到情绪在渐渐低落(D)：

　　根本没有——0分

　　有时——1分

　　很经常——2分

　　几乎所有时间——3分

13)我感到有点害怕,好像某个内脏器官变化了(A)：

　　根本没有——0分

　　有时——1分

　　很经常　　——2分

　　非常经常——3分

14)我能欣赏一本好书或意向好的广播或电视节目(D)：

　　常常如此——0分

　　有时——1分

　　并非经常——2分

　　很少——3分

四、Zung 抑郁自评量表

　　Zung 等人编制的抑郁自评量表(Zung self-rating depression scale,SDS)和焦虑自评量表(Zung self-rating anxiety scales,SAS),是用于评估抑郁状态和焦虑状态的轻重程度的,该量表较早传入我国并被广泛应用。

　　(一)抑郁自评量表(SDS)

　　抑郁自评量表(表2-7-3-4)：共 20 个项目,每个项目分 1~4 级,主要评估过去一周的情况。20 个项目中共有 10 个条目是反向计分,分别为第 2、5、6、11、12、14、16、17、18、20题,其余题目正向计分。各项分数累加得到总粗分,总粗分乘以 1.25,得出标准分(四舍五入后取整数部分),标准分≥50 分为伴发抑郁。按照不同等级,分为轻度：50~60 分；中度：61~70 分；重度：≥71 分。本研究为方便统计,将上述分级数值换算为原始粗分,即粗分≥40 分为伴发抑郁,40~48 分为轻度抑郁,49~56 分为中度抑郁,≥57 分为重度抑郁。

表 2-7-3-4　Zung 抑郁自评量表（SDS）

患者姓名 ＿＿＿＿＿＿＿　　年龄 ＿＿＿＿＿＿ 岁　　性别 ＿＿＿＿＿＿　　住院号 ＿＿＿＿＿＿＿

入院日期 ＿＿＿＿＿＿＿＿＿＿　　　　　　　评估日期 ＿＿＿＿＿＿＿＿＿＿＿＿

请根据您现在或过去一周的情况,完成下列问题:

	没有 / 偶尔	少部分 时间	相当多 时间	绝大部分 / 全部时间
1. 我觉得闷闷不乐,情绪低沉	1	2	3	4
2. 一天中,我觉得早晨的心情最好	4	3	2	1
3. 我一阵阵哭出来或觉得想哭	1	2	3	4
4. 我晚上睡眠不好	1	2	3	4
5. 我吃得跟平常一样多	4	3	2	1
6. 我与异性密切接触时,和以往一样感到愉快	4	3	2	1
7. 我发觉我的体重在下降	1	2	3	4
8. 我有便秘的苦恼	1	2	3	4
9. 我心跳比平常快	1	2	3	4
10. 我无缘无故地感到疲乏	1	2	3	4
11. 我的头脑跟平常一样清楚	4	3	2	1
12. 我做我熟悉的事情没有困难	4	3	2	1
13. 我觉得心情不安,难以平静	1	2	3	4
14. 我对将来抱有希望	4	3	2	1
15. 我比平常容易生气激动	1	2	3	4
16. 我觉得我作出决定是容易的	4	3	2	1
17. 我觉得自己是个有用的人,有人需要我	4	3	2	1
18. 我的生活过得很有意义	4	3	2	1
19. 我认为如果我死了,别人会生活得好些	1	2	3	4
20. 平常感兴趣的事我现在仍然感兴趣	4	3	2	1
总分				

（二）焦虑自评量表（SAS）

焦虑自评量表（表 2-7-3-5）:由 20 个题目组成,均为正向计分题目,根据过去一周的情况进行评估,每个项目按照 1~4 级评分。同样换算为原始粗分,即总粗分≥40 为伴发焦虑,40~48 为轻度,49~56 分为中度焦虑,≥57 分为重度焦虑。

表2-7-3-5　Zung焦虑自评量表（SAS）

请根据您现在或过去一周的情况，完成下列问题的答案。

	没有或偶尔 1分	少部分时间 2分	相当多时间 3分	绝大部分或全部时间 4分
1. 我觉得比平常容易紧张和着急				
2. 我无缘无故地感到害怕（恐惧）				
3. 我觉得心里烦乱或觉得惊恐（惊恐）				
4. 我觉得我可能将要失控（发疯感）				
5. 我觉得一切都很坏，会发生什么不幸（不幸预感）				
6. 我手脚发抖打颤（手足颤抖）				
7. 我因为头痛、颈痛和背痛而苦恼（躯体疼痛）				
8. 我感到容易衰弱和疲乏（乏力）				
9. 我觉得心烦意乱，不容易安静坐着（静坐不能）				
10. 我觉得心跳很快（心悸）				
11. 我因为一阵阵头晕而苦恼（头晕）				
12. 我晕倒发作或觉得要晕倒似的（晕厥感）				
13. 我呼气吸气都感到困难（呼吸困难）				
14. 我手脚麻木和刺痛				
15. 我因为胃痛和消化不良而苦恼				
16. 我常常要小便				
17. 我的手常常是潮湿冰冷的				
18. 我脸红发热（面部潮红）				
19. 我不容易入睡且一夜睡得很差（睡眠障碍）				
20. 我做噩梦				
总分：				

五、世界卫生组织生活质量测定量表简表

世界卫生组织生活质量测定量表简表（World Health Organization quality of life-brief scale，WHOQOL-BREF）（表2-7-3-6）是要了解被测试人对自己生活质量、健康情况以及日常活动的感觉如何的问卷。

表 2-7-3-6　生活质量测定量表简表（WHQOL-BREF）

请阅读每一个问题，根据您的感觉，选择最适合您情况的答案。注意所有问题都只是您最近两星期内的情况。如果某个问题您不能肯定如何回答，就选择最接近您自己真实感觉的那个答案。

1 您怎样评价您的生活质量？ 　　1= 很差　2= 差　3= 不好也不差　4= 好　5= 很好 2 您对自己的健康状况满意吗？ 　　1= 很不满意　2= 不满意　3= 既非满意也非不满意　4= 满意　5= 很满意
下面的问题是关于最近两个星期您经历某些事情的感觉
3 您觉得疼痛妨碍您去做自己需要做的事情吗？ 　　1= 根本不妨碍　2= 很少妨碍　3= 一般妨碍　4= 比较妨碍　5= 极妨碍 4 您需要依靠医疗的帮助进行日常生活吗？ 　　1= 根本不需要　2= 很少需要　3= 一般需要　4= 比较需要　5= 极需要 5 您觉得生活有乐趣吗？ 　　1= 根本没乐趣　2= 很少有　3= 一般有　4= 比较有　5= 极有乐趣 6 您觉得自己的生活有意义吗？ 　　1= 根本没意义　2= 很少有　3= 一般有　4= 比较有　5= 极有意义 7 您能集中注意力吗？ 　　1= 根本不能　2= 很少能　3= 一般能　4= 比较能　5= 极能 8 日常生活中您觉得安全吗？ 　　1= 根本不安全　2= 很少安全　3= 一般安全　4= 比较安全　5= 极安全 9 您的生活环境对健康好吗？ 　　1= 根本不好　2= 很少好　3= 一般好　4= 比较好　5= 极好
下面的问题是关于最近两个星期您做某些事情的能力
10 您有充沛的精力去应付日常生活吗？ 　　1= 根本没精力　2= 很少有　3= 一般　4= 多数有精力　5= 完全有精力 11 您认为自己的外形过得去吗？ 　　1= 根本过不去　2= 很少过得去　3= 一般　4= 多数过得去　5= 完全过得去 12 您的钱够用吗？ 　　1= 根本不够用　2= 很少够用　3= 一般　4= 多数够用　5= 完全够用 13 在日常生活中您需要的信息都齐备吗？ 　　1= 根本不齐备　2= 很少齐备　3= 一般　4= 多数齐备　5= 完全齐备 14 您有机会进行休闲活动吗？ 　　1= 根本没机会　2= 很少有　3= 一般　4= 多数有　5= 完全有机会 15 您行动的能力如何？ 　　1= 很差　2= 差　3= 不好也不差　4= 好　5= 很好
下面的问题是关于最近两个星期您对自己日常生活各个方面的满意程度 　　1= 很不满意　2= 不满意　3= 既非满意也非不满意　4= 满意　5= 很满意

续表

16 您对自己的睡眠情况满意吗?	1	2	3	4	5
17 您对自己做日常生活事情的能力满意吗?	1	2	3	4	5
18 您对自己的工作能力满意吗?	1	2	3	4	5
19 您对自己满意吗?	1	2	3	4	5
20 您对自己的人际关系满意吗?	1	2	3	4	5
21 您对自己的性生活满意吗?	1	2	3	4	5
22 您对自己从朋友那里得到的支持满意吗?	1	2	3	4	5
23 您对自己居住地的条件满意吗?	1	2	3	4	5
24 您对得到卫生保健服务的方便程度满意吗?	1	2	3	4	5
25 您对自己的交通情况满意吗?	1	2	3	4	5
下面的问题是关于最近两个星期来您经历某些事情的频繁程度					
26 您有消极感受吗?（如情绪低落、绝望、焦虑、忧郁） 　1= 没有　2= 偶尔有　3= 时有时无　4= 经常有　5= 总是有 您是在别人的帮助下填完这份调查表的吗? 是　否 您花了多少时间来填完这份调查表? (　　　)分钟 评价员签名:					

六、症状自评量表

　　症状自评量表(symptom checklist 90, SCL-90)(表 2-7-3-7)由 90 个项目组成,每项症状的严重程度按 1~5 分评定,项目分为躯体症状(包括 1、4、12、27、40、42、48、49、52、53、56、58,共 12 项,该因子主要反映主观的身体不适感)、强迫症状(包括 3、9、10、28、38、45、46、51、55、65,共 10 项,反映临床上的强迫症状群)、人际关系敏感(包括 6、21、34、36、37、41、61、69、73,共 9 项,主要指某些个人不自在感和自卑感,尤其是在与其他人相比较时较为突出)、忧郁(包括 5、14、15、20、22、26、29、30、31、32、54、71、79,共 13 项,反映与临床抑郁症状相联系的广泛概念)、焦虑(包括 2、17、23、33、39、57、72、78、80、86,共 10 项,指在临床上明显与焦虑症状群相关的精神症状与体验)、敌对(包括 11、24、63、67、74、81,共 6 项,主要从思维、情感及行为三方面来反映患者的敌对表现)、恐怖(包括 13、25、47、50、70、75、82,共 7 项,它与传统的恐怖状态或广场恐怖所反映的内容基本一致)、偏执(包括 8、18、43、68、76、83,共 6 项,主要指猜疑和关系妄想等)、精神病性(包括 7、16、35、62、77、84、85、87、88、90,共 10 项,其中幻听、思维播散,被洞悉感等反映精神分裂样症状项目)及未分类的其他症状(包括 19、44、59、60、64、66、89,共 7 个项目,将之归为其他),共 10 类因子。根据各因子分高低来评估心理健康水平,分数越高表明其心身症状越严重,统计指标为总均分及各症状因子分。因该量表内容量大,反映症状丰富,较能准确评估对象心身自觉症状特点。近年我国心理卫生工作者已广泛应用 SCL-90 调查不同职业群体心理卫生问题,应用结果评价颇佳。

表 2-7-3-7　症状自评量表（SCL-90）

指导语：以下表格中列出了有些人可能会有的问题，请仔细地阅读每一条，然后根据最近一星期以内下述情况影响您的实际情况或使你感到苦恼的程度，在 5 个方格内选择最合适的一格，画一个钩，如"√"。请不要漏掉问题。

题目	没有	很轻	中等	偏重	严重
1. 头痛	1	2	3	4	5
2. 神经过敏，心中不踏实	1	2	3	4	5
3. 头脑中有不必要的想法或字句盘旋	1	2	3	4	5
4. 头昏或昏倒	1	2	3	4	5
5. 对异性兴趣减轻	1	2	3	4	5
6. 对旁人责备求全	1	2	3	4	5
7. 感到别人能控制您的思想	1	2	3	4	5
8. 责怪别人制造麻烦	1	2	3	4	5
9. 忘性大	1	2	3	4	5
10. 担心自己衣饰的整齐及仪态的端正	1	2	3	4	5
11. 容易烦恼和激动	1	2	3	4	5
12. 胸痛	1	2	3	4	5
13. 害怕空旷的场所或街道	1	2	3	4	5
14. 感到自己的精力下降，活动减慢	1	2	3	4	5
15. 想结束自己的生命	1	2	3	4	5
16. 听到旁人听不到的声音	1	2	3	4	5
17. 发抖	1	2	3	4	5
18. 感到大多数人都不可信任	1	2	3	4	5
19. 胃口不好	1	2	3	4	5
20. 容易哭泣	1	2	3	4	5
21. 同异性相处时感到害羞不自在	1	2	3	4	5
22. 感到受骗、中了圈套或有人想抓住您	1	2	3	4	5
23. 无缘无故地突然感到害怕	1	2	3	4	5
24. 自己不能控制地在发脾气	1	2	3	4	5
25. 怕单独出门	1	2	3	4	5
26. 经常责怪自己	1	2	3	4	5
27. 腰痛	1	2	3	4	5
28. 感到难以完成任务	1	2	3	4	5
29. 感到孤独	1	2	3	4	5
30. 感到苦闷	1	2	3	4	5
31. 过分担忧	1	2	3	4	5

续表

题目	没有	很轻	中等	偏重	严重
32. 对事物不感兴趣	1	2	3	4	5
33. 感到害怕	1	2	3	4	5
34. 感情容易受到伤害	1	2	3	4	5
35. 旁人能知道您的私下想法	1	2	3	4	5
36. 感到别人不理解您、不同情您	1	2	3	4	5
37. 感到人们对您不友好,不喜欢您	1	2	3	4	5
38. 做事必须做得很慢以保证做得正确	1	2	3	4	5
39. 心跳得厉害	1	2	3	4	5
40. 恶心或胃部不舒服	1	2	3	4	5
41. 感到比不上别人	1	2	3	4	5
42. 肌肉酸痛	1	2	3	4	5
43. 感到有人在监视您、谈论您	1	2	3	4	5
44. 难以入睡	1	2	3	4	5
45. 做事必须反复检查	1	2	3	4	5
46. 难以做出决定	1	2	3	4	5
47. 怕乘电车、公共汽车、地铁、或火车	1	2	3	4	5
48. 呼吸有困难	1	2	3	4	5
49. 一阵阵发冷或发热	1	2	3	4	5
50. 因为感到害怕而避开某些东西、场合或活动	1	2	3	4	5
51. 脑子变空了	1	2	3	4	5
52. 身体发麻或刺痛	1	2	3	4	5
53. 喉咙有梗塞感	1	2	3	4	5
54. 感到没有前途、没有希望	1	2	3	4	5
55. 不能集中注意	1	2	3	4	5
56. 感到身体的某一部分软弱无力	1	2	3	4	5
57. 感到紧张或容易紧张	1	2	3	4	5
58. 感到手或脚发重	1	2	3	4	5
59. 想到死亡的事	1	2	3	4	5
60. 吃得太多	1	2	3	4	5
61. 当别人看着您或谈论您时感到不自在	1	2	3	4	5
62. 有一些不属于您自己的想法	1	2	3	4	5
63. 有想打人或伤害他人的冲动	1	2	3	4	5
64. 醒得太早	1	2	3	4	5

续表

题目	没有	很轻	中等	偏重	严重
65. 必须反复洗手、点数目或触摸某些东西	1	2	3	4	5
66. 睡得不稳不深	1	2	3	4	5
67. 有想摔坏或破坏东西的冲动	1	2	3	4	5
68. 有一些别人没有的想法或念头	1	2	3	4	5
69. 感到对别人神经过敏	1	2	3	4	5
70. 在商店或电影院等人多的地方感到不自在	1	2	3	4	5
71. 感到任何事情都很困难	1	2	3	4	5
72. 一阵阵恐惧或惊恐	1	2	3	4	5
73. 感到在公共场合吃东西很不舒服	1	2	3	4	5
74. 经常与人争论	1	2	3	4	5
75. 单独一人时神经很紧张	1	2	3	4	5
76. 别人对您的成绩没有作出恰当的评价	1	2	3	4	5
77. 即使和别人在一起也感到孤单	1	2	3	4	5
78. 感到坐立不安心神不定	1	2	3	4	5
79. 感到自己没有什么价值	1	2	3	4	5
80. 感到熟悉的东西变成陌生或不像是真的	1	2	3	4	5
81. 大叫或摔东西	1	2	3	4	5
82. 害怕会在公共场合昏倒	1	2	3	4	5
83. 感到别人想占您的便宜	1	2	3	4	5
84. 为一些有关"性"的想法而很苦恼	1	2	3	4	5
85. 您认为应该因为自己的过错而受到惩罚	1	2	3	4	5
86. 感到要赶快把事情做完	1	2	3	4	5
87. 感到自己的身体有严重问题	1	2	3	4	5
88. 从未感到和其他人很亲近	1	2	3	4	5
89. 感到自己有罪	1	2	3	4	5
90. 感到自己的脑子有毛病	1	2	3	4	5

（尚　愚　陈　宏）

参 考 文 献

［1］Parshall MB, Schwartzstein RM, Adams L, et al. An official American Thoracic Society statement: update on the mechanisms, assessment, and management of dyspnea. Am J Respir Crit Care Med, 2012, 185（4）: 435-452.

［2］Listed N. Dyspnea. Mechanisms, assessment, and management: a consensus statement. American Thoracic

Society.Am J Respir Crit Care Med, 1999, 159(1): 321-340.

［3］ GOLD Executive Committee.Global initiative for the diagnosis, management and prevention ofchronic obstructive pulmonary disease.Updated 2015.http://www.glodcopd.org.

［4］ Papi A, Romagnoli M, Baraldo S, et al.Partial reversibility of airflow limitation and increased exhaled NO and sputum eosinophilia in chronic obstructive pulmonary disease.Am J RespirCrit Care Med, 2000, 162(5): 1773-1777.

［5］ Mahler D, Wells C.Evaluation of clinical methods for rating dyspnea.Chest, 1988, 93(3): 580-586.

［6］ Dodd JW, Hogg L, Nolan J, et al.The COPD assessment test(CAT): response to pulmonary rehabilitation.A multicentre, prospective study.Thorax, 2011, 66(5): 425-429.

［7］ Jones PW, Harding G, Berry P, et al.Development and firstvalidation of the COPD Assessment Test.Eur Respir J, 2009, 34(3): 648-654.

［8］ Jones PW, Quirk FH, Baveystock CM.The St George's Respiratory Questionnaire.Respir Med, 1991, 85 Suppl B: 25-31; discussion 33-37.

［9］ Molen T, Willemse BW, Sehokker S, et al.Development, validity and responsiveness of the Clinical COPD Questionnaire.Health Qual Life Outcomes, 2003, 1: 13-22.

［10］ 呼吸困难诊断、评估与处理的专家共识组.呼吸困难诊断、评估与处理的专家共识.中华内科杂志, 2014, 53(4): 337-341.

［11］ Smets EM, Garssen B, Bonke B.The Multidimensional Fatigue Inventory(MFI)psychometric qualities of an instrument to assess fatigue.J PsychosomRes, 1995, 39(3): 315-325.

［12］ Chalder T, Berelowitz G, Pawlikowska T, et al.Development of a fatigue scale.J Psychosom Res, 1993, 37(2): 147-153.

［13］ Krupp LB, LaRocca NG, Muir-Nash J.The fatigueseverityscale.Application to patientswithmultiple sclerosisand systemic lupus erythematosus.ArchNeurol, 1989, 46(10): 1121-1123.

［14］ 张作记.行为医学量表手册.中国行为医学科学, 2001, 10(特刊): 118-121.

［15］ 王向东, 王希林, 马弘.心理卫生评定量表手册增订版.中国心理卫生杂志, 1999.

［16］ Zigmond AS, Snaith RP.The hospital anxiety and depression scale.Acta Psychiatr Scand, 1983, 67(6): 361-370.

［17］ Zung WW.Depression status inventory and self-rating depression sacle.ECDEU assessment manual for paychopharmacology.Revised, 1976: 172-178.

［18］ Zung WW.A rating instrument for anxiety disorder.Psychosomatics, 1971, 12(6): 371-379.

［19］ WHOQOL Group.Development of the World Health Organization WHOQOL-BREF quality of life assessment. Psychol Med, 1998, 28(3): 551-558.

第三篇

呼吸康复的实施

第一章

患者教育

呼吸康复现已被明确证实可以降低呼吸困难,提高运动能力,并改善患者的生活质量。根据美国胸科学会(American Thoracic Society, ATS)和欧洲呼吸学会(European Respiratory Socirty, ETS)对呼吸康复采用的新定义:"呼吸康复是一种全面的干预,它建立在对患者进行全面评估的基础上,并辅以患者随访治疗,包括但不限于运动训练、教育和行为改变,旨在改善慢性呼吸道疾病患者的身体和心理状况,并促进长期坚持增进健康的行为"。

呼吸系统疾病,由于患病人数多,死亡率高,给社会造成了严重的经济负担,已成为一个重要的公共卫生问题。全世界呼吸系统疾病的死亡率居高不下,其中男性发病率为9.43‰,女性为7.33‰,吸烟率越高的地区,发病率越高,呈正相关性。根据世界银行及世界卫生组织的最新流行病学预测趋势,到2020年,在45岁以上的人口中,呼吸系统疾病上升为排名第五的致死率疾病。

呼吸系统疾病一直是中国重要的公共卫生问题,迄今仍然是中国农村死亡率第一位的疾病。根据世界卫生组织评估,呼吸系统疾病占中国疾病医疗保险预算的首位,是中国个人、家庭、社会和国家的重要财政负担。近年来,在心脑血管等疾病患病率明显下降的同时,呼吸系统疾病的患病率有逐年增加的趋势,20世纪以后,美国的心脑血管疾病死亡率明显下降,而呼吸系统疾病的年死亡率却增加了163%。在中国,北部与中部地区15岁以上人口吸烟率为3%,即有2 500万人有罹患呼吸系统疾病的危险;此外,有30%的呼吸系统疾病患者为非吸烟人口,且以农村人口为多见。个体易感因素、遗传、气道高反应性、环境因素(职业粉尘和化学物质、空气污染)等成为高致病因素。因此,加强公众对呼吸系统疾病的认识,对大众进行健康教育,普及城市及农村地区呼吸系统疾病的预防知识,成为亟待解决的公共卫生问题。

第一节 患者教育的目的及意义

一、对患者进行呼吸系统疾病教育的目的

呼吸系统疾病是一种慢性疾病,疾病的发生发展过程时间长,影响因素复杂,疾病的进程与生活环境、受教育程度、就医条件、对疾病的认识明显相关。关于行为和生活方式改变的教育,可以帮助呼吸系统疾病患者减少呼吸问题,恢复日常活动,提高生活质量。教育可能包括关于呼吸练习的指导、营养、药物的使用,以及患者减轻压力和节约能源的方法。患者一般对呼吸系统疾病的认识不足,对于呼吸系统疾病的预防、治疗和康复实施知识严重缺乏,因此对于患者进行健康教育的目的,主要集中在以下几个方面:

(一)管理呼吸系统疾病宣教

对患者进行康复治疗宣教的目的,是更好地阻止或延缓肺部病变的进展,改善生活质

量,并预防和治疗相关的一些并发症。

(二)有效利用肺功能

最大限度地有效利用现存的肺功能,争取改善肺功能,并预防肺功能的降低可以对呼吸系统疾病起到治疗的作用。

(三)提高运动功能,预防和治疗并发症

运动功能训练包括下肢训练、上肢训练和呼吸肌训练三种。在医师指导下进行有氧训练和医疗体操训练来改善肌肉代谢、肌力、全身运动耐力和气体代谢,以增强呼吸肌功能。在延缓疾病症状的同时,提高患者的体力活动能力,防止急性加重,预防和治疗并发症。

(四)药物治疗及合理器械

由于急性期起病急,因此需要遵守医师的治疗方案,使用控制病情蔓延的药物,确保病情稳定。必要时可行机械通气及器械植入帮助呼吸。

(五)改善心理及情绪状态

由于患者存在呼吸困难、起病急、病程加重、病程迁延等情况,因此会产生焦虑、抑郁的心态。临床医师和护理人员通过对患者疾病的治疗,并配合疏导患者的心理情绪问题,可明显改善患者心理及情绪状态。

(六)保持运动习惯,提高自我管理的生命质量

对患者进行呼吸系统疾病康复教育的最终目的,是让患者更好地应对疾病,治疗疾病,改善症状,提升呼吸功能,加强康复锻炼,使患者更加健康,从而延长患者的寿命(表3-1-1-1)。

表3-1-1-1 慢阻肺患者呼吸康复生活教育环节

序号	环节内容
1	呼吸窘迫的管理
2	保存体力
3	病情恶化的管理和临床执行计划概览
4	慢阻肺的药物治疗和吸入装置的合理使用
5	压力、焦虑和抑郁管理
6	持续锻炼和自我管理策略

二、对患者进行呼吸系统疾病教育的意义

呼吸系统疾病的患者教育工作,包括改善患者的呼吸功能,提高呼吸效率,使其早日回归社会,减少反复住院的次数,维持并独立完成稳定期的家庭生活等。

在对患者进行健康宣教时,其特点是要患者自觉自愿地参加到康复治疗实践活动中来。因此,应尽量鼓励患者主动参加治疗,使患者充分了解药物治疗并非康复治疗的全部,主动进行运动锻炼及物理性治疗会使康复进程缩短,并加快疾病恢复的速度。进一步使患者了解自己的疾病,学会如何在患病的情况下提高生活质量,防止病情加重,是健康教育的意义所在。为了使患者更好地掌握并践行主动参与康复活动的意识,康复医师团队有必要从不

同的角度对患者及家属进行教育,而其中突出戒烟的意义尤为重要。在预后的教育中不仅要注意指导患者进行康复治疗,还需要确认患者实施的情况,进行随访。

第二节　呼吸康复患者教育课程设置

对呼吸系统疾病健康教育的课程设置可以从呼吸生理、药物使用、氧气治疗、运动锻炼、戒烟、体位排痰、日常护理等方面,对患者及其家属进行宣教。通过健康教育的方式可以使患者自觉地参与治疗,并预防疾病,促进身体健康,从而提高生活质量。

一、坚持呼吸锻炼

正常人体的呼吸生理方式可分为胸式呼吸和腹式呼吸两种。由于呼吸系统疾病的特殊性,胸式呼吸不能完全满足患者疾病康复的需要,因此锻炼患者使用包括抗阻呼气训练、腹式呼吸、深呼吸、局部呼吸训练等方式,可减少单一呼吸方式带给患者的脏器压力,并充分调动呼吸肌,提高功能锻炼性。在对患者进行腹式呼吸的教育过程中,应由医护人员将抗阻呼气训练、腹式呼吸、深呼吸、局部呼吸训练等呼吸方法以文字、图片、视频、示范等方式详细讲授,确保患者能够得到充分的学习,并运用在康复锻炼中(图 3-1-2-1)。

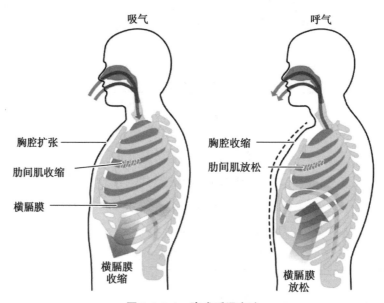

图 3-1-2-1　腹式呼吸方法

二、药物应用和营养

临床医师应指导患者尽量减少镇咳药尤其是中枢镇咳药物的使用,以保护咳嗽反射。除常规吸入性用药及其他用药之外,医师还应鼓励患者科学合理膳食,增强营养,是促进呼吸系统疾病恢复的保证。指导患者在日常饮食中以高蛋白、高热量、高维生素、低脂肪、易消化的饮食为主,如瘦肉、鱼、蛋、奶、蔬菜和水果等。

三、家庭氧疗

医护人员应给患者讲解吸氧的益处及可以进行吸氧的多种方式。教会患者及家属掌握氧气瓶的操作方法及注意事项；并提倡夜间带氧睡眠，采用低流吸氧的方式。鼓励患者在进行户外活动时多接触新鲜空气，在有氧锻炼的同时呼吸新鲜空气，加速肺循环和气体代谢。在进行健康知识宣教的同时，要教会患者观察口唇、鼻尖、面颊部皮肤黏膜及肢端的颜色，以便随时自我观察身体状况的变化，让患者认识到家庭氧疗是提高患者生存率的有效手段之一。

四、运动疗法

运动锻炼是增强患者呼吸肌及腹肌力量的有效方式。由于活动时容易出现肢体疲劳，在促进患者运动锻炼的时候要根据患者自身疾病的不同而制订运动处方。其中较为重要的是需要医护人员科学的评估患者的运动能力，然后给予适合患者的个体化运动方案。由于呼吸运动在一定程度内可以调节，因此可以在患者力所能及的范围内进行适度的运动调节，并配合全身运动。

五、戒烟

呼吸系统疾病中有 80%~90% 的患者为烟民。单纯由吸烟引起呼吸系统疾病的患者占42%，吸烟加慢性呼吸系统疾病的患者占 31%。而非吸烟者有 71% 在家、36% 在公共场合遭受被动吸烟的危害。父母吸烟的儿童，其呼吸系统疾病及肺功能减退的发生率比父母不吸烟的儿童相比明显较高。因此增强患者对吸烟严重危害性的认识，并时刻警醒患者戒烟，是一项刻不容缓的宣教任务。

六、保持呼吸道清洁，注意体位排痰

呼吸系统疾病的患者由于长期气道阻塞气流受限导致呼吸肌疲劳，患者想要咳痰并非易事。临床医师应引导患者正确处理好积极休息与集中力量咳嗽、咳痰的关系，当痰液不多或无痰时应叮嘱患者休息，避免无效咳嗽，有痰时则鼓励患者全力咳嗽以尽可能充分咳出痰液（图3-1-2-2）。体位引流、体内体外振动排痰等措施也有利于痰液咳出。另外，医生还应教会患者寻找自身咳痰的经验，以促进纤毛摆动将痰液运送至咽喉部，从而便于咳出。此外，教会患者自体痰液引流技术（详见相关章节）。

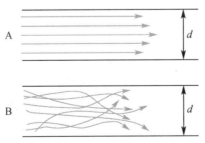

图3-1-2-2　平稳呼吸气流（A）层流有序且阻力较低；
病理性呼吸（B）层流杂乱无章且阻力较高

第三节 影响呼吸康复依从性的因素及对策

尽管呼吸系统疾病的康复可以帮助患者缓解症状，改善呼吸功能，但是在临床上会常见患者依从性差，参与功能锻炼意愿较低的现象。因此临床医疗工作人员应注意到患者出现的依从性差等问题，及时给予指导及对策，避免延缓康复进程，促进患者加强呼吸康复的参与性。

一、影响患者呼吸康复依从性的因素

影响患者进行呼吸康复的因素有很多，根据患者生理病理的不同及家庭-社会等因素，可以分为以下几个方面：

1. 生理病理因素　由于进行呼吸康复时收治患者的基础疾病及合并疾病有所不同，因此需排除呼吸康复风险患者：患有严重运动功能障碍，并明显有运动限制的患者；患有严重的肺动脉高压病、既往有严重心脏病；在进行呼吸康复时发生不稳定性心绞痛发作的患者；患有严重认知障碍、精神障碍的患者（MMSE 评分低于 25）。

2. 缺乏呼吸系统疾病康复的知识　由于患者缺乏呼吸系统疾病的知识，不能认识到呼吸康复的重要意义，呼吸康复计划的疗效与康复时间相关，大部分患者不能坚持，部分患者对疾病恢复缺乏足够的信心，呼吸功能下降，以及营养不良等因素的影响，其锻炼依从性也大大下降，甚至放弃坚持锻炼，进而对疾病的康复造成了严重影响。

3. 心理-社会因素　呼吸系统患者随着疾病的发展发生呼吸困难，而限制了患者的活动，使患者放弃日常活动、社会活动及人际交往，不能满足自己的爱好，影响其在家庭及社会中的角色，容易产生焦虑、恐惧、孤独和抑郁等情绪问题，角色的转换使其对家人的依赖性增强而自主性减低，对疾病的恢复缺乏信心，对康复锻炼缺乏主动性。在家庭-社会支持系统方面，患者在康复锻炼过程中，缺乏来自医务人员和家人及朋友的关心、鼓励和督导，患者孤独无援，难以坚持。

4. 康复锻炼方案　患者的依从性与治疗方案的复杂性呈负相关。康复锻炼的方案太复杂，缺乏个性化、趣味性及可操作性，容易使患者产生疲劳。呼吸功能锻炼是一个长期过程，患者的依从性下降，是患者不能很好地坚持的重要因素。

二、促进患者呼吸康复依从性的对策

针对患者进行呼吸康复依从性下降等生理及社会因素，医护人员应采取相应的措施，应对并处理好患者在康复进程中出现的各类问题。

1. 加强健康教育　对于呼吸康复患者来说，缺乏相关康复健康知识的宣教是较为普遍的问题。因此，应加大健康教育的力度，根据患者的疾病严重程度、文化教育程度、理解接受能力、个人喜好等因素进行综合考量，因人施教。采用形式多样的教育方法，包括健康知识讲座、健康教育处方、运动处方、电话随访、组织同类患者进行小组健康讲座及锻炼示范等方式，并强调主动参与呼吸康复的重要性。在健康宣教的活动中要充分注意医患互动，发挥患者的积极性，主动参与活动，同时对教育的效果及时作出调整，直到患者或家属能够熟练掌握所学内容。

2. 加强心理干预　医护人员要充分了解患者对疾病和康复训练的态度和信念,坚定患者对锻炼能够使自身获益的信念,通过耐心细致的解释和心理辅导,解除患者各种不必要的顾虑和情绪障碍。鼓励患者树立乐观向上、理性平和、积极参与的良好心态,保持精神愉快,以最佳的身心状态进行康复锻炼。必要时,可以与临床心理医师或治疗师合作,对患者加强情绪调节方面的指导。

3. 建立良好的医患关系　制订呼吸康复计划的医师应与参加呼吸康复的患者保持随时沟通,增进理解。医护人员应以患者为中心,处处关心、体贴患者,注意倾听患者的倾诉,积极帮助患者解决锻炼中遇到的生理及心理问题,消除不良因素的影响,提高呼吸康复锻炼的依从性。

4. 提升康复锻炼中的各个环节　根据患者的具体情况制订呼吸锻炼的目标及个性化康复锻炼方案。对呼吸锻炼的效果建立一个合理的期望值,目标要具体、明确。康复锻炼方案要量力而行,要有计划、分阶段、循序渐进、持之以恒。医护人员要坚持持续跟进患者的康复计划,及时发现锻炼依从性发生改变的原因,从而采取相应的措施。

5. 调动社会支持系统　在呼吸康复的过程中,充分地与患者家属进行沟通,并鼓励家属参与到康复进程中来至关重要。家属能否积极乐观地面对患者需要每天进行的康复锻炼内容,并且尽可能给予全方位的支持和陪伴,是患者最终能够康复与否的关键所在。家属应鼓励患者积极配合康复医师制订的锻炼计划,每日定时定量地完成训练目标,主动做一些力所能及的家庭 - 社会活动,体现自身价值并感受生活的乐趣。树立让患者回归社会的目标,让患者积极调整心态,提高自信心,并主动建立家人 - 亲友 - 社会支持系统,多角度地帮助患者朝积极康复的方向迈进。良好的家庭和社会环境,能够消除患者的负面情绪,使其对治疗更有信心,从而更加珍惜生命质量,自觉自愿转变为遵医嘱的行为。

临床医师应与患者一起制订相应的对策,这样可以更好地提高临床结果、患者的生活质量和自我管理意识,从而制订全面的指导方针,协助患者更好的康复。

建议患者按照呼吸系统疾病健康教育课程设置完成家庭呼吸锻炼,预防身心疾病,促进身体健康,提高生活质量。具体策略为:

1. 坚持胸腹联合呼吸锻炼,每天 2 次,15min/ 次。

2. 保证营养　以高蛋白、高维生素、低脂肪、易消化的饮食如瘦肉、鱼、蛋、奶、蔬菜和水果等为主。

3. 坚持运动锻炼　在患者力所能及的范围内进行有氧运动调节,配合全身运动。

4. 注意清洁排痰,保持呼吸道清洁。

5. 关注情绪状态,保持心情愉悦。

6. 戒烟。

(赵红梅)

参 考 文 献

[1] Nici L, Donner C, Wouters E, et al.ATS/ERS Pulmonary Rehabilitation Writing Committee.American Thoracic Society/European Respiratory Society Statementon Pulmonary Rehabilitation.Am J Respir Crit Care Med, 2006, 173(12): 1390-1413.

[2] Nici L, ZuWallac R.American Thoracic Society Subcommittee on Integrated Care of the COPD Patient.An

Official American Thoracic Society Workshop Report: the integrated care of the COPD patient.Proc Am Thorac Soc, 2012, 9(1): 9-18.

[3] Wouters EF, Augustin IM.Process of pulmonary rehabilitation.Guidelines for pulmonary rehabilitation programs organization.Eur J Phys Rehabil Med, 2011, 47(3): 475-482.

[4] Refai M, Pompili C, Salati M, et al.Can maximal inspiratory and expiratory pressures during exercise predict complications in patients submitted to major lung resections? A prospective cohort study.Eur J Cardiothorac Surg, 2014, 45(4): 665-669, discussion 669-670.

[5] Spruit MA, Singh SJ, Garvey C, et al.An official American Thoracic Society/European Respiratory Society statement: key concepts and advances inpulmonary rehabilitation.Am J Respir Crit Care Med, 2013, 188(8): e13-64.

[6] 吴学敏, 俞红霞. 慢阻肺患者健康生活 . 北京: 化学工业出版社, 2006: 45-47.

[7] Dorsey E, Elbaz A, Nichols E.Global, regional, and national burden of Parkinson's disease, 1990-2016: a systematic analysis for the Global Burden of Disease Study 2016.Lancet Neur, 2018, 17(11): 939-953.

[8] Lacase Y, Goldstein R, Lasserson TJ, et al.Pulmonary rehabilitation for chronic obstructive pulmonary disease. Cochrane Database Syst Rev, 2006, 4: CD003793.

[9] 孟申 . 肺康复 . 北京: 人民卫生出版社, 2007: 203-212.

[10] Yawn BB, Thomashaw B, Mannino DM, et al.The 2017 Update to the COPD Foundation COPD Pocket Consultant Guide.Chronic Obstr Pulm Dis, 2017, 4(3): 177-185.

[11] Newsom J, Huguet N, McCarthyM.Health Behavior Change Following Chronic Illness in Middle and Later Life.J Gerontol B Psychol Sci Soc Sci, 2012, 67B(3): 279-288.

[12] Cologne G.Institute for Quality and Efficiency in Health Care.Informed Health Online, 2006, 15(4): 204-212.

[13] Cosgrove D, MacMahon J, Bourbeau J.Facilitating education in pulmonary rehabilitation using the Living Well with COPD programme for pulmonary rehabilitation: a process evaluation.BMC Pulm Med, 2013, 13: 50.

[14] Wilson J, O'Neil B, Reilly J.Education in Pulmonary Rehabilitation: The Patient's Perspective.Arch Phys Med Rehabil, 2007, 88(12): 1704-1709.

[15] Lung Foundation Australia Pulmonary Rehabilitation Toolkit.Patient Education.Aims& Objectives.https: // pulmonaryrehab.com.au/importance-of-education/aims-objectives/.

[16] Lung Foundation Australia Pulmonary Rehabilitation.Patient Education.Education Topics.https: // pulmonaryrehab.com.au/importance-of-education/education-topics/.

[17] Reeve D.6 Effective Breathing Techniques and Exercises for COPD.LPT Medical.Respiratory Resource Center, 2018, 1: 26-52.

[18] Bryant J, McDonald V, Boyes A.Improving medication adherence in chronic obstructive pulmonary disease: a systematic review.Respir Res, 2013, 14(1): 109.

[19] Wang C, Xu J, Yang L.et al.Prevalence risk factors obstructive study.Pulmonary disease in China(the China Pulmonary Health[CPH] study): a national cross-sectional study.Lancet, 2018, 391(10131): 1706-1717.

[20] Spruit M, Pitta F, McAuley E, et al.Pulmonary Rehabilitation and Physical Activity in Patients with Chronic Obstructive Pulmonary Disease.Am J Respir Crit Care Med, 2015, 192(8): 924-933.

[21] Pulmonary Rehabilitation.NIH: National Heart, Lung, and Blood Institute.https: //www.nhlbi.nih.gov/health-topics/pulmonary-rehabilitation.

[22] Guo SE, Shen HC, Okoli C, et al.Generalist versus specialist nurses' knowledge, attitudes, and behavioral

intentions toward promoting pulmonary rehabilitation for patients with chronic obstructive pulmonary disease: A cross-sectional correlational study.Medicine(Baltimore), 2018, 97(43): e12975.

[23] KatsenosS, Constantopoulos S.Long-Term Oxygen Therapy in COPD: Factors Affecting and Ways of Improving Patient Compliance.Pulm Med, 2011: 325-362.

[24] Harris D, Hayter M.Factors affecting the offer of pulmonary rehabilitation to patients with chronic obstructive pulmonary disease by primary care professionals: a qualitative study.Primary Health Care Research and Development.2008, 9(4): 280-290.

[25] Pumar M, Gray C, Walsh J.Anxiety and depression-Important psychological comorbidities of COPD.J Thorac Dis, 2014, 6(11): 1615-1631.

[26] Guo S, Bruce A.Improving Understanding of and Adherence to Pulmonary Rehabilitation in Patients with COPD: A Qualitative Inquiry of Patient and Health Professional Perspectives.PLoS One, 2014, 9(10): e110835.

[27] Sassi-Dambron DE, Eakin EG, Ries AL, et al.Treatment of dyspnea in COPD.A controlled clinical trial of dyspnea management strategies.Chest, 1995, 107(3): 724-729.

[28] Thapar AK, Roland MO.General practitioner attitudes to the care of people with epilepsy: an examination of clustering within practices and prediction of patient-rated quality of care.BMC Fam Pract, 2005, 6(1): 9.

第二章 呼吸康复常用设备

第一节 运动治疗常用设备

运动治疗是为了缓解症状或改善功能,根据疾病的特点进行全身或局部的运动以达到治疗目的。运动治疗在恢复、重建功能中起着极其重要的作用,是康复治疗的重要措施之一。它在呼吸康复训练中,不仅可以改善慢性阻塞性肺疾病患者肌肉功能和运动耐力,而且能间接缓解劳力性呼吸困难,减少情绪紊乱,改善心血管功能等。

运动疗法的实施是通过制订运动处方来进行的。运动处方是在身体测评的基础上,根据锻炼者身体的需要,按照科学健身的原则,为锻炼者提供的量化指导方案。它是指导人们有目的、有计划、科学锻炼的一种形式。在有效的运动处方的指导下进行锻炼可以达到健身或治疗的效果。

常用的呼吸康复运动治疗设备包括呼吸肌肌力和耐力训练、上肢肌力和耐力训练、下肢肌力和耐力训练等相关设备。

1. 呼吸肌肌力训练 呼吸肌对于维持正常通气和换气至关重要,呼吸疾病发展到一定阶段常伴随呼吸肌不同程度的萎缩和功能下降,呼吸肌无力会降低患者运动耐力、生存率及生活质量,也是患者因急性加重再入院的一个危险因素。大量研究结果显示呼吸肌训练不仅能加强呼吸肌力量和耐力,也能改善患者呼吸困难和功能性运动能力,提高生活质量和运动耐力。

(1)吸气肌的训练器:吸气是一种主动过程,这个过程需要呼吸肌主动收缩使胸腔扩大,从而肺内压力降低,一旦肺内压力低于大气压时,空气便会吸入肺中进行气体交换。正常时的吸气由横膈和肋间外肌负责,当横膈收缩和肋间外肌收缩时,横膈位置向下且胸腔同时向外和向上运动,胸腔体积变大,相对的压力变小,大气的空气就被吸进肺中。然而,在用力吸气或深呼吸时,除了横膈收缩外,还需吸气辅助肌(胸锁乳突肌、斜方肌、斜角肌和肋间外肌)的协助,胸锁乳突肌的收缩使得胸骨往上提,斜角肌的收缩使得上位肋骨往上提,这些肌肉收缩的结果使得胸廓上举,胸腔空间扩大到极限。

吸气训练器的设计原理是阻抗训练,使用者通过吸气训练器吸气时需费力去抵抗训练器设定的阻抗,锻炼的目标是增加吸气肌力,增加呼吸肌强度与耐受度,增加潮气量,改善肺功能,促进排痰等。

(2)呼气肌训练器:正常时的呼气并没有肌肉的收缩,当横膈和肋间外肌松弛时,胸腔变小,肺内压力变大,因而气流由体内向体外排出。但当外在的空气气流受到阻碍,或者是对于患有慢性肺疾病的患者来说,呼气就不完全是一个放松的过程,而需要呼气肌的参与。用力呼气时,负责呼气的肋间内肌和腹肌开始收缩,肋间内肌收缩使肋骨往下移,而腹肌收缩也使肋骨往下移压迫腹腔内脏,迫使横膈往上凸,而使得胸腔体积缩到最小,肺内压增至最大,体内的二氧化碳才能大量呼出。

呼气训练对于体内气体交换的效率有显著帮助,并且在呼气训练的辅助器材中,常常会加入气道振荡的机制,使慢性肺疾病的患者,能够一边训练呼吸,一边达到松解痰及排痰的效果,使整个治疗的过程事半功倍(图 3-2-1-1)。

2. 其他肌力训练器

(1)后拉力训练器(图 3-2-1-2):又称背部拉伸机是通过划船动作来加强肩胛骨之间肌肉的力量训练器械。可使用可插入的配重来控制训练的强度,可通过座椅高度调节装置来调整训练姿势。

训练肌群:背阔肌。

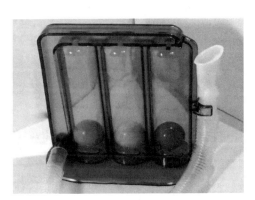
图 3-2-1-1　呼吸训练器

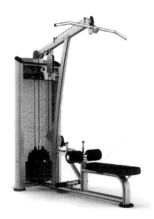
图 3-2-1-2　后拉力训练器

(2)腹部屈曲训练器(图 3-2-1-3):腹部屈曲训练器是通过坐姿、双脚保持不动、屈腹对抗阻力加强腹部肌肉的力量训练器械。可使用可插入的配重来控制训练的强度。可通过座椅高度调节装置来调整至最佳的训练姿势。

训练肌群:腹直肌、腹内斜肌、腹外斜肌。

(3)胸部推举训练器(图 3-2-1-4):胸部推举机是通过坐姿举重练习来加强胸部和手臂伸肌的力量训练器械。可使用可插入的配重来控制训练的强度。可通过座椅高度调节装置和不同的手柄来进行综合训练。

训练肌群:胸大肌、胸小肌、肱三头肌。

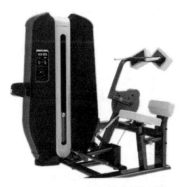
图 3-2-1-3　腹部屈曲训练器

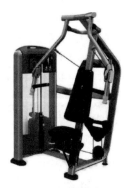
图 3-2-1-4　胸部推举训练器

（4）腿部屈曲训练器（图3-2-1-5）：腿部屈曲训练器是通过坐姿腿部负重屈曲练习来加强腿部屈肌的力量训练器械。可使用可插入的配重来控制训练的强度。可通过座椅高度调节装置和不同的手柄来进行综合训练。

（5）宽握挺蹲训练器：宽握挺蹲训练器需要仰卧训练，躺在座椅尽可能远的位置，肩膀尽可能放低，伸展双腿，对抗器械阻力达到锻炼股四头肌、臀大肌的作用。可使用可插入的配重来控制训练的强度。

训练肌群：股四头肌、臀大肌。

（6）外展肌训练器：外展肌训练器通过打开双腿，对抗器械阻力来达到锻炼外展肌的作用。可使用可插入的配重来控制训练的强度（图3-2-1-6）。

训练肌群：外展肌。

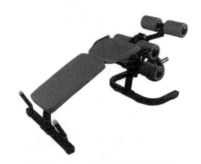
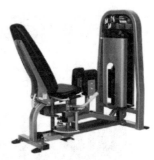

图3-2-1-5　腿部屈曲训练器　　　图3-2-1-6　宽握挺蹲训练器和外展肌训练器

3. 耐力训练（有氧训练）　耐力训练是呼吸康复运动训练的重要组成部分，耐力训练可以提高患者运动能力和生活质量，增强肌肉力量，改善运动诱导的肺过度动态充气和劳力性呼吸困难，提高心率恢复值等，耐力训练通常以骑自行车、步行、跑步、爬楼梯等形式进行，是呼吸康复中最常采用的几种运动方式。常用的耐力训练设备包括翻转康复功率车、功率车、卧式踏车、上肢功能训练器、康复跑台、椭圆仪、空中漫步机、台阶训练器。

（1）翻转康复功率车：翻转康复功率车主体为可移动的电动翻转床，配备可伸缩功率计，并于左侧配备垫板实现使用者最佳的位置调整。由电动控制双轴向的倾斜及旋转角度。

翻转康复功率车针对不同患者可以采用不同的角度来进行有氧训练。由于在床上训练，对于超重患者，不损伤关节，能完成最大运动。对于行动不便的老年人，及偏瘫患者可以相关部件的固定支撑下完成有氧训练。可防止颅压过高引起头痛，防止心肺疾病引起呼吸困难，使患者逐渐适应体位变化向站立过度。

（2）功率车（图3-2-1-7）：功率车外观类似于自行车，双侧踏板连接可提供恒定负荷的功率计。患者在车上通过规律的圆周运动，使肌肉拉伸，增加肌肉耐力。

（3）卧式踏车：卧式踏车配备靠背座椅，双侧踏板连接可提供恒定负荷的功率计。靠背椅以及可调节的座椅更加符合人体工学，减少了脊柱的压力。这个特点使卧式踏车对于任何健康目的的训练项目来说都是理想方式。

（4）上肢功能训练器（图3-2-1-8）：上肢功能训练器配备可折叠座椅，采用球形把手，方便患者抓握，双侧把手连接可提供恒定负荷的功率计。上肢功能训练器提供综合性的上肢训练，从而增强有氧运动能力。设备可以坐姿进行训练，座椅也可折叠，坐轮椅的患者也可以方便使用。当设备座椅收起后可以站姿进行训练,或坐在稳定球上,实现肌肉平衡训练。

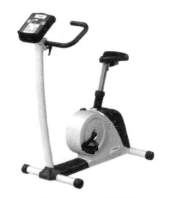 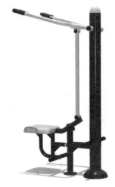

图 3-2-1-7　功率车　　　　　　图 3-2-1-8　上肢功能训练器

（5）康复跑台（图 3-2-1-9）：康复跑台配备超宽台面与连续的扶手,为患者康复提供最大可能的安全保障,非常低的设备高度以及低初始速度,使跑台可用于治疗的目的。甲板和皮带系统有高冲力并减少受影响的关节压力,同时,可模拟上下坡跑步角度。

（6）椭圆仪（图 3-2-1-10）：椭圆仪同样可提供非常充分的有氧训练,且与跑步相比,椭圆仪上的运动不会产生任何冲击,平稳的椭圆运动可以显著降低对关节的压力,可以帮助患者平缓地提高基础有氧运动能力,可以向前及向后运动。

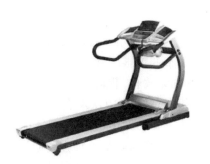 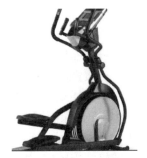

图 3-2-1-9　康复跑台　　　　　　图 3-2-1-10　椭圆仪

（7）空中漫步机（图 3-2-1-11）：空中漫步机可以通过半躺的姿势进行有氧训练,这样会使运动中关节和脊椎受到的压力更平缓。这种独特的训练位置可以减少对腰椎椎间盘的高达 61% 的压力。这一设备对运动受限的患者非常适用,这一人群使用该设备开始进行以康复为目的的有氧训练非常必要。肥胖患者、膝关节及髋关节问题的患者同样适用。

（8）台阶训练器（图 3-2-1-12）：台阶训练器两侧由大范围且连续的安全夹具提供稳定的位置和支持;可规律性训练大腿、小腿和臀部的肌肉耐力,能提供给各个年龄层的患者一种集中的低强度的有氧练习。台阶训练器模拟的是爬楼梯动作,是一种很有效的消耗血糖的运动方式,适合合并糖尿病的患者进行血糖消耗。

慢性呼吸系统疾病患者进行运动康复治疗和练习过程中,需要注意选择合适自身条件的运动方式、锻炼强度以及锻炼时间;运动量宜从小开始,量力而行,逐渐增强运动耐受能力,以无气促加重为主要衡量标准。

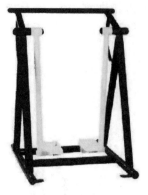
图 3-2-1-11　空中漫步机

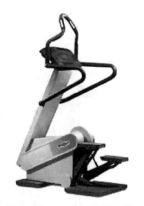
图 3-2-1-12　台阶训练器

第二节　作业治疗常用设备

　　根据患者的功能障碍和康复目标,采用有针对性的日常生活活动、娱乐活动、职业劳动和认知活动,对患者进行反复训练,以缓解症状、改善躯体和心理功能,提高生活质量,使其最大限度地恢复家庭和社会生活。

　　呼吸康复的作业治疗是指为保证呼吸道通畅、提高呼吸肌功能、促进排痰和痰液引流、改善肺和支气管组织血液代谢、加强气体交换效率的训练方法。呼吸训练的基本方法包括缩唇训练、腹式呼吸训练、呼吸肌训练、排痰训练等。

　　1. 缩唇呼吸　缩唇呼气增加气道外口段阻力,可防止气道过早闭合。教会患者用鼻吸气用口呼气,呼气时嘴唇缩成吹笛状,气体经缩窄的嘴唇缓慢呼出,吸气与呼气之比为 1∶2 或 1∶3(图 3-2-2-1)。缓慢呼吸有助于减少解剖无效腔,提高肺泡通气量,但过度缓慢呼吸可增加呼吸功,反而增加耗氧,因此每分呼吸频率宜控制 10 次左右。

　　2. 腹式呼吸锻炼　作深而缓慢的腹式呼吸,使呼吸阻力减低,潮气量增大,通气 / 血流比例失调改善(正常 0.8)。同时通过腹肌主动的舒张与收缩可加强膈肌运动,提高通气量,减少氧耗量,从而减轻呼吸困难,提高活动耐力。方法:患者取立位或坐位,一手放于腹部,一手放于胸部,吸气时尽力挺腹,胸部不动;呼气时腹部内陷,尽量将气呼出(图 3-2-2-2)。每分钟呼吸 7~8 次,每次 10~30min,每天锻炼 2 次,掌握腹式呼吸后,应将缩唇呼吸融于其中,能有效增加呼吸运动的力量和效率,调动通气的潜力。

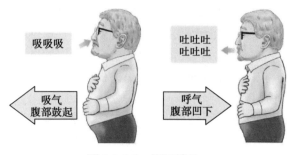

吸吸吸　　吐吐吐吐吐吐

吸气腹部鼓起　　呼气腹部凹下

图 3-2-2-1　缩唇呼吸

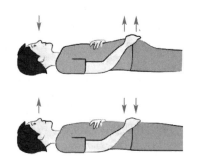

图 3-2-2-2　腹式呼吸锻炼

3. 深呼吸和有效咳嗽 患者每 2~4h 定时进行数次随意的深呼吸，在吸气终了屏气片刻然后爆发性咳嗽，促使分泌物从远端气道随气流移向大气道。

4. 胸部叩击 方法为五指并拢，向掌心微弯曲，呈空心掌，腕部放松，迅速而规律地叩击胸部痰液聚集肺叶。从肺底到肺尖、从肺外侧到内侧，每一叶叩击 1~3min。叩击同时鼓励患者作深呼吸和咳嗽、咳痰。叩击时间以 15~20min 为宜，每天 2~3 次，餐前进行。

5. 呼吸操练习 以缩唇呼气配合肢体动作为主，吸气用鼻，呼气用嘴。第一节双手上举吸气，放下呼气，10~20 次；第二节双手放于身体侧面，交替沿体侧上移下滑，上移吸气，下滑呼气，10~20 次；第三节双肘屈曲握拳，交替向斜前方击拳，出拳吸气，还原呼气，10~20 次；第四节双腿交替抬起，屈膝 90°，抬起吸气，放下呼气；第五节吹悬挂的小纸球训练。

作业治疗应遵守循序渐进的原则，根据患者个体情况，对时间、强度、间歇次数等进行适当调整，以不产生疲劳为度。另外必须详细记录作业治疗的医嘱、处方、进度、反应、患者完成能力和阶段性评估及治疗方案。

第三节 吞咽治疗常用设备

吞咽障碍指由多种原因引起的，由于吞咽过程中一个或多个阶段受损而导致吞咽困难的一组临床综合征。口、咽、食管疾病、脑神经、延髓病变、假性延髓麻痹、锥体外系疾病、肌病等均可引起吞咽功能障碍。吞咽障碍不仅会给患者造成痛苦，影响营养，损害健康，还可能导致吸入性肺炎、大量食团咽呛引起窒息致死等严重后果。

临床上常见的吞咽困难主要是舌咽、迷走和舌下神经的核性和核下性损害产生的真性延髓麻痹和 / 或双侧皮质脑干束损害产生的假性延髓麻痹，即多见于脑卒中后患者的延髓麻痹和假性延髓麻痹，其吞咽障碍主要是随意性舌运动开始时间延迟，与吞咽有关肌肉运动协调性降低。单侧皮质脑干束受损者也可出现一过性的吞咽障碍。

吞咽困难的治疗策略有：注意进食体位和环境、冷刺激治疗、间接咽下训练、呼吸训练、咳嗽训练、自主气道保护训练、发音训练、舌肌训练等。除此之外，还可以借助某些康复设备来进行电刺激治疗。

常用吞咽障碍治疗设备介绍如下：

1. 吞咽障碍治疗仪（低中频电刺激仪） 吞咽神经与肌肉电刺激仪（图 3-2-3-1）用于吞咽功能障碍的治疗及训练，通过输出特定的低中频脉冲电流对喉颈部神经肌肉进行电刺激，兴奋神经及吞咽肌群。可促使产生类似吞咽的肌群运动，可缓解神经元麻痹、促进吞咽反射弧功能重建与恢复，进而提高吞咽及语言能力。

（1）适应证：适用于喉部非机械原因损伤引起的吞咽障碍治疗及训练。

（2）禁忌证

1）有出血倾向的患者（如：脑出血急性期、凝血机制障碍等）；

2）严重心脏病、严重高血压及严重的心、肝、肺、肾衰竭的患者；

3）使用植入式电子装置（例如心脏起搏器）的患者；

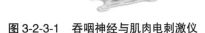

图 3-2-3-1 吞咽神经与肌肉电刺激仪

4）生命体征不稳定者、发热患者；

5）有电疗不良反应者；

6）治疗时出现血压、心率、呼吸明显变化者（较基础值改变≥20%）；

7）治疗部位开放性创口、感染者；

8）恶病质、活动性肺结核及癌肿患者；

9）严重的精神病患者、癫痫患者；

10）由于使用鼻饲管而严重反流的患者，应慎用；

11）严禁在颈动脉窦处放置电极进行治疗；

12）严禁在主动运动禁忌处使用。

2. 口面部训练工具 电动牙刷、舌肌训练器、咬胶、按摩棒、发声训练器等。

3. 导管球囊扩张 适用于先天性狭窄、术后吻合口狭窄、化学灼伤性狭窄、肿瘤放疗后单纯瘢痕性狭窄、消化性狭窄、贲门失弛缓症等。

4. 肌电图生物反馈刺激仪（图3-2-3-2） 该仪器可收集吞咽相关肌肉活动时微弱的肌电信号，患者努力活动时，肌电信号就会增大，当肌电信号水平超过该仪器设定的阈值（诱发电刺激的值）时，仪器就会发出电流给患者一次电刺激。这种电刺激可以把正确的关节运动感觉和肌肉收缩的感觉传到大脑，大脑就能得到正确的反馈，以促进脑功能的重组来激活闲置的神经通路，从而达到神经重建的治疗目的。

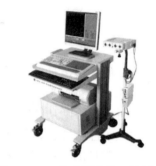

图3-2-3-2 肌电图生物反馈刺激仪

5. 非侵入性脑刺激（noninvasive brain stimulation, NIBS）治疗 经颅直流电刺激（transcranial direct current stimulation, tDCS）、重复经颅磁刺激（repetitive transcranial magnetic stimulation, rTMS）是目前应用最广泛的两种 NIBS 技术。已有临床研究表明这两项技术可改善吞咽困难，但仍需要更多的临床研究数据来支持和摸索具体应用的方法。

tDCS 是一种利用恒定、低强度直流电（1~2 mA）调节大脑皮层神经元活动的非侵入性治疗技术。有研究表明在头皮表面卒中受损半球与吞咽相关的区域放置电极进行 tDCS 治疗可改善吞咽功能。

rTMS 是一种利用脉冲磁场作用于中枢神经系统（主要是大脑），改变皮层神经细胞的膜电位，使之产生感应电流，影响脑内代谢和神经电活动，从而引起一系列生理生化反应的磁刺激技术。

吞咽治疗过程中应注意防止发生呕吐、误吸，出现呕吐反射即停止刺激，注意动作要轻柔、力度适中、避免引起不必要的损伤；保持口腔清洁、预防感染。

第四节 理疗常用设备

理疗就是利用人工或自然界物理因素作用于人体，使之产生有利的反应，达到预防和治疗疾病目的的方法。呼吸疾病理疗方法目的在于加强血液循环，促进炎性渗出物排出，消炎，止咳。

常见的呼吸康复理疗设备如下：

1. 超短波治疗仪 超短波治疗仪(图 3-2-4-1)是一种传统的治疗仪器,它采用电子管振荡产生超短波高频电场来进行治疗的仪器设备。通常将波长 1~10m,频率 30~300MHz 的射频电流称为超短波电流,用于临床称为超短波疗法。

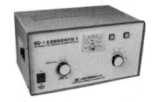

图 3-2-4-1 超短波治疗仪

将患部置于电极之间,在高频电场的作用下,使病变部位的分子和离子在其平行位置振动,并互相摩擦而产生热效应。这种热效应使患部的表层和深层组织均匀受热,能增强血管通透性,改善微循环,调节内分泌,加强组织机体的新陈代谢,降低感觉神经的兴奋性,从而达到抑菌、消炎、止痛、解痉,促进血液循环和修复,增强机体免疫力的治疗目的。

治疗时,12~15min,10~20 次为一疗程。

适应证:急慢性支气管炎、肺炎、支气管哮喘、胸膜炎等。

2. 短波治疗仪 短波治疗仪是利用生物物理的方法来治疗疾病的仪器。短波治疗仪的电磁波较以往的射频微波频率低,波长穿透力强,在治疗中机体温度可达43℃左右。

使用时,胸背部板极对置或圆盘电极置于背部,急性发作期选用脉冲输出,慢性期选用连续输出。

适应证:适用于胸腔、腹腔、盆腔等深部组织的亚急性、慢性炎症。

3. 微波治疗仪 微波治疗仪是一种利用微波对各种疾病进行治疗的新型医疗仪器。它除具有深表加热的特点外,还具有操作方便,定位准确,安全性高,仪器结构紧凑,适应性广泛等优点。使用时,圆形辐射器直对胸部正面。

适应证:适用于各类炎症。

4. 体外膈肌起搏器(图 3-2-4-2) 膈肌起搏器是一种通过膈神经电刺激技术增强膈肌收缩力、改善呼吸功能的医疗仪器,分为植入式膈肌起搏器和体外膈肌起搏器。前者主要用于治疗高位截瘫和各种病因所致的低通气综合征,由于体内植入电极易引起医源性合并症,包括神经损伤、局部或全身感染等,且价格昂贵,故临床应用受到限制。体外膈肌起搏器(external diaphragm pacemaker, EDP)则具有结构简单、操作方便等优点,但目前尚缺乏相关研究数据,临床应用有待于进一步验证。

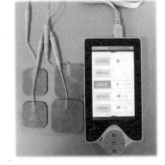

图 3-2-4-2 体外膈肌起搏器

适应证:呼吸机诱导的膈肌功能不全、呼吸衰竭、肺心病、中枢神经系统疾病以及顽固性呃逆等。

禁忌证:气胸、胸膜粘连增厚、活动性肺结核。

第五节 雾化常用设备

医用雾化器主要用于治疗各种上下呼吸系统疾病,如感冒、发热、咳嗽、哮喘、咽喉肿痛、咽炎、鼻炎、支气管炎、肺尘埃沉着病等气管、支气管、肺泡、胸腔内所发生的疾病。与口服、肌内注射和静脉给药等方式相比,雾化吸入疗法因药物直接作用于靶器官,具有起效迅速、疗效佳、全身不良反应少、不需要患者刻意配合等优势,被国内外广泛应用。雾化吸入治疗采用雾化吸入器,将药液雾化成微小颗粒,通过呼吸吸入的方式进入呼吸道和肺部沉积,从而达到无痛、迅速有效治疗的目的。

1. 超声雾化器 超声雾化器(图3-2-5-1)是利用超声波电子震荡原理,产生高频率震荡波,将药液雾化成极小的气溶胶颗粒。

特点:释雾量大,噪音低。但另一方面,由于其释雾量大,可能导致患者吸入过多的水蒸气,呼吸道内的干稠分泌物吸收水分后膨胀,可增加呼吸道阻力。另外剧烈震荡可使药液加温,可能使雾化液中蛋白质或肽类化合物变性。

2. 喷射雾化器(图3-2-5-2) 又称空气压缩式雾化器或射流式雾化器,主要由压缩气源和雾化器两部分组成。雾化器根据文丘里(Venturi)喷射原理,利用压缩空气高速运动通过细小管口后产生的负压,带动液体喷射到阻挡物上,液滴在高速撞击下变成雾状微粒随气流输出。

特点:操作简单方便,且经久耐用。但喷射雾化器多存在噪音较大的问题。喷出的气雾可能会刺激咽部和鼻腔,引起呛咳。喷射雾化器无法进行向下的喷雾,其使用受到了一定的局限。

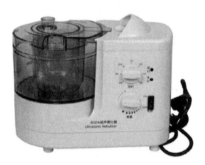

图3-2-5-1 超声雾化器

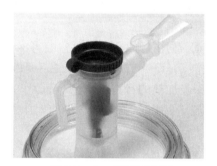

图3-2-5-2 喷射雾化器

3. 振动筛孔雾化器(图3-2-5-3) 又称网孔雾化器,其工作原理是将有孔平板连接一个可产生高频振动晶体管,对液体产生冲击的动作以制造气雾;另一种方式是液体被脉冲电流带动强制穿过筛孔而制造出气雾。

特点:体积小,噪音低,操作便捷。药物利用率高,药物残留量少。可向下进行喷雾,不依赖气流喷雾,雾化的药物对咽部和鼻腔刺激较小,不易引起呛咳。

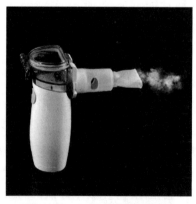

图3-2-5-3 振动筛孔雾化器

第六节　排痰常用设备

慢性呼吸系统疾病患者经常出现排痰困难,尤其是慢性阻塞性肺疾病患者,处于气道高分泌状态,加上咳嗽无力、感染等因素,常常需要加强辅助排痰。

这里介绍几种常用的排痰设备:

1. 呼气正压(positive expiratory pressure, PEP)装置　PEP 装置由面罩(咬口)、单向活瓣和呼气阻力器组成,可在呼气过程中维持气道开放,避免小气道在呼气期塌陷,从而使气道分泌物得以继续向上排出。除了可加强排痰外还有助于改善呼吸力学和气体交换、预防感染以及治疗肺不张。

振荡呼气正压(oscillatory positive expiratory pressure, OPEP)装置则是在 PEP 装置的基础上在呼气过程中产生一个振荡气流,进一步降低痰液的黏弹性,更有利于痰液的清除。

使用时,患者坐于桌前,双手放松,放在桌子上,采取腹式呼吸,将 PEP 面罩放在正确位置,注意密封,吸气略大于潮气量,主动呼气(3~4s),在呼气中期将正压稳定控制在 10~20cmH$_2$O,12~15 次呼吸后进行哈气、咳嗽排出痰液。

PEP/振荡 PEP 禁忌证:患者无法配合(昏迷、失语等);并发气胸且未经引流;严重的心血管疾病;肺栓塞;脸部骨折、外伤;咯血;呕吐等。

以下是三种应用较为广泛的 PEP 装置。

(1)Flutter(图 3-2-6-1):一种烟斗状的 OPEP,内有一钢球静置于成角度的托盘里,呼气时钢球振荡,可产生大约 15 Hz 的振动频率及 10~25cmH$_2$O 的压力。使用过程中需要依赖重力,故应注意使用角度。

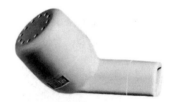

图 3-2-6-1　Flutter

(2)Acapella(图 3-2-6-2):利用平衡塞和磁铁来实现阀的闭合,用力吸气或呼气时,设备上阀门关闭,气流受阻,使患者肺内压力升高。有低流速(<15L/min,可调节阻力)、高流速(>15L/min,可调节阻力)、自由选择(任何流速,可调节频率)三种模式。通过拨动尾部仪表盘,可手动调节 PEP 治疗所需的呼气阻力。Acapella 的使用不需依赖重力,故并无体位限制。

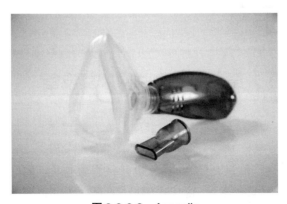

图 3-2-6-2　Acapella

（3）Thera PEP：一种标准低流量 PEP 装置，内置压力指示器，能与面罩或口片合用。有一个雾化罐可用于雾化治疗，使用中可提供 10~20cmH$_2$O 的压力。

2. 胸廓外振荡装置

（1）高频胸壁振荡（high frequency chest wall oscillator, HFCWO）：胸廓外振荡设备连接充气背心产生高频率呼气脉冲作用于胸壁，可设置不同频率（5~30Hz）和强度。背心面积至少需覆盖胸骨柄及上腹部（图 3-2-6-3）。

禁忌证：颅内压增高、严重的心血管疾病、支气管胸膜瘘、肺栓塞、咯血、肋骨骨折等。

（2）振动排痰机：通过操作柄作用于胸壁以叩拍与振动两种模式促进痰液松动并向大气道移动，实现痰液的有效清除。叩拍模式振动频率小，振动部位与操作柄平行；振动模式振动频率大，振动部位与操作柄垂直。

3. 咳嗽协助机（图 3-2-6-4）　该设备在患者吸气时提供正压使潮气轻度增加，在呼气时迅速转为负压，产生高呼气气流以帮助气道分泌物排出。可分为手动与自动两种模式。开始设置为手动模式，使用时需密切监测 SaO$_2$。起始吸气正压 10~15cmH$_2$O，吸气慢慢增大到肺总容量，停顿 1~2s，呼气时负压 10~20cmH$_2$O。常规做法是正压—负压循环 5 个周期后平静呼吸一段时间，以避免过度通气。这个过程可一直循环直至没有更多的痰液排出。

禁忌证：近期未治愈气胸、近期气压伤、肺栓塞、颅内压增高、近期腹部大手术史、颅底骨折、咯血、呕吐等。

应用排痰装置辅助排痰时，要注意适应证和禁忌证的把握，保护好患者，避免造成不必要的伤害，操作过程中应密切观察患者意识及生命体征变化。

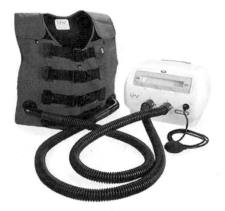

图 3-2-6-3　胸廓外振荡背心

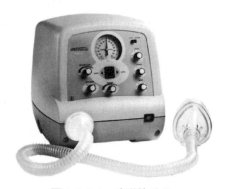

图 3-2-6-4　咳嗽协助机

第七节　物联网康复设备

物联网，顾名思义，就是物物相连的互联网。这有两层意思：其一，物联网的核心和基础仍然是互联网，是在互联网基础上的延伸和扩展的网络；其二，其用户端延伸和扩展到了任何物品与物品之间，进行信息交换和通信，也就是物物相联。物联网通过智能感知、识别技术与普适计算等通信感知技术，广泛应用于网络的融合中，也因此被称为继计算机、互联网之后世界信息产业发展的第三次浪潮。物联网是互联网的应用拓展,与其说物联网是网络,不如说物联网是业务和应用。

物联网康复设备其实质是通过将传感器技术、RFID 技术、无线通信技术、数据处理技术、网络技术、视频检测识别技术、GPS 技术等综合应用于整个医疗管理体系中进行信息交换和通讯,以实现智能化识别、定位、追踪、监控和管理的一种网络技术,从而建立起实时、准确、高效的医疗控制和管理系统。物联网康复设备可实现功能障碍者与康复器械以及康复机构之间的互动。

基于互联网的人工智能医疗综合应用条码识别、传感器技术、无线数据通信、定位技术等智能设备,具有全面感知、实时传输和智能处理三大优势,通过大数据训练和模型优化,智能化地对患者进行识别、监测与管理,实现远程随访和干预慢性疾病,其中慢性阻塞性肺疾病(COPD)患者应用更为广泛,主要用于远程随访和管理、康复训练、自我管理等。大部分研究认为通过人工智能医疗可降低慢阻肺患者急性加重率和再住院率,对于死亡率没有明显影响。

物联网康复设备大致分为两种方向:

1. 患者居家安全监测与预警　应用物联网技术的传感系统进行患者远程监测与预警,如跌倒探测器、电子床单、湿度传感器、生命体征监测等,这些设备一旦被触发即刻报警,通过物联网,发送给康复服务提供者,通过这样的现代化方式对患者的病情进行监测从而及时进行相应的到位的处理,保障患者生命健康。

我国烟民高达 3 亿,加上空气污染的影响,慢性呼吸道疾病人群数量不断增长,呼吸系统疾病的慢病管理逐渐演变为我国医疗的重要课题,物联网技术正是实现呼吸系统慢病管理高效管理的关键手段之一。物联网系统通过智能化可穿戴设备可定期监测患者的健康数据并将相关信息发送到社区卫生服务中心,责任医生即可通过电话、网络等方式对患者进行用药指导或生活方式指导,如有必要可进一步转诊至上级医院。这种物联网的监测方式逐渐步入了普通百姓家庭的生活,有效地防治慢性病。

2. 远程康复治疗与训练　物联网在远程康复治疗与训练方面同样大有可为。通过对家庭康复训练与理疗终端设备进行智能设计,患者在家中进行康复训练的参数可储存在智能设备中,通过互联网直接上传至云端,康复服务提供者可通过手机或电脑等设备从云端读取这些参数,进行数据分析后对患者开出运动处方、作业训练指导等,大大节省了时间及交通等成本。

(宋元林)

参 考 文 献

[1] Spruit MA, Singh SJ, Garvey C, et al. An official American Thoracic Society/European Respiratory Society statement: key concepts and advances in pulmonary rehabilitation. Am J Respir Crit Care Med, 2013, 188(8): e13-64.

[2] Basso-Vanelli RP, Valéria A Pires Di Lorenzo, Labadessa IG, et al. Effects of Inspiratory Muscle Training and Calisthenics-and-Breathing Exercises in COPD With and Without Respiratory Muscle Weakness. Respir Care, 2015, 61(1): 50-60.

[3] 田家伟, 蔡丽婷, 侯昕珩. 呼吸训练器在稳定期慢性阻塞性肺疾病患者肺康复中的临床应用疗效分

析.中国康复,2019,34(6):295-298.

[4] Gimeno-Santos E, Rodriguez DA, Barberan-Garcia A, et al.Endurance Exercise Training Improves Heart Rate Recovery in Patients with COPD.COPD, 2014, 11(2): 190-196.

[5] Wootton SL, Ng LWC, Mckeough ZJ, et al.Ground-based walking training improves quality of life and exercise capacity in COPD.Eur Respir J, 2014, 44(4): 885-894.

[6] Jones AY, Dean E, Chow CC, et al.Comparison of the oxygen cost of breathing exercises and spontaneous breathing in patients with stable chronic obstructive pulmonary disease.Phys Ther, 2003, 83(5): 424-431.

[7] 张萍,史晓红,张浩,等.腹式呼吸训练作用机制及临床应用.现代中西医结合杂志,2012,21(2):222-224.

[8] 张强,吴艳红,杨艳,等.中频电刺激治疗脑卒中吞咽功能障碍38例临床观察.医药前沿,2014,(10):120-121.

[9] 牛文芝,汲平,王鹏来.肌电生物反馈治疗咀嚼肌紊乱患者疗效的定量研究.口腔医学,2015,35(9):770-772.

[10] 袁英,汪洁,吴东宇.非侵入性脑刺激技术在吞咽障碍治疗中的应用.中国康复医学杂志,2012,27(10):979-983.

[11] 周万松,肖红雨.实用内科疾病理疗.北京:人民军医出版社,1991.

[12] Myers TR.Positive expiratory pressure and oscillatory positive expiratory pressure therapies.Respir Care, 2007, 52(10): 1308-1326.

[13] Chicayban LM, Zin WA, Guimar Es FS.Can the Flutter Valve improve respiratory mechanics and sputum production in mechanically ventilated patients? A randomized crossover trial.Heart Lung, 2011, 40(6): 545-553.

[14] 刘明.体外排痰机的临床应用和注意事项.医疗装备,2010,23(8):39.

[15] 皇甫德俊,周晓东,姚文坡,等.高频胸壁振荡排痰系统的研究和设计.医疗卫生装备,2015,36(11):18-22.

[16] 俞沁圆,顾婷,孔玉琴,等.物联网概念及技术应用概述.数码世界,2017,10:276.

[17] 白春学.改变社区和专科医师服务模式的技术平台——物联网医学的深层次作用.国际呼吸杂志,2014,34(12):881-882.

[18] 朱强,朱明辉,杨震,等.基于物联网技术的人工智能医疗关于慢性阻塞性肺疾病的研究现状及进展.转化医学电子杂志,2018,5(10):62-65.

第三章 运动训练

第一节 运动与呼吸康复

运动是一种涉及体力与技巧的有完整规则或习惯所约束的活动,以身体练习为基本手段,达到增强体能、增进健康的目的。运动训练指以生物力学、人体运动学等为基础,采用主动和被动运动,通过改善、代偿和替代的途径,旨在改善运动组织(肌肉、骨骼、关节、韧带等)的血液循环和代谢,促进肌肉与神经功能,提高肌力、耐力、心肺功能和平衡功能,减轻异常压力或施加必要的治疗压力,纠正躯体异常和功能障碍。

运动训练对呼吸系统、心血管系统、神经系统等的功能具有明显的增强和调节作用。肌肉参与运动时,呼吸频率会产生变化,肺通气量也随之变化。随着运动负荷的加大和通气量的增加,运动者吸氧量随之增加,产生更多的二氧化碳,通气量则进一步增加。当运动在一定的负荷量下进行时,运动开始时摄氧量很快增高,达到稳定状态时即维持在相当的水平,运动停止后缓慢下降直至安静水平。机体在运动时会引起心血管系统复杂的调节作用,调节幅度的大小取决于参与运动的强度。肌肉运动增加氧和各类物质的输入以及各类代谢物质的排出。运动训练是对中枢神经系统最有效的刺激形式,日常生活中的任何运动均可向中枢神经提供感觉、运动和反射性传入。反复多次学习、刺激是条件反射的综合反应,随着运动复杂性的增加,大脑皮层将建立暂时性的关联和条件反射,神经活动的兴奋可调节性和反应性都得以提高。

运动训练是呼吸康复的基础。运动训练的直接目的是改善关节活动、增强肌肉力量、牵伸软组织、放松肌肉和精神、增加耐力。这些作用具有改善呼吸肌和辅助呼吸肌功能、改善心肺功能和整体体能、减轻呼吸困难症状和改善精神状态的作用。大量的临床研究证明,运动训练是提高慢阻肺患者日常生活能力最有效的物理治疗手段。在执行运动训练之前和整个运动训练中,要反复评估患者的情况,制订完整、合理、有效和安全的运动训练计划(运动处方),在符合规范的个体化临床治疗(氧疗、药物治疗、其他呼吸治疗等)基础上推进和实施,并不断修正和完善,以期达到呼吸康复的目的。

运动训练的基本原则:①个体化,按照患者功能障碍的特点、疾病情况、康复需求等制定康复治疗目标和方案,并根据治疗进度和功能及时调整方案;②循序渐进,应激适应性要逐步建立,训练效应符合量变到质变的积累过程,运动训练是技能学习的过程,运动强度应该由小到大,运动时间由短到长,动作复杂性由易到难,休息次数和时间由多到少、由长到短,训练的重复次数由少到多,运作组合由简到繁;③持之以恒,训练需要持续一定的时间才能获得显著效应,停止训练后训练效应将逐步消退,运动训练需要长期持续,甚至维持终生;④主动参与,强调患者主动参与康复训练,只有主动参与,才能获得最佳的治疗效果;⑤全面锻炼,人体的功能障碍是多器官、多组织、多系统功能障碍的综合,康复的目标应包括心理、职业、教育、娱乐等多方面,最终目标是健康康复。

第二节　运动处方

运动处方是指根据患者的临床和功能状况评估结果，以处方形式为患者安排的运动治疗方案。基本内容包括运动方式、运动量（强度、时间、频率）、疗程和注意事项。

为使运动处方更为合理，开出运动处方前应进行运动处方讨论、查房，由临床经治医师与康复医师、运动治疗师共同协商、讨论。因临床经治医师了解病情，而康复医师则掌握针对病情的运动训练知识，有利于开出更合适的运动处方。必须全面询问病史或健康状况，有无参加运动的禁忌证，进行全面体格检查、功能检查与评定。对接受运动训练的心脏病患者，要做运动试验，对骨关节功能障碍或神经肌肉疾病者，要进行关节活动度及肌力检查与评定，有条件者应做肌电图及神经传导速度等检查。要书写完备的病历，包括主诉、现病史、家族史、个人史等，体格检查、功能检查及功能评估、综合性功能检查与评估。

运动处方内容：

（1）运动种类：有耐力性运动、放松性练习，医疗体操、器械练习等，应指明以哪一种为主或者兼而有之。在根据病情的要求下，避免患者感到单调、枯燥。

（2）运动强度、时间与频度：运动训练最重要的是运动量，包括强度、持续时间及频度三因素。上述三种因素可以互相调整，如强度过大，时间与频度则适当减小。

控制运动强度的方法根据不同的疾病而不一样，治疗脏器疾病时一般采用中等强度，但最适合的运动强度应通过运动试验决定，常用运动时的心率、吸氧量与最大吸氧量表示。对骨关节功能障碍等类疾病者，一般以每次运动后局部有轻微酸胀感及不出现疼痛为适宜。对于神经系统所引起的瘫痪部位在进行活动后，以不发生肌肉明显疲劳感为宜。

运动持续时间，一般为 15~30min，耐力性运动 15~60min。运动时间的长短，可根据运动强度调整。

运动频度即运动的间隔时日，一般每天或隔日 1 次，但对神经系统或骨关节功能障碍者，除每天运动 1 次外，还应增加自我锻炼时间。另外，间隔不要超过 4 天。因运动间隔时间太长，运动效应会消失，影响治疗效果。

经过一定时期运动后，根据身体功能改善的情况，对运动训练处方可作适当修改，或制订新的运动处方，以便取得更好疗效。

慢阻肺为最常见适合做运动训练的呼吸系统疾病，由美国运动医学会（ACSM）运动训练指南（表 3-3-2-1）主要针对慢阻肺患者，但也适用于其他慢性肺疾病患者。劳力性呼吸困难是肺病患者最多见的症状，常引起躯体障碍与功能丧失。心肺运动锻炼对劳力性呼吸困难有效。只要患者的心血管系统、呼吸系统、神经肌肉系统的残余功能可以使患者完成循序渐进的锻炼，骨骼肌功能就能从中得到增强，从而逐步改善患者的体力活动。经过锻炼，肌肉氧利用水平提高，剧烈运动时血乳酸可处于较低水平。肌肉氧利用的增加与较低的乳酸水平能够减少定量负荷下二氧化碳产生和通气需求。

慢阻肺时运动训练方案的心肺耐力训练应包含尽可能多的肌群，地面或活动平板行走是最佳方法，也可以选择脚踏车运动，同时联合手臂循环运动。但是很多患者因手臂循环运动增加通气量，导致患者在运动中出现呼吸困难而难以耐受手臂循环运动。阻力训练和适应性训练也能够改善肺病患者的功能。为了达到运动处方的疗效，对患有慢性疾病、具有特殊要求的患者进行适当的运动方案个体化监管培训势在必行。美国运动医学会根据专业背景颁布了不同的资格认证标准,包括运动科学、运动学、护理、作业治疗、物理治疗、呼吸治疗等。康复初始阶段,监管运动训练的专业人员必须严密观察患者,并且根据患者表现出的劳累症状调整运动的强度或持续时间。当调整好合适的强度和时间后,就要不断监测和评估患者的康复进展情况以随时调整处方达到最佳康复效果。运动处方应该是安全、有效、充满乐趣的运动方案。健康人可从 8~12 周的运动训练中获益,慢阻肺患者往往需要更长的康复过程才能体现出实质性效果。

不同患者采取不同的运动方式、运动量(强度、时间、频率)、疗程。

表 3-3-2-1　美国运动医学会运动处方

心肺运动耐力训练	
运动	大肌肉群的动力性运动
方式	平地或器械步行
频率	3~5 次 / 周
时限	20~60min/ 次
强度	储备心率的 50%~85%
	最大心率的 65%~90%
	RPE=12~16(等级评分)
	RPE=4~8(等级 - 比率评分)
力量与肌肉耐力训练	
运动	阻力训练,低阻抗、重复训练
方式	各种阻力或液压举重器械
	等张举重器械
	非力量器械训练
频率	2~3 次 / 周
时限	每组 8~10 个动作(包括主要肌群活动),每次重复 3~20 组
强度	依据个人意愿停止或准备停止前减少 2~3 组
灵活性训练	
运动	全部主要肌群的静态伸展运动
频率	≥2~3d/ 周,5~7d/ 周较理想
时限	每个伸展动作 15~30s,每组 2~4 个伸展动作
强度	达到伸展极限但无疼痛

RPE(rate of perceived exertion)主观用力记分

第三节　力量训练

一、基本训练方式

力量训练是指肌力训练,是在康复过程中通过主动或被动运动的方式,采取不同的肌肉收缩形式恢复或增强肌肉力量的训练。力量训练具有防治各种肌肉萎缩、促进神经损伤后肌力恢复、矫治关节畸形、维持关节稳定的作用。力量训练是增强肌力的主要方法。

（一）助力训练

指借助外力辅助和患者主动肌肉收缩完成的肢体活动。外力包括器械（如滑轮和重量）、健侧肢体或他人帮助。助力训练常适用于肌力Ⅰ～Ⅱ级的患者的功能训练或生活活动能力的代偿性活动。

（二）主动训练

指患者主动独立完成，无外力作用的肢体活动，以增强肌力和耐力、改善关节功能、心肺功能和全身状况。适用于肌力Ⅲ级的患者。

（三）阻力训练

指患者主动进行对抗阻力的活动。阻力可以来自器械或他人，以提高肌力和肌肉耐力。适用于肌力Ⅳ～Ⅴ级的患者。阻力训练在运动形式上介于静力性与动力性运动之间。多数日常活动的性质也介于静力性和动力性运动之间。各种体位转化过程往往由静力性收缩启动，动力性收缩主导中间过程，最后以静力性收缩结束。如果强调肌肉耐力和力量的综合训练，阻力训练是比较好的方式。

（四）等长训练

指肌肉收缩时肌纤维的长度不变，张力增加，关节角度不变的肢体活动，又称为静力性运动，用于肌力训练，特别是可以在关节固定时进行肌肉收缩训练，也可以用于避免关节弧疼痛点（例如髌骨软骨病）的肌力训练。生活中端、提、拉、举、扛、推、蹲等动作基本都属于等长训练。中等强度的等长训练时肌肉压力增加，静脉先被压迫，影响静脉回流，导致远端组织充血。而高强度运动时肌肉张力高于动脉血压，肢体血流暂时阻断，形成缺血。无论是中等强度还是高强度运动，肌肉血流量相对减少，肌肉无氧代谢增加，运动持续时间较短。

（五）等张训练

指肌肉收缩时肌纤维长度缩短或延长，张力基本保持不变，关节角度变化的活动，又称为动力性运动。助力训练、主动训练和阻力训练的主要方式都是等张训练。根据肌肉收缩时肌纤维长度变化的方向，等张训练又分为以下两种：

1. 向心性收缩　肌肉收缩时肌纤维长度缩短，如屈肘的肱二头肌收缩。向心性收缩的基本目的是产生肢体运动，收缩速度相对较快，神经控制环路比较简单。

2. 离心性收缩　肌肉收缩时肌纤维的长度延长，如下楼时的股四头肌收缩等。离心性收缩的基本目的是控制肢体运动，收缩速度相对较慢，神经控制比较复杂，涉及各种反馈抑制，在精细运动时涉及较多。

中枢神经功能障碍时，肢体的向心性运动比较早出现，可以由较低级中枢（如脊髓中枢）控制，但是运动控制能力较差。离心性运动则比较难以恢复。离心性收缩训练对于增强肌力的效果要优于向心性收缩，但是比较容易造成肌肉损伤。从实用的角度，进行肌力训练时需要充分利用向心和离心性收缩。

（六）等速训练

指运动中速度和力矩恒定，肌肉在运动中的任何一点都能达到最大收缩力的活动。该训练方式采用电脑控制的专门设备，根据运动过程的肌力大小变化调节外加阻力，使关节依照预先设定的速度完成运动。与等长训练和等张训练相比，等速训练的最大特点是肌肉能得到充分的锻炼而又不易受到损伤。

（七）电刺激训练

指采用电刺激的方式诱发肌肉收缩活动，以预防肌肉萎缩和关节粘连形成，为主动训练作准备。适用于肢体瘫痪,肌力 0~Ⅰ 级而无法运动者。功能电刺激是将微弱的肌电信号触发治疗仪器的电刺激,有助于使患者感受到自己努力的结果,取得比单纯电刺激更好的效果。

(八)悬吊训练

是助力训练的一种,指利用绳索、挂钩、滑轮等简单装置,将运动的肢体悬吊起来,以减轻肢体的自身重量,然后在水平面上进行训练。

二、注意事项

(一)选择正确的训练方法

增强肌力的效果与选择的训练方法直接有关。训练前应先评估训练部位的关节活动范围和肌力情况,根据评估结果选择训练方法(表 3-3-3-1)。

表 3-3-3-1　力量训练方法的选择原则

肌力	训练方法
0 级	被动运动,功能电刺激训练
1~2 级	功能电刺激训练,等长训练,助力训练
3 级	主动训练,等长训练,等张训练,助力训练
4~5 级	主动训练,阻力训练,等长训练,等张训练,等速训练

(二)合理调整训练强度

运动强度包括重量和重复频率。患者锻炼时的最大抗阻重量应该适当小于患者的最大收缩力,施加的重量或阻力应恒定。避免突然的暴力或阻力增加。若患者不能完成全范围关节运动、运动肢体疼痛、肌肉震颤或出现代偿性运动时应降低负荷或阻力。

(三)无痛训练

肌力训练时应该在无痛的前提下进行,因为疼痛提示肌肉损伤,疼痛时的肌肉痉挛也造成额外负荷,勉强训练将导致严重肌肉或软组织炎症或损害。

(四)避免过度训练

肌力训练后短时间内的肌肉酸痛是正常现象,有利于肌肉纤维的蛋白合成。但是运动当时肌肉严重疼痛提示运动强度过大,而次日晨的酸痛或疲劳增加说明运动量过大,这两种情况都需要避免。

(五)充分进行准备活动和放松活动

训练前必须有充分的准备活动,使即将运动的肌肉、韧带、关节和心血管系统预热,避免突然运动导致适应障碍和合并症。

(六)避免代偿运动出现

代偿运动是指某一肌肉或某一组肌肉训练时邻近肌肉的非训练目的的运动,可影响力量训练效果。因此要安排好训练的动作,并通过徒手或绑带固定等方法来避免患者代偿动作出现。

(七)注意心血管和呼吸系统反应

运动时心血管和呼吸系统将有不同程度的应激反应。需要注意观察呼吸状态、脉搏和血压变化,必要时进行生命体征监护,避免过分的训练导致心血管意外和呼吸衰竭。

(八)对患者进行讲解和鼓励

训练前应使患者充分了解肌肉力量训练的目的和方法,使其配合,努力训练。包括引导和鼓励,提高信心和积极性,持之以恒。

(九)详细的训练记录

认真记录患者的训练情况,包括运动强度的耐受情况,训练时间长短、频率,训练中呼吸、脉搏、血压、出汗、疲劳等,训练前后测试患者肌力。训练记录用以指导训练强度和时间的调整,力争达到最佳力量训练效果。

第四节　耐 力 训 练

耐力是指持续运动的能力,相当于运动强度、时间或重复次数的乘积,包括肌肉耐力、全身耐力、速度耐力和专门耐力。全身耐力指进行全身活动的持续能力。由于全身运动耐力的决定因素是机体有氧代谢的能力,取决于心肺功能和骨骼肌代谢能力,因此在临床上通常把全身耐力训练称为有氧训练。肌肉耐力指肌肉进行持续收缩和反复收缩的能力,也称为力量耐力。速度耐力指特定速度运动的持续能力。专门耐力指进行专门活动的持续能力。耐力和力量训练产生不同的训练反应。

一、全身耐力训练

全身耐力训练(有氧训练)是采用中等强度、大肌群、动力性、周期性运动,持续一定时间,以提高机体氧化代谢运动能力或全身耐力的锻炼方式。常用于健身强体和心肺疾病、代谢疾病和老年人的康复锻炼。

(一)运动方式

常用方式包括步行、跑步、游泳、自行车、划船、滑雪、跳绳、登山等。

(二)运动量

运动量指运动过程中所做的功或消耗的能量。基本要素为强度、时间和频度。

1. 运动强度　指单位时间的运动量,可以用运动负荷/时间(min)表示,例如速度5km/h。也可以用其他相关指标表示,例如吸氧量、代谢当量、心率或主观用力记分等。运动训练时将基本训练目标强度称为靶强度。一般选择50%~80%最大吸氧量的强度作为靶强度。代谢当量与吸氧量相关,是运动强度的相对指标,没有个体差异,不受血管活性药物的影响,可以通过查表的方式进行活动强度计算,靶强度一般为50%~80%最大代谢当量。心率和运动强度之间存在线性关系,并且容易检测。靶心率一般为70%~85%最大心率。主观用力记分(RPE)是患者最容易采用的方式,特别适用于家庭和社区运动训练。

2. 运动时间　除去准备活动和整理活动外,靶强度的运动时间为15~40min。运动时间与运动强度呈反比。在特定运动总量的前提下,运动强度越大,所需要的时间越短。在没有医学监护的条件下,一般采用减小运动强度和延长时间的方法,提高训练安全性。

3. 运动频度　一般为每天或隔天一次(3~5次/周)。运动频度少于2次/周效果不佳。

运动量要达到一定的阈值才能产生训练效应。一般认为每周的总运动量(以热量表达)应在700~2 000cal(约相当于步行或慢跑10~32km)。运动量小于700cal只能达到维持身体活动水平的目的,而不能提高运动能力。而运动量超过 2 000cal 则并不增加训练效果。运动总量的要求无明显性别差异。热量与代谢当量有对应关系,可以互相推算。热量与代谢当量的换算公式为:热量 = 代谢当量(METs)× 3.5 × 体重(kg)/200。

（三）运动训练程序

指每次训练课的安排。通常将一次训练课分为三部分:准备运动、运动训练和整理运动。

1. 准备运动 指运动训练之前进行的活动,逐渐增加运动强度以提高肌肉、肌腱和心肺组织对即将进行的较大强度运动的适应和准备,防止因突然的运动应激导致肌肉损伤和心血管意外。强度一般为运动训练的 1/2 左右,时间 5~10min,方式包括医疗体操、关节活动、肌肉牵张、呼吸练习或小强度的有氧训练。

2. 运动训练 指达到靶强度的训练。一般为 15~40min,是耐力运动的核心部分。根据训练安排的特征可以分为持续训练、间断训练和循环训练法。

3. 整理运动 指靶强度运动训练后进行较低强度的训练,以使机体逐步从剧烈运动应激逐步"冷却"到正常状态。其强度、方法和时间与准备活动相似。

（四）注意事项

1. 选择适当的运动方式 近年来慢跑逐渐减少,而快走逐步增多。游泳、登山、骑车等方式的应用也在增多。

2. 注意心血管反应 医师或治疗师应首先确定患者的心血管状态,特别需要进行心电运动试验等检查,以保证运动时不要超过心血管系统的承受能力。

3. 保证充分的准备和整理运动 防止发生运动损伤和心血管意外。

4. 注意心血管用药与运动反应之间的关系。

（五）过度训练的表现

1. 不能完成运动、活动时因气喘而不能自由交谈、运动后无力或恶心。

2. 慢性疲劳、关节酸痛。

3. 失眠。

4. 运动次日清晨安静时心率突然明显变快或变慢。

（六）常用方法

1. 步行 是最常用的训练方式,优点是容易控制运动强度和运动量,简便易学,运动损伤较少。缺点是训练过程相对比较单调和枯燥。快速行走可达到相当高的训练强度,步行速度超过 7~8km/h 的能量消耗可超过跑步。步行中增加坡度有助于增加训练强度。

2. 跑步 指以提高身体健康为主要目标的跑步活动,属于高强度运动(8~16 代谢当量)。优点是运动强度较大,训练耗时较短,适用于体质较好的患者。但对下肢关节(特别是膝、踝关节)和相关的肌肉及韧带的负荷明显增大,属于高损伤性运动。

3. 骑车 可以分为室内和室外两类。室内主要是采用固定功率自行车,运动负荷可以通过电刹车或机械刹车调节。室内骑车包括无负重和负重骑车,优点是不受气候和环境影响,运动时可以方便地监测心电和血压,安全性好,运动负荷容易掌握和控制,缺点是比较单调和枯燥。室外骑车的兴趣性较好,缺点是负荷强度不易准确控制,容易受外界环境的影响或干扰,发生训练损伤或意外的概率较高,运动中难以进行监测。室外无负重骑车的强度较低,所以往往需要增加负重,以增加运动强度。下肢功能障碍者可采用手臂功率车的方式进行上肢耐力性锻炼。也可将上下肢踏车训练结合进行。训练时踏板转速

40~60 周 /min 时肌肉的机械效率最高。

4. 游泳　优点是运动时水的浮力对皮肤、肌肉和关节有很好的安抚作用，对关节和脊柱没有任何重力，有利于骨关节疾病和脊柱病患者的锻炼，运动损伤很少。由于水对胸腔的压力，有助于增强心肺功能。水温一般低于体温，运动时体温的散发高于陆上运动，有助于肥胖患者消耗额外的能量。温水游泳池的水温及水压对肢体痉挛者有良好的解痉作用。缺点是需要游泳场地，运动强度变异较大，所以运动时要特别注意观察患者反应。运动前应在陆上有充分的准备活动。

5. 有氧舞蹈　指中、快节奏的交谊舞、迪斯科、韵律健身操等，活动强度可以达到 3~5 代谢当量，优点是兴趣性好，患者容易接受并坚持。缺点是运动强度难以控制，对于心肺功能差者必须监护。

二、肌肉耐力训练

指小负荷、多次重复或持续较长时间，以提高肌肉收缩耐力的锻炼方式，可以用哑铃、沙袋、拉力器等器械。训练方式：①采用 40%~60% 最大收缩力的负荷，反复收缩 25~50 次 / 组，重复 3~5 组，每组间隔数分钟，每天 1~2 次；②持续或反复牵拉胶带或拉力器，或反复提举、推压重量，直至肌肉疲劳，休息 2~3min，重复进行 3~5 组 / 次，每天 1~2 次；③持续等长收缩练习，持续进行保持肌肉静力性收缩直至疲劳，例如半蹲或站桩；④糖尿病患者注意避免肌肉酸痛，防止酸中毒。注意心血管反应，防止发生意外。

第五节　拉 伸 训 练

拉伸训练是对肌肉和韧带进行牵伸延长的训练方法，主要用于治疗肌痉挛、肌腱、韧带或关节囊挛缩、痉挛性疼痛。牵张也有助于改善关节活动范围，防止组织发生不可逆性挛缩，刺激肌梭，以调整和提高肌张力，加强肌收缩力。

拉伸动作一般每次保持 5~10s，重复 10~20 次。拉伸训练较多应用于下肢，包括髂胫束拉伸、股内收肌群拉伸、股四头肌拉伸、腘绳肌拉伸、小腿三头肌和跟腱拉伸等。

做肩关节拉伸，可以使用肋木或门框等，将患侧上肢伸直，手逐步沿肋木或门框向上移动至高处，以使肩关节尽量得到牵伸，移动的方向包括前方、侧方和后方。

拉伸训练时拉伸过程需要反复进行，拉伸中应该无显著疼痛，避免突然暴力，以防止发生肌腱或韧带损伤。

第六节　阻 力 训 练

阻力训练介于力量训练和耐力训练之间，主要有两种方式，即渐进阻力训练和循环阻力训练。训练目标包括提高肌肉力量和耐力。

1. 渐进阻力训练　指阻力训练强度逐渐增加的运动锻炼方法。一般先测定锻炼肌肉的最大收缩力，然后按最大收缩力的 50%、75% 和 100% 的顺序进行肌肉收缩，每一强度 10 次收缩为 1 组，间隔休息 2~3min。也可采用相反的顺序，即按照最大收缩力的 100%、75%

和 50% 顺序进行肌肉收缩。训练一般采用杠杆原理的器械，即利用杠杆的长度调节抗阻重量，作为施加运动负荷的方式。

2. 循环阻力训练　指系列中等负荷抗阻、持续、缓慢、大肌群、多次重复的运动锻炼，以增加肌力和耐力，增强心血管素质。采用运动强度为 40%~50% 最大一次收缩，每节在 10~30s 内重复 8~15 次收缩，各节运动间休息 15~30s，10~15 节为一循环，每次训练 2~3 个循环（20~25min），每周训练 3 次。逐步适应后可按 5% 的增量逐渐增加运动量。训练应以大肌群为主，如髋关节肌群，大腿和小腿肌群、躯干肌群、肩关节和肘关节肌群。强调单侧缓慢的全关节范围的阻力训练。避免两侧肢体同时运动，以减少过分的心血管反应。采用单侧肢体轮流进行阻力训练还可以有效地使运动后的肌肉得到充分恢复，避免乳酸积累，从而有利于进一步运动。

3. 注意事项　运动训练时自然呼吸，不要憋气。训练后可以有一定程度的肌肉酸胀，但必须在次日清晨全部恢复。心肺功能差者注意训练时监护。

（梁宗安）

参 考 文 献

［1］燕铁斌.物理治疗学.第 3 版.北京：人民卫生出版社，2018.

［2］David X.Cifu.Braddom's Physical Medicine and Rehabilitation.励建安，毕胜，黄晓琳，译.第 5 版.北京：科学出版社，2018.

［3］Palermo P，Corrà U.Exercise Prescriptions for Training and Rehabilitation in Patients with Heart and Lung Disease.Ann Am Thorac Soc，2017，14（S1）：S59-66.

［4］Garvey C，Bayles MP，Hamm LF，et al.Pulmonary Rehabilitation Exercise Prescription in Chronic Obstructive Pulmonary Disease：Review of Selected Guidelines.An Offical Statement from the American Association of Cardiovascular and Pulmonary Rehabilitation.J Cardiopulm Rehab Preven，2016，36（2）：75-83.

［5］Mckeough ZJ，Velloso M，Lima VP，et al.Upper limb exercise training for COPD.Cochrane Database Syst Rev，2014，11（11）：CD011434.

［6］Zainuldin R，Mackeymg，Alison JA.Optimal intensity and type of leg exercise training for people with chronic obstructive pulmonary disease.Cochrane Database Syst Rev，2011，9（11）：CD008008.

［7］Costi S，Crisafulli E，Antoni FD，et al.Effects of unsupported upper extremity exercise training in patients with COPD：a randomized clinical trial.Chest，2009，136（2）：387-395.

［8］Lemmens KM，Nieboer AP，Huijsman R.A systematic review of integrated use of disease-management interventions in asthma and COPD.Respir Med，2009，103（5）：670-691.

［9］Lacasse Y，Brosseau L，Milne S，et al.Pulmonary rehabilitation forchronic obstructive pulmonary disease.Cochrane Database Syst Rev，2002（3）：CD003793.

［10］Fishman A，Martinez F，Naunheim K，et al.A randomizedtrial comparing lung volume reduction surgery with medical therapy for severe emphysema.N Engl J Med，2003，348（21）：2059-2073.

［11］Mador MJ，Deniz O，Aggarwal A，et al.Quadriceps fatigability after single muscle exercise in patients with chronic obstructive pulmonary disease.Am J Respir Crit Care Med，2003，168（1）：102-108.

［12］Bradley J，Moran F，Greenstone M.Physical training for bronchiectasis.Cochrane Database Syst Rev，2002（3）：CD002166.

［13］Griffiths TL, Burr ML, Campbell IA, et al.Results at 1 year of outpatient multidisciplinary pulmonary rehabilitation; a randomized controlled trial.Lancet, 2000, 355(9201); 362-368.

［14］Maltais F, LeBlanc P, Simard C, et al.Skeletal muscle adaptation to endurance training in patients with chronic obstructive pulmonary disease.Am J Respir Crit Care Med, 1996, 154(2 Pt 1); 442-447.

［15］O'Donnell DE, McGuire M, Samis L, et al.The impact of exercise reconditioning on breathlessness in severe airflow limitation.Am J Respir Crit Care Med, 1995, 152(6 Pt 1); 2005-2013.

第四章

呼吸康复物理治疗

第一节　改善肺容量的物理治疗技术

　　肺容量是指肺内气体的含量，即呼吸道与肺泡的总容量，反映了外呼吸的空间，而且，作为肺通气和换气功能的基础，维持稳定的肺容量具有重要的临床意义。呼吸过程中，呼吸肌肉运动，胸廓扩张和收缩，肺容量随之发生变化。当胸肺部疾病引起肺脏体积改变、胸廓和肺脏弹性回缩力变化时，肺容量则会显著降低，这些疾病包括肺间质纤维化、肺不张、肺实变、胸腔积液、气胸、胸廓畸形、膈肌瘫痪、大量腹水等限制性肺疾病或肺外疾病。肺容量降低不仅会影响通气量，还会继发引起肺泡气体交换面积下降，肺顺应性降低，呼吸做功增加，进一步影响通气效率。

　　肺扩张治疗是用来预防和治疗肺不张、改善肺容量的常用方法，它通过调动患者的主动吸气潜能或使用治疗用具所提供的被动吸气动力来提高吸气驱动压力，从而增加吸入潮气量，改善肺内气体分布，最终达到预防和治疗的目的。传统的治疗方法包括深吸气呼吸训练、吹气球、呼吸机辅助呼吸等。近年来，国际上开发了一些新技术，包括诱发型肺量计治疗法（incentive spirometry，IS）、手动膨肺技术（manual hyperinflation，MHI）以及胸廓扩张训练，这些技术经过实践和研究证明疗效显著。肺扩张治疗的机制都是通过增加跨肺压来增加肺容积，跨肺压可由肺泡压与胸内压的压力差来计算。当其他条件不变时，跨肺压的压力梯度愈大，肺泡的扩张程度也就越大。因此，可通过降低胸内压或增加肺泡压，例如深呼吸和叹息等。

一、诱发型肺容量治疗法

（一）治疗原理

　　IS 为目标导向的治疗装置，经视觉反馈，患者看到每次吸气所达到的气体量，鼓励患者进行持续最大吸气动作来激发最大的跨肺压，从而使肺泡得到最佳充盈。持续最大吸气动作分为最大吸气和吸气末屏气两部分。治疗过程中关注的不仅是肺内吸入气量，吸气末屏气甚至比增加肺吸入气量更为重要。吸气末屏气可以尽量使胸廓保持在最大肺容积位置，以致胸内压维持在最低水平，使通气不良的肺泡受负压的影响时间延长，更有利于其充盈。

（二）操作方法和注意事项

　　1. IS 分类　目前市场上的 IS 分为容积型和流量型两种。容积型 IS 可直接测量并显示吸气容积，以了解预期吸气容积是否达到。流量型 IS 则测量吸入的气流量，其容量可通过公式换算，即：容量 = 流量 × 时间。无论是流量型还是容积型装置，其目的均为鼓励患者持续最大量吸气来预防或校正肺扩张不全。

　　2. 操作方法　使用该装置时，指示患者将其保持在直立位置，正常呼气，然后将嘴唇紧紧地放在咬嘴周围。下一步患者缓慢吸气以将腔室中的活塞（流量型）/ 板（体积型）升高到设定目标。吸气尽可能缓慢深大，在最大吸气时，移除咬嘴，进行屏气 3~5s，再正常呼气。

患者清醒时,每小时做 5~10 次,每次最大吸气后应休息 1min 左右。

3. 注意事项

(1)适应证:①有肺扩张不全的表现;②预防肺扩张不全(如接受腹部手术、胸腔手术以及慢阻肺患者施行手术时);③原有限制型肺部疾病合并四肢麻痹和/或膈肌功能障碍。

(2)禁忌证:①无法接受教导或无法正确使用 IS 者;②因疼痛、阿片类镇痛药而无法有效深呼吸的患者;③肺活量<10ml/kg 或肺活量<预测正常值的 33%,有气管切开造瘘者非禁忌证,但须有合适的接合管与 IS 接合。

(3)建议每小时做 5~10 次,但必须视具体情况而定。

(4)使用 IS 后,需平静呼吸一会,以避免头晕及口唇发麻。

(5)使用时可用手压住伤口,以免牵扯伤口周围肌肉,引起伤口疼痛。

(6)注意照顾患者情绪,早期可能效果不佳,但多次练习后,会有明显改善。

(三)治疗效果

IS 除用于肺不张的治疗外,还可用于肺不张的预防。一项随机对照试验中,对慢性阻塞性肺病患者进行 IS 及呼吸肌训练,结果表明,训练 2 周及 4 周后,患者的一秒用力呼气容积、肺活量等显著改善。在另一项前瞻性随机对照试验中,将神经外科患者随机分配至 IS 组、持续气道正压通气组及对照组,结果表明,IS 组患者术后一秒用力呼气容积相较于其他组显著升高。因此,IS 可预防和治疗具有较浅呼吸倾向患者的肺不张,增加潮气量,提高患者肺容量,改善肺功能以及运动耐量。

二、手动膨肺技术

(一)治疗原理

MHI 逆转自然呼吸状态下的压力梯度,吸气时缓慢充气升高气道压力,使气流进入肺泡,肺泡压升高,起到了扩张肺部的效果,该正压也由肺泡传到胸腔,使胸内压同步轻微上升。随后的屏气作用同上。肺扩张产生的压力差,同时促进细支气管的痰液松动,促进支气管分泌物排出。

(二)操作方法及注意事项

1. 操作方法 气管插管患者可使用这项技术,由两人操作,甲首先连接人工气囊与氧气管,流量为 10L/min,然后分离呼吸机与气管插管,将人工气囊口与气管插管连接,均匀挤压人工气囊,以 10~12 次/min 的频率挤压人工气囊 3~5 次,气量为平时潮气量的 1.5 倍。吸气时深而缓慢,随即有 10~30s 的呼吸暂停,然后快速松开人工气囊,帮助患者快速呼气。持续两分钟后由乙迅速换吸痰管进行吸痰,吸痰时间少于 15s,吸痰后,甲再次将人工气囊与气管插管连接,挤压 3~4 次,之后接呼吸机呼吸。

2. 注意事项

(1)对于老年慢性阻塞性肺疾病患者等特殊人群,进行此操作时潮气量应控制在 600ml 内,否则极有可能因呼吸道压力过大引起气压伤。

(2)颅内压增高、血管或心脏手术后,血流动力学不稳定患者慎用。

(3)严密的观察和动态的评价至关重要,确保物理治疗的有效性和安全性。

(4)动脉血气分析要在治疗前和治疗后 30min 进行。

(5)操作之前需先吸痰,以免将气道分泌物和痰挤向远端小支气管,然后给予患者 2min 的高氧气吸入以增加患者的氧储备。

（三）治疗效果

作为重症常规呼吸管理方法之一，多项临床研究表明 MHI 具有多个潜在益处，包括清除出气道分泌物、提高肺静态顺应性，增大氧合指数等。然而，MHI 仍存在一些局限性，其高气道阻力和大肺活量可能导致不良血流动力学反应和肺损伤。Paulus 等学者发表了 MHI 对重症插管和机械通气患者益处和风险的系统评价，共纳入了 13 篇随机对照研究和 6 篇观察性研究，结果显示 MHI 虽具有一些短期效益，但并不足以证明其对插管和机械通气患者有效。由于 MHI 的操作相对较复杂，建议制定相关操作指南。

（郭　琪）

第二节　帮助清除气道分泌物的物理治疗技术

肺泡通气是氧转运链中的重要步骤，使氧气更有效地转运到组织。然而，遗留在气道的分泌物或黏液栓可能干扰氧气的交换，从而导致多种疾病。目前，可导致气道分泌物聚集的一系列因素包括纤毛运动受损、肺膨胀减少、肺弹性受损、胸壁活动性受损及呼吸肌无力或疲劳，这些因素可导致气道分泌物的黏度增加。在临床实践中，一般综合运用各种气道廓清技术，旨在帮助排出分泌物。传统气道廓清技术包括咳嗽、体位引流、叩击和主动循环呼吸技术等方法，能够有效清除支气管分泌物和改善肺功能。

一、咳嗽训练

（一）治疗原理

一般来说，咳嗽是排出黏液最有效的手段，因为咳嗽泵是一种复杂的装置，黏液必须通过呼出的气流抵抗重力作用并向头侧移动。咳嗽时，有较大的吸气量和较高的呼气流速，可以清除第六或第七节段支气管（肺段支气管）的分泌物。一个有效咳嗽分为 4 个阶段：第 1 阶段需要吸入足够的空气为有力咳嗽提供必要的气体，咳嗽时需充分吸气，吸气量至少要达到当前肺活量的 60%；第 2 阶段涉及关闭声门（声带）和腹部和肋间肌肉准备；第 3 阶段是主动收缩相关呼吸肌；第 4 阶段是声门打开和用力呼出空气。通常，一次用力呼气过程中患者可以咳嗽 3~6 次。

（二）操作方法及注意事项

1. 操作方法

（1）训练有效的咳嗽反射：向患者解释咳嗽要领，第一步先缓慢深吸气，以达到必要的吸气容量；第二步吸气后稍闭气片刻，以使气体在肺内得到最大的分布，同时气管到肺泡的驱动压尽可能保持持久；第三步关闭声门，以进一步增强气道中的压力；第四步通过增加腹压来增加胸内压，使呼气时产生高速气流；第五步声门开放，当肺内压力明显增高时，突然打开声门，即可形成由肺内冲出的高速气流，促使分泌物移动，随咳嗽排出体外。咳嗽时腹肌用力收缩，腹壁内陷，一次吸气可连续咳嗽三声，停止咳嗽，并缩唇尽量呼尽余气，再缓慢吸气或平静呼气片刻，准备再次咳嗽。若进行深吸气，尽可能诱发咳嗽，可试着断续分次吸气，争取肺泡充分膨胀，增加咳嗽频率。

（2）辅助咳嗽技术：让患者仰卧于硬板床上或坐在有靠背的轮椅上，面对治疗师，治疗师的手置于患者的肋骨下角处，嘱患者深吸气，并尽量屏住呼吸，当其准备咳嗽时，治疗师的手用力向上向里推，帮助患者快速呼气，引起咳嗽。若痰液过多可配合吸痰器吸引。

（3）哈咳技术：嘱患者深吸气，在用力呼气时说"哈"引起哈咳，可减轻疲劳，减少诱发支气管痉挛，提高咳嗽、咳痰的有效性。

（4）气管刺激技术：主要适用于不能按照要求引起咳嗽的患者，如婴幼儿，头部外伤，脑卒中等疾患而无法引起咳嗽者。操作程序为治疗师的示指或拇指置于患者的胸骨角上，快速向下、向里按压，引发咳嗽反射。

（5）气管内吸痰技术。

2. 注意事项

（1）避免阵发性咳嗽；

（2）有脑血管破裂、栓塞或血管瘤病史者应避免有力咳嗽；

（3）最好使用多次的哈气来排出分泌物。

（三）治疗效果

作为一项保护性反射动作，咳嗽能将呼吸道内堆积的分泌物排出，避免肺部感染、肺不张等呼吸系统疾病的发生。一项系统评价针对多项呼吸道分泌物管理措施进行分析，此研究共纳入了6项随机对照试验、11项观察类研究、10项交叉试验和1项质量调查，研究表明人工辅助咳痰、机械通气和叩击通气可以有效清除气道分泌物，在保守治疗中极具发展前景。相关证据表明，无论是在机械通气期间还是在拔管后，咳嗽增强技术均能预防重症患者再插管。

二、体位引流

（一）治疗原理

体位引流，也称支气管引流，是一种患者被放置在特定体位上，待引流的每一个肺叶都要处于较高位置，通过重力协助分泌物从外周向更大、更中央的气道移动的特定技术，促进分泌物排出。

（二）操作方法及注意事项

1. 操作方法　体位引流之前，使用雾化吸入支气管扩张剂或黏液溶解剂可以促进排痰。对于有能力咳出分泌物的患者，可用组织杯或试样杯接痰。准备好吸痰设备，在治疗后从人工气道或患者的口腔或鼻腔清除分泌物。

进行体位引流时需抬高患部位置，以保证引流的支气管开口向下。根据患者影像学资料，确定病变所在的肺叶或段，采取相应的体位引流。病变部位在肺叶右上叶尖段，可采取半坐卧位；病变在肺部右上叶后端，可采用左斜俯卧位；病变部位在肺部右上叶前段，可采取仰卧位，右侧后背垫高30°；病变部位在肺部右中叶外侧段、内侧段，可采用仰卧位，右侧后背垫高45°；病变部位在肺部右下叶内基底段，可采用左斜俯卧位，右前胸距床面30°~60°，将床脚抬高；如病变部位在肺部右下前基底段，可采用仰卧位，右臀部垫高或将床脚垫高；病变部位在肺部左下叶间后段，可采用端坐位，上身略向前、向右倾斜；病变部位在左上叶前段，可采用仰卧位，左侧后背垫高30°；病变部位在肺部上叶上舌段、下舌段，可采用仰卧位，左侧后背垫高45°，右侧垫高或将床尾抬高，病变部位在肺部两侧下叶背段，后基底段，可采用膝胸位或俯卧位；病变部位在肺部两侧下叶侧基底段，可采用健侧卧位，健侧腰部垫高，或将床脚抬高。

2. 注意事项

（1）所有体位的体位引流的禁忌证：①颅内压（ICP）>20mmHg；②头部和颈部受伤稳定前；③活动性出血伴血流动力学不稳定；④最近有脊柱外科手术（如椎板切除术）或急性脊髓损伤；⑤活动性咯血；⑥脓胸；⑦支气管胸膜瘘；⑧与心力衰竭（HF）相关的肺水肿；⑨大量胸腔积液；⑩肺栓塞；⑪ 年老，意识不清，或焦虑者；⑫ 肋骨骨折，伴或不伴连枷胸；⑬ 手术伤口或愈合组织。

（2）头低脚高位体位引流的禁忌证：①避免升高颅内压的患者；②不可控的高血压；③腹胀；④食管手术；⑤近期肺癌的大量咯血；⑥不可控的气道吸气风险。

（3）新生儿头高脚低位体位引流的禁忌证：①未经处理的张力性气胸；②近期气管食管瘘修补术；③近期眼部或颅内手术；④脑室内出血（Ⅲ和Ⅳ级）；⑤急性心力衰竭或肺心病。

（三）治疗效果

体位引流利用重力引导并促进气道内分泌物移动，使患者不必太用力，即能有效清除气道分泌物。杨杰等研究人员所发表的随机对照试验结果表明，体位引流的合理使用可减轻慢性阻塞性肺疾病急性加重期的肺部感染，改善临床症状及肺功能，提高患者生活质量。另一项关于心胸外科术后患者的随机对照研究显示，体位引流能够帮助患者及时有效的将痰液排出，改善患者肺通气功能，提高治疗效果。

三、振荡排痰

（一）治疗原理

振荡排痰包括人工叩击排痰及机械振动排痰，人工叩击患者背部，是通过胸壁振动气道使附着在肺、支气管内的分泌物松动脱落，并刺激患者咳嗽，排出痰液。机械振动排痰采用机械振动的方法对患儿进行排痰治疗。其中的垂直方向的力量可以产生的叩击、震颤的功能，促使呼吸道黏膜表面黏液松弛和液化；水平方向的力量可以产生定向挤推、震颤的作用，帮助已液化的黏液排向主气道，使得痰液比较容易排出。

（二）操作方法及注意事项

1. 操作方法　目前最常采用的方法为机械振动排痰法与手动叩击排痰法。

若使用振动排痰机，一般每天 2~4 次，每次 10~15min，在餐前 1~2h 或餐后 2h 进行治疗，治疗前进行 20min 雾化治疗，治疗后 5~10min 吸痰。在给患者翻身同时患者取侧卧位，操作时一手持排痰机把柄，缓慢将叩击头自下而上在患者的前胸、侧面及后背部移动。根据患者情况及时调整治疗力大小、振动频率和治疗时间，保证力量的均匀和频率的稳定。在调整频率过程中，应手持治疗头并暂时脱离患者身体。

若采用手动叩击排痰，患者需取半坐卧位或侧卧位，操作者将手弯屈成杯状，利用腕部力量，从患者肺的下叶部开始，自下而上叩击，力度视患者的病情而定，频率 30~40 次/min 边拍边鼓励患者咳嗽，使痰液从周边肺野流向中心呼吸道排出痰液，必要时吸痰。如果叩击时出现红斑，通常是拍打或手和胸壁之间未留有足够空气的结果。

2. 注意事项

（1）禁忌证：①出血部位；②气胸、胸壁疾病；③肺部血栓；④肺出血及咯血；⑤房颤、室颤；⑥急性心梗；⑦不能耐受振动的患者。

（2）治疗过程中，注意观察患者的面部表情、生命体征、咳嗽、咳痰情况，出现呼吸困难或颅内压增高症状加重时立即停止操作，待症状缓解后再进行。

（3）由于对深、浅部组织有振荡、松动作用，应严格区分治疗区域。

（三）治疗效果

振荡排痰技术采用物理学的振动、叩击原理，可有效改善改善患者的通气功能，促进痰液排出，减少肺部并发症，值得临床应用。一项关于振荡技术在重症肺炎应用的随机对照研究表示，机械振动技术帮助患者排痰效果显著，同时，通气换气功能、动脉血气分析均有不同程度的改善。另一项关于机械振动技术在帮助新生儿排痰的随机对照试验表明，振动排痰在改善新生儿血气分析指标，降低并发症发生率及治疗疗效中与观察组有显著差异。

四、主动循环呼吸技术

（一）治疗原理

主动循环呼吸技术（active cycle of breathing techniques，ACBT）的三个组成部分的原理：①呼吸控制（即腹式呼吸和缩唇呼吸）：呼吸时膈肌松弛和收缩使得腹腔内压变化，从而增加呼吸潮气量和保证最大吸气量，通过缩唇形成微弱阻力，延长呼气时间，增加气道压力，延缓气道塌陷；②胸廓扩张呼吸：比正常呼吸有较大主动吸气量，增加了外周气道和呼气时的气流量，更易松动气道分泌物；③用力呼气技术：呵气时与咳嗽相比，胸内形成较小的气道挤压力、一定的纵向剪切力和内在呼吸道管壁振动力，可以降低痰液的黏稠度，更利于痰液的清除。

（二）操作方法及注意事项

1. 操作方法

（1）呼吸控制：患者放松肩部和颈部，腹部放松，经鼻吸气，吸气时腹部隆起，呼气时腹部内陷，控制吸、呼时间比为 1：（2~3）。

（2）胸廓扩张运动：训练时，治疗者用手掌在两侧下胸壁或胸背部或肺尖部加压，以获得本体感受器刺激，先呼气，然后让患者对抗压力扩张局部胸壁，并进行积极吸气，对肺不张或肺膨胀不全者，充分吸气后应保持 3 秒，加压程度以患者耐受为度。此方法是对特定肺部组织进行扩张训练，特别是对肺不张、肺炎、肺部术后疼痛以及胸部肌肉过度紧张引起的部分肺组织换气能力低下所进行的，扩张的部位是胸壁和有病变的肺叶部位。

1）单侧或双侧肋骨扩张：患者坐位或屈膝仰卧位，治疗师双手置于患者下肋骨侧方，嘱患者放松胸壁肌肉，让患者呼气，可感到肋骨向内下移动。患者呼气时，治疗师置于肋骨上的手掌向下施压，恰好在吸气前，快速地向内下牵张胸廓，从而诱发肋间外肌的收缩；患者吸气时抵抗治疗师手掌的阻力，以扩张下肋，治疗师可给予下肋区轻微阻力以增强患者抗阻意识。当患者呼气时，治疗师用手轻柔地向内下挤压胸腔来协助。教会患者独立使用这种方法，患者可将双手置于肋骨上或利用皮带提供阻力。

2）后侧底部扩张：患者坐位，身体前倾，髋关节屈曲。治疗师在患者身后，双手置于患者下肋骨侧方，按照上述"扩张肋骨"的方法进行。适用于手术后需长期在床上保持半卧位的患者，因为分泌物易堆积在肺下叶的后侧部分。

3）右中叶及左舌区扩张：患者采取坐位，治疗师的手放在患者 3~6 前肋之间，按照上述"扩张肋骨"的方法进行。

4）肺尖部扩张：患者采取坐位，治疗师的手放在患者锁骨下方，按照上述"扩张肋骨"的方法进行。

（3）用力呼气技术：正常吸气后保持声门张开，收缩腹部及前胸部肌肉，较快速地发无声的"哈" 1~2 次。

2. 注意事项

（1）训练环境安静，避免患者受到过多的干扰；

（2）患者穿宽松的衣物，采取舒适放松的体位；

（3）不适宜进行腹式呼吸训练的患者亦不宜进行胸廓扩张训练。

（三）治疗效果

ACBT 是一种患者可控的、无需借助外力、较简单易学的呼吸锻炼和排痰方法。Lewis 等学者研究评价清楚地表明 ACBT 至少与其他气道清除技术相当，可短期改善分泌物排出。一项纳入了五项研究的荟萃分析将 ACBT 与五种不同的治疗方法进行了比较，包括自体引流、气道振荡装置、高频胸部按压装置、呼气正压和 ACBT+ 常规胸部理疗，没有足够的证据支持或否定使用主动呼吸循环技术超过任何其他气道清除疗法。

（郭　琪）

第三节　减轻呼吸做功的物理治疗技术

众所周知，呼吸系统疾病、胸外科疾病和继发性呼吸障碍常伴随呼吸困难，这种功能状态会增加呼吸肌做功，降低呼吸效率，造成肺功能下降，严重影响患者的生活质量。国内外多数学者认为非药物疗法比药物疗法更重要，通过呼吸训练减轻呼吸肌的过度疲劳，改善胸廓和肺组织的顺应性，促进肺功能的有效代偿。研究认为，呼吸训练的确切机制主要与呼吸调节中枢通路有关。目前，在临床治疗中，治疗师常常通过实施胸廓放松技术，建立正常呼吸模式和强化呼吸肌力量及耐力来增强呼吸控制，减轻呼吸做功。

一、胸廓放松训练

（一）治疗原理

呼吸困难可能是由于胸廓僵硬、疼痛限制以及胸腔本身不能充分地进行自由移动，胸壁的可动范围较小，无法满足通气模式的需要。在异常呼吸模式形成之前，松动肋间肌，活动胸廓可以激发胸壁在三个通气平面的扩张潜力。因此，放松是自然呼吸模式的前提，也是其他干预活动的基础，以 Wolpe 的交互抑制理论为作用原理，旨在降低交感神经系统的活动水平，缓解骨骼肌的紧张及减轻焦虑与紧张情绪。

（二）操作方法及注意事项

1. 操作方法　胸廓放松训练主要是通过肩、胸部的放松或直接松解 / 牵伸过度紧张肌群，刺激肌肉感受器来缓解由呼吸肌过度紧张引起的呼吸困难症状。常用的胸廓放松训练如表 3-4-3-1 所示：

表 3-4-3-1　常用的胸廓放松训练

技术名称	操作方法
肋间肌松动术	患者仰卧位，治疗师一手沿肋骨向下走行放置，另一手于相邻肋骨处固定。在呼气时捻揉，吸气时去除压迫，由下部肋骨到上部肋骨逐一肋间进行伸张

续表

技术名称	操作方法
胸廓松动技术	患者仰卧位,治疗师一手放于肩下,手腕固定肩关节,另一手置于骨盆处,使患者上半身向上活动
胸廓辅助技术	若于上胸部进行操作,治疗师需站在患者头部,双手放于锁骨稍下方,两拇指放在胸骨上,其余四指张开覆于两侧上胸部;若于下胸部进行操作,治疗师需站在患者侧方,肘部轻度屈曲,放在患者下部胸廓肋弓处,呼气时向患者胸廓下方或内下方压迫;若于一侧胸部进行操作,治疗师需一手放在上胸部,另一手放在下胸部,手放置方向与上胸部操作一致
呼吸操训练	国内主要采取呼吸气功、呼吸体操等训练方法,涉及腹肌及腹部周围肌群训练、胸部活动训练、颈肩放松训练等,建议训练前学习缩唇呼吸和腹式呼吸,训练中要熟练应用。治疗师可在 Jacobsen 所提出的渐进放松训练的基础上,联合呼吸操训练

2. 注意事项

(1)适应证:①对刺激有反应;②心率 40~130 次/min;③收缩压 90~180mmHg,舒张压 60~110mmHg;④呼吸频率 5~35 次/min 的患者。

(2)禁忌证:①患者生命体征不稳定;②人机不同步,人工气道难以固定维持;③新出现急性冠脉综合征、致命性心律失常、急性左心衰竭、急性心肌炎/心包炎、肥厚梗阻型心肌病;④近期心内/静脉血栓;⑤急性脑血管病变,颅内损伤;⑥不稳定的颈椎骨折和脊髓损伤,肋骨骨折及严重骨质疏松,神经功能恶化,需颅内压监测及脑室引流;⑦昏迷或躁动(RASS≤-3 或 RASS>2 分)患者。

(三)治疗效果

放松训练可用于无效呼吸、疲劳、疼痛等多种慢性疾病,能够提高患者气体交换效能,减轻疲劳感。Rocha 等人进行了一项关于膈肌放松训练效果的随机对照试验,发现膈肌放松训练能够改善慢阻肺患者的膈肌移动度、运动耐力和吸气量,可用于慢阻肺患者的管理。另一项关于呼吸操对慢阻肺治疗效果的 Meta 分析通过综合 13 项随机对照试验结果发现,呼吸操训练能够改善慢阻肺患者第 1 秒用力呼气容积、用力肺活量、圣乔治呼吸问卷、6 分钟步行距离等结果指标,值得在临床工作中运用推广。

二、呼吸训练

(一)治疗原理

在日常生活中,呼吸困难和气流受限的患者常出现异常的呼吸模式,包括快速呼吸、潮式呼吸和间歇呼吸等。为了扩张气管、减轻呼吸困难、提高呼吸效率,患者需要建立正确有效的呼吸模式,主要包括腹式呼吸和缩唇呼吸。腹式呼吸又称膈肌呼吸,关键在于协调参与呼吸运动的膈肌和腹肌的活动,增强膈肌的收缩能力和效率。一方面,腹式呼吸时膈肌上下移位较平静呼吸时增加了 5~10cm,提高了肺通气量、肺循环和血氧含量;另一方面,腹壁的上下运动加大按摩腹内脏器的力度,使胃肠蠕动增强,排空加快,提高了消化系统功能。除此之外,腹式呼吸还能够降低交感神经系统兴奋性,使内分泌和自主神经系统协调地发挥作用,同时增加人体副交感神经张力。

除了腹式呼吸外,缩唇呼吸是呼吸困难患者常用的另一种呼吸模式。缩唇呼吸通过保持气道较长时间开放,增加肺通气量,延长呼气过程,从而减低呼吸速度,减少呼吸做功。此外,缩唇呼吸增加了新鲜气体吸入,改善呼吸模式,减轻呼吸急促,达到全身放松的目的,尤其是对于重度气道阻塞患者;同时,增加气道外口段阻力,使等压点移向大气道,提高气道内压,防止小气道过早闭合,利于肺内残气量的排出。

（二）操作方法及注意事项

1. 腹式呼吸

（1）操作方法:可用三种体位（卧、坐、立）训练,嘱患者双腿蜷曲,采取吸鼓呼缩的呼吸方式,患者双手分别置于胸前及腹部。要求患者用鼻缓慢吸气,吸气时小腹尽量鼓起,吸满气后稍作停顿或不停顿,然后缓慢呼气,腹部尽量回收,同时手向上向内轻轻按压,帮助膈肌上升,做深长呼气。一般先由治疗师辅助指导,在患者适应腹式呼吸后,由患者独立完成,每天 3~5 组,每组持续 15~20min,每分钟 6~10 次,以不感觉憋气为宜。当患者掌握了侧卧位和仰卧位呼吸模式后,逐渐进行坐位、立位、步行和上下楼梯的适应性呼吸训练,由浅入深,循序渐进。

（2）注意事项

1）患者应取舒适放松体位,如仰卧位或半侧卧位,屈膝,放松腹部肌群;

2）要求患者全程缓慢轻松呼吸,感受呼吸模式,避免强调深呼吸、用力呼吸或憋气,以免引起不必要的肌群募集和呼吸氧耗增加,造成支气管痉挛;

3）注意呼吸过程中颈部肌群的募集、上胸部的起伏与躯干位置的变化;

4）在患者连续进行数个周期的引导呼吸后,可改为单纯使用言语指令引导患者完成腹式呼吸;

5）当患者在改变体位或结合各种功能活动时,治疗师提醒其将呼吸时间比保持在 1∶（1~2）之间,原发性呼吸功能障碍,如慢阻肺者,可延长至 1∶3 或 4;

6）量力而行,不引起过度疲劳。

2. 缩唇呼吸

（1）操作方法:患者取舒适体位,闭口经鼻吸气约 2s,然后缩唇呈吹口哨样缓慢呼气约 4~6s。呼气时,缩唇程度由患者自行调整,以能轻轻吹动前面 30cm 的白纸为宜,尽量将肺内空气呼出。吸气与呼气时间比为 1∶2 或 1∶3,每天 2 组,每组持续 10~15min,每分钟 8~10 次。

（2）注意事项

1）要求患者全程放松、缓慢、延长、有控制地呼气,同时放松颈部和肩部肌肉,尽可能使呼气流速降低,呼气时间延长,鼻吸气时注意嘴唇紧闭,避免用嘴进行深吸气;

2）若患者难以放松唇部,可以尝试发出"嘶嘶"的声音,避免口周肌群过度紧张而产生气短。

（三）治疗效果

缩唇-腹式呼吸可改善患者的呼吸模式,提高患者的呼吸效率。一项关于呼吸训练对慢阻肺患者的康复效果的随机对照试验发现,呼吸训练能够有效改善患者的呼吸困难及生活质量,且缩唇-腹式呼吸训练较单纯缩唇呼吸训练的效果更显著。另一项由慢阻肺患者呼吸训练的随机对照研究组成的系统评价显示,呼吸训练可以显著改善患者的呼吸困难症状和生活质量,患者的 6min 步行距离可以提高 49~54m。对于患者而言,缩唇-腹式呼吸安全可行,简单易学。目前,大多数研究将呼吸训练所建立的正常呼吸模式作为呼吸康复的一部分,较少进行单独调查,但在临床上常被推荐应用。

三、呼吸肌训练

(一)治疗原理

呼吸肌是人体呼吸运动的重要动力来源,呼吸肌功能强弱直接影响人体肺功能。平静呼吸时,吸气运动主要由吸气肌主动收缩完成,而呼气运动主要由呼气肌被动舒张完成。用力呼吸时,吸气运动与平静呼吸相同,但呼气运动在吸气肌被动舒张的基础上结合呼气肌主动收缩。在呼吸运动中,常用的呼吸肌群如表 3-4-3-2 所示:

表 3-4-3-2 参与呼吸运动的呼吸肌群

	吸气肌	呼气肌
安静时	膈肌	胸廓自身的弹性
	肋间外肌	肺自身的弹性收缩力
	肋间内肌前部	肋间内肌
用力呼吸时	斜方肌	肋间内肌的中后部
	斜角肌	腹直肌
	胸锁乳突肌	腹内、外斜肌
	胸大肌	腹横肌
	胸小肌	
	腰方肌	
	肋提肌	
	肩胛提肌	

呼吸肌进行性衰退导致气管黏膜纤毛上皮细胞脱落,咳嗽反射功能减弱,分泌物不易咳出,造成呼吸功能不全、呼吸衰竭甚至死亡。与身体其他部位骨骼肌相同,呼吸肌可通过训练获得功能改善,其基本原则包括超负荷、特异性和可逆性。呼吸肌训练是一种吸气肌或呼气肌持续、规范的训练,通过改善最大吸气压和最大呼气压,增加呼吸肌群的力量与耐力。

(二)操作方法及注意事项

1. 操作方法 目前,呼吸肌训练通常是以任务为导向的吸气肌或呼气肌独立训练及联合训练,其干预效果较为理想,但训练处方尚未达成一致共识。根据美国运动医学院的标准化指南建议,呼吸肌训练频率为每周 3~5 次,每次 10~15min,持续 6 周。大量临床研究显示,最佳的呼吸肌训练频率为每周至少 3 次,每次 20~30min,至少持续 4 周,但仍需因人而异。需要强调的是,训练处方应在患者能接受的范围内,控制自我劳累程度评分低于 5 分,若患者感到疲劳,则应适当更改训练处方。临床上,常将呼吸肌训练分为力量训练和耐力训练,前者以高强度低频率为主,后者以低强度高频率为主。具体的训练处方如表 3-4-3-3 所示:

表 3-4-3-3　呼吸肌力量训练和呼吸肌耐力训练的方式

训练处方	呼吸肌力量训练	呼吸肌耐力训练
类型	力量	耐力
持续时间	15min，每日 2 次	30min，6~12 周
频率	每周 5~7 次	每周 5 次
强度	增加负荷为 30%~50%MIP	VE=50%~60%MVV；呼吸频率，50~60 次 /min

注：通气量（ventilation，VE）；最大自主通气量（maximal voluntary ventilation，MVV）；最大吸气压力（maximum inspiratory pressure，MIP）

吸气肌训练通过使吸气肌发生适应性改变，增加Ⅰ型肌肉纤维比例，进而改善吸气肌肌力，提高吸气肌做功效率，最终缓解患者呼吸困难程度。由于吸气肌训练较容易通过低强度重复运动实现，因此临床中多以吸气肌训练为主。目前普遍应用的两种训练方法为阈值负荷训练和自主过度通气法。若使用阈值负荷训练装置，不应使 MIP 低于 30%，这不利于吸气肌功能改善。与较低阈值负荷相比，较高阈值负荷往往能带来更大的功能性结果，但需提防阈值负荷过大所引起的呼吸肌疲劳。在多数临床研究中，阈值负荷训练装置的强度约为 30%~40% MIP，每周 7 天，每天约 30min，持续 7 周，但仍需根据患者情况调整。若使用自主过度通气法，嘱患者呼吸时进行 15~20min 高比例（＞60%）的每分钟最大通气量。相对于以前的复杂设备，现在研制出简单的局部循环呼吸系统装置，患者可通过调节咬嘴适配器进行呼吸肌训练。一项随机对照试验结果显示，自主过度通气法能够增强患者的呼吸肌耐力和力量，降低呼吸系统并发症发生率。

此外，还应进行肌肉针对性训练，尤其是具有吸气功能的膈肌。对于膈肌，可在治疗师指导下进行抗阻训练，嘱患者处于仰卧位，头稍抬高，先指导患者熟练掌握腹式呼吸，然后在患者腹部放置重物，让患者进行深吸气的同时保持上胸部不动，逐渐延长患者阻力呼吸，当患者可以保持腹式呼吸模式且吸气不会使用辅助呼吸肌群约 15min 时，可增加重物重量。建议训练频率可从每天 10 次逐渐增至每天 30 次，物品重量从 500g 开始，每周增加 500g。若由于粘连限制了膈肌活动或呼吸训练后膈肌活动仍不理想，可选择应用体外膈肌起搏器，将起搏电极贴在胸锁乳突肌下端外缘 1/3 处距膈神经最表浅部位，辅助电极贴在第二肋间锁骨中线处，通过体表电极刺激膈神经，提高膈神经的兴奋性，促进膈肌收缩，增加膈肌的活动幅度，从而相应地使胸腔容积增加，提高肺泡有效通气量，辅助排痰，减少肺部感染和肺不张的风险，防治膈肌萎缩，辅助脱机。相关研究表示，以 10 天为 1 个训练周期，每天 1 次，每次 30min 体外膈肌起搏器治疗后，患者潮气量增加，膈肌纤维状态改善，抗疲劳能力增加。需要强调的是，使用前应了解患者的身体状况及是否存在禁忌证。

呼气肌训练也可以缓解患者的呼吸困难程度，但针对性研究较少，相关机制尚不明确。爆发性的呼气肌训练与腹部肌肉低强度收缩、咳嗽和 Valsalva 动作相似，因此呼气肌训练可以任意选择高强度或中等强度耐力训练。规范的呼气肌耐力训练为 15%~45% 最大呼气压（maximum expiratory pressure，MEP）强度下，持续训练 30min，而力量训练为 60% MEP 强度下，进行 15 个 Valsalva 动作。

2. 注意事项

（1）适应证：①急性 / 慢性肺疾病患者；②因手术或外伤所造成的胸部或肺部疾病患者；

③支气管痉挛或分泌物滞留造成的继发性气道阻塞患者；④中枢神经系统损伤后肌无力患者；⑤使用人工呼吸器的患者。

（2）禁忌证：①临床病情不稳、感染未控制患者；②合并严重肺动脉高压或充血性心力衰竭患者；③呼吸衰竭患者；④训练过程中导致病情恶化的其他临床情况。

（3）对于呼吸困难患者，首先考虑辅助呼吸法和吸氧疗法，维持呼吸通畅。

（4）避免患者用力呼吸和过度使用呼吸辅助肌群，易增加气道阻塞，诱发支气管痉挛。

（5）训练初期不要让患者长呼气，易发生呼吸急促。

（6）为了避免过度换气，做3~4次深呼吸训练即可。

（三）治疗效果

早期呼吸肌训练可改善患者运动功能，并提高日常生活活动水平。相关研究报道称，慢阻肺患者在经过吸气肌训练后肋间外肌Ⅰ型纤维比例和Ⅱ型纤维大小有所增加，呼吸困难症状和夜间缺氧时间有所减少，同时运动能力也得到了改善。Gomes 等学者就术前和术后吸气肌训练对心脏手术患者的影响进行了一项系统评价与 Meta 分析，结果显示术前吸气肌训练提高肺活量，减少术后肺部并发症，缩短住院时长，术后吸气肌训练可改善吸气压和潮气量。在此基础上，另一项关于吸气肌训练对心脏、肺部和腹部手术患者影响的系统评价与 Meta 分析表示，吸气肌训练可以有效减少患者的肺部并发症和住院时长。

（郭　琪）

第四节　改善运动耐量的物理治疗技术

运动耐量是指身体所能达到或承受的最大运动，其影响因素包括心脏泵血能力，肺通气换气能力，骨骼肌运动能力。以评估为基础所制订的有氧运动方案是改善参与者运动耐量的有效方式。目前，评估运动耐量的方式主要包括运动心肺试验、六分钟步行测试和运动负荷试验等（详见第二篇第三章、第四章）。

有氧运动是改善运动耐量的主要物理治疗技术。一般来说，慢性呼吸系统疾病患者常伴有行动困难，氧耗量增加，氧摄取不足时引起呼吸困难，呼吸肌肌力、耐力也随之下降，继而引起全身失用性综合征，更加引发呼吸困难，形成恶性循环。若想提高患者的运动能力，减轻呼吸困难，就要着眼于提高患者的肌肉力量和肌肉耐力。

一、运动推荐

运动训练由热身、核心运动、整理运动三部分组成，其中热身期为 10~20min，核心运动期为 20~60min，整理运动期为 5~10min。对于存在呼吸系统疾病的患者，可考虑进行柔韧性训练、耐力训练和肌力训练等。柔韧性训练如躯干牵拉、太极等，肌力训练如弹力带、哑铃等，耐力训练如步行、慢跑、游泳等。目前，在呼吸康复中，多采用能够增强运动耐力的训练方式，对肌力的训练尚未作特殊要求。

（1）上肢运动耐量训练：①用上臂测力器（手摇车）训练：患者从无阻力开始，每阶段递增 5W，运动时间 20~30min，速度 50r/min，以运动时出现轻度气急、气促为宜，以上臂疲劳和出现呼吸困难为监测指标；②重复提举重物平肩训练：患者手持重物，开始 0.5kg，以后重量逐步增加至 2~3kg，每次活动 1~2min，休息 2~3min，每天 2 次，在整个上肢训练时，应该避免患者屏气，以出现轻微的呼吸急促及上臂疲劳为监测指标。上肢训练与下肢训练应同时进行，两者结合优于单独某一种训练。

（2）核心肌群耐力训练：①腹横肌训练：仰卧位，治疗师双手放于患者脐两侧，顺应患者呼吸，嘱其缓慢发 /s/ 声，感觉像腰带一样束紧腹部，治疗师在患者吸气时双手施加阻力；②腹直肌训练：坐位，治疗师位于患侧，嘱患者吸气后腹部用力，尽可能使双肩抬离床面，并尽力维持一段时间；③腹内外斜肌训练：坐位，治疗师位于患者患侧，一手手掌扣及患者健侧胸廓前外侧下缘，嘱其向健侧转动躯干，另一只手辅助完成患侧肩部抬离床面；④其他肌群训练：治疗师面向患者，嘱患者做躯干前倾、后伸、侧屈以及躯干向患侧、健侧的旋转训练，治疗师视情况在每个运动方向施加阻力。

（3）下肢运动耐量训练：①步行训练：尽可能地使吐气时所迈的步数比吸气时多，一般在走两步的过程中吸气，在走四步的过程中慢慢将气体吐出，强度为稍微有点累即可，持续至少 20min；②上下楼梯：于开始上楼前先吸气，在爬四级台阶中慢慢将气体吐出，也可以使用脚凳，进行上下脚凳训练，过程中如果呼吸困难感较强，可以在吐气时分别进行上下脚凳；③功率自行车：阻力、速度以呼吸困难感觉"稍微有点儿"的程度为宜，持续15~20min 的运动训练，若过程中感觉呼吸困难感加重，即可休息；④跑台（跑步机）：速度、倾斜角度以呼吸困难感"稍微有点儿"的程度为宜，持续 15~20min 的运动训练，开始时不要设置倾斜角度，等感觉到有些轻松后再逐渐增加角度，若过程中感觉呼吸困难感加重，即可休息。

（4）整体耐力训练：①体操类：卧位体操、广播体操、呼吸操等以全身伸展为特点的低、中强度运动；②中国传统运动训练：太极拳、易筋经、五禽戏、八段锦等以自身形体活动、呼吸吐纳、心理调节相结合为主要运动形式的训练；③其他：可考虑根据自身需求借助跳绳、弹力带、椭圆机和四肢联动等器械进行辅助运动耐量训练。

二、注意事项

1. 个性化的运动需与医生商量后决定；
2. 痰较多的患者，请先排痰后再进行运动；
3. 身体状态不好的时候不要勉强进行运动，可以减少运动量；
4. 尽量使用缩唇呼吸或腹式呼吸，将呼吸与动作结合，避免呼吸困难；
5. 出现呼吸困难时休息，放松调整呼吸。

三、治疗效果

有氧运动训练有利于肌肉和血容量的适应性改变，运动过程中机体调节心输出量增加，增加肌肉和心脏血液的灌注，增加肺通气量，改善患者疲劳感，增加运动耐力。一项关于重度慢阻肺患者进行有氧训练效果的 Meta 分析显示，有氧训练不仅改善患者的运动耐力，生活质量也显著改善。另一项观察有氧训练对慢性肾病 3~4 期患者影响的 Meta 分析表示，患者的运动耐力在训练后得到提高，同时，肾功能也得到改善。

（郭 琪）

第五节　矫正呼吸相关姿势和体态的物理治疗技术

骨骼肌肉系统功能障碍是普遍存在于呼吸系统疾病患者当中的问题,但是往往因为患者以呼吸系统症状为主诉就诊或者基于呼吸康复临床专家的专业背景知识,这些问题往往并没有得到患者及其呼吸康复管理团队的足够重视。随着时间的推移,慢性呼吸系统疾病患者往往会表现出骨骼、骨骼肌和神经系统适应性的改变,其改变的程度取决于疾病的严重程度、病程及其所接受的治疗。随着患者年龄的增长,骨骼肌肉系统退行性变的发生率也将增加。患者在与呼吸慢性疾病的抗争中所采取的体位以及应对退行性变化采取的代偿性姿势都将对身体功能和生活质量造成显著的影响,对呼吸系统的消极影响也不可避免。

慢性呼吸系统疾病患者的姿势和体态的改变常常是不被感知的,而这些变化与上胸部呼吸模式的过度使用,下胸部肋骨的扩张不足以及有效的膈式呼吸模式减少都有密切的关系。慢性过度通气会导致胸廓前后径增加,继发产生桶状胸,由此带来的慢性骨骼肌肉疼痛可能会进一步限制肋骨扩张和腹式呼吸。继发性的肩胛带姿势异常与长期咳嗽使躯干弯曲和胸壁向外的压力增加有关。为了对抗弯曲躯干的坐姿,患者颈部和肩胛带结构也会发生改变。当颈部和头部被大量表浅肌群和活动过度的枕下伸肌向前拉伸时,颈部和头部的中立位置随之受到破坏。胸部后凸畸形加重,中上部颈椎就越有可能出现前凸畸形,因为患者需要通过上颈椎过度拉伸和倾斜头部,以使其来维持头部直立的位置。胸长伸肌和多裂肌的节段性稳定能力和耐力丧失,以致于患者很难维持直立的中立坐姿。长期卧床休息以及日常运动耐量的降低使得已有的胸椎后凸改变加重。呼吸困难和不适使患者习惯于蜷曲体位,这将对胸腰椎产生更大的后凸张力,腰椎骨盆弯曲后倾。

因此,对于慢性呼吸系统疾病患者的姿势和体位的评估应从全局着手,包括姿势的评价以及关节灵活性、肌肉募集模式、肌肉长度、力量和耐力评估,同时应考虑到特定功能丧失情况或报告的疼痛区域和类型。评估过程中,症状的任何改变都应被物理治疗师记录在康复病历中。尤其是,改变体态或姿势后,疼痛程度的变化情况都可能有助于为接下来的治疗提供正确的决策和方向。

当患者合并有慢性呼吸系统疾病时,物理治疗师必须牢记,随年龄增长或全身类固醇的使用,患者将可能出现骨密度降低和皮肤组织脆性增加的可能。疼痛、呼吸困难和疲劳也需要被同时监测,如有必要,可以对评估进行调整。在术后患者中,如果有伤口和引流,可能需要对姿势评估的程序和方法进行修订。虽然在坐位和站立位进行评估是最理想的,但是,对于呼吸困难的患者来说,可能需要采取斜躺位或高侧卧位才能完成。

在评估的过程中患者是否采取了放松的体位,可以从以下几点来做出判断:患者的骨盆、腰椎、胸椎和颈椎是否是处于患者平时最自然的姿势和体位;在这些部位中,每一节段的最大弯曲点在哪里;脊柱的姿势前面、后面和背面的曲度是怎样的;肩胛骨的位置以及肱骨头与耳垂的关系如何;手臂是如何悬吊于身体两侧的;颈部和头部与躯干和骨盆的连线是否在一条线上。

通常情况下,当骨盆和脊柱的位置不正确时,肩胛骨将被提升或下拉、伸展和外展并伴有向上或向下旋转。肩胛骨的“无力”位置是指,在无支撑的活动时,应力将被传送至肩部和颈部,手臂的抬升也将变得无力。如果手臂处于向内旋转的体位,这将干扰平滑协调的手臂抬升运动,并增加肩部肌腱撞击的风险。

　　如有可能,物理治疗师将协助患者骨盆前倾以移动身体重量于坐骨粗隆上,在此时观察胸椎后凸、颈椎前凸和头部前等倾异常体位是否会自动改善。当骨盆被协助向前旋转时,腰骶屈曲体位能否被逆转?颈椎和头部体位可能需要加以引导,以使身体重心移至骨盆。将头部置于一个伸展程度较小的位置,以评估这种休息体位的可逆性。如果无法保持这一矫正体位,将提示姿势肌耐力丧失的程度。

　　通常物理治疗师会根据评估的结果选择最恰当的物理治疗方法,这种方法应该考虑到简单易行,患者能够长期坚持。常用的物理治疗技术包括:姿势放松技巧、姿势矫正技巧和运动控制训练和胶带固定。

一、姿势放松技巧

　　1. 上胸部和肩部的放松　每个物理治疗师都非常熟悉 Jacobsen 的渐进放松训练。Jacobsen 渐进放松训练是指使用肌肉最大化的收缩之后,将产生肌肉最大化的放松。这种技术可以应用到胸部和肩部。物理治疗师将手放在患者的肩胛带上,要求患者耸肩对抗物理治疗师的手并尽可能长时间的保持。物理治疗师的指令是"不要让我的手将你的肩关节压下去",之后再让患者放松肩膀。这个训练的重点是放松的阶段。口头命令在这个治疗过程中是非常重要的。另一种改良的治疗方法是,用一种高亢的声音命令患者"提高你的肩膀向上触到我的手,多一点,多一点";随后用一种温和平静的声音命令患者"现在放松";再温和地重复:"就是这样,放松,放松"。加入肩带的反向旋转动作能让这个干预更有效。患者可以独立学习这项技术,在他们开始感到紧张时能够自我放松肩部。此外,让患者向前和向后做肩部环绕运动,可以放松肩胛带。有时候放松活动就是重新开始一个更自然的呼吸模式,物理治疗师就可以继续其他治疗性活动。如果患者再次开始使用辅助呼吸肌,则重复进行这项技术。患者要学会感知肩部紧张和放松的区别,并能独立地进行自我监测和放松。

　　2. 骨盆的放松　促进呼吸模式的第一步就是成功地将患者体位摆放在最利于通气的位置。通常患者的体位和骨盆位置对呼吸有巨大的影响。一般来说,轻微的、骨盆相对后倾可以促进膈式呼吸;骨盆相对前倾促进前胸部扩张和上胸部呼吸。观察骨盆位置轻微的相对变化对患者的通气能力的影响是很有帮助的。尤其是在继发于神经和神经肌肉功能障碍的肺功能障碍患者身上。物理治疗师常常用语言和触觉引导的方法来帮助患者骨盆放松,并使其骨盆恢复到更利于通气的位置。有时物理治疗师也会教会患者使用卷曲的毛巾,放在患者的腰部或者坐骨结节的位置来促进骨盆位置的改变。

二、姿势矫正技巧和运动控制训练

　　姿势矫正利用姿势稳定肌的支持能力进行运动学习与训练,同时避免用更强的原动力来代偿。运动控制的原则为,需要频繁地轻柔地重复矫正运动或体位。姿势矫正可以改变呼吸模式和呼吸困难的程度。"理想"的姿势是指,当身体处于某一姿势时,脊柱、骨盆和肩胛带均处于其中立区域,使得肌肉能以最有效的方式工作。理想姿势下,在运动开始前几毫秒内,颈深屈肌、下斜方肌、腹横肌、臀中肌和骨盆底就会被激活。指导个体轻轻用力以激活适当的肌肉,当其逐渐熟悉这种方法时,耗氧量可能会减少。如果可以证实体位的调整与疼痛或气短缓解之间存在的直接联系,那么,患者对家庭运动方案的依从性将得到提高。

　　骨盆的位置最初的重点应该是,矫正坐位时的骨盆后旋姿势,并减少腰椎和胸椎后凸畸形,以使头部向后位于躯干之上。然后,用一个小枕头或腰辊来维持这一体位和姿势。如果有必要,体位矫正开始时可采用半卧位或高侧卧位,随后,在特定活动过程中,将这些体位与矫正体位的维持相结合。同时有必要对膈肌、腹肌和颈肩部肌肉的使用进行监测,如果不恰当,将需要修正。在很多时候,物理治疗师也会融合肌肉骨骼和神经易化等多种治疗方法结合的干预措施,只是其目的在于通过姿势和体位的改变来优化呼吸功能。

　　姿势矫正技巧和运动训练除了关注于骨盆,膈肌也是物理治疗师重点关注的对象。因为膈肌和其他呼吸肌的呼吸动作通常是与机体在肢体活动过程中躯干的体位控制相适应的。膈肌既是参与呼吸的肌肉,也是参与提供躯干核心稳定性的肌肉。然而,当呼吸需求增加时,膈肌就可能无法继续同时提供两种功能,体位控制这方面的功能可能有所降低。如何对膈肌进行训练已经在前面呼吸肌训练的章节做出了讨论。

　　其他物理治疗常用于姿势矫正和运动训练的方法还包括:对儿童或者年轻的患者教会他们在日常生活和工作中使用健身球来维持最佳的坐姿。平卧于球上可被用以刺激抗引力肌。在患者可动性和气促程度允许的情况下,在球上侧卧将有助于肋骨的活动性和肋间肌的伸展性。治疗带(Thera-Band®)可为无力的运动施加阻力,并提供更具体的定向反馈。

三、胶带固定

　　使用胶带使肩胛骨处于一个更中立的位置,或使胸椎后凸畸形减轻,这些可能会暂时解除受累组织的负荷,有助于缓解疼痛并促进愈合。在胸部伸肌和斜方肌下层纤维的支持能力得到改善之前,它还将提供一种感知哪一种体位将有助于减少胸椎后凸畸形的疼痛以及可能需要协助完成什么样的动作。适用于矫正坐姿的胶带,在姿势再训练的早期阶段可以提供本体感受反馈。重要的是,在使用胶带后,要确保患者舒适,而且颈部可以更自由地活动。胶带应该在出现某些警告或者提示症状时解除。

　　有许多种不同的胶带使用方法。一条长的胶带,从前面锁骨上方开始,穿过斜方肌的中层纤维,这可能会抑制肌肉的过度活动。然后,胶带横越过胸椎后凸畸形的最高点,如有必要,向下延伸至腰椎。这些胶带粘贴不应该太紧,否则会引起疼痛或诱发神经症状。横向胶带可以提升肩峰的侧缘,缠绕于肩胛骨下缘的绑带可以促进前锯肌运动,这些都是有用的。腋下胶带可以提升肩胛骨并减轻神经张力,也可能有助于减少疼痛,但需要注意的是,腋下皮肤非常敏感。所有的胶带应依据个人的特性和需求来设计和实施。运动加重时,重新测试活动范围和疼痛,将允许对胶带的有效性进行直接评价。对可能的皮肤反应和疼痛激发问题,应该给予患者明确的提示和警告。

(喻鹏铭)

第六节　改善呼吸相关胸廓活动度的物理治疗技术

　　对于呼吸系统疾病的患者,随疾病进展,骨骼肌源性胸痛的发生率呈上升趋势,疼痛致使胸部变得僵硬,可能会抑制呼吸道清除功能并增加呼吸功。在过去的研究中已经证实,囊性纤维化患者的躯干、胸部和肩部肌肉力量和活动性均降低。虽然没有找到更多这种情况对于其他呼吸系统疾病者的研究，但是在临床中观察到了这种胸廓的改变并非少见。当胸部固定于提升和屈曲位时，椎间活动能力将逐渐丧失。胸部运动的总范围依赖于骨突关节、肋椎关节、肋横关节和肋骨的活动性，特别是肋间肌、胸大肌和背阔肌的扩展性。当患者在颈椎伸展和肩部外展的活动过程中，脊柱的后凸畸形常常无法被扭转时，可能提示上胸椎僵硬。在胸部中段出现扁平或前凸畸形时，通常表明胸廓活动性降低。合并有慢性呼吸系统疾病和呼吸困难的患者，由于气紧和/或持续咳嗽，夜间经常无法平卧，脊柱也无法得到伸展休息。

胸廓旋转的主要部位被认为是位于中段胸椎（T6~T8），共同运动时，胸椎横向屈曲致胸廓旋转。胸椎横向屈曲时，肋骨张开并向对侧伸展，约接近同侧。正常情况下，胸廓旋转时受到韧带组织和关节囊的限制，所以感觉有弹性。随年龄或姿势改变，肋椎关节可能会限制肋骨运动，致使旋转变得僵硬。在胸廓达到最大扩张范围时，轻轻重压胸廓，将有助于确定受限性质，但是，如果存在可疑性骨质疏松症或合并骨折的风险时，重压的使用应谨慎。

脊柱弯曲时，骨突关节中，上位锥体的下关节面通常在下位锥体关节面的上前方滑行。脊柱伸展时，发生反向运动。虽然伸展运动最初受到前韧带、前环状韧带和后纵韧带的限制，但是，正常的最终感觉是一种骨性撞击，由下关节面与尾椎骨椎板接触所致。评估上位和中位肋骨的活动性时，可以在深吸气过程中触诊前侧和后侧；而对低位肋骨进行评估时，应该在整个吸气和呼气过程中对胸部侧面进行触诊。

在慢性呼吸系统疾病患者当中，颈部和上身结构的固定和受限体位可能会导致胸廓出口障碍，但是，传统的扳法通常是治疗呼吸系统疾病患者胸廓活动障碍的禁忌。治疗的重点是改善胸廓扩张和旋转的范围和质量，以及增加肋骨的灵活性。治疗过程中的体位需仔细选择，以尽量减少呼吸困难或疼痛。特定关节的受限可能应在静息体位或功能性运动体位下接受被动活动治疗，随后，最好接着进行主动辅助训练或主动运动。对脊柱上、中或下段的通用技术，或对具体椎骨水平或肋骨的局部技术，这些都可以在坐位、前倾坐位或高侧卧位下进行。增强肋骨活动度的治疗可以在侧卧位下完成，抬升上臂以使肋间肌伸展，也可以在坐位下采用主动肩部外展与横向弯曲相结合的技术。

物理治疗师在改善患者胸廓活动所采取的方法包括：关节的松动技术、神经组织牵拉易化技术和主动活动技术。

一、关节的松动技术

对一些慢性呼吸系统疾病患者来说，即使选择了良好的体位和适宜的通气策略，单独的有控制的呼吸仍不能缓解低效的通气模式，可能因为胸腔本身不能充分地自由移动使胸壁有足够的活动范围以满足通气模式的需要。例如，一个脊髓损伤的患者由于肋间肌和腹肌受神经肌肉支配不平衡或者不充分，将导致过度的膈肌呼吸模式，胸壁扩张受到限制，这通常被称为"反常呼吸"。在促进特定的呼吸模式之前，松动个别的肋骨节段以获得胸壁在三个通气平面的扩张潜力，可能是必要的。如果胸壁没有活动潜力，呼吸模式就不能改变。同样，患有原发性呼吸功能障碍、慢性阻塞性肺疾病、实施过胸部手术、插过胸管或患有急性胸部创伤的患者也可能由于胸廓僵硬和疼痛限制胸壁的潜在性扩张。所有这样的患者都可能受益于他们治疗程序中的胸廓松动。肌肉萎缩、痉挛或疼痛都可能会引起胸廓的骨骼肌肉限制。因此，患者无论是原发性肺功能障碍或继发性肺功能障碍都可以从胸廓松动中获益。

　　胸廓的骨骼肌肉松动所涉及的所有技术细节可能会涉及使用特别的骨骼肌肉治疗方法，因此，对于心肺专科物理治疗师没有足够的经验的情况下，可能会邀请骨骼肌肉专业领域的资深物理治疗师会诊以及协助治疗。下面是一些实用、简单并且有效的胸廓松动技术。

　　①使用毛巾卷或枕头打开前或侧胸壁；②使用上肢模式来促进部分肋骨开放；③躯干的反向旋转；④使用通气-活动策略来促进整个胸廓的打开；⑤针对性的肋骨松动以开放个别节段；⑥使用肌筋膜松解技术放松胸廓或其周围的限制性结缔组织；⑦使用软组织松解技术将个别紧绷的肌肉拉长。

　　再次强调，物理治疗师应该注意，取得成功的第一步是将患者摆放在合适的体位。先让患者取仰卧位，在胸椎下垂直放置毛巾卷可以增加前胸壁活动，肩膀也会被重力拉回到床上。在这个位置上，前胸部被打开，肋间肌和胸肌的拉伸将使上胸部的扩张更容易被促进。侧卧位时，在负重侧的下胸部（8~10肋）下放置一个或多个毛巾卷或枕头可以使胸廓的侧面在重力的作用下得到被动的松动。一个适当的侧弯程度是治疗的前提，即使放置了毛巾卷，也应确保患者的肩膀和骨盆仍与床面直接接触。患者的耐受程度从在下肋部只使用一个薄毛巾卷到三个枕头不等。在这两种体位中，成功将患者体位安置好后可以对患者进行主动或被动拉伸。仰卧位时，要求患者看着自己的手将手臂尽量抬高（肩关节前屈）超过他（她）的头部。在这个运动中，使用适当的通气策略，指导患者吸气。因为肩关节屈曲和吸气都要求患者个别肋骨节段的开放，结合重力辅助体位可以促进一个更大程度上的胸壁被动牵伸，这比单独使用任意一个技术都更有效。如果手臂直向屈曲不是一个可行的选择，使用类似于蝴蝶的姿势，即抬高手臂使肩关节屈曲、外展、外旋和肘部弯曲（像蝴蝶的翅膀），再结合最大化通气的吸气和向上凝视。吸气和肩关节屈曲结合，使胸部得到最大限度的拉伸，也激发更好的通气策略。当患者处于侧卧位时，让他（她）的手臂向前抬高（肩前屈），最大限度地使前胸部扩张或让手臂外展，最大限度地扩张侧肋部。活动时要结合吸气和向上凝视。如果患者上肢不能活动，对侧卧于毛巾卷或枕头之上的患者实施被动的躯干反向旋转技术可以松动胸廓，仍然要嘱患者视线追随所做的运动。

　　在直立位，如坐或站，可以使用相同的方法。沿着椅背或轮椅靠背或墙面，放置垂直于患者胸椎的毛巾卷。患者的手臂被动或主动地向上抬高到前屈或"蝴蝶"位的末端。患者会感觉到在胸椎后垫上毛巾卷能让前胸壁更明显地被拉伸。有脊柱的骨骼肌肉问题或皮肤耐受性受损的患者，一定要多加注意。

　　如果这些松动技术不能使患者胸廓有足够的活动度以诱导更自由的呼吸模式，此时应考虑更特殊的一些技术，如下：①特殊的肋骨松动；②肌筋膜松解术松解紧张的结缔组织（例如，继发于手术或创伤的瘢痕组织）；③软组织松解术松解紧张的肌群（神经功能受损的患者往往会出现胸肌、肋间肌和腰方肌等肌群的紧张，而骨科障碍患者则往往表现出颈部和背部的肌肉紧张）。

　　在这些特殊的干预措施中，使用之前建议的体位和通气策略（例如，侧卧在毛巾卷上）可以使胸壁活动度的潜力最大化。

二、神经组织牵拉易化技术

　　当对患者胸廓神经组织进行诱发试验评估，发现表明高激惹或受限时，治疗的主要目的将是牵拉和易化紧绷部位的邻近结构并改善体位以减少敏感组织的负荷。在治疗期间和治疗后，该技术对神经系统的疗效应该被监测。如果进展不够充分，可能需要在受限部位对神经组织进行轻柔的松动而不是拉伸。

三、主动活动技术

主动或被动双臂屈曲和脊椎伸展可与深吸气和深呼气相结合，以提高肋骨的活动性。坐位时，可以进行主动伸展或旋转技术，而物理治疗师应协助其运动并鼓励其增加幅度。在椅背上或四点跪位或靠墙的体位下，都可以完成自我主动活动技术。如果呼吸系统疾病是慢性的，而且存在长期的骨骼肌功能障碍，家庭活动锻炼将是十分必要的。配备一面镜子或培训一名家庭成员将有助于患者的自我治疗并提供有用的反馈信息。

经胸骨手术或开胸手术后，如果局部疼痛导致肩部或胸部运动受限，或因呼吸而疼痛时，可能需要对胸肋关节或肋横突关节进行轻柔的被动活动。开胸手术后，患者可能会限制切口侧手臂活动，因此，必须鼓励其在可忍受的疼痛范围内尽早进行活动，以降低冻结肩出现的风险。当患者侧卧时，可以对肩胛骨采取一系列的前伸、退缩、抬升和压低动作。双侧手臂运动应在术后的早期优先进行，但最开始时应避免外展和外旋，以减少对瘢痕组织的牵扯。

（喻鹏铭）

第七节　易化呼吸相关肌肉的物理治疗技术

当存在低效率的上胸呼吸模式时，斜角肌的过度活动将提升第一和第二肋骨，而肩胛提肌使侧面肩胛带压低并发生旋转。上斜方肌的缩短以及胸小肌和胸大肌的紧绷将分别提升和前倾肩胛骨。与此同时，前锯肌以及斜方肌的中下肌纤维等起拮抗和稳定作用的肌肉延长且功能削弱，这些共同导致了肩胛骨的外展和下旋。

在慢性呼吸系统疾病患者长期慢性咳嗽过程中，胸锁乳突肌被过度使用。呼吸做功的增加将会引起肌肉疲劳，可能会使中至重度慢性肺疾病患者的姿势异常进一步加剧。胸廓扩张范围减少将导致肩部屈曲和外展之间的 30° 角消失；而前三角肌、大圆肌和背阔肌的紧绷以及正常肩胛胸部节奏的紊乱都将导致盂肱关节可外旋和可屈曲的自由范围减少。因此，当肱骨处于内旋体位时，冈下肌和小圆肌过度拉伸，可能会使肱骨关节窝内的肱骨稳定性变差。

这些肌肉和骨骼异常可能会对某些部位的活动范围和活动性质造成影响，如坐位时的骨盆位置、颈部和肩部的活动、一般性和特定性躯干和肩部运动及其功能活动。特别是，这些异常会对肩部提升的最大幅度造成物理限制，而且肌肉募集的改变可能会增加肩部肌腱碰撞和磨损的风险性。呼吸系统疾病患者的主诉可能是急性或慢性颈部、胸部或肋骨关节疼痛，这些情况可能会降低胸部扩张能力，测定时，显示为肺活量的下降。随着慢性呼吸系统疾病患者寿命的延长，骨骼肌的改变将变得更为重要。随时间推移和疾病进展，以及在药物副作用的影响下，骨骼肌系统的问题可能变得更加普遍，骨密度往往会进一步减退。所以物理治疗师应更加重视骨骼肌肉的重要性，鼓励患者进行一般的锻炼以改善呼吸功能、一般健康状况和骨质密度。

长期接受通气支持的患者也可能会出现骨骼肌问题。常规的肩部被动活动，即在其整个活动范围内进行屈曲、外旋和外展，这些应该是有必要的。侧卧位时，胸椎的横向屈曲和伸展可以通过抬升手臂来完成。在此体位下，将上臂置于侧胸壁，也可以完成轻柔的胸椎被动旋转。

对于限制性通气功能障碍患者，易化呼吸相关肌肉的物理治疗技术将聚焦在如何帮助呼吸相关肌肉的延长。肌肉延长技术是指紧绷肌群的伸展可能先于或伴有延长肌群的耐力训练。研究显示，当采用本体感觉神经肌肉促进技术时，前三角肌和胸大肌的伸展可以增加肺活量和肩部运动范围。其他肌肉可能需要小心拉伸，这些肌肉包括：胸锁乳突肌、斜角肌、斜方肌的上中肌纤维、肩胛提肌、胸小肌、大圆肌、背阔肌、肩胛下肌和枕下伸肌。呼气过程中，肌肉有意识的或反射性的松弛可能会促进持续性伸展。

物理治疗师常用的辅助呼吸肌易化技术主要包括：

1. 胸肌的易化。
2. 胸锁乳突肌、斜角肌的易化。
3. 斜方肌的易化。
4. 膈肌 - 抑制技术：手法抑制、体位抑制。
5. 侧肋部的易化。
6. 锯肌的上推。

一、胸肌的易化

胸肌肌群为上胸部提供了强大的前向和侧向扩张力，训练后还可以非常有效地替代上胸部瘫痪的肋间肌。训练通常开始于改良的侧卧位或仰卧位。为了增加此肌群在吸气过程中的使用，物理治疗师应该把他（她）的手放在肌纤维收缩的同一方向。在易化某一肌肉的时候，特定的本体感觉的输入是非常重要的，所以要确保手是斜放在患者上胸部的。

物理治疗师的掌根应该靠近胸骨，手指向上并向外指向肩膀，呈一个对角线模式（通常基于 5 点对 11 点或者 1 点对 7 点的原则）。在物理治疗师施加一个快速的徒手牵伸（就像PNF 技术中，肌肉纤维的反复收缩，朝着胸骨向内向下）时，要求患者吸气将物理治疗师的手顶起。这会引起肌肉的快速牵张反射，同时提供额外的感觉输入，产生一个更强更有针对性的肌肉收缩。为了强调横向扩张的增长，易化应从胸骨部位向物理治疗师的指尖方向转移直到患者肩部。物理治疗师的口头指令要比训练患者膈式呼吸时更强。

二、胸锁乳突肌、斜角肌的易化

同样的原理可以应用于胸锁乳突肌和斜角肌易化。当患者仰卧位时，物理治疗师只需要改变手的角度，便能够针对性地易化胸锁乳突肌和斜角肌。物理治疗师的双手平行于患者躯干，手指指向患者颈部而不是指向肩膀，采用与上述相同的快速拉伸并使用相同的口头指令。现在物理治疗师的手的位置针对性地易化了胸锁乳突肌和斜角肌，其次也会影响胸肌。胸锁乳突肌、斜角肌主要使胸廓向前上方扩张，而胸肌主要使胸廓向侧前方扩张，这就是前后两种易化技术中物理治疗师手的位置略有差异的原因。

三、斜方肌的易化

斜方肌在胸部的向上扩张中起到辅助作用。易化技术可以在患者仰卧位或侧卧位时展开，以减少重力的影响。当患者处于直立体位时也可以实施易化技术，但此时患者必须对抗重力。

物理治疗师将手放在患者的肩膀上方，向下快速牵拉斜方肌，易化其产生更强烈的提升反应。反复的收缩可以易化全 ROM 范围的收缩。患者吸气时，应该配合耸肩动作和双目向上凝视，从而使易化作用最大化。

四、膈肌 - 抑制技术

这里介绍两种技术以抑制吸气时膈肌的过度使用。理想情况下，物理治疗师尝试使患者的辅助呼吸肌，尤其是肋间肌、胸锁乳突肌、斜角肌、斜方肌与膈肌的收缩达到平衡。这样做是为了防止由于肌肉的不平衡使用所产生的矛盾的胸部运动或者更严重的后果，胸壁骨骼肌肉的不良改变，如漏斗胸。

对于某些 SCI、小儿麻痹症、脊柱裂、发育迟缓、头部创伤和脑瘫的患者，在呼吸再训练期间抑制膈肌可能是必要的。膈肌如果太虚弱，在没有辅助呼吸肌的帮助下，则不能够产生足够的 TV 或 VC。在这些情况下，膈肌抑制技术是用来鼓励患者使用辅助呼吸肌以协助独立的自主通气。患者要学会使用虚弱的膈肌与辅助呼吸肌配合，这不仅可以增加 TV 和 VC，也有可能提供更好的肺段通气和更好地松动整个胸廓。

一个异常强大的膈肌，无需周围的肌肉组织，特别是肋间肌和腹肌的支持，那么也可能需要被抑制。例如，截瘫或低节段四肢瘫患者，膈肌未受损伤，但缺少肋间肌和腹部肌肉的收缩也可表现为矛盾的呼吸模式（补偿性呼吸模式）。在这种情况下，辅助呼吸肌必须抑制膈肌，避免发展成漏斗胸。这种呼吸训练方法的目标是通过平衡患者吸气时上、下胸部的肌肉来阻止上胸部的矛盾活动。在某些情况下，SCI 患者会发生肋间肌痉挛，此时，虽然胸腔内有负压且重力对胸部有影响，但也可通过保持患者吸气时上胸部的位置来防止这种胸部的矛盾运动的发生。平衡胸部的活动可以促进患者 TV 和 VC 潜力的增加并促使更大范围的胸廓松动。

实施膈肌抑制技术时，患者采取仰卧位、半坐位或侧卧位，前臂放在头上或者拉回到腰部以扩张上胸部。如果患者能够忍受，枕头就没必要再垫在头下，骨盆略向前倾，检查患者在这样的姿势下是否可以舒适地进行吞咽以评估气道安全性。物理治疗师的掌根轻轻放置在患者的腹部，大约脐水平。这个时候，不用给患者任何指令，当患者开始正常呼气时，物理治疗师轻轻地将手朝着患者的膈肌的中心肌腱上向上向内移动。当患者的呼气完成时，物理治疗师要严格保持自己的手在患者短暂呼气时的位置。在接下来的吸气阶段，膈肌在下降的过程中可能会遇到一些阻碍，导致整个 ROM 活动受到抑制。下一次呼气时，重复上述技术，物理治疗师小心地使用他（她）的掌根更大程度地向上向内移动，在每个吸气阶段保持对膈肌更大的抑制。两个或三个通气周期后，患者通常开始潜意识地改变他（她）的呼吸模式，包括更多的上胸部扩张来补充膈肌无法产生足够的胸部扩张以产生一个足够的 TV。物理治疗师应该仔细观察患者自发选择的辅助呼吸肌，是否对称使用？活动的总体质量如何？启动困难还是顺畅？患者是否出现疲劳或不协调？

直到这个时候，物理治疗师才应该口头告知患者呼吸模式的任何改变。在不改变手的位置的同时，物理治疗师告诉患者哪些他（她）所观察到的情况对于新的呼吸模式是值得鼓励的（例如，平衡上、下胸部的扩张或减少胸骨的矛盾活动）。然后问他（她）是否注意到现在与之前的区别，将这个呼吸模式带到意识层面。只有患者适应了这些模式后（通常在充分抑制模式下不超过 4~6 个呼吸周期）物理治疗师便可以开始逐渐降低对患者施加的压力。

在每个吸气周期缓慢减轻压力的同时，物理治疗师应让患者下意识地尝试产生理想的呼吸模式。应该采取与之前增加压力相同的循环数来减轻压力。这种技术能轻松达到抑制程度的渐变,从完全的抑制,例如当患者被迫使用辅助呼吸肌或有呼吸急促的风险时,到几乎不用意识提醒的呼吸模式的改变。当患者学习控制新的呼吸模式时,也可以采用渐变的抑制技术。在这种技术的释放阶段,如果患者开始失去对新模式的控制,物理治疗师可以在患者下一个呼气阶段轻轻地再次施加一些压力以帮助患者重新获得控制。在这一点上,物理治疗师可以在需要时减轻压力或施加压力,直到患者能在物理治疗师完全释放压力的情况下也能达到理想的呼吸模式。

对于那些下意识改变呼吸模式有困难的人而言,例如儿童、大脑受损的患者或缓慢运动的学习者,这种技术特别有效,因为它在成功实施的过程中不需要认知的参与。特别要注意避免对患者快速地施加压力以免引出不必要的腹部收缩或痉挛或由于快速牵张反射而引起更强的膈肌收缩。这个技术不会引起患者疼痛。物理治疗师必须保持他(她)的手放在患者腹部,而不是胸廓,从而正确的影响膈肌。这种技术也可以通过改变体位进阶,但这需要患者更强的躯干控制。患者是否还能保持整体的模式?患者在抗重力情况下呼吸时能否避免矛盾运动的出现?这些问题都需要考虑。

第二个技术对高节段损伤的患者更为适合,它能简单地对膈肌的活动产生一个物理性的限制。患者采取肘部撑起的俯卧位。在神经严重受损的患者中,下胸部将与床面直接接触,所以下胸部向前和向下的扩张受到抑制,侧肋的扩张也受限。患者上胸部后伸,上肢固定,这样的姿势优化了患者前部和上部辅助呼吸肌的长度-张力关系使通气变得更为容易。此外,患者上胸部的前向扩张是处于重力辅助状态下的。通过使用头部和颈部模式,就像PNF中的对角线模式,或者是使用静-动态活动,如将重心转移到一侧支持的上肢,同时伸出另一侧上肢,物理治疗师可以很容易地促进上胸部更多的呼吸。物理治疗师可以使用这些相同的模式来实现其他目标,例如增加头部和颈部的控制,增加肩关节的稳定性或增加躯干上部的平衡。因此,通过帮助患者协调通气模式和活动目标,患者有更大的可能性将这些模式功能性地整合到他们的日常活动中,这是各种通气再训练的最终目标。

徒手的膈肌抑制技术与肘部撑起的俯卧位抑制技术相比,对患者的风险更小。肘部撑起的俯卧位在脊柱伸肌功能不足的神经损伤患者中完全抑制了膈肌的活动,以至于可能使他们感到非常气短。因此,除非很有可能成功,否则不要让患者更换要求更高的体位。

五、侧肋部的易化

侧肋部的易化通常要求患者在侧卧位下,通过胸廓扩张的易化机制来完成。请参加胸廓扩张手法治疗手法(第四章第六节)。

六、锯肌的上推

肘部撑起的俯卧位可以促进后胸部更大的扩张。重力可以协助胸部前向扩张并阻碍胸部后向扩展。为了强调前锯肌在胸部后向扩张中的作用,指导患者进行上半身俯卧撑(有或没有治疗师的协助)。前锯肌使肩胛骨向外侧移动,从而最大限度地促进胸部的后向扩张。指示患者上推时深吸气,当患者回到起始位置时,指示患者呼出气体(被动地或用力地)。在这个活动中,用力的呼气可以作为进行有效咳嗽再训练的预兆。轻柔的或受控制的呼气可以用来激励更大的呼吸以支持发声或离心的躯干肌肉训练。

吸气时强调胸部后向扩张是唯一吸气要配合躯干屈曲的情况。在其他所有情况下,吸气时配合躯干伸展,呼气时配合躯干屈曲。

用于主动肌的保持放松技术和用于拮抗肌的收缩放松技术,这些技术可能增加持续性伸展和沿肌纤维方向的肌筋膜舒解按摩的效用。如有可能,应教会患者这些技术。作为长期维持治疗的一部分,患者可以进行自我伸展和活动。

(喻鹏铭)

参 考 文 献

［1］Paulus F, Binnekade JM, Vroom MB, et al.Benefits and risks of manual hyperinflation in intubated and mechanically ventilated intensive care unit patients: a systematic review.Crit Care, 2012, 16(4): R145.

［2］Arcuri JF, Abarshi E, Preston NJ, et al.Benefits of interventions for respiratory secretion management in adult palliative care patients: a systematic review.BMC palliat care, 2016, 15: 74.

［3］杨杰,肖红,郑霁.采取体位引流促进排痰对减轻慢性阻塞性肺疾病急性加重期患者肺部感染的疗效分析.华西医学, 2013, 28(11): 1754-1755.

［4］Lewis LK, Williams MT, Olds TS.The active cycle of breathing technique: a systematic review and meta-analysis.Respir Med, 2012, 106(2): 155-172.

［5］Rocha T, Souza H, Brandao DC, et al.The Manual Diaphragm Release Technique improves diaphragmatic mobility, inspiratory capacity and exercise capacity in people with chronic obstructive pulmonary disease: a randomised trial.J Physiother, 2015, 61(4): 182-189.

［6］赵焰,胡海华,张莉.呼吸操在慢性阻塞性肺疾病患者中应用效果的 Meta 分析.解放军护理杂志, 2019, 36(1): 38-43.

［7］Gomes Neto M, Martinez BP, Reis HF, et al.Pre- and postoperative inspiratory muscle training in patients undergoing cardiac surgery: systematic review and meta-analysis.Clin Rehabil, 2017, 31(4): 454-464.

［8］戢艳琼,凡孝琴,熊畅.运动负荷试验指导心肌梗死患者有氧运动的价值.心血管康复医学杂志, 2017, 26(2): 125-128.

［9］Paneroni M, Simonelli C, Vitacca M, et al.Aerobic Exercise Training in Very Severe Chronic Obstructive Pulmonary Disease: A Systematic Review and Meta-Analysis.Am J Phys Med Rehabi, 2017, 96(8): 541-548.

［10］Spruit MA, Singh SJ, Garvey C, et al.An official American thoracic society/European respiratory society statement: Key concepts and advances in pulmonary rehabilitation.Arn JRespir Crit Care Med, 2013, 188(8): e13-64.

［11］Ries AL, Bauldoff GS, Carlin BW, et al.Pulmonary rehabilitation: Joint ACCP/AACVPR evidence-based clinical practice guidelines.Chest, 2007, 131(5 Suppl): 4S-42S.

［12］Marciniuk DD, Brooks D, Butcher S, et al.Optimizing pulmonary rehabilitation in chronic obstructive pulmonarydisease-practical issues: A Canadian thoracic society clinicalpractice guidelines.Can Respir J, 2010, 17(4): 159-168.

［13］Crouch R, Ryan K.Physical therapy and respiratory care: Integration as a team in pulmonary rehabilitation. // Hodgkin JE, Celli BR, Connors GL.Pulmonary Rehabilitation: Guidelinesto Success.3rd ed.Philadelphia: Lippincott Williams & Wilkins, 2000: 173-211.

［14］Ries AL, Make BJ, Lee SM, et al.The effects of pulmonaryrehabilitation in the National Emphysema Treatment Trial.Chest, 2005, 128(6): 3799-3809.

［15］Guell R, Casan P, Belda J, et al.Long-term effects of outpatient rehabilitation of COPD: A randomized trial. Chest, 2000, 117(4): 976-983.

［16］Man WD, Polkey Ml, Donaldson N, et al.Community pulmonary rehabilitation after hospitalization for acute exacerbations of chronic obstructive pulmonary disease: Randomised controlledstudy.BMJ, 2004, 329 (7476): 1209.

［17］Griffiths TL, Burr ML, Campbell IA, et al.Results at 1 year ofoutpatient multidisciplinary pulmonary rehabilitation: A randomized controlled trial.Lancet, 2000, 355(9201): 362-368.

［18］Salman GF, Mosier MC, Beasley BW, et al.Rehabilitation for patients with chronic obstructive pulmonary disease: Metaanalysisof randomized controlled trials.J Gen Intern Med, 2003, 18(3): 213-221.

［19］Ries AL, Kaplan RM, Limberg TM, et al.Effects of pulmonaryrehabilitation on physiologic and psychosocial outcomes in patients with chronic obstructive pulmonary disease.Ann InternMed, 1995, 122(11): 823-832.

［20］Strijbos JH, Postma DS, van Altena R, et al.A comparison between an outpatient hospital-based pulmonary rehabilitation program and a home-care pulmonary rehabilitation program in patients with COPD: A follow-up of 18 months.Chest, 1996, 109(2): 366-372.

［21］Lacasse Y, Martin S, Lasserson TJ, et al.Meta-analysis of respiratory rehabilitation in chronic obstructive pulmonary disease: A Cochrane systematic review.Eura Medicophys, 2007, 43(4): 475-485.

［22］Plankeel JF, McMullen B, Macintyre NR.Exercise outcomes after pulmonary rehabilitation depend on the initial mechanism ofexercise limitation among non-oxygen-dependent COPD patients.Chest, 2005, 127: 110-116.

［23］ZuWallack RL, Haggerty MC.Clinically meaningful outcomes inpatients with chronic obstructive pulmonary disease.Am J Med, 2004, 117(12A): 49S-59S.

［24］Hirayama F, Lee AH, Binns CW, et al.Physical activity of patientswith chronic obstructive pulmonary disease: Implications forpulmonary rehabilitation.J Cardiopulm Rehabil Prev, 2008, 28(5): 330-334.

［25］Redelmeier DA, Bayoumi AM, Goldstein RS, et al.Interpreting small differences in functional status: The six-minute walk test inchronic lung disease patients.Am J Respir Crit Care Med, 1997, 155(4): 1278-1282.

［26］Puhan M, Mador MJ, Held U, et al.Interpretation of treatment changes in 6-minute walk distance in patients with COPD.EurRespir J, 2008, 32(3): 637-643.

［27］Holland AE, Hill CJ, Nehez E, et al.Does unsupported upperlimb exercise training improve symptoms and quality of life for patients with chronic obstructive pulmonary disease?.J Cardiopulm Rehabil, 2004, 24(6): 422-427.

［28］Costi S, Crisafulli E, Antoni FD, et al.Effects of unsupportedupper extremity exercise training in patients with COPD: A randomized clinical trial.Chest, 2009, 136(2): 387-395.

［29］Porto EF, Castro AA, Velloso M, et al.Exercises using the upper limbs hyperinflate COPD patients more than exercises using thelower limbs at the same metabolic demand.Monaldi Arch Chest Dis, 2009, 71(1): 21-26.

［30］Biskobing DM.COPD and osteoporosis.Chest, 2002, 121(2): 609-620.

［31］American Physical Therapy Association: Cardiovascular and Pulmonary Section, Reimbursement update.www. cardiopt.org, 2009.

［32］O' Shea SO, Taylor NF, Paratz JO.Progressive resistance exerciseimproves muscle strength and may improve elements of performance of daily activities for people with COPD: Asystematic review.Chest, 2009, 136(5): 1269-1283.

[33] Houchen L, Steiner MC, Singh SJ.How sustainable is strengthtraining in chronic obstructive pulmonary disease?.Physiotherapy, 2009, 95(1): 1-7.

[34] Spruit MA, Wouters EFM.New modalities of pulmonaryrehabilitation in patients with chronic obstructive pulmonarydisease.Sports Med, 2007, 37(6): 501-518.

[35] Greendale GA, Huang M, Karlamangla AS, et al.Yoga decreaseskyphosis in senior women and men with adult-onsethyperkyphosis: Results of a randomized controlled trial.J AmGeriatr Sac, 2009, 57(9): 1569-1579.

第一节　家庭氧疗

氧疗是通过提高吸入气氧浓度,以维持充分组织供氧,降低心肺工作负荷,改善呼吸困难症状的治疗方法。家庭氧疗是指患者脱离医院环境后返回社会或家庭而继续施行的氧疗,包括长期氧疗、夜间氧疗和姑息氧疗等,对缓解患者呼吸困难症状、改善患者预后,提高生活质量,降低社会和经济负担有积极疗效。

一、家庭氧疗现状

20 世纪 80 年代发表的两项具有里程碑意义的 RCT 研究证实了家庭长期氧疗对重度低氧血症慢阻肺患者的积极疗效,家庭氧疗开始受到广泛关注,接受家庭氧疗的患者数目显著增加,美国 2006 年进行的一项调查研究发现,大约有 100 万人接受了家庭氧疗。

2017 年美国胸科协会护理与氧疗工作组进行的调查研究发现,1926 例接受家庭氧疗的患者中,慢阻肺占 39%,间质性肺疾病占 27%;大多数患者每日吸氧时间能达到 24h;65% 患者在氧疗期间未进行氧饱和度监测,只有 29% 患者会根据血氧饱和度监测调节吸氧流量;三分之一患者不能熟练使用氧疗设备,44% 患者认为由于缺少便携式氧疗设备限制了日常活动。国内文献报道,接受家庭氧疗的主要是慢阻肺和尘肺病患者。绝大多数患者氧疗知识严重缺乏,氧疗的依从性差。

目前国内家庭氧疗由于缺乏专业人员的指导,主要问题是适应证不明确,氧疗过程缺乏监测和调整,患者依从性差,忽视氧疗安全性。规范化家庭氧疗越来越受到重视,近年来,各国相继制定家庭氧疗指南,如 2008 年德国呼吸病协会的长程氧疗指南、2009 年英国胸科协会的儿童家庭氧疗指南、2015 年英国胸科协会和 2016 年大洋洲胸科协会的成人家庭氧疗指南。

二、家庭氧疗的适应证

(一)长期氧疗

长期氧疗是指慢性低氧血症患者每天接受至少 15 小时的氧疗,慢性低氧血症的定义是 $PaO_2 \leqslant 55mmHg$ 或 $PaO_2 \leqslant 60mmHg$ 并伴有周围性水肿,红细胞增多症(血细胞比容 $\geqslant 55\%$)或肺动脉高压。伴有慢性低氧血症的慢阻肺患者是长期氧疗最主要的适应证。长期氧疗可能导致异常心理状态,如羞耻感、社交孤立感、缺乏自信、抑郁和恐惧依赖,应严格控制适应证。

不支持长期氧疗常规用于所有的慢阻肺患者。

2016 年的一项研究,纳入 738 例伴有轻度低氧血症的稳定期慢阻肺患者,静息时 SpO_2 在 89%~93%,6 分钟步行试验时,$SpO_2 \geqslant 80\%$ 5min 以上,并且 $SpO_2 < 90\%$ 10s 以上,随机分配,369 例患者接受了长期氧疗,随访 5 年,并未观察到长期氧疗对于病死率、生活质量、肺

功能、急性加重次数和 6 分钟步行试验等方面的积极疗效。由于慢阻肺急性加重而导致低氧血症患者，在 8 周左右的有效治疗后，病情会有明显改善，因此应重新进行病情评估，确定是否存在慢性低氧血症，以避免氧疗过度。长期氧疗会导致伴有高碳酸血症的慢阻肺患者 CO_2 对呼吸中枢兴奋性下降，但低氧血症未显著改变呼吸中枢兴奋性。伴有低氧血症患者，长期氧疗的获益更大。

长期氧疗适用于伴有慢性低氧血症的稳定期慢阻肺患者，无论其是否伴有高碳酸血症。

除了慢阻肺，其他疾病也可能导致慢性低氧血症，如间质性肺疾病、神经肌肉和胸壁障碍性疾病、肺动脉高压、慢性心力衰竭等。目前没有研究证明长期氧疗可以改善非慢阻肺患者的预后和生活质量，大多数指南根据长期氧疗在慢阻肺患者应用的研究，对于伴有高碳酸血症的神经肌肉和胸壁障碍性疾病患者，氧疗适用于接受家庭无创通气治疗后仍不能纠正低氧血症的患者。

吸烟患者接受长期氧疗会增加灼伤和爆炸的风险，并且疗效可能被吸烟导致的碳氧血红蛋白升高而抵消，目前尚缺乏这方面的研究以评估其有效性和安全性，大多数研究并未将吸烟患者作为排除标准，长期氧疗应充分考虑科学依据和临床疗效，伦理和潜在的并发症，针对患者具体情况进行充分评估。

（二）夜间氧疗

夜间氧疗并不建议用于仅伴有夜间低氧血症的呼吸疾病患者。

慢阻肺患者夜间卧位睡眠导致通气血流比例失调，以及睡眠时相中枢呼吸驱动的下降是出现夜间低氧血症的主要原因。夜间氧疗不能改善仅伴有夜间低氧血症慢阻肺患者的肺部血流动力学、睡眠质量，生活质量和病死率，能够改善囊性肺纤维化和间质性肺疾病患者的夜间氧合，但并未观察到其长期益处。对于神经肌肉疾病患者，夜间氧疗并不能改善睡眠质量，反而可能导致中枢性睡眠呼吸暂停的恶化。对于肥胖低通气综合征或重叠综合征患者，应首选无创正压通气。

夜间氧疗可用于伴有睡眠呼吸障碍症状的重度心衰患者。

心衰患者由于睡眠期间低通气、限制性通气功能障碍和睡眠呼吸障碍导致通气血流比例失调可能导致夜间低氧血症。心衰患者的睡眠呼吸障碍以中枢性呼吸暂停为主，临床表现为日间嗜睡、睡眠质量下降、失眠和注意力下降等，夜间反复血氧下降可能导致阵发性呼吸困难、晨起头痛，夜间心绞痛和心律失常。对于伴有睡眠呼吸障碍的心衰患者，夜间氧疗可以改善睡眠质量和嗜睡程度，降低呼吸暂停低通气指数，并且可以提高患者的活动耐力，但对于生活质量、认知功能、心功能和心律失常没有显著改善。

（三）姑息氧疗

对于癌症或疾病终末期不伴有慢性低氧血症患者，不建议应用姑息氧疗。

姑息氧疗是指用于缓解癌症或疾病终末期患者的难治性和主观性呼吸困难的氧疗。癌症或疾病终末期患者常伴随严重呼吸困难，其程度与患者的血氧含量没有相关性，其机制比较复杂涉及心理和生理因素的交互作用，药物治疗首选阿片类药物，非药物治疗如心理暗示和针灸等有一定疗效，家庭氧疗也常被尝试用于缓解患者症状。

RCT 研究比较姑息氧疗和吸入空气对这类患者的疗效，患者不伴有低氧血症或伴有轻度低氧血症，氧气流量 2~5L/min，氧疗时间 15min、60min 或 15h/d，与吸入空气相比，姑息氧疗不能缓解患者呼吸困难，而阿片类药物可以显著缓解患者呼吸困难症状，并且不会导致患者 CO_2 增加或 SpO_2 的下降。

三、家庭氧疗设备

家庭氧疗主要包括：氧源设备、氧疗输送装置以及辅助设备。

（一）氧源设备

氧源设备的选择应考虑设备机动性、患者病情、经济因素和设备销售网络的普及性等。

氧源设备主要包括压缩氧气瓶、液氧系统和氧浓缩器3种。国外家庭氧疗设备以液氧系统和氧浓缩器应用为主，国内则以压缩氧气瓶和氧浓缩器应用最为广泛。

压缩氧气瓶通常为钢瓶，储氧量取决于钢瓶的体积和罐装压力，主要优点是价格便宜、损耗小和易于获得等，缺点是笨重，储氧量少而需要反复充装。近年来，外覆环氧树脂内部采用含碳纤维的铝制氧气瓶开始用于临床，可有效减轻50%重量。压缩氧气瓶既往主要用于间隙氧疗或姑息氧疗，目前主要作为氧浓缩器故障时的后备氧源。

液氧系统是将氧气以液态形式储存在温度极低（−240℃以下）的容器内，储氧效率极高，1L液态氧气离开容器后，经过加热可以立即转化成860L气态氧气，由于没有理想的保温材料作为容器材质，液氧每天会损耗0.5~1kg。液氧系统主要优点是低压系统、储氧量大、轻便和再充装容易，适合于长期氧疗，并且大容器储存的液氧能够很便利地分装到小容器中，作为便携氧源。使用液氧系统作为氧源接受家庭长期氧疗的患者，平均吸氧时间21.7h/d，显著高于使用氧浓缩器患者的15.2h/d，并且患者外出活动时间显著延长，旅行次数显著增多。液氧系统由于费用高、容易泄漏和缺少销售网络限制了其在国内的应用。

制氧机利用分子筛物理吸附和解吸技术，去除空气中氮气和CO_2，分离氧气供患者吸入，氧气纯度在85%~95%。主要优点是连续使用时费用较低，适合于长期氧疗，而缺点设备购入成本较高，有噪音和振动，需要定期维护。制氧机从20世纪70年代开始用于临床，目前能提供的最大氧流量可达15L/min，平均重量在10kg，并实时监测输出气体氧浓度，具完善的报警功能，更低的噪音和振动，太阳能制氧机也开始应用于临床。目前多款体积更小，重量更轻（小于4.5kg）的便携式制氧机已经广泛用于临床，部分制氧机具备充装功能，能将氧气充装到小氧气瓶，这些设备的应用显著提高了患者氧疗时间，满足患者外出氧疗的需求，提高了患者生活质量。

（二）氧疗输送装置

主要包括鼻导管、面罩和节氧装置。鼻导管仍是最常用的装置，简单，价廉，方便，耐受性好，无重复呼吸，但吸入气氧浓度不恒定，局部刺激，氧流量1~6L/min时，实际吸入气氧浓度能达到24%~40%。鼻导管通常通过一根2~2.5m的延长管与氧源连接，延长管长度的增加可以提高患者日常活动能力，有研究发现，延长管长度增加至30m，仍可以保障有效的氧气输送。当患者吸氧流量的需求在6L/min以上时，可以考虑选择面罩以提高供氧效率。文丘里面罩虽然可以提供相对恒定的吸入气氧浓度，适合于伴有高碳酸血症患者的控制性氧疗，但是由于其供氧效率低、噪音大和舒适性差等缺点，极少应用于家庭氧疗。

节氧装置是一类更符合呼吸生理要求，并能减少氧气用量和提高供氧效率的装置，与便携式氧源装置配合使用，更适合用于患者外出活动时氧疗，包括贮氧导管、经气管导管和按需脉冲阀。贮氧导管相当于鼻导管和贮氧容器的组合，贮氧容器容积约20ml，与鼻导管连接，在呼气时充满纯氧，贮氧容器内的氧气在吸气的早期被吸入，可节约氧气用量30%~50%。贮氧导管简便、实用、价廉、具有广阔的应用前景，更适合于我国国情。

连续供氧方式是最常见的氧疗方式，整个呼吸过程中氧气流量恒定，但氧气有效利用率不足20%。按需脉冲阀属于间断供氧方式，通过高灵敏度压力传感器对患者吸气动作进行判断，再通过出氧口的电磁阀在患者吸气时相早期以脉冲方式供给已经设定好的氧气量，从而达到节约氧气，氧气有效利用率可达98%。研究发现部分通过脉冲供氧方式接受夜间氧疗的患者由于脉冲触发不良，导致脉搏血氧饱和度多次下降。部分氧疗的外出活动患者，由于张口呼吸而导致脉冲触发不良，氧疗效果较差。因此按需脉冲式供氧主要用于清醒静息状态和急救转运的患者。

（三）辅助设备

经鼻导管氧疗时吸氧流量在4L/min以下无需湿化。气管切开患者家庭氧疗时需要湿化装置。

氧疗时湿化可能有助于减轻患者口咽部干燥，提高舒适度，有助于支气管扩张症患者痰液引流。目前没有证据表明非气管切开患者家庭氧疗时能从湿化治疗中获益，并且有研究发现湿化液有增加患者感染的风险。

经鼻高流量湿化氧疗是一种新型氧疗方式，可以提供21%~100%的稳定氧浓度，最高达60L/min的流量、37℃温度、100%相对湿度的高流量气体。Hasani等人通过对14位支气管扩张患者在进行经鼻高流量氧疗的应用前后对比，发现经过每天3h治疗，可以显著提高患者的气道清除能力。目前家用的经鼻高流量湿化氧疗设备尚不完善，价格昂贵，在家庭氧疗中应用少，但有增多的趋势。

患者外出活动时，采用推车或背包携带便携式氧源设备为患者提供氧疗，可以增加患者活动耐力，减轻活动时呼吸困难症状，提高患者的生活质量，因此建议这部分患者应用推车或背包来作为氧疗辅助设备。

四、家庭氧疗的管理

（一）氧疗疗效的监测

动脉血气分析是判断患者氧合和通气功能的"金标准"。脉搏血氧饱和监测作为一种简单、价廉和无创的检测手段，建议用于家庭氧疗患者疗效的动态监测。近年来基于物联网技术的脉搏血氧饱和度远程监护系统开始试用于临床，有助于家庭氧疗疗效的监测，但仍需更多的研究证实其益处。智能控氧装置已经广泛用于临床，可以根据脉搏血氧饱和度的监测来自动调节吸氧流量，研究证实智能控氧装置可以和各种氧源设备配合使用，能够满足患者因为病情变化或活动所导致氧疗需求改变。

（二）提高氧疗依从性

应根据患者脉搏血氧饱和度监测来动态调节吸氧流量，使患者脉搏血氧饱和度维持在90%以上。

每日吸氧时间不足和氧流量长期固定不变是氧疗患者依从性差的两种重要表现形式。既往研究发现，对于接受家庭长期氧疗的患者，每日吸氧时间越长，患者越受益，特别是高碳酸血症、红细胞增多症和肺动脉高压的患者，每日吸氧时间12h的对照组患者病死率是每日吸氧时间24h的试验组患者病死率的1.9倍。一种无线可穿戴监护装置，通过压力传感器监测吸氧管路末端压力的变化，用于准确记录患者每日吸氧时间。建议接受家庭氧疗患者的初始吸氧流量从1L/min开始，逐渐递增调节吸氧流量，使患者脉搏血氧饱和度在病情变化、活动和睡眠时都维持在90%以上。

（三）教育和随访

氧疗过程中应加强疗效的监测、患者的教育和随访。

氧疗相关知识的教育包括家庭氧疗的重要性、氧疗装置的正确使用、氧疗疗效的监测和心理辅导等，是提高患者依从性，保证疗效，避免不良事件的重要手段，应由专业人员在开始家庭氧疗时进行。患者接受家庭氧疗3个月后应由专业人员进行随访，评估患者疗效，是否需要继续接受家庭氧疗，吸氧流速是否合适，解答患者的疑问，普及氧疗相关知识。首次随访后，每隔6~12个月的随访周期和每隔3个月的随访周期具有相似的临床疗效，但费用更低，建议采用家庭访视和医院复诊相结合的方式。

（代　冰　葛慧青）

第二节　雾化吸入技术

药物雾化治疗的目的是输送治疗剂量的药物到达靶向部位。对于肺部病变患者，雾化给药与其他给药方式相比，可达到较高的局部药物浓度，减少全身副作用。近年来，雾化吸入技术的不断创新和改进，提高药物输出和吸入效率，使药物肺部浓度增加。然而，调查结果显示28%~68%患者不会正确使用加压定量吸入器（pressure meter dose inhaler, pMDI）和干粉吸入器（dry power inhaler, DPI），导致雾化治疗无效。不同雾化器产生气溶胶的机制不同，各有其优缺点，因此，应根据各种雾化器的性能特点，选择合适的患者、药物、治疗时间、给药途径和剂量，指导患者正确使用，才能达到雾化治疗的效果。

一、雾化治疗影响因素

药物在呼吸道沉积的影响因素包括气溶胶大小、气溶胶的形成和运动方式，以及患者的气道结构和呼吸形式。

（一）气溶胶大小和物理特性

气溶胶大小是决定雾化治疗作用的主要因素之一。气溶胶的大小通常用气体动力质量中位数直径（MMAD）来表示，单位为微米（μm）。气溶胶呈动态悬浮，由于蒸发或吸收水分子，气溶胶会互相结合和沉积。吸水性的气溶胶，当处于潮湿环境中，易吸收水分而体积增大，影响气溶胶在呼吸道的沉积。

气溶胶在呼吸系统沉积的主要机制有三个：碰撞、重力沉降和弥散。直径较大的气溶胶（MMAD>10μm）由于惯性碰撞通常在上呼吸道或鼻咽部过滤；5~10μm的气溶胶可到达下呼吸道近端；1~5μm的气溶胶则经气道传输至周围气道及肺泡，其中3~5μm的气溶胶易沉积于支气管或传导性气道；<1μm的气溶胶则通过布朗运动弥散至气管壁或肺泡后沉积，但其中大部分会随呼出气呼出。肺内沉积的气溶胶大小最佳范围为1~5μm。

建议选择雾化器时，了解雾化装置产生的气溶胶大小。

（二）与患者相关的因素

1. 年龄、解剖特点和认知能力　临床研究显示，无论使用何种雾化器，如小容量雾化器（small volume nebulizer, SVN）、pMDI或DPI，如果患者正确使用该装置，所达到的临床效果相似。患者的认知能力决定了是否能有效地运用雾化装置，如患者无法理解和配合雾化装置的正确使用，建议选择无需患者配合的雾化器，如SVN或pMDI结合储雾罐等装置。

根据患者的特点选择雾化器。如患者无法配合雾化治疗,建议选择 SVN 或 pMDI 加储雾罐。

患者的呼吸系统特征,可影响气溶胶在呼吸道的输送。如气道狭窄、分泌物较多或支气管痉挛等导致气道阻力增加时,吸入的气溶胶在呼吸系统的分布不均一,狭窄部位药物浓度会增加,阻塞部位远端的药物沉积减少,从而使临床疗效下降,因此雾化治疗前需充分清除气道分泌物,有利于气溶胶在下呼吸道和肺内沉积。雾化治疗前,应排除痰液阻塞和肺不张等因素,以提高药物肺内沉积。

2. 呼吸形式 影响气溶胶沉积的呼吸形式,包括吸气流量、气流形式、呼吸频率、吸气容积、吸呼比(I：E)和吸气保持。呼吸频率快且吸气容积小的患者,肺内沉积较少。吸气流量过快,局部易产生湍流,促使气溶胶因互相撞击沉积于鼻咽部,导致肺内沉积量明显下降。当吸气流量恒定时,随潮气量的增加、吸气时间延长,气溶胶沉积增加。因此,进行 SVN 时,指导患者间歇进行深吸气;pMDI 治疗时,缓慢吸气(吸气时间 4~5s),增加吸气后屏气时间(5~10s),有利于气溶胶的肺内沉积。pMDI 需要患者缓慢深吸气(4~5s);吸气末屏气5~10s 可以增加气溶胶沉积。

3. 连接装置 常用的雾化器连接装置包括咬嘴、面罩、头罩。通常根据患者年龄、是否配合以及患者喜好决定,但目前尚缺乏循证医学证据证明哪种连接装置为更佳。使用 SVN 时,为减少气溶胶在鼻腔内的沉积,首选咬嘴。当患者无法配合使用咬嘴时,可选择面罩。无论选择哪种装置,指导患者经口吸入。持续雾化治疗时选用面罩可以改善患者的依从性,但使用面罩时需注意药物对面部及眼睛的刺激,选择密闭性较好的面罩可减少这种刺激,并增加气溶胶的输送量。雾化器连接首选咬嘴。当无法配合咬嘴时,可选择面罩,指导患者经口吸入药物。持续雾化治疗可选用面罩以改善患者的依从性。使用密闭性较好的面罩,可减少药物对面部及眼睛的刺激。

二、雾化器的临床应用

(一)小容量雾化器

SVN 是临床常用的雾化装置,主要用于危重症监护室和急诊科,现在更广泛用于临床和家庭治疗,特别适用于婴幼儿和无法进行呼吸配合的患者。SVN 主要包括喷射雾化器、超声雾化器和振动筛孔雾化器。

喷射雾化器驱动力为压缩空气或氧气,根据文丘里效应,高速气流通过细孔喷嘴时,在其周围产生负压而将雾化器内的液体卷入并粉碎成大小不等的气溶胶。影响其性能及药物输送的因素包括:①驱动的气流和压力,不同设计的喷射雾化器都有其特定的最佳气流,通常为(2~8)L/min;气源压力一般为 50psi;如果驱动气流或气源压力低,产生气溶胶的直径易较大。②罐内药量:SVN 罐内药液过满,会减少药物输出,一般推荐(4~5)ml。建议根据装置说明加入合适药量。③驱动气体的密度:驱动气体的密度低,气流输送呈层流,易于气溶胶输送。氦氧混合气因其密度低,可用作危重症哮喘患者雾化治疗的驱动气源。④湿度和温度:随着雾化治疗时水分的蒸发,气溶胶温度下降,会增加溶液的黏滞度,从而减少药物输出。⑤呼吸形式:指导患者进行平静呼吸,间歇深呼吸。当患者呼吸浅快时,气溶胶的吸入量下降,建议增加药物剂量。⑥有的雾化器持续产生气溶胶,在呼气相容易丢失浪费,建议接上延长管或储雾袋;吸气驱动型或手动型喷射雾化器,可以有效减少甚至避免雾化药物在呼气相的丢失。

超声雾化器使用超声波换能器将电能转换为超声高速震荡波，并传导至溶液表面产生气溶胶。超声雾化产生的气溶胶大小与超声频率呈反比。早期超声雾化器是大容量雾化器，用来稀释痰液或诱导刺激患者产生痰液。目前市场上已有小容量的超声雾化器，主要用于支气管扩张剂的输送。超声雾化器有加热药物的倾向，有可能破坏蛋白质，因此不能用于含蛋白质的药物，如激素等。

振动筛孔雾化器通过电流作为动力，振动液体穿过细小的筛孔产生气溶胶，筛孔的直径决定了气溶胶大小。振动筛孔雾化器雾化效能高，残余量少（0.1~0.5ml）。振动筛孔雾化器每次使用后需及时清洗，以防阻塞。持续产生气溶胶的雾化器在呼气相容易造成气溶胶的丢失浪费，建议连接延长管或储雾袋。

（二）加压定量吸入器

pMDI 加用储雾罐，可增加气溶胶的肺内沉积。为减少塑料材质的储雾罐产生静电吸附气溶胶，建议使用后用洗涤剂清洗，或选择金属材质的储雾罐。

pMDI 第一次使用前须充分摇晃使药物混合；两次摁压之间间隔 15s~1min。

pMDI 为便携式雾化器，通过按压阀门，将一定量的药物与液态推进剂混合的气溶胶喷出。pMDI 是否有效取决于患者的呼吸技术。pMDI 喷射出来的气溶胶由药物、推进剂、表面活性剂混合物组成，直径较大，随着喷射距离的增加，表面活性剂和推进剂挥发使气溶胶直径减小，气流速度降低，气溶胶在口腔内的撞击沉降减少。pMDI 的吸入技术通常包括两种：闭口技术和张口技术。闭口技术方法：患者将咬嘴放在嘴唇间，按压阀门的同时深吸气。张口技术方法：将 pMDI 放置在离口前方近 4cm（约两指宽度）处，按压阀门的同时深吸气。研究显示张口技术与闭口技术相比，更有利于气溶胶吸入下呼吸道，药物沉积率从 7%~10% 增加到 14%~20%；如果患者配合不佳，张口技术会造成药物喷到眼睛等其他部位。因此，在 pMDI 治疗时，建议加用辅助装置，如腔体状储雾罐（Spacer）、单向阀储雾罐（Valved holding chamber, VHC），使气溶胶直径减小、速度减慢，可增加气溶胶肺内沉积量 2~4 倍；同时也可以解决患者手控按压装置和吸气的协调性问题。塑料材质的储雾罐易产生静电，吸附气溶胶，每次使用后用洗涤剂清洗可减少静电发生，金属材质的储雾罐则无此问题。

pMDI 与带咬嘴的储雾罐联用的操作步骤：将瓶体在掌心温热一下后，再摇动 4~5 下。取掉 pMDI 的盖子，接于储雾罐尾部开口，使之密闭。患者缓慢呼气后，将储雾罐头端的咬嘴放于嘴中，并用唇密闭包裹住。摁压 pMDI 至储雾罐的同时患者做深慢的吸气，吸气后屏气（5~10）s。当使用 VHC 时，可通过观察活瓣的活动监测患者是否经口呼吸。

影响 pMDI 性能及药物输送的其他因素包括：①喷嘴的清洁：pMDI 需要及时清洁、避免异物堵塞喷嘴口，避免将其浸入水中；②使用前充分混合药物：由于 pMDI 在静止时，有效药物成分和推进剂会分开，所以在静止后第一次使用前需要摇晃装置使药物混合，否则会减少输出剂量；③驱动间隔时间：频繁按压 pMDI 易导致气溶胶形成湍流而聚集，减少药物输送，因此在两次摁压之间间隔 15s~1min。

（三）DPI

指导患者呼气时将 DPI 移开以避免潮湿气体吹入。DPI 不含推进剂，以干粉形式输送，由患者吸气驱动，气溶胶的直径不会因为输送距离的变化而发生变化，因此较 pMDI 更稳定。大多数 DPI 需要使用载体（乳糖或葡萄糖），与药物混合，使干粉易于分散并从装置中涌出。DPI 主要用于哮喘和慢阻肺患者的治疗，目前也用于某些蛋白质、多肽类药物和疫苗的吸入。由于气流速度和气流方式不同,气溶胶在口腔的沉积会有差异。研究显示 DPI 治疗时,其肺内沉积率和药物治疗反应与 pMDI 相似。DPI 包括单剂量 DPI 和多剂量 DPI,其使用步骤请详细参阅不同药物说明书。

影响 DPI 性能及药物输送的因素包括:①内在阻力和吸气流量的影响。不同装置的 DPI 内在阻力不同,患者经咬嘴用力吸气使粉末分解成细颗粒状。一定的吸气流量可促进药物分解以及细颗粒粉末的产生,但吸气流量过高则使药物在口腔的撞击沉降增多;反之,患者产生的吸气流量过低,如哮喘急性发作、慢阻肺急性加重时,药物产生减少,肺内输送量下降。② DPI 暴露于潮湿环境,易导致粉末结块,因此患者不宜将呼出的潮湿气体吹入。选择 DPI 前,需检测患者的吸气流量。哮喘急性发作、慢阻肺急性加重期患者,不建议使用 DPI 进行雾化治疗。

三、雾化治疗的副作用

(一)药物的副作用

某些药物可以产生肺部或全身副作用,如肾上腺素类药物可能出现头痛、失眠、心动过速、颤抖、焦虑;抗胆碱能药物吸入易导致口干、皮肤干燥、尿潴留等;持续吸入皮质类固醇激素导致口腔白色念珠菌感染,肺部继发感染。乙酰半胱氨酸、抗生素、类固醇激素、色甘酸钠、利巴韦林和蒸馏水,雾化治疗期间可能导致气道阻力增加,出现哮鸣音。抗胆碱能药物可加重眼部症状,如青光眼。如治疗期间发现任何不良反应,应立即停止治疗。

(二)气溶胶相关的副作用

1. 感染　气溶胶相关的感染包括雾化器和吸入药物的污染,以及病原菌在患者间的传播。雾化器可通过空气传播细菌而导致院内感染。感染源包括患者气道分泌物、残存的溶液和治疗者的手。主要病原菌为革兰氏阴性菌,如铜绿假单胞菌、军团菌等。为减少感染的发生和传播,雾化器需要及时消毒、每位患者之间更换,建议每次使用后冲洗、干燥。多剂量药物开瓶后的储存及使用均存在污染的风险,因此建议使用单一剂量药物。进行雾化治疗时,操作者需在治疗前后洗手,减少患者间病原菌的传播。

2. 气道高反应　SVN 产生的气溶胶通常是冷的或高浓度的,易导致反应性的气道痉挛,特别是有肺部疾病史的患者。雾化治疗过程中,药物蒸发、加温、残留药物浓度的增加,可能引起/加重药物副作用。由于 pMDI 气溶胶含有的推进剂或表面活性物质,DPI 含有的药物载体(乳糖或葡萄糖),均易诱发患者出现气道高反应,因此治疗过程中需密切观察患者,防止气道痉挛的发生,如治疗前后听诊呼吸音、测定峰流量或一秒用力呼出容积、观察患者的呼吸形式是否改变等。雾化过程中需密切观察患者是否出现气道高反应,必要时使用支气管舒张剂。

3. 雾化药物的二次暴露　在旁观者和治疗师的血浆中可测出一定浓度的雾化药物,即工作场所雾化药物二次暴露。旁观者因反复受支气管扩张剂二次暴露而增加了发生哮喘的风险。因此,为减少治疗师及旁观者的药物二次暴露风险,治疗时需要采取一定的安全措施,如尽量选择 pMDI 加 VHC、DPI 等由呼吸驱动的雾化器等。机械通气的患者进行雾化治疗时,40% 气溶胶通过呼吸机呼气端排到外界环境中,建议雾化治疗时在呼吸机的呼气端连接过滤器。为避免雾化药物的二次暴露,建议尽量选择 pMDI、DPI 等呼吸驱动的雾化器;机械通气患者进行雾化治疗时,建议在呼吸机的呼气端连接过滤器。

四、展望

为利于患者使用和增加有效的吸入剂量,雾化装置进行了不断改进和创新。经改进的雾化装置,雾化药物的肺内沉积率(40%~50%)较传统技术(10%~15%)明显增加,如吸气驱动的pMDI及喷射雾化器、适应性雾化输送装置(adaptive aerosol delivery,AAD)等。近来研究显示呼气末正压(positive expiratory pressure,PEP)装置可以促进气溶胶在肺部的重新分布。另外,肺部靶向雾化输送也是近年来的研究热点:如被动靶向是通过优化气溶胶大小,以利于气溶胶沉积于周围气道和肺泡;主动靶向则通过分子或生物识别将气溶胶直接作用于病灶部位;光纤支气管镜和纳米技术的应用,使药物局限于肺部病变处。

(葛慧青)

第三节 运动训练时无创通气支持

慢性阻塞性肺病(COPD)患者由于运动过程中呼气气流受限,肺动态过度膨胀导致内源性呼气末正压,呼吸系统无法维持高水平的通气,因此运动耐力显著降低,膈肌承受额外的负荷,从而导致膈肌疲劳,二氧化碳(CO_2)滞留,进一步对呼吸肌产生有害影响,限制运动。

呼吸康复通过降低通气需求提高慢性阻塞性肺病患者的运动能力。肌肉经训练后提高有氧代谢,减少运动时乳酸的产生,有助于降低分钟通气量和呼吸困难症状。此外,运动强度影响了训练计划的疗效。即使对于大多数慢性阻塞性肺病导致活动受限的患者,鼓励患者进行更高水平的运动会使运动耐力增加,通气适应能力提高。然而在呼吸困难的患者中,实现高水平运动非常困难,特别是运动过程中动脉二氧化碳分压($PaCO_2$)升高时。此外,患有四肢肌萎缩的患者有时无法维持任何运动,甚至无法进行无负荷活动周期。

近年来,无创正压通气(NIPPV)已被证明是治疗慢性阻塞性肺病急性加重的有效方法。它减轻了呼吸肌做功,降低$PaCO_2$,从而预防了呼吸疲劳,促进急性加重后的恢复。稳定期慢性阻塞性肺病患者在步行试验中使用吸气相压力支持可以增加运动耐力。经跨膈压监测显示,不同类型的NIPPV有相似的降低膈肌做功的作用。严重慢性阻塞性肺病患者中,通气能力的限制和肌肉减退共同导致运动诱发的呼吸困难和运动不耐受。呼吸康复已被证明通过增加肌肉有氧代谢来提高运动耐力,从而在给定的代谢需求下减少呼吸困难。然而,在一些患者中,训练效果并不容易测量,因为这些患者无法达到肌肉或心血管适应所需的训练强度。在训练期间通过无创通气降低呼吸做功,可增加有氧训练强度和耐力。

一、慢阻肺患者运动时呼吸困难的原因

慢性阻塞性肺疾病(COPD)由于进行性气道气流受限导致逐渐加重的呼吸困难,严重时运动受限;这些患者运动量明显下降,与情绪障碍和生活质量受损有关。随着慢阻肺的严重程度的增加、慢性低氧血症的发展,健康状况被进一步损害并导致患者焦虑和抑郁。严重慢阻肺运动耐量和低氧血症之间虽然有一些关系。在慢阻肺患者中,由于动态过度充气的影响,吸气肌肉负荷增加,导致膈肌收缩力和呼吸肌肉功能受损,这种通气负荷的增加会因运动时间的延长而恶化。证据表明运动时吸气肌肉疲劳导致呼吸困难。研究表明应用

无创正压通气（NPPV）和负压技术均可使膈肌肌电图（EMG）活动和呼吸做功下降，提示呼吸肌负荷下降。

二、无创通气与呼吸康复

无创通气可用于呼吸康复中，其一，运动训练中给予通气支持；其二，在康复训练计划中，夜间给予通气支持。在运动过程中使用无创呼吸机提供通气支持，使呼吸功能严重受损的患者能进行更长时间的高强度训练，无创通气对于接受 4~8 周运动训练方案的重度慢阻肺患者尤为有效。随机对照试验结果表明，白天的运动康复和夜间睡眠期间的无创通气支持相结合，可以使呼吸肌肉得到休息，从而提高运动耐受性。但是大多数试验参与者都有高碳酸血症，有长期无创辅助的指征，因此，对于轻度呼吸功能障碍的病例，没有足够的证据证明夜间无创通气是否有效提高运动耐受性。

家庭组在宣教和训练后，经过 8 周在家进行体育锻炼计划后，生活质量、运动耐力并未得到改善。另一项研究显示重症慢阻肺患者住院期间实施康复计划，观察到患者从中受益。严重慢阻肺患者训练时动脉血氧饱和度降低可能是运动计划实施受限的原因。NPPV的不同通气模式选择均可增加运动耐量，减少呼吸困难，包括持续气道正压（continuing positive airway pressure，CPAP）、吸气压力支持（inspiratory pressure support，IPS）、双水平气道正压（bi-level positive airway pressure，BiPAP）和比例辅助通气（proportional Assist Ventilation，PAV）。

因此康复运动训练中，建议中到重度呼吸功能受损患者与无创通气支持相结合，但是需要评估是否有无创通气的禁忌证，例如：面部有损伤或畸形，不能连接面罩进行通气支持；或者患者无法理解配合等情况。完成评估和宣教之后再执行运动训练中的无创通气支持。NIPPV 需要患者的合作，因此，对患者的教育可以消除恐惧，争取配合，提高患者的依从性与舒适感，也有利于提高患者的应急能力，如在咳嗽、咳痰或呕吐等紧急情况下能够迅速拆除连接，提高安全性。呼吸康复无创通气，需要宣教的内容包括：治疗的作用和目的（缓解症状、帮助康复）；连接和拆除的方法；治疗过程中可能会出现的各种感觉，帮助患者正确区分和客观评价所出现的症状；可能出现的问题及相应措施，如鼻/面罩可能使面部有不适，使用鼻罩时要闭口呼吸，注意咳痰和减少漏气等；指导患者有规律地放松呼吸，以便与呼吸机协调；鼓励主动排痰并指导吐痰的方法。

三、运动训练时无创通气模式选择和参数设置

临床研究显示运动中使用了不同类型的通气支持，结果均显示运动耐力增加和呼吸困难减少。在不同的通气模式的比较中，IPS 比 CPAP 在步行距离上有更大的改善。经膈压评估的膈肌做功在使用 IPS 运动时降低，这证实了其对运动耐力的生理影响。使用 IPS 的吸气肌去负荷，如较慢的松弛率所示，表明运动期间有延迟疲劳过程。

近年来，比例辅助通气比 IPS 能诱导更高的运动耐受性，因为压力和容积的适应更好地匹配患者的吸气努力。在当前的研究中，在训练过程中选择吸气和呼气压力支持作为通气模式。低水平呼气正压通过降低内源性 PEEP 的作用增强了 IPS 的作用，此前发现 IPS 对静止状态下出现动态过度充气的慢性阻塞性肺病患者有益。

目前的研究表明，NIV 对在恒定功率运动中给予通气支持时的运动耐受性有良好的影响。NIV 支持下的呼吸去负荷，允许患者增加每次训练的持续时间和强度。乳酸的减少证

实了肌肉氧化能力增加,改善的外周功能有助于降低运动期间的通气需求。健康受试者和慢性阻塞性肺病患者中,肌肉血流在运动负荷时受限。NIV组呼吸功的降低会增加运动过程中外周肌肉血容量的重新分配,从而达到更有效的肌肉适应目的。

单独运动训练可以使慢阻肺患者提高运动的耐受性和生活质量,减少死亡率。而运动训练配合无创通气,还可使中重度慢阻肺患者的预后标志(最大摄氧量和循环能力)得到额外获益,并能减轻中重度慢阻肺患者的症状,改善血氧饱和度。无创支持方法:患者休息时设定压力水平,然后在训练前60%的VO_2峰值进行运动并进行压力调整。吸气正压由患者在运动过程中所能承受的最大压力决定。呼气压力从$4cmH_2O$逐渐升高到$8cmH_2O$,并设定为患者所能承受的最大值。

NIPPV是一种正压通气方式,可在一定程度上开放塌陷的上气道、提高肺通气容积、改善通气与通气/血流比值、改善氧合及二氧化碳潴留等基本作用。临床常用的NIPPV模式有持续气道正压(CPAP)、双水平气道正压(BiPAP)以及保证平均容量的压力支持(average volume assured pressure support, AVAPS)等。CPAP是指在患者自主呼吸条件下,在整个呼吸周期中,呼吸机持续给予同一水平的正压支持,辅助患者完成全部的呼吸运动。吸气时,正压有利于克服气道阻力,减少呼吸肌做功;呼气时,气道内正压可防止小气道陷闭,增加功能残气量,改善氧合。BiPAP是时间切换-压力控制的机械通气模式,可分别调节吸气相气道正压(inspiratory positive airway pressure, IPAP)和呼气相气道正压(expiratory positive airway pressure, EPAP),是CPAP模式的扩展。

根据吸-呼相转换机制,BiPAP可分为自主呼吸(spontaneous, S)通气辅助模式、时间控制(timed, T)模式和自主呼吸通气辅助结合时间控制(S/T)模式等。S模式由患者通过超过一定阈值的吸气流速或吸气负压信号触发呼吸机按预置的IPAP辅助通气,当气体流速或压力降到预置的阈值时,转换为呼气相,按预置的EPAP通气;T模式相当于控制呼吸模式,呼吸机按预置的时间常数(或频率)进行吸-呼相转换;S/T模式由患者自主呼吸频率和机控呼吸频率共同控制吸-呼相转换,机控频率设置通常慢于患者自主呼吸频率但高于最低安全频率,呼吸机按患者自主频率触发呼吸机辅助呼吸,当自主呼吸频率过慢或呼吸停止、吸气流速或负压不够,不能触发呼吸机时,呼吸机按照机控频率工作。

BiPAP(S/T)模式可保留患者自主呼吸并使其与呼吸机有较好配合。采用小吸气流量触发预置的IPAP可避免吸气相内压力下降过快,减少患者吸气做功,增加肺泡通气量;但过低的吸气流量触发易于被非呼吸因素误触发,导致人机不协调。EPAP可防止呼气相小气道过早闭合,促进气道内CO_2排出。自主呼吸时,IPAP和EPAP两个压力水平各自的时间由设定的呼吸时间决定。AVAPS是一种混合通气模式,其基本原理仍然是压力支持。为达到预定的通气潮气量,吸气压设置在一个范围区间而不是一个固定值。呼吸机根据测量到的通气容积,自动调节IPAP,以达到预定的通气潮气量。通常情况下,提高CPAP和EPAP水平,有助于改善缺氧和维持上呼吸道开放;增加IPAP与EPAP的差值或增加通气容积,有助于改善肺泡通气,增加CO_2排出,减少患者吸气做功。

吸气触发及吸呼切换:触发及切换是呼吸机的重要功能设置之一,是实现人机同步的保障。由于无创通气始终处于动态漏气变化的状态下,因此能够根据漏气变化进行动态自动调节的方式更佳。吸气压力和流量:①最高吸气压力:NIPPV医用呼吸机至少能提供$30cmH_2O$,能够达到$40cmH_2O$更为理想,以满足更多治疗的要求;②持续最大吸气流量:是决定呼吸机对漏气补偿能力的重要性能指标之一,以提供160L/min以上为宜;③吸气压力上升时间：是指吸气触发至达到设定的吸气压所需要的时间。

氧气供给：NIPPV 的给氧方式分为 3 种。①内置空氧混合器，氧浓度 21%~100% 精确可调，输入氧浓度不受压力、漏气等因素影响，可完全满足所有具有无创通气适应证患者的需求。②高流量给氧，此类设备一般会通过位于机器后端氧气输入端口连接墙壁高压氧，通过减压阀调节氧气流速，一般可给予 15~25L/min 的高流量氧，相对提高输入氧浓度。但由于无创通气的漏气特性，临床实际应用中可达到的最高氧浓度一般在 45%~50% 之间，压力支持增加及漏气增加均会引起氧浓度的下降。③近患者端给氧，其氧气的输入可以通过面罩的氧气接入口、连接于管路面罩间、管路设备间的富氧接头连接低压氧源完成。一般最高氧浓度可达 40% 左右，市场上大部分的无创呼吸机均为此类。需要注意的是，由于受到漏气因素影响，患者端氧供易被气流冲淡而低于预期，建议根据患者实际情况，适当调节供氧流量。漏气补偿：NIPPV 通过与鼻（面）罩相连的单管道与呼吸机相连，需要设置刻意漏气机制排除 CO_2。这种接触方式，容易发生"非刻意漏气"，一定范围内，这种漏气可以通过机器设置的压力传感器探测到，并通过上调通气压以补偿漏气。一般而言，非刻意漏气量最好不超过 30L/min。监测及报警：应具备较全面的报警功能，一旦出现压力、流量或容量的急剧变化，无创呼吸机可以根据分析结果进行报警，比如脱管、大量泄漏等，提醒医护人员及时处理。气道加温湿化：吸入气体的湿度及温度能够保证气道分泌物的清除及肺泡内气体分压的稳定，有利于气体交换。

NIPPV 的通气模式以辅助通气模式为主。对于 Ⅱ 型呼吸衰竭，目前常用 BiPAP（S/T）或 AVAPS 模式；而对于 Ⅰ 型呼吸衰竭，CPAP 和 BiPAP 均有较多的应用。通气参数的初始化是指开始治疗时设置的参数。由于患者从完全的自主呼吸过渡到正压通气，需要有一个适应的过程，因此，通常给予比较低的吸气压力。调节过程是指当患者逐渐适应正压通气后，逐渐增加吸气压，利于提高舒适性和依从性以及保证辅助通气的效果。具体方法从 CPAP（4~5cmH_2O）或 BiPAP（吸气压：8~10cmH_2O、呼气压：4~5cmH_2O）开始，经过 2~20min 逐渐增加到合适的治疗水平，建议压力支持 10cmH_2O 以上。当然，整个 NIPPV 治疗过程都需要根据患者病情的变化随时调整通气参数，最终达到改善临床状况包括动脉血气的目标。

四、无创通气同步性问题

（一）根据慢性呼吸功能障碍患者的呼吸病理生理调节无创通气支持参数

正常肺从功能残气位（FRC）开始，压力和容积呈线性关系，是机械通气的适宜部位。超过高位拐点（UIP），轻微的容积增大，将导致压力显著升高。正常肺从 FRC 至 UIP，肺容积的变化超过 2 400ml，因此可用小潮气量，也可使用较大潮气量通气。通常情况下，由于重力作用，上肺区含气多，下肺区血流量多，上肺区毛细血管和下肺区肺泡有陷闭倾向，但自主呼吸时，通过神经的调节作用和膈肌收缩的代偿作用，上肺区血流增加，下肺区通气增加，从而防止血管和肺泡的陷闭。机械通气时，由于自主呼吸被部分或全部取代，自主呼吸的代偿作用减弱或消失，因此机械通气有加重肺泡陷闭和降低肺顺应性的作用，而用较大潮气量通气时，不仅气体进入上肺区，也能较多地进入下肺区，防止肺泡陷闭和微小肺不张，因此在神经 - 肌肉疾病导致的呼吸衰竭，必须使用较大潮气量进行面罩通气。

慢阻肺呼吸衰竭存在气道的动态陷闭和呼气末正压（PEEPi），FRC 增大至 67% 以上，从 FRC 至 UIP 的肺容积在 1 000ml 以下，甚至仅 300~400ml，此时若采取传统的深慢呼吸方式，用常规潮气量，将会超过 UIP，产生过高的通气压力，使气道动态无效腔显著增加、气体压缩增加、面罩漏气和胃胀气，导致面罩通气失败；而较高 PEEPi 又可使患者和呼吸机吸呼气时相不一致，导致人机对抗。因此初始面罩通气时应选择小潮气量，并在通气稳定后选择合适的 PEEP（PEEPi 的 50%~85%，不增大气道峰压）。待病情好转，FRC 下降后再逐渐增加潮气量和减慢呼吸频率，这样患者就比较容易接受面罩通气，并随着通气时间的延长逐渐发挥机械通气的治疗作用。

（二）呼吸机性能和功能

呼吸机的同步性能影响面罩通气的依从性。同步过程包括吸气触发、吸气维持、吸呼气转换和呼气过程 4 个阶段，其中吸气触发最重要。吸气触发的同步性主要取决于呼吸机的反应时间和触发水平。反应时间越短，同步性越好。目前 BiPAP 呼吸机和大部分高档呼吸机的反应时间仅数十毫秒，可适合绝大部分患者。而中低档呼吸机，如 Bird 6400 的反应时间超过 100ms，对高通气频率的 ARDS 或肺间质病变患者是不合适的。触发灵敏度可人为调节，越高越不敏感；越接近于零，越敏感，但也容易导致伪触发和人机配合不良，因此触发灵敏度必须维持在适当水平，才能保持稳定的面罩通气。流量触发较压力触发稳定，且近端触发优于远端触发，应首选。近来又出现新的触发方式，如 Auto-track 稳定性更好。

通气容量和通气压力也影响疗效，如 BiPAP20 型呼吸机对高通气量的 ARDS 和高气道阻力的哮喘患者也不合适。与常规高档呼吸机相比，用 BiPAP 呼吸机进行面罩通气有以下特点：①优点：双气流通气，呼吸机送气过程中允许患者发生自主呼吸，可有充足的气流供应；通过漏气孔隙呼气，吸气过程中发生呼气，气流可通过漏气孔呼出，避免人机对抗；漏气补偿；体积小，应用方便。②相似点：反应时间短，流量触发或 Auto-track 触发。③缺点：通气动力小，因此气道 - 肺组织无病变，或仅有轻中度病变的患者应首选 BiPAP 通气。随着 BiPAP 呼吸机驱动装置的改进和通气压力的升高，其应用范围显著扩大，特别是 Vision 呼吸机的推广。新式 BiPAP 呼吸机可应用于大部分呼吸衰竭患者。

（三）通气模式

呼吸机应包括二类基本通气模式，控制性模式（如 PAV/PCV 或 VAV/VCV）用于呼吸能力较差的患者，自主行模式（如 PSV）用于有一定自主呼吸能力的患者。其他模式也可选择，如成比例通气（PAV）理论上有最好的人机关系。其他如双相气道正压（BIPAP）和自适应支持通气（ASP）等也有各自的自主呼吸特色。用 A/C 模式和 PSV 完成了绝大部分面罩通气，其中 PSV 为主。

用 C 模式或 A/C 模式时，输出气流速多为方波，对面部冲击较大；患者又处于被动吸气状态，易形成湍流，致吸气阻力增加；气体完全或绝大部分靠被动通气进入肺泡，故气道峰压升高，漏气增多，所需固定带的拉力也相应增加。用 PSV 时，除一般优点外，还有以下特点：患者吸气期始终处于主动吸气状态，致肺组织和气道扩张，阻力减少，气流以相对较多的"层流"成分进入呼吸道，最终通过胸廓主动扩张和正压通气双重作用进入肺泡，故产生同等大小潮气量所需通气压力较低，不仅可减轻气流对面部的冲击，也使面罩及面颈部的扩张程度减轻，动态死腔减小，有效通气量增加，因此 PSV 可首选。新型自主性通气模式，如 PAV 理论上较 PSV 有更好的人机关系，也可选用。

PSV 或 PAV 需以一定的中枢敏感性及呼吸肌力量为基础，故在中枢性睡眠呼吸暂停或昏迷以及有严重呼吸肌疲劳的患者，经短时机械通气后，因呼吸中枢刺激因素减弱，呼吸中枢驱动水平下降，出现自主呼吸频率缓慢，每分通气量不足，甚至不能触发呼吸机送气。此时控制 / 辅助通气模式是必要的。

（四）通气参数的调节

通气参数的适当调节是影响疗效的重要因素。初始应用面罩通气时,患者常较难适应,易发生不自主吞咽活动及胃胀气。首选 PSV,从低压力起始,根据潮气量监测值,逐渐增加压力,可使患者比较容易过渡至面罩加压通气。而后随着 FRC 的减小和通气相对稳定后,使 RR 调节至合适水平,则符合患者呼吸生理的特点。同样用 PAV 模式,应首选较低的辅助强度;用 A/C 模式时,应首选较低潮气量。

（五）BiPAP 呼吸机面罩通气时需注意的几点问题

1. 准备　检查呼吸机是否能正常运转。更换滤网,一旦滤网变黑,即弃之不用,否则会导致呼吸机供气不足。检查连接管,避免漏气,轻微破损也会导致严重漏气和呼吸机不能充分补偿。呼吸机应用时间过长,特别是较少使用滤网时,呼吸机可能不能正常运转,导致供气不足,应对机器的内部结构进行清洗保养。与大型呼吸机相比,临床上较少对 BiPAP 呼吸机进行保养,这是完全错误的。

2. 调整呼吸机　初始通气的患者,应将通气键设定在 S（PSV）或 S/T（PSV/PCV）键,EPAP 在最低位置（一般为 2~3cmH$_2$O）,IPAP 在 5~6cmH$_2$O。RR 10~16 次 /min,吸气时间占总呼吸周期的比例 30% 左右。

3. 连接氧气　将氧流量调节在 5L/min 左右,并与面罩接头连接。氧流量较高,可迅速改善低氧血症,但太高,将影响呼吸机的正常工作。

4. 固定面罩　将面罩固定在面部,并使患者感觉舒适。

5. 连接呼吸机　将连接管路与面罩连接。

6. 参数调节　使呼吸形式符合呼吸生理。逐渐增加 IPAP,每次增加 1~3cmH$_2$O,2~5min 增加 1 次,初始可较快,然后逐渐减慢,直至呼吸平稳。因为通气模式是 PSV 模式,参数调节后 5~6min 即达稳定状态,无需更长时间。若需增加 EPAP,则需 IPAP 随 EPAP 同步增加,以保持通气压力的稳定,因为通气压力等于 IPAP-EPAP,否则会导致通气压力和通气量不足。

7. 氧流量调节　根据监测 SaO$_2$ 或 PaO$_2$ 调节,达 90% 以上或 60mmHg 以上即可,氧流量不宜过大,否则会影响呼吸机的正常工作。若需 FiO$_2$ 过高（>60%）、通气量过大或通气阻力过大应改用 Vision 或其他大型呼吸机。

居家无创通气支持下进行运动训练,仍然存在一些问题,如患者依从性问题,无创通气参数的滴定,运动过程中监测的指标,高水平压力支持是否适合所有患者,如何对运动训练过程中无创支持的疗效进行跟踪评价,医保能否覆盖等。

（黄　蕾　葛慧青）

第四节　呼吸治疗日常评估之呼吸力学评估

呼吸治疗日常评估包括问诊、体格检查、实验室检查、心电图分析、肺功能、气体交换监测与分析、心肺运动评估、胸部影像学、支气管镜检查、气道 / 人工气道评估和呼吸力学评估（包括呼吸动力和阻力）,对于呼吸康复患者需增加呼吸困难评估、营养状况初筛和心理障碍评估。其中大部分评估详见第二篇呼吸康复技术体系和内容部分,本节重点补充呼吸力学评估。

机械通气是各种原因所致呼吸衰竭的非常重要的支持手段。机械通气参数设置不当往往会引起呼吸机相关性损伤，如肺损伤、膈肌损伤等。肺损伤不仅会加重肺部病变，还会引起系统性炎症反应，导致肺外器官受累。因此，制订合适的通气策略是机械通气成功与否的关键因素之一。呼吸运动过程是在中枢调控、神经反射等因素的调节下，呼吸肌肉收缩（或舒张）进而驱动气体吸入（或呼出）的力学过程。呼吸力学即研究与呼吸运动有关的压力、容积和流量三要素及与其相关的顺应性、阻力和呼吸做功等力学参数的一门学科。呼吸系统的各种疾病都会引起呼吸力学的改变，从而使呼吸运动发生异常。因此，呼吸力学是呼吸生理学的重要组成部分，是机械通气的理论基础，也是制订通气策略的重要依据。

（一）运动方程

运动方程用来描述通气、呼吸机和患者三者之间的相互关系：

$P_T=P_E+P_R$。P_T 是向肺内输送一定容量气体所需的压力，P_E 是克服弹性阻力所需要的压力，P_R 是克服非弹性阻力所需要的压力。呼吸系统弹性阻力由顺应性（C）和潮气量（V_T）决定，非弹性阻力与流量（Flow）和气道阻力（R）有关。$P_E=V_T/C$，$P_R=Flow \times R$，所以运动方程经常表示为：$P_T=V_T/C+Flow \times R$。

运动方程描述的是完成一次送气所需要的压力由潮气量、顺应性、流量和气道阻力共同决定。送气所需要的压力由近端气道（P_{Airway}）和呼吸肌肉（P_{muscle}）联合产生：$P_T=P_{Airway}+P_{muscle}$

因此，在自主呼吸时完成一次呼吸所用的力来自于呼吸肌（P_{muscle}），在辅助通气时完成一次呼吸所需的力来自呼吸肌和呼吸机（P_{Airway}）的共同作用，而在控制通气时完成一次呼吸所需的力全部来自 P_{Airway}，$P_{Airway} \leq 30 \sim 35cmH_2O$ 被认为是压力保护的限值。

在容量型通气时，因为呼吸机提供的流量和容量是固定的，患者的自主吸气努力使气道压力下降。在压力型通气时，因为气道压力是固定的，患者的自主吸气努力使潮气量增加。

（二）气道阻力

气道阻力占通气时非弹性阻力的 85% 左右，即气流通过气道进出肺泡所受到的阻力，阻力的大小和气流的快慢呈正比，即气流越快，所受的阻力越大，所以用单位流量所产生的压力差来表示。支气管痉挛、黏膜水肿、局部气道阻塞（如分泌物堵塞、异物、肿瘤等）等气道内径的下降会增加气道阻力，因此 RAW 的监测可用于发现气道的病变。

计算气道阻力时需要测定的参数主要为气道开口处压力、肺泡压及流量。气道开口处压力及流量相对容易获得，计算气道阻力的关键在于肺泡压的获取。气道阻力测定的方法大致分为体积描记法、脉冲振荡法、气道阻断法、食管压测量法、气道压力监测法和吸气末暂停法。

吸气末暂停法是机械通气时运用最多，也是最为简单的方法。该方法下应先排除自主呼吸对测量准确性的影响，选择容量控制通气，流量波形选用方波，通过设置足够长的平台时间或使用吸气暂停功能键确保吸气末流量降为 0，此时气道压力也从气道峰压同步降低至平台压（即肺泡压），降低的压力值为克服气道阻力所需的压力，吸气阻力即可算出：吸气阻力（RawI）=（气道峰压 − 平台压）/ 吸气流量。

气道阻力具体测定流程如下：

（1）选择有吸气屏气键的呼吸机（也可选择其他有呼吸参数监测功能的机器或者床边呼吸监测仪直接测定）；

（2）清理呼吸回路积水并吸痰；

（3）选择定容模式；

（4）呼吸平稳后记录气道峰压值；

（5）记录平台压（测定方法见后述）；

（6）记录设定的吸气流量；

（7）根据公式气道阻力 =（气道峰压 – 平台压）/ 吸气流量。

由于呼气过程是胸肺弹性势能的释放过程，气体流量并不恒定，而是呈现先快后慢的特点，呼吸机描记的流量时间曲线通常呈指数递减样变化，因此，在机械通气过程中，通常是结合气道阻断法计算呼气开始瞬间的气道阻力，此时肺泡内压力为平台压，气道开口处压力为 PEEP，气体流量为呼气峰流量：

$$呼气阻力（RawE）=（平台压 -PEEP）/ 呼气峰流量$$

目前临床上多数呼吸机流量传感器位于呼吸机回路远端，呼气开始时流量受呼吸回路顺应性及阻力影响较大，因此测定的呼气阻力准确性较低，仅具参考意义。

健康成人平静呼吸时气道阻力为 $1~3cmH_2O/（L \cdot S）$，吸气阻力和呼气阻力约为 $1.23cmH_2O/（L \cdot S）$ 和 $1.27cmH_2O/（L \cdot S）$。影响气道阻力的关键因素是气道半径，也是最容易发生改变的因素。机械通气的过程中气道阻力升高往往意味着传导气道半径减小。因此，可根据气道阻力的改变来判断疾病的进展及各种异常状况的发生：当气道阻力迅速上升时，往往提示可能存在气道痉挛、分泌物蓄积、人工气道扭曲或移位等情况；而气道阻力逐渐上升可能由于气道充血、水肿或人工气道痰痂形成等原因引起。

（三）顺应性

弹性组织具有在外力作用下发生形变，并表现出对抗形变、恢复原本自然形态的特点，这种特点被称为弹性（elasticity，E）。在研究呼吸力学的过程中，常使用顺应性（compliance，C）来衡量肺及胸廓的弹性。顺应性是指单位压力引起的容量改变，即

$$顺应性（C）= 容量改变（\triangle V）/ 压力改变（\triangle P）$$

由此可看出顺应性反映了弹性组织在外力作用下发生形变的难易程度。顺应性与弹性之间呈倒数关系，即 $C=1/E$。

在呼吸系统，主要有三种顺应性：肺顺应性（Cpul）、胸壁顺应性（Cth）、呼吸系统顺应性（Crs）。呼吸系统顺应性（Crs）通常可分为静态顺应性（Cst）和动态顺应性（Cdyn）两种。静态顺应性是在呼吸周期中，气流被阻断后所测得的顺应性，它反映的是呼吸系统的弹性，正常成人呼吸系统静态顺应性为 $80~100ml/cmH_2O$；动态顺应性是在呼吸周期中，气流未被阻断时所测得的顺应性，除反映呼吸系统的弹性外，还受气道阻力大小的影响。

$$动态顺应性（Cdyn）= 潮气量 /（气道峰压 -PEEP）$$

$$静态顺应性（Cst）= 潮气量 /（平台压 -PEEP 总）$$

$$（PEEP 总 =PEEP+PEEPi）$$

动态顺应性实际上包含了肺顺应性与气道阻力两方面的因素，在评价患者肺顺应性改变时不如静态顺应性准确。静态顺应性包含了肺与胸廓的顺应性，对同一患者的动态监测可较好地反映病情的变化。

呼吸系统静态顺应性（Cst）具体测定流程如下：

（1）选择有吸气屏气功能的呼吸机，模式选择定容模式；

（2）患者准备，必要时镇静肌松；

（3）去除干扰因素：呼吸回路积水、肺内分泌物等；

（4）当吸气末流量等于或接近0时，按下呼吸机上的吸气屏气键即可；

（5）监测3次取其平均值。

吸气暂停时间过长会增加肺循环的负荷，测定过程中需要密切关注患者生命体征的变化。

临床上胸壁顺应性改变往往不明显。肺静态顺应性降低通常提示肺实质改变，如各种纤维化病变、肺气肿、ARDS、限制性肺疾病等；而动态顺应性/静态顺应性比值降低通常提示气道阻塞性病变或吸气流量过大。机械通气过程中出现胸肺静态顺应性迅速降低最为常见的原因是气胸与肺过度充气，而逐渐降低可见于肺不张、胸水或渗出增加。

（四）气道压力

机械通气患者需要定时监测呼吸力学参数，如气道峰压（PIP）、平台压（Pplat）是机械通气人-机系统评估的重要内容，这些参数大多可以由呼吸机自带监测功能提供。

在容量控制通气中，压力随着容量的增加而增加。如果选择恒定流量波形，吸气过程中压力会持续增加。如果选择递减流量波形，压力则会呈现为方波。PIP随着气道阻力、流量、潮气量、呼吸系统顺应性和PEEP的变化而变化。

在吸气末给予足够的暂停时间（0.5~2s）使近端气道压与肺泡压平衡。吸气暂停时，气道内没有气体流动，近端气道压与肺泡压平衡，会出现压力平台，此时测得的压力即为平台压（Pplat），反映的是肺泡的最高压力，应将Pplat限制在30cmH₂O以下。在机械通气过程中具体测定流程如下：

（1）充分镇静，避免人机对抗无法测定；

（2）调整呼吸机模式为容控模式；

（3）检查呼吸回路及气囊的密闭性，清理回路积水，吸除分泌物；

（4）当吸气末流量等于或接近0时，按下呼吸机上的吸气屏气键即可。

需要注意的是，吸气屏气时间切勿过长，否则平均气道压升高对静脉回流、颅内压等均有一定的影响，一般不超过吸气/呼吸周期的15%~20%。

机械通气对循环系统的影响与平均气道压（Pmean）有关。影响Pmean的因素包括PIP、PEEP、吸呼比和吸气压力波形。

在PCV模式，压力波形为方波，则Pmean的计算方法如下：

$$Pmean=（PIP-PEEP）×（TI/TT）+PEEP$$

在恒定流量的容量控制通气下，吸气压力波形呈三角形，则Paw计算方法如下：

$$Pmean=0.5×（PIP-PEEP）×（TI/TT）+PEEP$$

TI是吸气时间，TT是呼吸周期时间。

内源性PEEP（PEEPi）：在健康人或正常肺患者，无论是自主呼吸还是机械通气，吸气相气道扩张，阻力减小，吸气流量大；呼气相气道回缩，阻力增加，呼气流量小。由于呼气时间较长，气体能充分呼出。呼气末肺容量恢复至正常FRC时，肺的弹性回缩力和胸廓的弹性扩张力处于弹性平衡状态，呼气流量降为0，肺泡内压力与大气压相等，故正常FRC也称为弹性平衡位，其容积大小被称为弹性平衡容积。若不能恢复至弹性平衡容积，肺的弹性回缩力大于胸廓的弹性扩张力，呼气末仍可能存在呼出气流，肺泡内压大于0，称为内源性PEEP（PEEPi）。

PEEPi产生意味着呼气末肺泡气不能有效呼出，常见于气道阻塞性疾病，主要有以下原因：

（1）气道阻塞使呼气阻力增加，呼出气流受限，呼气末气体不能充分呼出，形成PEEPi，主要见于支气管哮喘和慢阻肺。

（2）呼气时肺实质回缩压迫气道，当肺弹性回缩力大于气道内压时，理论上会造成气道陷闭。但在正常情况下，大、中气道有气管软骨环支撑；中、小气道有完整的组织结构及肺弹性纤维的牵拉作用，使呼气时气道保持开放状态。但是，一旦出现气道和肺结构的完整性破坏，将出现不同变化。吸气时胸腔负压和肺间质负压增大，气道扩张，气体可充分吸入；呼气时气道失去有效支撑而在等压点位置陷闭，气体不能继续呼出，形成PEEPi，主要见于慢阻肺。

（3）呼气时间缩短，自然呼吸时，呼气时间明显长于吸气时间，气体充分呼出，不会产生PEEPi。在某些限制性疾病如ARDS、肺水肿，RR加快，吸呼比缩短时，尽管气道阻力正常或增加不明显，也常有低水平PEEPi的形成。机械通气过程中，不恰当的模式及参数设置导致的PEEPi也非常多见，如送气时间过长、吸呼气流量转换水平过低等。

目前最常用的方法是经典的呼气末阻断法（EEO法）和食管气囊法，分别用于测定静态PEEPi和动态PEEPi。临床工作中，通常使用呼气末阻断法，具体流程如下：

（1）选择有呼气暂停功能的呼吸机；

（2）选择控制通气模式；

（3）清理呼吸回路积水并吸痰；

（4）适当镇静，减少自主呼吸强度；

（5）当呼气末流量等于或接近0时，按下呼吸机上的呼气屏气键即可。

用阻断法在"所谓呼气末"测定PEEPi时，阻断气道时许多肺泡还在呼气，故静态PEEPi较高。动态PEEPi也高于真实值，因为胸腔内压下降到产生吸气气流需克服肺弹性阻力、PEEPi、气道阻力和人工气道阻力，这些阻力之和必高于PEEPi。

PEEPi临床意义包括：

（1）增加呼吸功和人机对抗：机械通气过程中，出现PEEPi情况下，患者除需克服人工气道阻力、触发阻力和呼吸机本身的延迟阻力外，还需克服PEEPi才能产生吸气气流，即吸气动作和呼吸机送气之间有更长的时间差，导致呼吸功明显增加和人机对抗，容易发生呼吸肌疲劳，降低通气效率。

（2）增加气压伤发生机会：肺过度充气是导致气压伤的重要原因，也是决定机械通气策略的主要因素。气流阻塞和PEEPi等因素使患者呼吸努力增强，胸腔负压增大，跨肺压（等于PEEPi-胸腔负压）增大；PEEPi使平台压和气道峰压升高，容易导致人机对抗，更容易出现跨肺压的瞬间增大，使气压伤的发生机会增加。

（3）影响病变肺的换气功能：主要见于ARDS和急性肺水肿。PEEPi可改善或维持病变肺泡呼气末的扩张状态，防止陷闭，从而改善氧合，这也是反比通气治疗ARDS的机制之一。但使用PEEPi来改善氧合的效率较低，问题较多，不宜长时间使用。

（五）呼吸功

1. 定义　呼吸功（work of breathing，WOB）是指呼吸过程中气体进出呼吸道和肺时克服气道阻力、胸廓和肺弹性阻力所消耗的能量多少，正常成人总的WOB为0.07~0.10J/L。通常情况下吸气为主动过程，呼气为被动过程，因而WOB多指吸气做功。

对健康成人而言，静息状态下呼吸做功所消耗的氧约占全身氧供的5%，疾病状态下显著增加：

（1）轻 - 中度的呼吸功增加，呼吸的氧耗约为每增加 1L 通气增加 0.5~1.0ml 的氧气消耗（0.5~1.0ml O_2/L）；

（2）明显的通气增加，氧气消耗增加超过 25% 的总氧耗量，伴有活动受限；

（3）心肺疾病患者基础呼吸氧耗可能＞总氧耗量的 10%~15%，并有明显的活动受限。

2. 测定方法　机械通气时 WOB 常用容积变化（△V）和压力变化（△P）的乘积来进行计算，可通过对压力容积环的吸气支面积积分计算 WOB，但该方法忽略了气道开口处压力和肺内压力的不同，且尚未考虑自主呼吸的影响。因此，对于存在自主呼吸的患者使用跨肺压的变化值计算 WOB 准确性更高。

3. 临床意义　WOB 增高时常提示可能存在气道阻力增加、呼吸系统顺应性降低、通气需求增加、auto-PEEP 产生、呼吸回路阻力增加等。

临床上呼吸功常用于指导撤机，正常值为 0.3~0.6J/L。一般认为：

（1）WOB＜0.75J/L，撤机多能成功；

（2）WOB＞0.75J/L，可导致呼吸肌疲劳；

（3）WOB 0.85~1.15J/L，是典型的呼吸运动负荷增加；

（4）WOB＞1.25J/L，是导致严重呼吸肌疲劳的高负荷状态。

因此，积极调整或降低呼吸功是十分必要的。

（六）口腔闭合压（P0.1）

1. 基本概念及特点　口腔闭合压指平静呼气末，迅速关闭吸气管道，在第二次吸气开始后 0.1s 所产生的口腔闭合压，正常人＜2cmH_2O。从机制上讲，P0.1 是反映呼吸中枢驱动水平、神经传导和呼吸肌力量的综合指标，常用来衡量呼吸中枢驱动水平，也可作为预测撤机成功性的指标，但由于受气道、肺实质阻力的影响，特异性较差。

2. 测定方法及流程　P0.1 的具体测定流程如下：

（1）选择有 P0.1 测定功能的呼吸机；

（2）适当镇静，减少肢体活动对结果的影响；

（3）吸痰并清理环路积水；

（4）选择 P0.1 键并启动 / 确认。

需要注意的是，由于气路阻抗的改变，P0.1 值会根据触发功能的不同设置而变化。

3. 临床意义　呼吸中枢驱动减少时，可导致通气不足和高碳酸血症，如中枢性低通气或中枢性睡眠呼吸暂停综合征；若呼吸中枢驱动过高，则反映呼吸中枢反应性增强，提示有呼吸肌疲劳的趋势，呼吸肌的有效工作不能持久，容易发生呼吸衰竭或撤机失败。对于区别撤机成功或失败的 P0.1 临界值，各研究者有所不同，大致为 4~6cmH_2O，一般仅作为参考指标。

（七）时间常数（τ）

在通气过程中，气体入肺和出肺符合指数变化规律。如前所述，影响肺脏的力学参数包括顺应性（C）和阻力（R），肺单位的时间常数（τ）决定了肺吸入或排空气体的总时间。时间常数是肺或者部分肺的顺应性与阻力的乘积：时间常数 = 顺应性 × 阻力

在健康成人时间常数一般为 0.25s。在一个 τ 内，肺泡充气至最终容积的 63%，2 倍 τ 可充盈 95%，3 倍 τ 可充盈接近 100%，所以常规吸入或被动呼气时气体完全呼出需要的时间为 3.5~4 个时间常数。例如一个正常肺，顺应性为 0.1L/cmH_2O，气道阻力为 2cmH_2O/（L·s），

则：τ 为 0.2s。假定潮气量为 1 000ml，在呼气的 0.2s 末，则有 630ml 的气体被呼出；在 0.6s 末，有 950ml 的气体被呼出，几乎完成了呼气相。

顺应性和阻力发生变化，势必影响到 τ，气管插管和机械通气患者呼气时间常数通常比吸气时间常数略高，这是由于呼吸管路产生的气道阻力以及呼吸机呼气阀的阻力均增加到系统呼气阻力中。气道阻力对呼气的影响更为明显。例如某慢阻肺患者，呼气相阻力明显增加，可达 $15cmH_2O/(L\cdot s)$，顺应性略降低（$0.061/cmH_2O$），其 τ 将延长至 0.9s。按 3 个 τ 计算，呼气时间至少要达到 2.7s 才能将 95% 的潮气量呼出。对这类患者进行呼吸机机械通气时，应适当延长呼气时间，否则极易造成或加重肺的动态过度膨胀。

（八）驱动压（DP）

1. **基本概念**　假设 $DP=\triangle P=VT/CRS$，用以反映 ARDS 患者肺组织功能区域的大小。根据呼吸运动方程，经呼吸系统压力（PRS）为气道压（PAW）与呼吸肌肉收缩产生的压力（PMUS）之和。呼吸阻力为气流摩擦力（PRES）、弹性回缩力（PEL，$PEL=VT/CRS$）和呼气末正压（PEEP）之和。通气时动力等于阻力，即 $PAW+PMUS=PRES+VT/CRS+PEEP$。当患者完全放松或控制通气时，PMUS=0，因此 $PAW-PRES=VT/CRS+PEEP$。当吸气屏气时，PRES=0，PAW 即为平台压（Pplat），所以 $Pplat=VT/CRS+PEEP$。因此，当患者无自主呼吸时，$DP=VT/CRS=Pplat-PEEP$。在肺泡水平融入了与肺应变相关的两个重要指标，用驱动压替代动态应变应用于临床。

2. **气道驱动压与跨肺驱动压**　呼吸系统顺应性包括肺顺应性（CL）和胸壁顺应性（CCW）。通过呼吸系统顺应性计算出的驱动压实际上为气道驱动压（DPAW），它同时受胸壁顺应性及潜在肺功能的影响。因此，当胸壁顺应性降低（如腹腔高压）时，也会导致 DPAW 增加，从而错误估计肺功能。因此，气道驱动压可能不能真实反映肺功能情况，用跨肺驱动压（DPTP）来评估会更加准确。类似跨肺压（PTP），跨肺驱动压也可通过监测食管压（PES）来计算。患者无自主呼吸时，$DPTP=VT/CL=$ 吸气末 PTP− 呼气末 $PTP=($ Pplat− 吸气末 PES$)-($ PEEP− 呼气末 PES$)$。跨肺驱动压与 VILI 的关系为：跨肺驱动压和与之相关的潮气量决定了单位功能肺组织扩张时受到的应力大小，决定了潜在损伤的可能。另一方面，驱动压影响 VILI 的性质和程度可能受到压力范围的影响。在低水平 PEEP 时，增加驱动压可能会增强肺泡周期性开闭损伤；而在高水平 PEEP 时，增加驱动压则可能会增加肺泡过度膨胀风险。

3. **驱动压与呼吸机相关性肺损伤**　通过阶梯式分析 9 个随机试验中的 35 621 例 ARDS 患者发现：驱动压为生存率的独立影响因素。驱动压在 $15cmH_2O$ 以内，其生存率明显增高，即驱动压越大，生存率越低，驱动压越低，生存率越高；驱动压增加 1 个标准差（约 $7cmH_2O$），病死率增加约 1.41 倍。研究中对比发现，并不是平台压越高 VILI 风险越大，也不是 PEEP 越高 VILI 风险越低，只有伴随驱动压增加的平台压升高时，才会导致病死率增加，也只有伴随驱动压降低的 PEEP 增加才能起到肺保护作用。

研究证实潮气量只有通过呼吸系统顺应性标准化时才能预测生存率，而不是根据理想体重设置。随意改变潮气量或 PEEP，并不会引起生存率改变，除非它们引起了驱动压的改变。也就是说，只有当 PEEP 增加使得相同的潮气量产生更小的驱动压时，才具有肺保护作用。

（徐培峰　葛慧青）

参 考 文 献

［1］ Hardinge M, Annandale J, Bourne S, et al.British Thoracic Society guidelines for homeoxygen use in adults. Thorax, 2015, 70(Suppl 1): i1-i43.

［2］ Doherty DE, Petty TL, Bailey W, et al.Recommendations of the 6th long-term oxygen therapy consensus conference.Respir Care, 2006, 51(5): 519-525.

［3］ Jacobs SS, Lindell KO, Collins EG, et al.Patient Perceptions of the Adequacy of Supplemental Oxygen Therapy. Results of the American Thoracic Society Nursing Assembly Oxygen Working Group Survey.Ann Am Thorac Soc, 2018, 15(1): 24-32.

［4］ Lacasse Y, Bernard S, Maltais F.Eligibility for home oxygen programs and funding across Canada.Can Respir J, 2015, 22(6): 324-330.

［5］ Magnussen H, Kirsten AM, Kohler D, et al.Guidelines for long-term oxygen therapy.German Society for Pneumology and Respiratory Medicine.Pneumologie, 2008, 62(12): 748-756.

［6］ Balfour-Lynn IM, Field DJ, Gringras P, et al.BTS guidelines for home oxygen in children.Thorax, 2009, 64 (Suppl 2): i1-i26.

［7］ McDonald CF, Whyte K, Jenkins S, et al.Clinical Practice Guideline on Adult Domiciliary Oxygen Therapy： Executive summary from the Thoracic Society of Australia and New Zealand.Respirology, 2016, 21(1): 76-78.

［8］ Albert RK, Au DH, Blackford AL, et al.A Randomized Trial of Long-Term Oxygen for COPD with Moderate Desaturation.N Engl J Med, 2016, 375(17): 1617-1627.

［9］ Oba Y, Salzman GA, Willsie SK.Reevaluation of continuous oxygen therapy after initial prescription in patients with chronic obstructive pulmonary disease.Respir Care, 2000, 45(4): 401-406.

［10］ Fleetham JA, Bradley CA, Kryger MH, et al.The effect of low flow oxygen therapy on the chemical control of ventilation in patients with hypoxemic COPD.Am Rev Respir Dis, 1980, 122(6): 833-840.

［11］ Struik FM, Sprooten RT, Kerstjens HA, et al.Nocturnal non-invasive ventilation in COPD patients with prolonged hypercapnia after ventilatory support for acute respiratory failure： a randomised, controlled, parallel-group study.Thorax, 2014, 69(9): 826-834.

［12］ Calverley PM, Leggett RJ, McElderry L, et al.Cigarette smoking and secondary polycythemia in hypoxic cor pulmonale.Am Rev Respir Dis, 1982, 125(5): 507-510.

［13］ Fletcher EC, Donner CF, Midgren B, et al.Survival in COPD patients with a daytime PaO2 greater than 60 mm Hg with and without nocturnal oxyhemoglobin desaturation.Chest, 1992, 101(3): 649-655.

［14］ Milross MA, Piper AJ, Norman M, et al.Low-flow oxygen and bilevel ventilatory support： effects on ventilation during sleep in cystic fibrosis.Am J Respir Crit Care Med, 2001, 163(1): 129-134.

［15］ Vazquez JC, Perez-Padilla R.Effect of oxygen on sleep and breathing in patients with interstitial lung disease at moderate altitude.Respiration, 2001, 68(6): 584-589.

［16］ Smith PE, Edwards RH, Calverley PM.Oxygen treatment of sleep hypoxaemia in Duchenne muscular dystrophy.Thorax, 1989, 44(12): 997-1001.

［17］ GOLD Executive Committee.Global strategy for the diagnosis, management, and prevention of chronic obstructive pulmonary disease(Updated 2018).http： // www.goldcopd.com.［EB/OL］.

［18］ Suzuki J, Ishihara T, Sakurai K, et al.Oxygen therapy prevents ventricular arrhythmias in patients with congestive heart failure and sleep apnea.Circ J, 2006, 70(9): 1142-1147.

［19］Galbraith S, Fagan P, Perkins P, et al.Does the use of a handheld fan improve chronic dyspnea? A randomized, controlled, crossover trial.J Pain Symptom Manage, 2010, 39(5): 831-838.

［20］Abernethy AP, McDonald CF, Frith PA, et al.Effect of palliative oxygen versus room air in relief of breathlessness in patients with refractory dyspnoea: a double-blind, randomised controlled trial.Lancet, 2010, 376(9743): 784-793.

［21］Clemens KE, Quednau I, Klaschik E.Use of oxygen and opioids in the palliation of dyspnoea in hypoxic and non-hypoxic palliative care patients: a prospective study.Support Care Cancer, 2009, 17(4): 367-377.

［22］Su CL, Lee CN, Chen HC, et al.Comparison of domiciliary oxygen using liquid oxygen and concentrator in northern Taiwan.J Formos Med Assoc, 2014, 113(1): 23-32.

［23］Hasani A, Chapman TH, McCool D, et al.Domiciliary humidification improves lung mucociliary clearance in patients with bronchiectasis.Chron Respir Dis, 2008, 5(2): 81-86.

［24］Dolovich MB, Ahrens RC, Hess DR, et al.Device selection and outcomes of aerosol therapy.Evidence-based guidelines: American College of Chest Physicians/American College of Asthma, Allergy, and Immunology. Chest, 2005, 127(1): 335-371.

［25］Heijerman H, Westerman E, Conway S, et al.Inhaled medication and inhalation devices for lung disease in patients with cystic fibrosis: A European consensus.Journal of Cystic Fibrosis, 2009, 8(5): 295-315.

［26］Dolovich MB, Dhand R.Aerosol drug delivery: developments in device design and clinical use.Lancet, 2011, 377(9770): 1032-1045.

［27］Winfried M, Kathrin F, Knut S, et al.Deposition, Retention, and Translocation of Ultrafine Particles from the Central Airways and Lung Periphery.Am J Respir Crit Care Med, 2008, 177(4): 426-432.

［28］Lange, CF, Finlay WH. "Overcoming the adverse effect of humidity in aerosol delivery via pressurized metered-dose inhalers during mechanical ventilation." .Am J Respir Crit Care Med, 2000, 161(5): 1614-1618.

［29］Laube BL, Jashnani R, Dalby RN, et al.Targeting aerosol deposition in patients with cystic fibrosis: effects of alterations in particle size and inspiratory flow rate.Chest, 2000, 118(4): 1069-1076.

［30］Peterson JB, Prisk GK, Darquenne C.Aerosol deposition in the human lung periphery is increased by reduced-density gas breathing.J Aerosol Med Pulm Drug Deliv, 2008, 21(2): 159-168.

［31］Atkins PJ.Dry powder inhalers: an overview.Respir Care, 2005, 50(10): 1304-1312.

［32］Vassal S, Taamma R, Marty N, et al.Microbiologic contamination study of nebulizers after aerosol therapy in patients with cystic fibrosis.Am J Infect Control, 2000, 28(5): 347-351.

［33］Tablan OC, Anderson LJ, Besser R, et al.Guidelines for preventing health care-associated pneumonia, 2003: recommendations of CDC and the Healthcare Infection Control Practices Advisory Committee.Respir Care, 2004, 49(8): 926-939.

［34］Dimich WH, Wymer ML, Chan YM.Respiratory health survey of respiratory therapists.Chest, 2004, 126(4): 1048-1053.

［35］Casaburi R, Patessio A, Ioli F, et al.Reductions in exercise lactic acidosis and ventilation as a result of exercise training in patients with obstructive lung disease.Am Rev Respir Dis, 1991, 144(5): 1220-1221.

［36］Casaburi R, Porszasz J, Burns MR, et al.Physiologic benefits of exercise training in rehabilitation of patients with severe chronic obstructive pulmonary disease.Am J Respir Crit Care Med, 1997, 155(5): 1541-1551.

［37］Keilty SEJ, Ponte J, Flemming TA, et al.Effect of inspiratory pressure support on exercise tolerance and breathlessness in patients with severe stable chronic obstructive pulmonary disease.Thorax, 1994, 49(10): 990-994.

［38］Dolmage TE, Goldstein RS.Proportional assist ventilation and exercise tolerance in subjects with COPD. Chest, 1997, 111(4): 948-954.

［39］Maltais F, LeBlanc P, Jobin J, et al.Intensity of training and physiologic adaptation in patients with chronic obstructive pulmonary disease.Am J Respir Crit Care Med, 1997, 155(2): 555-561.

［40］Nici L, Donner C, Wouters E, et al.American Thoracic Society/European Respiratory Society statement on pulmonary rehabilitation.Am J Respir Crit Care Med, 2006, 173(12): 1390-1413.

［41］Keilty SEJ, Ponte J, Flemming TA, et al.Effect of inspiratory pressure support on exercise tolerance and breathlessness in patients with severe stable chronic obstructive pulmonary disease.Thorax, 1994, 49(10): 990-994.

［42］Blankman P, Gommers D.Lung monitoring at the bedside in mechanically ventilated patients.Curr Opin Crit Care, 2012, 18(3): 261-266.

［43］Cairo JM.Pilbeam's Mechanical Ventilation, Physiological and Clinical Applications.6th ed.Mosby, 2016.

［44］Savian C, Chan P, Paratz J.The Effect of Positive End-Expiratory Pressure Level on Peak Expiratory Flow During Manual Hyperinflation.Anesth Analg, 2005, 100(4): 1112-1116.

［45］Yoshida T, Brochard L.Esophageal pressure monitoring: why, when and how? Curr Opin Crit Care, 2018, 24(3): 216-222.

呼吸康复中的作业治疗

作业治疗（occupational therapy，OT）是关注如何帮助人们获得或重新获得功能活动独立性的一种康复治疗措施。对于作业治疗而言，作业一词的意义远不只与生产力或工作相关的活动。作业治疗师认为的作业是指能够使人们尽可能独立地生活并给予他们认同感的任何有意义、有目的活动。因其概念范围的广泛性，常常导致对作业治疗师角色的误解。参加呼吸康复的患者通常不仅希望恢复运动能力，更重要的是提高自身因呼吸系统疾病而受限的日常生活（activities of daily living，ADLs）（或作业）的能力。因此，所有呼吸康复项目都应确保将所有运动表现方面的进步转化为个人日常生活活动的能力的提高。

本章将探讨作业治疗如何成为实现呼吸康复目标的核心以及探究作业治疗在呼吸康复中的主要干预领域，即能量节省和改善生活质量的作业治疗技术。

第一节　能量节省的作业治疗技术

在国际呼吸康复指南中推荐了能量节省的作业治疗技术作为呼吸康复综合管理措施中的重要组成内容，并且对作业治疗师来说为呼吸系统疾病患者提供能量节省的建议和指导是最常见的工作内容。其基本原理是通过改变完成日常活动的方式来减少日常活动的代谢需求，例如，采用坐位代替站位完成活动等。能量节省建议已被证明能同时减少常见日常生活活动的能量消耗以及呼吸困难程度。

在呼吸康复中，物理治疗通常是鼓励患者参加运动训练，而作业治疗通常是鼓励患者在活动中节省能量。能量节省看似与呼吸康复的总体目标相矛盾，所以，常常导致了呼吸康复团队对其认识不足，导致能量节省在呼吸康复的临床使用当中受到限制。能量节省常常给人以总是鼓励患者节省能量，似乎要减少活动。乍一看，这似乎是令人困惑的信息传递，并且很难将其与呼吸康复的主要目标提高表现能力相协调。

一、参加呼吸康复项目的患者所面临的困难

1. 呼吸困难　对于患有慢性呼吸疾病的患者来说，呼吸困难被明确地视为完成每日活动最重要的障碍。大多数患者都会以日益增加的呼吸困难作为首次寻求呼吸康复帮助的原因。患者通常会描述他们的日常生活是因为呼吸困难受到很大程度的影响。例如："我上楼的时候中途必须停下来休息"或者"我曾经可以一个人完成厨房内所有活动，但是现在因为气喘，我不得不依靠他人的帮助"。因此，这些作业活动的重要性从一个人参与呼吸康复项目的初始阶段就已体现出来。日常活动的逐渐减少往往是为了避免劳累时出现呼吸困难的结果，这可能会持续好几年的时间，并导致所谓的失能或螺

旋失用。这是一个逐渐减少日常生活活动以减少或应对劳力性呼吸困难所致的痛苦的过程。研究表明，呼吸困难对诸如散步、家务活动和社交等活动均会带来极大的负面影响。

2. 焦虑　众所周知，患有慢性呼吸系统疾病的患者的焦虑程度比同龄人更高。此外，焦虑可能会对日常生活活动及参与产生负面影响。对日常生活活动过程中呼吸困难的恐惧可能是作业表现的重要障碍之一。这种恐惧可能源于某次相同的活动产生过比平时活动带来的可怕的呼吸困难的经历或者记忆。这种现象很难在大规模研究中得到证实，但慢性阻塞性肺病患者焦虑程度与日常生活能力评分的关系已经有文献报道。在一项大型横断面研究中，Doyle 及其同事发现，功能状态较低且焦虑程度较高的患者更容易发生较重的呼吸困难。随后的更多的深入研究证据表明，基于对呼吸困难的恐惧而产生的焦虑直接导致了慢性呼吸系统疾病患者日常生活活动的渐进性脱离。

3. 疲劳　Theander 和他的同事研究表明，51% 的慢性阻塞性肺疾病患者，将疲劳报告为最严重或最严重的症状之一，相比之下，健康对照组只有 27%。对于参加呼吸康复的患者来说，疲劳也是导致日常生活活动受限的常见障碍。Lewko 等人也用一项横断面研究证实了这一点。与同龄人相比，慢性阻塞性肺疾病患者的疲劳水平明显更高。还有证据表明，一天中的时间段可能是管理疲劳的重要因素。Kapella 等人用自我报告的方法（self-reported measures）评估了慢性阻塞性肺疾病患者的主观疲劳。他们发现慢性阻塞性肺疾病的疲劳与活动期间的呼吸困难密切相关，并且下午比上午更为严重和频繁。他们还证明疲劳对功能表现有负面影响。

二、能量节省治疗技术的策略

基于上面的理由，就不难理解作业治疗中的能量节省治疗与物理治疗中的运动训练在本质上并不是矛盾的。能量节省的目的实际上是更多地鼓励患者在有限的身体体能状态下，通过特殊的节省能量的方法，去完成更多的日常生活活动，而避免产生呼吸困难、焦虑以及疲劳，帮助患者重新建立活动的信心。例如，参加呼吸康复的患者可能会因想到购物而感到焦虑，因为他们可能会担心他们是否能够走得足够远以到达商店或面对难以攀爬的楼梯，在没有行动之前就联想到外出购物可能产生让他们难以忍受的呼吸困难和疲劳，而选择放弃参与外出购物的活动。这种反应被描述为消耗身体能量储备的"战斗或逃跑反应"。同样，这些患者也可能会对物理治疗师建议他们参加运动训练产生排斥和恐惧，因为在他们的逻辑思维里，优先考虑的是"我没有能力参加运动训练，因为即使我坐着都会感觉呼吸困难和疲劳"。因此，当面对运动训练的建议时，很多患者发现他们难于开始、维持或继续就不足为奇了。

帮助患者明确他们的能量预算　能量预算是指患者依靠有限数量的能量来维持一天活动的能力。作业治疗师常用货币价值来解释这一点，以鼓励呼吸康复参与者将每个日常任务纳入一个隐喻的货币成本，即"让我们假设我们都有 50 元人民币的能量用于维持一天的活动。你将如何支配呢？"

能量节省的总体目标可以用三个"P"概括：计划、优先排序和节奏。

（1）计划（plan）：与财务预算一样,生活在有能量限制的情况下需要仔细规划。作业治疗师鼓励参与呼吸康复的患者考虑如何安排自己几天或一周的日程。例如,帮助他们安排每周的任务,如在星期一完成他们的每周购物,然后紧接着在星期二打扫整个房子？这项工作也应该以每天为重点来设计,以确定是否在相当短的时间内完成了消耗大量能量的活动,使个体在一天剩下的时间里筋疲力尽。

值得注意的是,参加呼吸康复项目可能意味着之前在某人能力范围之内的任务突然感到无法实现。不幸的是有些人可能会因此退出呼吸康复项目以尽力保持他们在日常活动中的独立性。因此,作业治疗师责无旁贷地应该帮助患者计划好他们的整个日常生活活动,以便管理好所有任务从而从呼吸康复项目中最大限度地获益。

（2）优先排序（pioritise）：呼吸康复参与者可能被迫决定他们的"能量支出"优先级在哪里。患有严重呼吸系统疾病的患者可能会被迫将基本性日常生活活动置于工具性日常生活活动或休闲任务之前,其可能会对整体生活质量产生负面影响。作业治疗师可以帮助呼吸康复患者确立他们喜欢的活动并帮助其设定可实现的目标。作业治疗师的作用还在于帮助患者理解如果呼吸康复运动训练计划成为患者能量消耗的优先考虑因素,那么,这可以被视为一种"投资",他们会因此将变得更加健康,从而增加了整体能量预算。目标设定过程是将运动训练所获得的能力的提高转化为患者确切的作业表现改善的关键干预措施。日常生活、习惯和角色的变化很难实现,往往需要定期反思和讨论。患者与作业治疗师和呼吸康复团队的其他成员保持密切联系有助于实现这一点,但这些改变需要假以时日才能形成。

（3）节奏（pace）：安排日常活动节奏是为患者提供能量节省建议的重点。在日常活动间隙建立休息期,允许患者以更稳定的速度完成日常活动也能有所帮助,可以避免出现持续能量消耗的活动高峰。改变日常活动的完成方式需要改变整体方法,这很困难,因为完成自我照顾任务和做家务的方式往往受到多年来相同的日常生活和习惯的影响,这些任务大部分都是习惯性行为而无需刻意完成。完成这些任务期间最大限度地减少呼吸困难可能源于有效地控制节奏的结果。实现这一目标的可行方法是提供辅助设备。对于患有呼吸系统疾病的患者来说,提供辅助技术和设备的目的在于帮助他们完成特定任务。例如,大部分呼吸系统疾病患者能够独立地站在淋浴间,但是提供淋浴座椅能够使任务更慢地完成并且停止和调节淋浴任务更加容易。

三、能量节省治疗技术的具体方法

能量节省技术顾名思义就是通过某些特别的方法帮助患者在活动时节省能量,减少对能量的消耗,以避免症状的发生。这就意味着患者需要找到最简单或者最容易的方法来完成他们必须做的日常生活和工作,那么,患者就可能有了剩余的精力去做他们想做的事情。

在指导患者学习能量节省技术之前,需要清楚地告诉患者,节约能量技术的目的并不是为了鼓励他们避免运动,相反是鼓励他们多做活动。能量节省技术是为了帮助他们在完成日常生活和工作时更容易,使他们有一些剩余的能量用于运动训练或者做更多的活动。运动训练和活动对增强和改善他们的健康极其重要,获得更多的健康储备能力反过来会帮助他们更容易地管理任务和家务。

所有能量节省技术教授的起点应该是教会患者控制自己的呼吸。如何有效的呼吸以及当活动或运动产生呼吸困难的时候怎么尽快缓解呼吸困难是物理治疗师主要的工作。所以,作业治疗师需要确定患者是否在物理治疗师哪里已经掌握了这样的技术,如果没有,那么需要作业治疗师继续强化,只有患者掌握了有效呼吸和呼吸困难的管理,那么能量节省技术就可以开始。

1. 在日常活动中控制和调整呼吸 患有肺疾病的患者要花更多力气来维持呼吸。因此,在活动中调整呼吸是很重要的。即使是最简单的活动也是需要使用能量的。①站立:在移动前先吸气,从座位上站起来时呼气。②举物高于头顶:举起前吸气,举过头顶后呼气。③穿鞋:移动前吸气,弯腰穿鞋时呼气。

2. 减少剧烈运动 在进行活动时,注意手臂和身体的位置关系,在做动作时,将身体重心控制在稳定的支撑面内,以减少保持姿势所需的耗能。①搬运时把物件紧靠身体。②摆放设备或食物于容易获取的地方。③保持活动范围在腰和肩水平之间:将常用物品放在腰和肩水平之间的中间架子上;在与腰同高的工作台上工作;使用长把手设备(如长把手助臂夹、长把手剪切机、扫帚、装饰手杖、协助袜和沐浴刷)。④使脚靠近身体(如把脚放在膝盖上擦干、穿袜子、系鞋带)。⑤避免举重物:使用手推车;以推代替拉;以滑动代替上举。⑥工作时使用较大的肌肉群:下蹲时腿受力,避免弯腰。⑦寻求帮助。⑧提东西时分散负荷,例如:提半壶水。

3. 尽可能坐着活动 ①站着比坐着做事更费能量;②可能的话,考虑坐着熨衣服、洗碗、洗澡、切菜、园艺、打电话、在棚内工作;③准备一个高椅子让你在厨房或工作台使用。

4. 多短暂的休息 如果呼吸困难时还坚持工作,就需要更多的时间来恢复。所以工作时保持规律地休息。不要等到你需要休息时才休息。

5. 完成任务前先计划准备 ①高期望往往带来挫败感,所以对自己耐心一点并制订合适的目标。②挑战旧习惯。问问自己:"任务是否一定要按照以前的方法来做?"③计划在活动中有休息的时间。④将工作拆分成几份来完成。如剪草分成两三次完成,而不是一次性做完。⑤准备并排优先。⑥使用日记或日历计划每日、每周、每月的工作。⑦把东西放在容易找到的地方。⑧把最常用的东西放在肩和腰水平之间。⑨使用设备让工作变简单,例如,轻质陶器、长把手助臂夹、长把手园艺设备、凳子、手推车、魔术贴鞋、无需熨烫的和无钮扣的衣服。

6. 控制速度 ①用缓慢有节奏的动作;②交替轻重的动作;③将重的工作分布在一天、一周、一月来完成;④学会寻求帮助,或让其他人来完成,如家人、社区服务、邻居、志愿者、朋友。寻求帮助并不意味着你有依赖性,而是更好地使用自己的能量。

7. 避免极端温度 极冷极热环境都会消耗更多能量,这会导致呼吸困难、疲劳、不舒服、焦虑。①避免费力的任务,尤其在天气热时;②如果可能,控制环境的温度;③使用风扇、空调、加热器;④避开极端温度;⑤减少接近蒸汽,开门开窗。

8. 避免餐后运动 避免饭后做剧烈运动。

9. 放松 ①当你担心、焦虑、紧张时,你的身体耗能更大。这会加重疲劳感和呼吸困难。②放松有助于节省能量。③集中于放松肌肉和减慢呼吸。

第二节　改善生活质量的作业治疗技术

每一种日常生活活动都需要消耗能量。研究显示,慢性阻塞性肺病患者比正常人的日常活动耗氧量更高。每一种基础性和工具性日常生活活动的耗氧量都可以进行测量和估算。呼吸康复的参与者常常会向呼吸康复的健康管理团队反映,他们感觉到他们的日常活动能力是显著低于伴侣或者同龄的朋友,他们必须仔细考虑在有限的能力范围之内选择性地做一些日常生活活动,甚至他们会选择放弃做很多日常生活活动,而依赖于家人或其他人的帮助和照顾。同时,在中国的文化影响之下,家人会出现过度的关心,甚至会阻止他们做一些活动。因此,应该认识到,参与呼吸康复对于许多患者来说最重要的可能是帮助患者本人或者围绕自身边的家人或者照顾者,认清患者所保留的日常生活能力,以及用怎么样的方法帮助他们持续的改善生活质量。

一、环境改造及辅具

某些参加呼吸康复的患者可能会受益于辅助设备或技术,这些设备或技术能降低任何单个任务或活动的总体"能量消耗"。包括协助个体将原本需要站立完成的活动变为坐位活动的设备,又或者那些被设计来用于帮助个人避免弯腰的设备。

对呼吸康复的患者有用的辅助设备,例如:

1. 栖息凳　带有倾斜的座椅和高度可调型凳子,用于使原本站立时完成的活动可以在坐姿下完成。通常适用于厨房(用于准备饭菜、洗碗等)或浴室(浴缸沐浴时)。

2. 淋浴板(置于浴缸上方)或淋浴间的淋浴座位。因为个体可以坐下来进行短暂的休息,有助于调节沐浴活动的节奏。

3. 轮式助行车　通常作为一种协助患者在呼吸康复项目中实现较长距离连续步行的临时措施。助行器通过支撑上身来减少行走的整体负荷。对于需要移动吸氧的人也很实用,因为氧气瓶可以放在助行车上的篮子里。

4. 长柄持物器　避免弯腰,例如:地板捡起邮件、衣物或从洗衣机拿取衣服。

5. 穿衣辅具,如长柄鞋拔、弹性鞋带和穿袜辅助具。这些减少了穿衣时弯腰动作。

6. 长柄园艺工具。

二、环境改造

严重的患者在参加呼吸康复时通常会就对他们有所帮助的家具环境改造提出疑问。社会护理机构经常转介给作业治疗师来评估和提供有关环境调整适用性的建议。适合呼吸康复患者的家庭适应或改造包括,提供:

1. 楼梯升降机。

2. 穿越楼层的升降机。

3. 底楼的浴室、卫生间或湿室。

4. 如果需要轮椅通道,可以进行加宽门道的修改。

5. 安装坡道和 / 或轨道,以改善物业的可及性。

　　关于这些建议的决策需要将患者作为考量的中心。诸如社会支持的水平，未来的居住需求以及疾病的严重程度等因素非常重要，个体差异也非常明显。应该鼓励患者权衡住房改造的优势以及可能带来的继发的身体活动能力的丧失。比如，提供楼梯升降机可以大大减少呼吸困难的程度，但也可能因爬楼梯需求减少从而导致下肢力量的降低。

　　这些问题应该在呼吸康复项目中与患者进行积极的讨论，尤其针对病情更重或预后更差的患者。重大的改造需要规划时间和资金。因此，通过作业治疗师定期评估患者如何管理日常生活活动能够及时发现患者对环境改造的需求。寻求家居改造资助的过程因不同国家各异，但都需要时间来组织。因此，介绍专长于家居改造的作业治疗师应当尽早进行，以期早日解决问题。

三、焦虑管理和放松训练

　　本章前面已经讨论过，焦虑可以增加呼吸困难的症状，并且对于某些参加呼吸康复的患者来说，这是维持日常生活独立性的重大阻碍。识别和解决与焦虑相关的问题对于确保功能状态的改善的意义至关重要。可以在进入呼吸康复项目评估时就介入心理状态的早期评估。

　　呼吸康复指南推荐呼吸康复项目中应给予关于焦虑症状以及呼吸困难的健康教育课程，并提供实践焦虑管理策略的机会。这些内容通常以团体治疗完成，也可以单独实施给具体的个人。这一过程的关键是解释"战斗或逃跑"反应以及这种反应的生理、认知和行为影响。这种干预的理论根源于焦虑管理的认知行为疗法。

　　放松训练也被推荐作为呼吸康复教育干预。最近一项系统评价得出结论，放松疗法可能对心理健康产生中等影响，但也承认纳入该评价的研究具有较高的异质性。定性证据似乎支持将放松训练纳入慢性阻塞性肺疾病患者的作业治疗干预。

　　有多种不同的放松技术，目前还没有任何证据表明参加呼吸康复的患者更适合哪种放松技术。这些放松技术包括渐进性肌肉放松技术（progressive muscle relaxation，PMR）和引导想象技术（guided imagery）。PMR通过首先绷紧某些肌肉群，保持紧张状态并感受这种紧张，然后有目的地放松肌群来对比和识别肌肉紧张的意识。通常这种渐进放松从头到脚进行，直到所有肌肉群都放松了。

　　引导想象技术涉及将令人愉快和放松的场景可视化。这与最近发展起来的"正念"有相似之处，人们被鼓励完全沉浸在这种心理想象中。这些课程通常由录音音频或治疗师指导，描述一整个团体都会认为是放松的场景，例如在温暖的夏日沿着海滩散步或在炉火前舒适的扶手椅上放松。

　　在协助放松团体治疗时，有许多要点需要注意。在治疗环节开始时花时间仔细解释过程并确保所有干扰最小化（例如移动电话切换到静音等）。此外，应该认识到，在不熟悉的群体环境中，人们最初可能会对闭上眼睛感到不舒服，应该再次明确闭眼不是强制需要的。活动结束时确保所有参与者在继续进行其他运动或锻炼之前血压已经恢复到正常水平。这一过程通常可以通过放松训练后花一些时间来提供关于在家中实施放松的技巧和建议来实现。作业治疗师应解释放松技巧需要反复练习，只有在家中每天完成放松训练才能帮助他们在日常情况下有效控制呼吸困难。

总结

　　本章探讨了作业治疗师可以为多学科呼吸康复团队带来的贡献。参与呼吸康复的患者面临诸多的日常生活障碍,这些障碍需要详细的个体化评估。干预通常以呼吸康复团体的形式提供,但也要考虑一对一的干预,以便最大限度地提高患者获益。作业治疗是确保任何功能能力方面的改进都转化为在 ADLs 中保持或重新获得独立能力的切实受益的必要条件。

(喻鹏铭)

参 考 文 献

［1］College of Occupational Therapists.What is Occupational Therapy? 2011:https://www.cot.co.uk/ot-helps-you/what-occupational-therapy.

［2］Duncan EAS.Introduction//Duncan EAS.Foundations for Practice in Occupational Therapy.5th ed.Edinburgh:Churchill Livingstone/Elsevier,2012:3.

［3］American Occupational Therapy Association.Occupational therapy practice framework:domain & process 3rd edition.Am J Occup Ther,2014,68:S1-S48.

［4］Christiansen C,Baum C,Bass J.The person-environment-occupational performance(PEOP)model//Duncan EAS.Foundations for practice in occupational therapy.5th ed.Edinburgh:Churchill Livingstone/Elsevier,2012:93.

［5］World Health Organisation.International classification of functioning,disabilities and health:ICF,2001.

［6］Bourbeau J.Activities of life:the COPD patient.COPD,2009,6(3):192.

［7］Reardon JZ,Lareau SC,ZuWallack R.Functional status and quality of life in chronic obstructive pulmonary disease.Am J Med,2006,119(10 Suppl 1):32-37.

［8］Williams V,Bruton A,Ellis-Hill C,et al.The effect of pulmonary rehabilitation on perceptions of breathlessness and activity in COPD patients:a qualitative study.Prim Care Respir J,2010,19(1):45-51.

［9］Eisner MD,Blanc PD,Yelin EH,et al.Influence of anxiety on health outcomes in COPD.Thorax,2010,65(3):229-234.

［10］Karakurt P,Unsal A.Fatigue,anxiety and depression levels,activities of daily living of patients with chronic obstructive pulmonary disease.Int J Nurs Pract,2013,19(2):221-231.

［11］Doyle T,Palmer S,Johnson J,et al.Association of anxiety and depression with pulmonary-specific symptoms in chronic obstructive pulmonary disease.Int J Psychiatry Med,2013,45(2):189-202.

［12］Chan SC.Chronic obstructive pulmonary disease and engagement in occupation.Am J Occup Ther,2004,58(4):408-415.

［13］Theander K,Jakobsson P,Torstensson O,et al.Severity of fatigue is related to functional limitation and health in patients with chronic obstructive pulmonary disease.Int J Nurs Pract,2008,14(6):455-462.

［14］Lewko A,Bidgood PL,Garrod R.Evaluation of psychological and physiological predictors of fatigue in patients with COPD.BMC Pulm Med, 2009, 9: 47.

[15] Kapella MC, Larson JL, Patel MK, et al.Subjective fatigue, influencing variables, and consequences in chronic obstructive pulmonary disease.Nurs Res, 2006, 55(1): 10-17.

[16] Sewell L, Herbert S, Singh S.Daily activity patterns and energy conservation advice in patients with COPD.Eur Respir J, 2010, 36(Suppl.54): 612.

第七章

吞咽障碍治疗

第一节　呼吸系统疾病与吞咽障碍的相互影响

　　人体上呼吸道由鼻、咽、喉构成,而消化道由口腔、咽、食管、胃及肠道构成,上呼吸道与消化道有一个共同通路即咽部,咽部是人体调控吞咽、呼吸和发音的重要部位。

　　吞咽需要口咽、喉部和食管多对肌肉及多对脑神经、颈神经和大脑皮质中枢的共同参与,是中枢 - 外周神经共同调控的相关肌肉序贯收缩的复杂过程,任何环节出现异常或者病变,均可导致吞咽障碍。吞咽障碍(dysphagia, deglutition disorders, swallowing disorders)是指由于下颌、双唇、舌、软腭、咽喉、食管等器官结构和 / 或功能受损,不能安全有效地把食物输送到胃内的过程。广义的吞咽障碍包含认知功能和心理障碍等引起的吞咽和进食行为异常,即摄食 - 吞咽障碍,而本文仅涉及吞咽功能异常或受损所致的狭义吞咽障碍。

　　咽部也是呼吸的通道,当咽部潴留食物时,食物会随呼吸的气流进入呼吸道,因此呼吸与吞咽活动需要相关肌肉和神经的密切配合,避免两者的相互影响,否则呼吸系统疾病与吞咽障碍容易相互影响形成恶性循环。

一、呼吸系统疾病导致吞咽障碍

　　凡影响口咽、喉部和食管的正常吞咽相关的肌肉神经功能的呼吸系统疾病,均可引起吞咽障碍。如鼻炎、鼻窦炎的鼻分泌物后滴刺激所致的上气道咳嗽综合征(upper airway cough syndrome, UACS)、口咽部或喉部结核等器质性病变、肺或纵隔肿瘤、导致反复咳嗽和呼吸困难的各种呼吸系统疾病如慢性阻塞性肺疾病、支气管哮喘等。各种疾病所致的吞咽障碍机制并不一样,例如喉或气道结核破坏了咽部的生理结构从而导致吞咽障碍;占位性病变压迫或浸润食管导致食管吞咽障碍;慢阻肺患者常存在环咽肌功能障碍引起吞咽障碍;支气管哮喘可通过胃食管反流引起吞咽障碍。

二、吞咽障碍相关的呼吸系统疾病

　　吞咽障碍可以导致各种呼吸系统疾病的发生,也可以是呼吸系统疾病急性发作或加重的诱因。

　　1. 慢性咳嗽　吞咽障碍是慢性咳嗽常见原因之一,其机制主要有:胃食管反流和误吸。不明原因的慢性咳嗽患者需要评估吞咽功能。

　　2. 误吸　误吸是指口咽部的内容物(食物等)或胃内容物反流上口咽部,并进入声门以下呼吸道的事件。没有症状的误吸,称为隐性误吸;多数患者误吸时,出现刺激性呛咳、气急、喘息,严重者甚至出现窒息,称为显性误吸。临床上隐性误吸的发生率高于显性误吸,广州呼吸健康研究院报道:在因急性加重住院的慢阻肺患者中约有 33% 患者存在隐性误吸。

3. 吸入性肺炎　是误吸所导致的肺炎,根据吸入物质的不同吸入性肺炎可分成化学性、细菌性和阻塞性三类。吞咽障碍患者容易发生吸入性肺炎,下列因素会增加吸入性肺炎的发生:①意识障碍;②咳嗽反射减弱;③停留鼻胃管;④气管切开或气管插管;⑤气管食管瘘等解剖异常。

4. 支气管哮喘　胃食管反流可以表现类似支气管哮喘发作症状,也可以是支气管哮喘急性发作的诱因。胃食管反流诱发哮喘发作的机制如下:反流胃酸刺激食管,通过迷走神经反射性间接地引起支气管收缩;反流并误吸入气道的胃酸可直接刺激引起支气管收缩。

5. 慢阻肺急性加重　慢阻肺患者由于呼吸困难和肺气肿,吞咽活动与呼吸活动之间容易发生不协调而出现误吸,约33%急性加重住院的慢阻肺患者存在误吸。

6. 支气管扩张症　吞咽障碍的患者因反复发生吸入性肺炎,容易出现支气管扩张症,文献报道:2%~8%的吞咽障碍及误吸患者的肺部CT存在支气管扩张症征象。

7. 间质性肺病或肺纤维化　胃食管反流所致间质性肺病改变目前有不少报道。当吞咽障碍患者误吸强酸性的胃液后,肺组织受到胃酸刺激而发生渗出、出血、坏死、淤血、中性粒细胞浸润等吸入性肺炎的病理改变,反复发生可出现间质性肺病或肺纤维化改变。

第二节　吞咽障碍的治疗

一、吞咽障碍患者的进食管理流程

吞咽障碍患者进食管理原则是:积极进食、严防误吸。管理流程见图3-7-2-1。

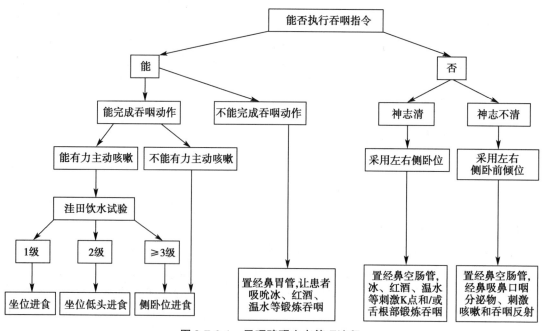

图3-7-2-1　吞咽障碍患者管理流程

二、吞咽障碍的治疗

（一）病因治疗

依据吞咽障碍的病因确定个体化的治疗，例如贲门失弛缓症需要扩张贲门、食管狭窄需要扩张食管、口咽部或喉部结核所致的吞咽障碍，需行抗结核治疗；食管或纵隔肿物或肿瘤所致的吞咽障碍，需要手术切除肿物；脑梗死所致的吞咽障碍，需要治疗脑梗死；气管切开或气管插管相关性吞咽障碍，需要尽快拔除气管切开套管和气管插管。

（二）营养管理

1. 补充营养的方式　优先经肠内途径补充营养。对于肠内营养不能满足需求或有禁忌证的，可选择部分或肠外营养。根据吞咽障碍患者能否配合吞咽、能否有效吞咽、对吞咽液体的控制能力、咳嗽清除能力确定患者的进食方式，可选择经口进食或经鼻胃管喂食。对于能主动有力咳嗽、洼田饮水试验3级以上、侧卧位吞咽不能满足营养要求的，可间歇性经口胃管或食管喂食；胃食管反流严重者可经鼻肠管喂食；对于主动咳嗽能力差、咽反射消失，建议尽早经皮内镜胃造瘘途径给予胃或空肠喂养。由于患者可能会误吸反流的肠内喂养食物，经胃管、胃造瘘管进食的，进食前需要回抽胃液检查胃液潴留量，调整进食量和速度，避免误吸的发生。

2. 食物的性状、类型和进食速度　根据进食方式，采用不同性状的食物：能自己进食的，食物可以糊状或有黏性的软食物；经胃管喂食的，采用液体状或流质食物。

食物的类型可以让专业营养师推荐。可以是商业化的肠道营养液；没有条件的，可以将适量的大米、大豆、鸡蛋、猪肉、红萝卜和绿色蔬菜用豆浆机打磨成肠道营养液。

进食速度宜先慢而少，自己进食的，需要每进食吞咽一口食物后，常规轻轻咳嗽，再进食第二口；通过胃管的，需要通过胃潴留量和患者饱腹感来调节进食速度。

3. 进食体位　根据吞咽障碍患者能否有效吞咽、对吞咽食物的控制能力、咳嗽清除能力确定患者的体位。口腔前期、口腔期误吸的患者，采用低头进食体位；咽期误吸的患者，采用侧卧位；胃食管反流者，采用半坐卧位。

（三）吞咽功能的综合康复

1. 吞咽动作　吞咽动作能锻炼跟吞咽有关的肌肉，提高吞咽肌肉收缩力量、速率和肌肉间协调能力，是改善吞咽功能最直接有效的方法。应该鼓励患者进行吞咽，如不能主动吞咽的，则可以通过冷刺激、嗅觉刺激、味觉刺激、K点刺激、口腔振动等方法诱发患者吞咽。

2. 进食相关结构的运动和感觉训练

（1）口腔运动训练技术：正常吞咽跟口唇闭合、张口、舌伸卷、软腭上抬、食物团控制有关，需要进行相应的口腔运动训练，常见的训练方法包括：伸缩嘴唇、用嘴唇夹持硬物、伸舌卷舌训练、鼓嘴、咀嚼等。

（2）口腔感觉训练技术：口腔感觉训练有利于提高食物团的控制力，包括冷刺激训练、嗅觉刺激、味觉刺激、冰酸刺激、振动训练、深层咽肌神经刺激疗法、改良振动棒深感觉训练等口腔感觉训练方法。

3. 吞咽肌肉的低频电刺激疗法　常用的有经皮神经电刺激（transcutaneous electrical nerve stimulation, TENS）、电针灸等。

4. 表面肌电生物反馈训练　通过记录吞咽期间口咽喉部肌肉的肌电信号，并反馈给患者,协助患者训练吞咽活动,提高吞咽肌群的力量和协调性。联合口腔肌肉同步电刺激,效果更好。

(四)气管切开的处理

气管切开套管的气囊可以预防吞咽障碍患者的反复误吸,但气管切开本身是吞咽障碍的原因。对于吞咽障碍的气管切开患者,康复治疗的目的有:预防误吸所致的肺炎、能够正常进食和讲话交流、拔除套管。

1. 预防误吸 对于存在误吸的气管切开患者,需要采用带有气囊上痰池引流管的气管切开套管,气囊充气后,定期抽吸气囊上痰池的痰液,根据痰池的痰量调整抽吸间隔时间,最好痰池的痰量不超过 5ml;对于能进食的患者,应该进食前后抽吸痰池;进行讲话前常规抽吸痰池。

2. 进食和讲话 进食和讲话是气管切开患者拔除套管的前提。因此积极鼓励气管切开患者进食和讲话。进食和讲话前后需要抽吸痰池,进食期间保持气囊充气,讲话期间,需要佩戴协助发音的单向阀。

3. 拔除套管 当患者满足以下条件时,可以拔除套管:正常进食,24 小时痰池的总痰量少于 5ml,且没有食物残渣;能够在佩戴单向阀下,自由讲话;能够主动有力咳嗽。

4. 发音单向阀介绍 在气管切开患者中,在气管切开套管开口安放一个发音单向阀,吸气时阀门开放;呼气时,单向阀关闭,气流经声带、口鼻而出,帮助发音、说话。发音单向阀有两类:一类是仅允许吸气气流通过,呼气气流不能通过;使用此类发音单向阀时,上气道必须通畅,否则会出现窒息;另一类是:吸气无阻力,呼气有阻力,且阻力可调,范围为 0~25cmH$_2$O;使用该发音单向阀时,先将呼气阻力调至 0,然后逐渐增加呼气阻力;这类发音单向阀不会因上气道阻塞而窒息,且通过调节阻力,可以用于气管切开患者的呼气肌肉的锻炼。

(五)其他

1. 食管扩张术 环咽肌或贲门失弛缓症、食管狭窄等消化道狭窄引起的吞咽障碍需要食管扩张治疗,方法有:导管球囊扩张术、内镜下扩张术、胃咽橡胶梭子扩张术和支架置放术。

2. 神经调控技术 重复经颅磁刺激(repetitive transcranial magnetic stimulation,rTMS)、经颅直流电刺激(transcranial direct current stimulation,tDCS)等,通过改变脑的兴奋性诱导脑可塑性的变化,结合吞咽训练对脑血管意外后遗症的吞咽障碍有效,但目前尚缺循证依据。

3. 针刺治疗 针刺作为中国传统治疗方法,在治疗吞咽障碍中普遍应用。其中电针除了常规的中医穴位作用之外,还有低频电刺激作用。国内大量的文献报道针刺治疗有效,基于经验合理使用。

4. 外科手术治疗 对于经康复治疗无效的食管狭窄等吞咽障碍,可以采取外科手术治疗。

（郑则广）

参 考 文 献

[1] 窦祖林.吞咽障碍评估与治疗.第 2 版.北京:人民卫生出版社,2017.

［2］中国吞咽障碍康复评估与治疗专家共识组.中国吞咽障碍评估与治疗专家共识（2017 年版）.中华物理医学与康复杂志，2017，39（12）：881-892.

［3］Malagelada JR，Bazzoli F，Boeckxstaens G，et al.World Gastroenterology Organisation Global Guidelines Dysphagia—Global Guidelines and Cascades Update September 2014.J Clin Gastroenterol，2015，49（5）：370-378.

［4］Hammond CAS，Goldstein LB.Cough and Aspiration of Food and Liquids Due to Oral-Pharyngeal Dysphagia：ACCP Evidence-Based Clinical Practice Guidelines.Chest，2006，129（1）：154-168.

［5］朱平，刘业海，曹先友，等.喉神经鞘瘤 1 例.中国耳鼻咽喉头颈外科，2016，23（3）：146.

［6］谢灿茂.吞咽疾病与哮喘及慢性阻塞性肺病--呼吸系统疾病（4）.新医学，1997，28（11）：616-617.

［7］中华医学会呼吸病学分会哮喘学组.咳嗽的诊断与治疗指南（2015）.中华结核和呼吸杂志，2016（5）：323-354.

［8］Zheng Z，Wu Z，Liu N，et al.Silent aspiration in patients with exacerbation of COPD.Eur Respir J，2016，48（2）：570-573.

［9］Scheeren B，Gomes E，Alves G，et al.Chest CT findings in patients with dysphagia and aspiration：a systematic review.J Bras Pneumol，2017，43（4）：313-318.

［10］Wang Z，Bonella F，Li W，et al.Gastroesophageal Reflux Disease in Idiopathic Pulmonary Fibrosis：Uncertainties and Controversies.Respiration，2018，96（6）：571-587.

［11］Shin HK，Koo KL，Hwang CH.Intermittent oroesophageal tube feeding via the airway in patients with dysphagia.Ann Rehabil Med，2016，40（5）：794-805.

［12］Crisan D，Shaban A，Boehme A，et al.Predictors of recovery of functional swallow aher gastrostomy tube placement for dysphagia in stroke patients after inpatient rehabilitation：a pilot study.AnnRehabil Med，2014，38（4）：467-475.

［13］Wang Z，Song WQ，Wang L.Application of noninvasive brain stimulation for post-stroke dysphagia rehabilitation.Kaohsiung J Med Sci，2017，33（2）：55-61.

［14］Imons A，Hamdy S.The use of brain stimulation in dysphagiamanagement.Dysphagia，2017，32（2）：209-215.

［15］Ahn YH，Sohn HJ，Park Js，et a1.Effect of bihemispheric anodal transcranial direct current stimulation for dysphagia in chronic stroke patients：a randomized clinical trial.J Rehabil Med，2017，49（1）：30-35.

［16］李宝栋，白晶，潘亮，等."皮层咽部舌根"序贯针刺法治疗急性脑梗死后吞咽障碍的临床观察.中西医结合心脑血管病杂志，2015，16：1890-1892.

第八章	呼吸康复护理

第一节　概　　述

呼吸康复是以患者为中心的跨学科团队构成,团队以呼吸科医生为主导,护士是团队中的重要成员,康复护理是呼吸康复实施的重要组成部分。在康复计划的实施过程中,护士配合医师、物理治疗师、作业治疗师、心理治疗师等专业从业人员,综合运用护理理论和康复护理专业技术,帮助康复对象从被动护理转变为自我护理,以改善其功能状态,促进身体功能康复,提高日常生活和社会活动能力,提高生活质量和重返社会。

第二节　呼吸康复护理内容

在呼吸康复团队中,护士与患者接触时间最长,根据患者的病情变化、意愿反馈和应对能力,不断地和团队其他成员沟通,组织和调整护理康复干预措施。除了临床常规护理内容,呼吸康复专科护士通过规范化、系统化的慢病管理流程,对患者实施个体化的护理干预措施,配合呼吸康复团队实现康复效果的最优化。

一、沟通与协调

呼吸康复的实施需要多学科团队的共同努力。护士在整个团队中的角色和功能,以及在整个患者康复过程中,护士都有着沟通与协调的作用。护士在团队中与患者、家属以及团队中其他专业从业者的共同合作,适用于各种场合和工作环境中。如患者入院、住院期间康复训练、出院、出院后随访、多学科团队查房等。

团队工作的框架和结构作为跨学科框架的康复项目的一部分,常被描述为伙伴关系,在团队合作中,团队中各成员对于彼此工作内涵的了解、对各专业的尊重以及团队工作流程的掌握是团队合作的一个非常重要的条件。护士每天在与患者接触的过程中,通过对于患者的观察,了解患者的目前康复反馈情况、意愿状况和学习应对能力,对患者的观察做出反应,并与团队中成员根据患者情况沟通讨论下一步康复计划与方案,服从团队主导者的决定,并在护理的各个班次中体现。

患者在住院过程中会被安排各项日程,如治疗、检查、护理等。护士会在评估患者需求、治疗所需时间及频次、检查注意事项等后,合理地结构化协调患者的日程安排;适时与患者家属沟通,并邀请她们共同加入对于患者的呼吸康复中来,使得患者得到更多的社会支持,增加自信心,对患者的康复计划的实施有很大的价值。

二、整体护理

护士是重要的执行连续照护患者工作的专业人员。在患者入院时建立良好的信任关系十分重要,护患关系可以被描述为"一种建立在相互信任和尊重、信仰和希望的培养、对自己和他人的同情心、通过护理知识和技能协助并满足患者的生理和心理需求的帮助关系",护理实践的理想状态是具有专业水平的护士实施以患者为中心,实现呼吸康复目标的高水准整体护理,这就要求护士需要具备呼吸康复相关的护理专业知识和技能。

护士在跨学科团队中的角色与患者的基本需求密切相关,基于良好的护患关系,护士对于患者进行呼吸康复相关护理评估,经团队整体评估后对患者会有全面细致的了解。协调安排患者的康复计划日程安排;如每日为患者进行生命体征,如血压、脉搏、体温和血氧饱和度的测量,尤其是在运动训练期间的监测;做好口腔护理等基础护理工作;遵医嘱给予患者进行雾化、发放口服药或者进行静脉点滴等治疗;确保患者在训练后有充足的睡眠和休息。通过沟通反馈对患者及其家属进行健康教育,积极邀请其加入呼吸康复计划,发挥双重倡导作用,为患者和家属创造新的生活希望。

病情观察是护理工作的重要组成部分,作为团队中与患者接触时间最长的人员经常是最先发现患者病情变化者,也是最先得知患者反馈者。对患者观察的认识和对患者的认识反馈是呼吸康复实施成功的重要因素。护士会将这些如实记录在护理记录中,便于和团队成员沟通时查阅。患者的需求是康复的动机所在,也是患者对于日后生活的期望体现。在康复过程中,日常生活训练也是护理的一部分,护士通过对患者需求的评估,协助患者制订日常生活活动的计划并辅以训练,如训练患者做呼吸模式重塑、节能呼吸等日常活动,护士制订一个计划,在每日的训练中除了新训练外还需要回顾昨日的训练内容,并每日遵循这个计划,逐渐地将护理训练内容融入患者日常生活中的一部分,真正地改变患者的生活方式。

三、预见性护理

基于对患者的详尽评估,提供预见性护理,保障护理安全。通过对患者所患呼吸系统疾病及其他共病的发生发展规律以及对于患者入院前的日常生活和入院后的情况分析,对于可能存在的风险,可能会发生的情况进行有预见性的实施相关有保障性的护理措施,从而保障呼吸康复护理实施的安全性。

为了进行有结构化和协调的康复,有必要了解患者入院前的日常生活和急性发作前的日常生活;在对这些日常生活比较以及入院后观察的基础上,护士根据团队制订的康复计划而进行详细的日程协调。在实施过程中,对于患者的需求、病情的变化、安全隐患等采取有针对性的预防性护理措施。如采取必要的措施让患者在训练过程中避免跌倒坠床等不良事件的发生,教会患者如何自行缓解呼吸困难的方法等。

四、延续护理

延续护理作为整体护理的一部分,通过提供多渠道的护理用以确保患者在不同照顾场所(如从医院到家庭)及同一照护场所(如医院的不同科室)受到照护的协作性与延续性,包括经由医院制订的出院计划、转诊以及患者回归家庭与社会后的持续性随访,为患者提供多渠道的院外护理照护和健康指导,确保院内护理工作的延续性,从而促进患者的康复,减少因病情恶化出现再住院的需求,增加患者对医疗资源的可及性,减少卫生经济负担。

延续护理并非强调为出院后的患者直接提供长期照护工作,而是帮助患者及其家属改变其不良生活习惯,提高自我护理能力。延续的场景有患者在院期间不同专业人员之间的交接,如治疗师为患者做完治疗后,护士继续督促患者完成当日治疗师留下的作业或者回顾当日训练内容以期患者可以更快地掌握训练内容;延续的场景还包括有患者出院后相关随访工作。延续护理内容通常以循证为依据,通常包括药物指导、饮食指导、症状管理与识别、急性发作自救方式、居家环境适宜改造、辅助器具的应用、记录康复训练日记、社区资源的利用等。

延续护理的方式有很多种,如电话随访、入户随访、网络随访等。但以电话随访、家庭访视为主的传统延续护理模式,形式单一、时效性较差、获取信息量较小、对人力物力资源要求较高,难以实现全面及时的护患交流,不利于优质护理服务的实现。随着科技的发展,基于互联网技术的互联网+、云平台、大数据等延续护理模式,打破传统延续护理在时间和空间上的限制,扩大照护供给,提高效率,其提供的记录监测、药物提醒、运动预警、远程医疗等功能可精准对接护理服务对象多样化、多层次需求。另外,现在更加倡导由多学科协作模式来共同完成随访工作,可更加有效全面地解决患者各方面的需求,达到多重保障效应。

五、患者管理

患者管理是护理工作中重要组成部分,患者管理的内容包括有患者首诊时建立呼吸康复健康档案、进行呼吸康复相关护理评估、收集患者各项资料并记录、进行相关的日常生活指导和吸入药指导、转诊或出院随访并记录、提醒患者定期复诊等。

患者管理是呼吸康复团队中护士的职责,护士通过自己的专业技能和协作方法来确保实现患者管理的目标,可实现日程安排的优化、最大程度地获得医疗照护以及医疗资源使用的有效性等。但这些技能和协作方法是需要有专业的培训以及和多学科团队不断沟通与协作,得到团队领导者的认可后而获得的高水平专业知识与技能方可实现。

(冯　鹏)

第三节　呼吸康复护理程序

呼吸康复护理程序是呼吸康复护士为满足呼吸康复患者的身心需求、疾病恢复或增进健康所开展的一系列系统的、科学的工作方法,是一个持续、循环、动态的过程。主要包括:评估、诊断、计划、实施、评价、保持这六个步骤。

一、康复护理评估

（一）评估内容（如前述）

（二）**康复护理诊断**

康复护理诊断是一个分析资料、确定健康问题的过程。与呼吸康复相关的护理诊断有:

1. 躯体移动障碍。

2. 清理呼吸道低效或无效。

3. 气体交换功能受损。

4. 有跌倒/坠床的风险。

5. 自理能力下降/缺陷。

6. 知识缺乏:缺乏呼吸康复相关知识。

7. 营养失调：低于机体需要量。

8. 有误吸的风险。

9. 吞咽障碍。

10. 呼吸机依赖。

二、康复护理计划

康复护理计划是设计患者运动康复护理方案的决策过程，一个完整的康复护理方案应包括：护理诊断排列顺序、设定目标、制定方案、计划成文。

（一）排列顺序

和一般护理计划相同，呼吸康复护理计划也应当遵循健康问题的轻、重、缓、急将多个护理诊断按重要性和紧迫性分为：首优问题、中优问题、次优问题。另外在运动康复过程中，还应当遵循从简单到复杂、康复时间从短到长，循序渐进的原则。

（二）目标的分类

1. 短期目标 在一个较短时间内可达到的目标，例如：3天后患者能下床站立。

2. 长期目标 需要较长时间（数周或数月）才能达到，例如：半年内患者戒烟成功。

（三）目标的陈述方式

包括主语，谓语，行为标准，时间状语，条件状语。

主语：指护理对象或他的任何一部分。

谓语：护理对象要完成的行为动作。

行为标准：指护理对象完成该行为所需要达到的程度。

时间状语：指完成该行为动作所需的时间。

条件状语：指完成该行为动作所必须具备的条件状况。

例如：患者（主语）3天后（时间状语）能自行（条件状语）下床步行（谓语）60m（行为标准）。

（四）计划成文

将前期进行的康复评估资料、护理诊断、目标、康复方案按照一定格式记录下来，形成档案，便于后期康复工作的开展。

三、康复护理的实施

（一）对呼吸康复护士的基本要求

1. 具备必要的运动、抢救知识和技能。

2. 掌握沟通交流技巧。

3. 善于观察和应变，熟练掌握运动康复意外的应急预案。

4. 善于与医疗、康复、营养等多学科开展合作。

5. 具有风险评估意识如：跌倒风险、非计划拔管风险、误吸风险等。

（二）对呼吸康复环境及设备的要求

1. 环境 宽敞的活动空间、极少的干扰与打断、适宜的光线、温度和湿度、设有扶手、休憩的椅子。

2. 一般物资 健康教育手册、视频材料、宣教模型、计时器。

3. 医疗设备 听诊器、血压计、指脉氧饱和度仪、肺活量仪、峰流速仪、氧气、抢救车、无创呼吸机等。

4. 康复设备　踏步机、弹力带或其他抗阻力训练器、呼吸训练器等。

5. 药物　患者的吸入剂、抢救药物以及其他药物。

（三）康复过程中可能发生的意外事件

1. 癫痫。

2. 突发心脏病。

3. 突发脑血管意外。

4. 直立性低血压。

5. 低血糖。

6. 运动损伤。

7. 跌倒。

8. 意外脱管。

（四）实施过程

1. 健康教育　向患方解释说明呼吸康复的目的和意义，指导正确的康复锻炼及配合方法，打消患者及家属对于运动的恐惧及顾虑。

2. 观察要点　患者主诉、生命体征、呼吸困难程度、咳痰的性质和量、心理状态、氧合、锻炼效果等。

3. 停止运动的指征　面色不正常、出汗、疼痛、胸闷、气紧、眩晕等不适症状，或心率超过基线的 20%、呼吸频率超过基线的 10 次 /min。

（五）康复记录

在完成康复锻炼后，要在护理记录中详细记录整个康复过程，包括针对患者某一康复问题，实施康复护理措施的名称和频次，以及患者对康复护理措施的生理及心理反应，最后签署康复护理实施者全名，详见表 3-8-3-1 康复训练实施每日记录表、表 3-8-3-2 康复训练实施记录表、表 3-8-3-3 康复训练阶段性评价表。

表 3-8-3-1　康复训练实施每日记录表

基本信息表										
床号：		姓名：		住院号：		性别：			年龄：	
学历：		住址：		工作：		身高：			体重：	
配偶情况	□未婚　□已婚　□丧偶　□健在					电话：			ALB（g/l）	
照护情况：　□配偶照护　□子女照护　□陪伴照护　□无人照护					ADL 评分：　营养筛查：　　分					
吸烟情况：　□从不吸烟　□吸烟____年____支 / 日　□已戒____年　　雾化药：										
诊断：										
一般情况评估表										
时间		D1	D2	D3	D4	D5	D6	D7	D8	D9
上肢握力（kg）	右									
	左									

续表

一般情况评估表										
时间		D1	D2	D3	D4	D5	D6	D7	D8	D9
下肢肌力（级）	右									
	左									
咳痰情况										
痰液性质										
痰液量(ml)										
氧疗	吸氧方式：									
	给氧浓度：									
	无创参数　模式									
	IPAP									
	EPAP									
	PIO_2									
训练前	潮气量									
	吸气峰压									
	P									
	R									
	SpO_2									
	血压									
训练中	潮气量									
	吸气峰压									
	P									
	R									
	SpO_2									
训练后	潮气量									
	吸气峰压									
	P									
	R									
	SpO_2									
	血压									

表 3-8-3-2 康复训练实施记录表

训练项目／日期			D1（次／组）	D2（次／组）	D3（次／组）	D4（次／组）	D5（次／组）	D6（次／组）	D7（次／组）	D8（次／组）	D9（次／组）
关节功能锻炼											
上肢	指	握拳运动									
	腕	掌曲背曲									
	肘	伸展屈曲									
	肩	上举下压									
		外展内收									
下肢	趾	足趾伸展									
	踝	背曲跖曲									
	膝	伸展屈曲									
	髋	仰卧屈腿									
		仰卧上举									
		侧卧上摆									
抗阻训练											
上肢		握力球									
		弹力带									
		负重(g)									
下肢		弹力带									
		负重(g)									
耐力训练											
垂直起坐											
坐位呼吸操											
空中踏车											
踮脚											
原地踏步											
站位呼吸操											

208

训练项目/日期		D1 (次/组)	D2 (次/组)	D3 (次/组)	D4 (次/组)	D5 (次/组)	D6 (次/组)	D7 (次/组)	D8 (次/组)	D9 (次/组)
气道廓清										
ACBT	BC/缩唇吸吸									
	胸廓扩张(TEE)									
	用力呵气(PET)									
排痰器具	acapella									
	flutter									
	KOO									
背部叩拍										
本日运动总时间										
执行者签名										
日期										
康复处方										
康复注意事项										

表3-8-3-3　康复训练阶段性评价表

评价项目/时间	训练前（　　）	训练中（　　）	出院前（　　）
1秒钟用力呼气容积(FEV$_1$%)			
6分钟步行(m)			
呼吸困难指数(MMRC)			
体质指数(BMI)			
BODE指数(分)			
日常生活能力(ADL)			
氧疗依从性(h)			
痰液清除能力			
雾化药物			
白蛋白			
BODE指数评价表			

项目	0	1	2	3	
1秒钟用力呼气容积(FEV$_1$%)	≥65	50~64	36~49	≤35	

续表

BODE 指数评价表					
项目	0	1	2	3	
6分钟步行(m)	≥350	250~349	150~249	≤149	
呼吸困难指数(MMRC)	0~1	2	3	4	
体质指数	>21	≤21			
BODE 指数	合计				

MMRC 评价表	
0	我仅在费力运动时出现呼吸困难
1	我平地快走或步行爬小坡时出现气短
2	我由于气短,平地行走时比同龄人慢或需要停下来休息
3	我在平地行走100米左右或数分钟后需要停下来喘气
4	我因严重呼吸困难以致不能离开家,穿脱衣服时出现呼吸困难

四、康复护理效果评价

(一)评价内容

1. 患者的一般情况。
2. 患者的呼吸康复效果包括:患者运动耐力、生活质量的改善。
3. 患者的呼吸康复知识及技能。
4. 患者的心理状态。
5. 患者的营养状态。

(二)评估频次

目前对于呼吸康复实施效果评价的频率没有统一规定,建议可以每周两次或三次为宜。

(三)判断效果

目标实现程度:目标完全实现,目标部分实现,目标未实现。

(四)分析原因

若未达标,应寻找原因:如资料收集是否准确,护理诊断是否准确,目标是否正确,康复方案是否恰当,执行是否有效,患者是否配合等。

(五)修订计划

若患者康复问题仍然存在,或者危险因素仍然存在,则继续护理康复方案或者调整方案;若现存问题得以解决,潜在问题得到预防,危险因素解除,则继续乃至强化护理康复方案,使患者运动康复得以保持和加强。

五、呼吸康复活动的维持

呼吸康复是一项需要患者长期坚持的促进健康的活动,呼吸康复护理不仅存在于患者疾病急性发病期、缓解期,也存在于患者出院后的稳定期。因此,构建并践行“医院—社区—家庭的序贯呼吸康复团队”尤为重要,而护理人员应督导患者及其家属积极参与并维持呼吸康复活动,从而促进其维持长期的健康行为。

（一）呼吸康复活动维持的目的

1. 帮助患者成为护理自己健康的积极参与者。

2. 帮助患者及家属更了解因呼吸慢病而导致的生理及心理改变。

3. 帮助患者及家属寻找应对其生理心理改变的方法。

4. 帮助患者掌握自我管理的技巧和遵医治疗计划。

5. 改变患者的信念和行为，提高坚持运动计划的自愿性，有助于生活质量和运动耐力的提升，从而减低住院率。

（二）呼吸康复活动维持的方式

1. 网络管理　基于物联网的呼吸康复管理是目前较好的可以实现医院-社区-家庭不同场景下医患互动的远程慢病管理路径，这种智能的呼吸训练器不仅可以帮助患者进行有效的康复训练，同时还可以居家进行肺功能相关的自我管理评估，对于督导患者呼吸康复活动的维持具有重要意义，值得推广。

2. 医院管理　根据患者和照护者的年龄及文化理解程度，采取"口头、图文、视频、示范"等多种宣教方式，并关注医院和学科的微信公众平台，加入微信医护病友团队，有利于实时反馈与帮助，也有利于患者出院后的护患沟通，提升患者坚持呼吸康复的信心。

3. 社区管理　管理团队由社区医护人员为主体，建立患者数据库，定期组织健康教育讲座、患者间的小组活动和经验分享，定期电话联络、家庭探访。现行的"签约"模式能够较好地保证医护与患者形成"一对一"的绑定式服务，患者每次就诊或受访时能享受到对应签约家庭医生、签约护士的服务。而这种"医护协同"共同主管患者的绑定模式能够更有效地使患者的呼吸康复运动得以长期维持。

4. 居家管理　良好的居家护理能够改善患者的肺功能和生活质量，因此，患者和家庭成员应加强疾病知识的培训，明确家庭支持的重要性，并多维度地践行呼吸康复，包括戒烟、合理膳食，掌握正确的吸入疗法和家庭氧疗以及无创通气的管理，定期到社区接种流感疫苗和肺炎疫苗，充分认识心身融合的护理理念、保持心身愉悦，了解缓和医疗。同时，做好呼吸康复训练的日记（表3-8-3-1、3-8-3-2、3-8-3-3），有变化应及时向医护反馈。

（吴小玲）

参 考 文 献

［1］Spruit MA, Singh SJ, Garvey C, et al.An official American Thoracic Society/ European Respiratory Society statement：key concepts and advances in pulmonary rehabilitation.Am J Respir Crit Care Med, 2013, 188（8）：e13-64.

［2］VincentE, SewellL.The role of the nurse in pulmonary rehabilitation.Nurs Times, 2014, 110（50）：16-18.

［3］Saltiel RV, Grams ST, Pedrini A, et al.High reliability of measure of diaphragmatic mobility by radiographic method in healthy individuals.Bras J Phys Ther, 2013, 17（2）：128-136.

［4］赵红梅，王辰．慢性阻塞性肺疾病的康复医疗：评估与实施．中华结核和呼吸杂志, 2018, 41（7）：561-566.

［5］Watson J.Discipline'Revisiting' in Relation to Caring Science as Sacred Science：Revisiting of Nursing.J Holist Nurs, 2021, 8980101211041187.

［6］Liu T, Cai BQ.A New Health-related Quality of Life Questionnaires-Chronic Obstructive Pulmonary Disease

Assessment Test.Acta Acad Med Sin, 2010, 32(2): 234-238.

［7］ ACCP/AACVPR.Pulmonary rehabilitation; joint ACCP/AACVPR evidence-based Guidelines.ACCP/AACVPR pulmonary rehabilitation guidelines panel.American College of Chest Physicians.American Association of Cardiovascular and Pulmonary Rehabilitation.Chest, 1997, 112(5): 1363-1396.

［8］ DingL, XuZ, ZhaoZ, et al.Effects of pulmonary rehabilitation training based on WeChat App on pulmonary function, adverse mood and quality of life of COVID-19 patients: A protocol for systematic review and meta-analysis.Medicine(Baltimore), 2021, 100(31): e26813.

［9］ HuangQ, LinP, DangJ, et al.Effect of internet-based self-management on pulmonary function rehabilitation and living quality in patients with chronic obstructive pulmonary disease.Am J Transl Res, 2021, 13(5): 5224-5231.

［10］ Illi SK, Held U, Frank I, et al.Effect of respiratory muscle training on exercise performance in healthy individuals: a systematic review and meta-analysis.Sports Med, 2012, 42: 707-724.

［11］ Neves LF, Reis MH, Plentz RDM, et al.Expiratory and expiratory plus inspiratory muscle training improves respiratory muscle strength in subjects with COPD: systematic review.Respir Care, 2014, 59: 1381-1388.

［12］ Beaumont M, Forget P, Couturaud F, et al.Effects of inspiratory muscle training in COPD patients: A systematic review and meta-analysis.Clin Respir J, 2018, 12: 2178-2188.

［13］ Garber CE, Blissmer B, Deschenes MR, et al.American College of Sports Medicine position stand.Quantity and quality of exercise for developing and maintaining cardiorespiratory, musculoskeletal, and neuromotor fitness in apparently healthy adults: guidance for prescribing exercise.Med Sci Sports Exerc, 2011, 43: 1334-1359.

［14］ Houchen-WolloffL, OrmeM, BarradellA, et al.Web-Based Self-management Program(SPACE for COPD) for Individuals Hospitalized With an Acute Exacerbation of Chronic Obstructive Pulmonary Disease: Nonrandomized Feasibility Trial of Acceptability.JMIR Mhealth Uhealth, 2021, 9(6): e21728.

［15］ RochesterCL, HollandAE.Pulmonary Rehabilitation and Improved Survival for Patients With COPD.JAMA, 2020, 323(18): 1783-1785.

［16］ HollandAE, CoxNS, Houchen-Wolloff L, et al.Defining Modern Pulmonary Rehabilitation.An Official American Thoracic Society Workshop Report.Ann Am Thorac Soc, 2021, 18(5): e12-e29.

［17］ Hess DR.airway clearance: physiology, pharmacology, techniques, and practice.Respir Care, 2007, 52(10): 1392-1396.

［18］ Flume PA, Robinson KA, O'Sullivan BP, et al.Cystic fibrosis pulmonary guidelines: airway clearance therapies.Respir Care, 2009, 54: 522-537.

［19］ Schols AMWJ, Broekhuizen R, Weling-Scheepers CA, et al.Body composition and mortality in chronic obstructive pulmonary disease.Am J Clin Nutr, 2005, 82: 53-59.

［20］ Broekhuizen R, Creutzberg EC, Weling-Scheepers CA, et al.Optimizing oral nutritional drink supplementation in patients with chronic obstructive pulmonary disease.Br J Nutr, 2005, 93: 965-971.

［21］ Müller M, Strobl R, Grill E.Goals of patients with rehabilitation needs inacute hospitals: goal achivement is an indicator for improved functioning.JRehabil Med, 2011, 43(2): 145-150.

［22］ AARC.AARC Clinical Practice Guideline: Pulmonary Rehabilitation.Respir Care, 2002, 47(5): 617-621.

［23］ Alison JA, Mckeough ZE, Johnston K, et al.Australian and New Zealand Pulmonary Rehabilitation Guidelines. Respirology, 2017, 22(4): 800-819.

［24］Smith Sheree MS, Sonego Sandra, Ketcheson Leah, et al.A review of the effectiveness of psychological interventions used for anxiety and depression in chronic obstructive pulmonary disease.BMJ Open Respir Res, 2014, 1: e000042.

［25］Livermore N, Sharpe L, McKenzie D.Prevention of panic attacks and panic disorder in COPD.Eur Respir J, 2010, 35: 557-563.

［26］Nici L, Donner C, Wouters E, et al.American Thoracic Society/European Respiratory Society statement on pulmonary rehabilitation.Am J Respir Crit Care Med, 2006, 173: 1390-1413.

［27］Rochester CL, Vogiatzis I, Holland AE, et al.An Official American Thoracic Society/ European Respiratory Society Policy Statement: Enhancing Implementation, Use, and Delivery of Pulmonary Rehabilitation.Am J Respir Crit Care Med, 2015, 192(11): 1373-1386.

［28］Bolton CE, Bevan-Smith EF, Blakey JD, et al.British Thoracic Society guideline on pulmonary rehabilitation in adults.Thorax, 2013, 68(Suppl 2): ii1-30.

［29］Hashem MD, Parker AM, Needham DM, et al.Early Mobilization and Rehabilitation of Patients Who Are Critically Ill.Chest, 2016, 150(3): 722-731.

［30］JanssenSM, Vliet VlielandTP, VolkerG, et al.Pulmonary Rehabilitation Improves Self-Management Ability in Subjects With Obstructive Lung Disease.Respir Care, 2021, 66(8): 1271-1281.

［31］Sommers J, Engelbert R, Dettling-Ihnenfeldt D, et al.Physiotherapy in the intensive care unit: an evidence-based, expert driven, practical statement and rehabilitation recommendations.Clin Rehabil, 2015, 29(11): 1051-1063.

［32］万群芳, 曾奕华, 吴小玲.养肺保健康.成都: 四川科学技术出版社, 2018.

［33］郑则广, 胡杰英, 刘妮.呼吸康复治疗研究进展2017.中国实用内科杂志, 2018, 38(5): 393-396.

［34］车国卫.肺癌加速康复外科体系的建立及优化.中国肺癌杂志, 2017, 20(12): 795-799.

［35］车国卫, 吴齐飞, 邱源, 等.多学科围手术期气道管理中国专家共识(2018 版).中国胸心血管外科临床杂志, 2018, 25(7): 7-11.

［36］周敏, 赵建平.现代肺康复常用方法.中国实用内科杂志, 2018, 38(5): 410-413.

［37］Lai Y, Huang J, Yang M, et al.Seven-day intensive preoperative rehabilitation for elderly patients with lung cancer: arandomized controlled trial.J Surg Res, 2017, 209(3): 30-36.

［38］Montes de Oca M, P é rez-Padilla R.Global Initiative for Chronic Obstructive Lung Disease(GOLD)-2017: The alatperspective.Arch Bronconeumol, 2017, 53(3): 87-88.

［39］Rodríguez DA, Arbillaga A, Barberan-Garcia A, et al.Effects of intervaland continuous exercise training on autonomic cardiac function in COPD patients.Clin Respir J, 2016, 10(1): 83-89.

第九章 心理干预

第一节 概 述

一、呼吸康复患者常见心理问题

呼吸康复主要针对慢性呼吸系统疾病、呼吸危重症及围手术期胸肺疾病风险患者。疾病及其诊疗、康复行为都可能构成应激事件，而患者的心理反应又受到了病前人格特点、既往疾病/健康史、人际/家庭关系、社会经济地位、受教育水平、疾病损害、对疾病的认知、所需诊疗、与医务人员及照护的互动等多种因素的综合影响。

患者的常见情绪情感问题包括：①焦虑/恐惧：面对疾病，甚至死亡，患者常出现影响大、花费高、生命脆弱或者不再继续的感觉，在焦虑、强迫或依赖性人格中更常见；②抑郁：包括内疚（认为是自己某些方面做得不够好或被惩罚、忽视健康所致）、悲伤（源自疾病导致的躯体功能或完整性、社会地位、工作能力、未来可能性的丧失）、羞耻（自恋型人格更明显）；③愤怒、易激惹，在偏执型、自恋型、边缘型或反社会型人格类型患者中更多见。患者采取的防御方法则包括否认、迁怒他人、合理化及解决问题等。还有活动明显减少、行动迟缓、兴趣减退、出现行为依赖及睡眠障碍等行为方面问题，记忆力、注意力、反应能力及思维能力等认知功能的下降，以及性格异常、社会动机减退、社会适应性能力下降等。根据这些认知、情绪和行为等方面的特点，分出无知、震惊（情感麻木或休克状态）、否认（敏感、矛盾，紧张、焦虑、易激惹，甚至攻击行为）、抑郁、承认（行为倒退，缺乏积极独立的心态和行为）、适应等六个不同的心理阶段。

这些反应的异常程度及持续时间如果达到了医学标准，即为心理精神障碍。心理精神障碍是慢性呼吸疾病的常见共病，抑郁障碍、焦虑或恐惧相关性障碍、应激相关障碍、躯体不适或躯体体验障碍、神经认知障碍及睡眠-觉醒障碍等更为常见，造成个体、家庭、社会、教育、职业或其他重要功能领域的痛苦或损害。吸烟是多种呼吸疾病主要的危险因素或致病因素，因此还有尼古丁使用所致依赖和戒断障碍。不同心理精神障碍之间常见彼此共病。心理干预的最终目标就是尽快帮助患者达到心理适应期。

相关心理精神障碍的诊断标准主要依据世界卫生组织《国际疾病分类第十一次修订本（ICD-11）》和美国精神医学学会《精神障碍诊断与统计手册（第5版）》（diagnostic and statistical manual of mental disorders, fifth edition, DSM-5），睡眠障碍部分还参考了美国睡眠医学会睡眠障碍国际分类（international classification of sleep disorders, third edition, ICSD-3）。

二、心理精神障碍与慢性呼吸疾病的相互影响

慢性阻塞性肺疾病患者合并抑郁的发病率为27%~79%，合并焦虑的发病率为21%~96%，急性加重期则可进一步上升约3%~13%；合并认知障碍比例约31%~42%。哮喘稳定期合并抑郁症为11%~67%，合并焦虑症约15%~46%。肺动脉高压患者合并抑郁的发病率

为 21%~55%，合并焦虑的发病率为 24%~51%。特发性肺纤维化患者合并抑郁的发病率为 14%~38%，合并焦虑的发病率为 16%~33%。慢阻肺合并阻塞性睡眠呼吸暂停低通气称为重叠综合征（overlap syndrome），合并抑郁的比例可较单纯的阻塞性睡眠呼吸暂停低通气综合征增高约 10%。各组数据有较大差异的原因主要是患者的选择性，也有方法学的不同。

合并心理障碍对患者原有疾病的进展和预后有明确的影响，也会使慢性躯体疾病复杂化，疾病管理更加困难，包括拒绝呼吸康复。心理障碍是重症哮喘的常见合并症，是哮喘控制不佳、死亡风险增加的危险因素。自杀是合并重症心理障碍最严重的后果。

心理精神障碍发生机制复杂，涉及生物、心理和社会多方面，既可能是躯体疾病的直接后果，也可能是躯体疾病诱发或伴发，临床上经常遇到"共病"的情况，不能简单判断为继发性障碍。既要注意发病机制中的"共同通路"，比如炎症、低氧血症，甚至可能与肺部炎症的全身溢出相关，也要分析遗传倾向、性别（多数情况女性偏多）、既往负性经历、近期强应激事件、神经质或边缘型人格、不利的社会环境等危险因素。同时还需要重视药物等医源性因素，而慢阻肺在其他精神疾病患者中也非常常见，且易被漏诊和漏治。

三、大致流程与临床思路

1. 呼吸康复开始前心理评估　主要采用观察、访谈，及综合评估量表，比如健康相关生活质量量表（health-related quality of life，HRQoL）、慢性呼吸疾病问卷（chronic respiratory disease questionnaire，CRQ），以及症状自评量表（symptom checklist 90，SCL-90）等。

2. 针对性心理评定（识别、诊断心理精神障碍）　如果发现异常，通过问题探讨，从症状入手、使用简短量表进行临床评定，明确患者存在的心理障碍的类型与程度，探讨形成的主要原因及问题的关键，给出较科学合理的解释（归因），对照标准作出诊断。贯彻等级诊断原则，首先排除躯体疾病和药物等医源性因素，澄清情况，分清主次，抓住重点。提倡先行症状学诊断，重视症状不典型、未达到诊断标准的"临床综合征"，只要超出患者承受或调节能力，对生活和社会功能造成影响，就可能需要医学处理。

3. 一般性心理支持　包括心理健康教育和心理支持，应与所有患者都充分沟通解释疾病知识，尤其是预期目标、可能过程及正负面效应等，突出认识疾病、监测症状、应激管理、倡导健康生活方式和提高治疗依从性。而且是既针对患者，也包括其家庭及照护。

4. 针对性干预治疗　与患者建立治疗关系/治疗联盟，尊重患者的自我决定，协商治疗。强调个体化，以问题解决为中心。

5. 总结、随访、管理　每个阶段的心理干预结束时要帮助患者回顾治疗过程和要点，对照目标实现情况，指出所获得的成绩和还需要注意的问题，提出随访和进一步干预的建议。心理干预可能是一个长期甚至需要重复的过程，因此应长短结合，进行必要的随访和持续管理，包括多学科团队协作参与。

第二节　心理评定与常见心理障碍识别

一、一般性原则

呼吸状态和心理活动直接相关、相互影响，可以相对直观地判断。警惕患者可能存在心理障碍,同时关注躯体症状、情感症状及运动症状。非心理科/精神科医生可以做出非正式的症状学诊断,比如抑郁状态。需要对相关人员进行培训,以及必要的多学科协作。常用的方法包括观察法、访谈法、主观评价法、心理测量法、神经电生理心理评估等。

在评定过程中应建立信任,尊重同情患者,展现较好的心理素质、沟通能力和专业素养。做到内容尽可能全面,直接评定与间接评定相结合,量表选择或组合应与治疗计划一致,尽量减少对患者的负面影响。全面收集客观可靠的病史资料,周密细致的心理生理检查是正确评定、识别及诊断的基础。

观察法是对患者心理现象外部活动的有系统、有目的和有计划地观察,包括仪表(表情、穿戴、举止)、沟通风格(主动或被动,可接触或不可接触)、言语方面(表达能力、流畅性、中肯、简洁、赘述等)、动作方面(过少、适度、过度、怪异动作、刻板动作等)、交往表现(兴趣、爱好、对人对己的态度)、应付困难方式(主动或被动,冲动或冷静)等。

访谈的内容包括对疾病的认识、情绪表现、日常生活行为表现、人际交往方式、治疗和康复过程中的行为表现、睡眠和饮食情况、攻击行为、自伤或自杀行为,以及对生活的态度等。访谈过程中也应该充分观察。开始阶段主要是观察和倾听,发现需要深入澄清的问题线索;深入阶段主要运用提问技巧、肯定与重构技巧等,深入澄清患者的精神状态和相关的重要心理-社会信息;结束阶段做必要的总结和解释,向解释病情和协商治疗的沟通过渡。

主观视觉评分法是将某种情绪或心理状况从 0 到 10 进行分级,0 分表示最不好,10 分则最好,要求患者根据自己的主观体验确定分数。因为是主观评分,所以主要用于同一患者定期评定及前后对照。

心理测验主要是针对患者的某些心理特质,比如智力、成就、态度、人格等。而评估量表则是综合量化多项临床观察的一种诊断工具,分为自评量表和他评量表。不能单纯依靠量表做出诊断,尤其是年龄偏大、文化程度偏低及认知功能障碍的慢性呼吸疾病患者自评量表的准确性和可重复性均有限,需结合观察访谈和他评量表来综合评定。

评定还应包括各种心理障碍共同关注的内容,比如生活能力的评估在识别功能损害的类型和程度方面有重要意义,可以使用 Lawton 工具性日常活动能力量表(instrumental ADL scale of Lawton)来评估工具性日常生活能力(instrumental activities of daily living, IADL)。也可以使用 DSM-5 自我评估跨界症状量表,世界卫生组织残疾评估量表 2.0(World Health Organization Disability Assessment Schedule, WHODAS 2.0)。

二、抑郁障碍

抑郁障碍归属心境障碍中的双相及相关障碍,需要注意是否合并躁狂或轻躁狂症状。抑郁发作的特点是几乎每天都有一段心境低落或兴趣活动减少,持续至少两周,并伴随着其他症状如注意力不集中、毫无价值、过度的、不适当的负罪感或绝望,反复有死亡或自杀的想法,食欲或睡眠改变,精神运动性激越或者迟滞,精力不足或疲劳。根据症状的轻重,工作、社交或家庭活动方面的障碍程度,是否出现妄想或幻觉等精神症状,以及复发情况,分出不同类型和程度。抑郁症的特征则是抑郁的情绪(悲伤、易怒、空虚)或丧失愉悦感,并伴有其他认知、行为或自主神经功能紊乱症状,严重影响了个体的功能能力。抑郁情绪持续 2 年以上即为恶劣心境障碍。混合抑郁焦虑障碍的特征是在两周或两周以上的时间内,焦虑和抑郁症状的天数超过一半,但单独都不足以诊断抑郁发作、恶劣心境、焦虑或恐惧相关障碍。

　　在临床思维中,需要鉴别躯体疾病或者药物所致抑郁、正常的悲伤反应(是否过度)、神经认知障碍(抑郁发作的认知障碍进展迅速,常常抱怨认知缺陷,评估中表现漠然)、焦虑障碍(首先筛查抑郁)、双相障碍(情绪兴奋、话多、精力充沛、自我感觉极佳,甚至易怒、冲动行为)。

　　常用评估筛查量表主要有自评抑郁量表(self-rating depression scale, SDS)、贝克抑郁自评量表(Beck depression inventory, BDI)、患者健康问卷抑郁量表(patient health questionnaire-9, PHQ-9);他评的汉密尔顿抑郁量表(Hamilton depression scale, HRSD)应用最为广泛,主要用于评价抑郁障碍的严重程度,诊断和鉴别诊断价值受限。部分量表请见第二篇第七章第三节。

三、焦虑或恐惧相关性障碍

　　焦虑或恐惧相关障碍的特征是过度的焦虑或恐惧以及相关的行为紊乱,导致个人、家庭、社会、教育、职业或其他重要功能领域的重大痛苦或严重损害。恐惧是对当前感知到的迫在眉睫的威胁的反应,而焦虑则更倾向于面向未来,感知到的预期威胁。呼吸康复患者中比较常见的是广泛性焦虑障碍和惊恐障碍。

　　广泛性焦虑障碍的特点是显著焦虑症状持续至少几个月,表现泛化的忧虑(自由浮动的焦虑))或过度担心涉及家庭、健康、财务状况、学校或工作等的多个日常事件,并伴随其他症状,比如肌肉紧张或坐立不安、自主神经活动亢进(头重脚轻、出汗、心动过速、呼吸急促、上腹不适、头晕、口干等)、紧张的主观体验(为将来的不幸烦恼、忐忑不安)、难以集中注意力、易怒或睡眠障碍;导致相关重要功能领域的严重痛苦或严重损害。

　　惊恐障碍的特点是间歇性反复发生的不可预测的惊恐发作,这种强烈担忧或恐惧并不局限于特定的刺激或情境;伴随几种典型症状的快速同步发作(心悸或心率加快、出汗、颤抖、呼吸急促、胸痛、头晕目眩、发冷、发热、害怕即将死亡等)。持续关注惊恐发作的复发性或严重性,以及有意避免复发的行为,导致重要功能领域的严重损害。

　　焦虑或恐惧相关障碍的患者常表现出医学无法解释的症状,医务人员需要提高关注度和敏锐性,尤其是持续或反复存在的与环境或自身处境不相称的焦虑,关注相关的心理社会因素,从患者主动提供的症状入手澄清情绪体验,并注意询问可能引起焦虑的物质或躯体疾病。可以使用自评焦虑量表(self-rating anxiety scale, SAS)、医院焦虑抑郁量表(hospital anxiety and depression scale, HADS),以及呼吸疾病焦虑量表(the anxiety inventory for respiratory disease, AIR);他评的汉密尔顿焦虑量表(Hamilton anxiety scale, HAMA)和广泛性焦虑障碍量表(generalized anxiety disorder, GAD-7)最为经典。部分量表请见第二篇第七章第三节。

四、应激相关障碍

　　应激相关障碍直接与应激或创伤事件,或一系列此类事件或不良经历有关,即都有一个可识别的应激源,尽管可能不充分、因果关系不明确。虽然不是所有暴露于应激源的个体都会发生某一种障碍,但如果没有应激,相应障碍就不会发生。应激源可以是日常生活经历(例如离婚、社会经济问题、丧亲之痛),或某种极具威胁性或恐怖的应激源(比如潜在的创伤事件)。应激反应症状的性质、模式和持续时间,以及相关的功能障碍可以区分本组障碍,呼吸康复患者更常见创伤后应激障碍(post-traumatic stress disorder, PTSD)和适应障碍。诊断方式主要是观察和访谈，可以结合诊断量表（clinician-administered PTSD scale，CAPS）和自评量表创伤后应激障碍症状清单（PCL-C）等。

创伤后应激障碍发生在极端威胁、恐怖事件或一系列事件之后，特点是：①以生动的侵入性记忆、闪回或噩梦等形式，重新体验创伤事件或当前事件，伴随着强烈的、压倒性的情绪，强烈担忧或恐惧，以及强烈的身体感觉；②回避对该事件的思想和记忆，以及能引发对回忆的活动、情景或人物；③增强对当前威胁的持续感知，比如对意外噪音等刺激表现出高度警惕或过强的惊吓反应。这些症状至少持续数周，并造成重要功能领域的重大损害。在DSM-5中清晰地总结为侵入性症状、回避性症状、认知和心境负性改变、警觉和反应性增高。而复杂性创伤后应激障碍针对的是长时间或重复接触难以逃避甚至无法逃避的创伤事件（例如酷刑、奴役、屠杀、长时间家庭暴力、幼年受虐）。其特点是：①情感调节方面存在严重而持久的问题；②认为自己被削弱、被击败或没有价值，伴随与创伤事件相关的羞愧、内疚或失败感；③难以维持与他人的关系和密切接触，造成重要功能方面的重大损害。延长哀伤障碍是在失去亲人至少6个月后，悲痛的反应仍然持续了一段很长的时间，明显超出了个人、社会、文化或宗教认可的认可。

适应障碍是对一种或多种可识别的社会心理应激源（如离婚、疾病或残疾、社会经济问题、家庭或工作冲突）的不适应障碍，通常在应激源出现一个月内发生。其特点是对应激及其后果的先占体验，包括过度担心，反复且痛苦的想法，对其暗示物的不断沉思；以及不能适应造成重要功能领域重大损害的应激源。应激源一旦消失，症状持续不会超过随后的6个月。

五、躯体不适或躯体体验障碍

躯体不适和躯体体验障碍的共同特征是与显著痛苦和损害有关的突出的躯体症状。呼吸康复相关的主要是前者。DSM-5中作了细分，躯体症状障碍突出对阳性躯体症状（而非疾病）的过度反应；疾病焦虑障碍不存在或者仅有轻微躯体症状，即使确有躯体疾病，焦虑和先占观念也是过度的；如果症状病程不足6个月，则诊断短暂躯体症状障碍、短暂疾病焦虑障碍；如果症状是自主运动或感觉功能改变，且不能用神经病理生理学解释，即为转换障碍/功能性神经症状障碍。如果症状是伪装或自我诱导产生的，则为做作性障碍。

躯体不适障碍是指存在引发患者当前痛苦和过度关注的躯体症状，可能因此反复就医。如果健康状况引起或促成了这些症状，则显著过度关注其性质和进展，恰当的临床检查和适当的安慰并不能减轻这种过度关注。躯体症状至少在几个月里的大部分时间都持续存在，而且所涉及的多个症状可能随时间而变，疼痛或疲劳偶尔会成为单发症状。根据症状的时间、对生活的影响，以及是否存在重要功能领域实质性损害的程度分出了轻、中、重三度。严重者无法工作、疏远家人和朋友、放弃几乎所有的社会和休闲活动，个人兴趣会变得非常狭隘，几乎只关注其躯体症状及其负面后果。

促成因素包括遗传、生活易感性、早期创伤经历和习得性、贬低和污蔑心理痛苦的社会文化因素。可以与抑郁障碍、焦虑障碍等共同存在，而抑郁障碍和焦虑障碍等患者也可以有躯体症状，甚至以躯体症状开始，达到标准则应诊断相应精神障碍。呼吸系统症状中慢性咳嗽和呼吸困难所造成的困扰更大。全面细致观察访谈，评估患者的躯体症状、患病观念与行为、个人史及家庭社会背景、功能状态，与抑郁或焦虑等必要的鉴别，是做出该类诊断的主要方式。常用15项患者健康问卷（patient health questionnaire-15，PHQ-15）快速筛查躯体化症状及评估严重程度。

六、神经认知障碍

认知功能可以分为复杂注意、执行能力、学习和记忆、语言、知觉运动、社会认知等领域，神经认知障碍是获得性认知功能水平的下降。轻度神经认知障碍是指认知功能较前下降的主观体验，伴随一种或多种认知领域的客观受损且与年龄和智力水平不相符，但尚不足以影响日常生活的独立能力；可伴或不伴淡漠、抑郁、焦虑、情绪高涨及夜间睡眠行为紊乱等精神行为症状。除了正常的衰老，认知障碍还可归因于神经系统的潜在疾病、创伤、感染、影响大脑特定区域的其他疾病过程，及长期使用特定物质或药物等。痴呆患者有严重认知功能障碍，较少被纳入呼吸康复，尤其是需要主动配合的内容。

临床诊断首先需要仔细收集病史，包括知情人、照护、临床工作者，主观担心（不限于主诉）和客观证据都是必需的，同时针对不同认知域选择标准测试进行评估。用于临床筛查主要有2个量表。简易精神状态检查（mini-mental state examination, MMSE）是应用最广泛的认知筛查量表，但对轻度认知功能障碍患者和正常人、痴呆患者的区别作用有限。蒙特利尔认知评估量表（Montreal cognitive assessment, MoCA）则覆盖了注意力、执行功能、记忆、语言、视空间结构技能、抽象思维、计算力和定向力等认知域，尤其是增加了执行功能、抽象思维检查，对轻度认知功能障碍识别作用优于MMSE。

七、睡眠 - 觉醒障碍

睡眠 - 觉醒障碍的核心是不满意的睡眠质量、数量、周期及异常行为，导致日间痛苦，如疲劳、情绪低落或易怒、全身不适，或社会、职业、教育、学业、行为或其他重要功能的损害，经常伴随抑郁、焦虑及认知改变。在呼吸康复中关注相对较多的是失眠障碍和睡眠相关呼吸障碍。药物所致的睡眠障碍也应该非常关注，包括糖皮质激素、氨茶碱、呼吸兴奋剂、促眠剂、镇静剂、抗焦虑药物等对睡眠的影响。

失眠障碍需要至少有入睡困难、维持睡眠困难，或早醒且不能再入睡中的一项，达到每周3晚以上。抑郁患者以早醒，焦虑患者以入睡困难多见。

睡眠相关呼吸障碍中包括了中枢性睡眠呼吸暂停、阻塞性睡眠呼吸暂停、睡眠相关低通气或低血氧障碍，以及其他特指、未特指的睡眠相关呼吸障碍。严重程度可以通过呼吸紊乱频度、低氧血症、睡眠片段化、症状程度及日间功能受损情况来判断。

除了记录睡眠日记（自我报告）以外，也常使用匹兹堡睡眠质量指数量表（Pittsburgh sleep quality index, PSQI）、睡眠状况自评量表（self-rating scale of sleep, SRSS）、Epworth 嗜睡量表（Epworth sleeping scale, ESS），多导睡眠图监测（polysomnography, PSG）则是"金标准"。

第三节　心理干预策略

一、一般性原则

心理干预是呼吸康复整体措施之一，其他干预措施都多有间接心理支持的作用，比如加强躯体疾病的治疗并充分沟通解释，运动就是心理干预的"绿色处方"。而心理干预也应主动融入其他措施之中，甚至在呼吸康复之初即通过干预优化患者的心理状态，可以增强康复的效果。所干预的对象不限于患者本人，还包括其家庭、照护、病友，甚至社会活动相关人员。实施干预者需要严格的培训，并规范操作，参与干预者可以是临床医生、治疗师、专科护士、慢性管理人员，以及亲友病友、照护社工等。

心理干预的基本原则：①真诚地尊重患者，保护患者隐私，建立良好的医患关系和相互信任，形成稳固的治疗关系/治疗联盟。②以患者为中心，利用好资源，充分发挥患者的作用，突出个体化和针对性。③早发现、早诊断、早干预；主动介入、充分挖掘、全面分析，体现包容、耐心、细致、共情、专业。④不同学科之间、不同医疗角色之间、不同诊疗康复手段之间、医院-家庭-社会之间，都要进行良好的协作。

心理干预的目标是稳定患者情绪，减轻或消除症状，减少功能损害，增强治疗信心，提高依从性，减少反复，提升自我效能，改善人际关系，主动形成健康情绪和合理行为方式。其在呼吸康复中的作用主要体现在：①有利于病情恢复，降低症状的严重程度、提高治疗效果、缩短治疗时间；②及时帮助患者解决呼吸康复过程中出现的心理问题；③帮助患者改变生活习惯和行为方式；④改善和提高患者的社交等技能，从而进一步改善其情绪和心理生理状况，提高生活质量。

二、共同措施

（一）基本沟通

1. 倾听　是建立治疗联盟最简单最有效的方法，患者特别需要医务人员的倾听。有观察、有思考、有反馈，识别并回应患者的情感表达，在放松的环境中允许患者充分表达及提问，说明全部意向，自己完成谈话，努力了解"患者的世界"。

2. 提问　医务人员提问的目的是澄清症状和引导谈话，核心目的是发掘患者最关心的问题、就诊原因与目的。

3. 积极的谈话　以患者为中心，掌握必要的节奏及停顿，通过肯定、支持、鼓励、引导等方法，共情式反馈表达关注、理解、接纳，甚至是保证（"正常化"），维护并提升患者的自尊，增强患者的自信心和适应力。

4. 复述　又叫释义，既是对患者所述内容和观点的接纳、整理，也是给患者自己找到解决方法的机会。

5. 总结　覆盖讨论的大部分内容，让医患双方更容易达成一致，不易疏漏，为结束和转换到下一个阶段做准备。

（二）解释病情

从评价主要需求和疑问出发，了解患者的看法及其来源，提供必要的医疗信息，注意生动形象，以及给予必要的"希望"；注重共情及积极肯定等沟通技巧，进入"患者的世界"，建立良好的治疗联盟后，再去尝试而非必须修正其不同解释；进行必要的总结和强调；关注患者是否真正理解，必要时可让其重复。

（三）协商治疗方案

努力达到医患在信念和目标上的一致性，从而提高依从性。弄清患者对疾病及治疗的看法，充分挖掘求助动机，尤其是改变和解决问题的动机，促进其记住治疗建议，包括分主次、分阶段、必要的强调或重复复述；让患者主动参与、双方协商治疗方案；明确执行过程中可能遇到的问题，找到应对措施，安排具体计划。

三、不同心理精神障碍干预措施的选择

患者在康复过程中可能经历多个心理变化阶段,应针对不同阶段,按需单独或联合使用多种心理干预方法。轻中度心理障碍以心理干预为主,中重度患者则可以药物治疗结合心理干预,以及专科物理治疗。如果出现了更严重的心理障碍、自伤/自杀等极端精神行为、依从性严重反复,就需要转诊到临床心理科或精神科。相关精神药物治疗是重要干预的措施,但也需要更严谨的临床方法学研究。

根据对象,心理干预可分为个别心理干预、集体心理干预、家庭心理干预;根据干预层次,分为一般心理干预和特殊心理干预;根据主要理论和治疗实施要点,常见的方式有支持性心理干预、动机性访谈、认知行为疗法、正念疗法、放松训练、音乐疗法、冥想疗法、催眠疗法、生物反馈疗法、精神分析疗法、人际心理疗法、资源取向疗法等。

支持性心理治疗、放松训练、认知行为疗法、精神分析疗法、生物反馈疗法对焦虑有积极的效果。支持性心理治疗、认知行为疗法、正念疗法、人际心理疗法等对抑郁有效。放松疗法、催眠疗法、冥想、生物反馈疗法等对应激相关障碍可能有效。动机性访谈、认知行为疗法、简短心理动力治疗和集体心理行为治疗等对躯体化患者症状的减轻有效果;音乐疗法、冥想疗法、瑜伽和放松疗法对改善躯体疾病患者的抑郁情绪有积极作用。认知障碍需要进行认知训练。放松训练和认知行为疗法可以改善失眠。

第四节　支持性心理治疗

支持性治疗是心理干预的基础,在各种治疗方式中都可以采用。最初是基于心理动力学理论,强调从患者的病情和心理状态出发,通过理解、接纳、共情,采用倾听、劝导、启发、鼓励、支持、解释、暗示、保证、说明、建议、指导、示范等方法,在建立良好沟通和信任的基础上,与患者及其亲属朋友一起针对患者的心理和情绪问题寻找解决方法,在语言、行为上支持患者,维护、重建或提升患者的自尊自信、自我效能和适应技能,从而减轻抑郁和焦虑等心理精神症状,防止更为严重的心理精神疾病的发生。在共同措施部分已有较详细的阐述。

动机性访谈是一种以患者为中心的访谈技能,通过探索和解决患者自身矛盾心理,从而激发或增强其行为改变的内在动机,增加治疗的效果和依从性。在建立良好治疗关系的基础上,动机的改变具有很大的可塑性。精髓是合作、唤起共鸣、尊重患者的自主性。询问、倾听和告知仍是重要的沟通技术,跟随、引导和指示则是主要沟通方式。主要有四个步骤:澄清患者对问题的看法,探讨患者的矛盾心理,检查改变/不改变的理由,促进决策/解决。

指导原则包括:①自觉抵制纠正患者错误的强烈冲动;②关注、接纳和理解患者自己的动机,避免争论,忽略抵抗;③共情地倾听,引导患者自己找到可能的方案;④支持自我效能,积极反馈,唤起并支持希望和乐观精神,充分发掘利用患者自己的意愿和资源,纳入并拓宽原有的支持系统。

疗效评价:慢阻肺急性加重住院患者接受了基于动机性访谈的健康指导后,接受呼吸康复的人数更多,参与度更高,还可以降低再住院风险,提高健康生活相关质量量表评分。

第五节　认知行为疗法

认知是情感和行为的中介,引起情绪和行为问题的原因不是事件本身,而是对事件的解释。负性认知和情绪、行为障碍可形成恶性循环,需要识别和矫正其认知扭曲。行为是后天习得,通过学习则可以纠正。信号和行为之间可以形成条件反射,如果在活动中获得了良好的体验和感觉,就可以重建新的认知和行为模式。个体也需要在社会环境中学习。在疾病状态下,患者可能形成病理性自动思维,某种情境先于情绪自动浮现,患者信以为真,成为症状的主体内容。功能失调性假设是患者形成的更深层次的信念,理所当然地依据它行动,但这类信念是不合理的,可能妨碍目标的实现。

认知行为疗法是一种结构化、短程、认知取向的心理治疗方法,通过学习来改变患者思维和行为的方法,从而达到消除不良情绪和认知行为的心理治疗方法。确定靶行为和治疗目标,着力于导致心理问题的不合理认知和不良情绪,通过帮助患者认识产生痛苦的原因,包括触发事件、不良行为方式或生活习惯,有针对性地改变患者对自己、对他人或对事物的错误看法与态度,打破思维恶性循环,最终改善患者的心理问题。

主要治疗原则包括:①认知重建:通过心理教育引导患者逐渐靠近正确的标准,学会用新的角度和方式理解自己、周围的世界及未来;②行为矫治:通过行为激活、计划性活动、自控训练、睡眠管理、社交技巧训练、问题解决等各种可操作性强的技能培训和家庭作业的完成,增加其控制感和愉悦感;③情绪控制:不良情绪的缓和及最终放松,对积极情绪的新体验等;④学会应对触发事件;⑤掌握对疾病复发的预防,鼓励患者随时随地应用相应原则,尤其是日常生活中,保持治疗持续有效。

常用技术包括:

1. 心理教育　帮助患者正确理解症状相关的认知、躯体和行为因素,学习"换个角度看问题"。

2. 主观评分法　突出问题行为的可测量性,量化监测。

3. 思维日记　逐一寻找记录患者其想法的证据和反证,发现原有想法的不当之处,再协助患者找到较为现实的替换方法。可以结合主观评分法记录想法改变后的情绪变化。

4. 苏格拉底提问　通过系统而敏锐的提问,挑战患者的想法,协助患者寻找比较积极和现实的替代想法。

5. 行为激活技术　协助患者计划每日活动表,并要求自行监测、记录完成情况。

6. 行为试验　帮助患者设计可行且有针对性的试验,在现实生活中实际检验。强调需要讨论试验的意义,可能出现的障碍、所反映的认知问题及解决方法。

7. 安全行为阻止　各种安全行为虽然可以缓解,但也能负强化焦虑,还让患者没机会发现其不必要性。向患者解释停止的必要性,设计方案来逐步阻止。与之相对应的就是反复暴露法,逐级解决心理障碍。

8. 问题解决法　将任务明确化,按一定的方法和顺序分解成一系列较为简单细致而又相互独立的步骤,然后采取适当的强化方法逐步训练每一个步骤,直到患者掌握所有步骤,最终可以独立完成任务,并在其他场合下能够应用其所学知识和技能。如果是持续使用僵化方法的类型,可引导患者用头脑风暴的方法,找到合适的解决方法,特别适合有执行功能障碍的患者。

9. 正念疗法　包括正念减压疗法、正念认知疗法以及辩证行为疗法等,核心是集中注意力,觉察自己的身体与情绪状态,顺其自然,不做评判。通过正念练习促使产生一种"能意识到的"觉醒模式,帮助患者从消极思维中解脱出来,最早用于干预抑郁复发。

10. 认知训练　是指将心理学专业理论、模式与游戏化思维相结合而设计的一系列评估及训练系统。系统结合被训者的现状及心理发展特点,主要对注意力、感知觉、记忆力、思维力、情绪能力、认知灵活性等认知能力进行训练,帮助被训者提升认知水平。

疗效评价:认知行为疗法对心理精神症状明显的患者更为有效,包括在团队干预中,但可能还需要长期干预。在老年患者中的价值有所削弱,尤其是解决问题的能力方面,可能需要更突出接受而非改变,可以使用正念疗法。

第六节　其他心理干预方法

本节主要涉及其他与慢性呼吸疾病患者常见心理精神障碍相关的,或在呼吸康复中较常用到的心理干预方法。

美国国家补充和综合健康中心(United States National Center for Complementary and Integrative Health)将身心干预定义为使用各种技术,旨在促进精神的能力以影响身体的功能和症状。放松训练、冥想疗法、催眠疗法、音乐疗法、瑜伽、气功、太极等都包括在其中。

放松训练就是通过意识控制使肌肉放松,间接地松弛紧张情绪,舒缓负性情绪,从而使机体保持平衡与稳定。一般是在安静的环境有规律地进行训练,要求精神专一(集中注意自己身体感受,可以想象或默念)、被动态度(不理睬无关的刺激)、减轻肌肉能力(保持张力恰当且舒适的姿势)。放松技术有很多种。渐进性肌肉放松法:自下而上(由脚到面部)、从右到左的顺序让身体不同部位肌肉群经历紧张-放松过程,自己体验这种紧张和放松的感受。视觉或想象引导法:用视觉做引导,想象身处让自己感觉宁静、感觉很自由放松的景色,沉浸其中。深呼吸法:全身放松做深慢的腹式呼吸,感受气体的进出及分布。

音乐疗法是身心干预中另外一个经常用到的方法,通过音乐媒介给予呼吸训练、引导运动及想象等,达到改善情绪心理、增强呼吸和免疫功能、调节自主神经、缓解疼痛及其他异常感觉。常用的方法包括乐器法(以乐器作为主导,达到驱动各项能力的目的);歌曲法有聆听、演唱、讨论及矫治等形式;音乐聆听想象法分为自发性想象和引导性联想;音乐运动法是采用乐器进行手功能等训练,利用音乐的时空特性训练患者定向力等。

生物反馈疗法是通过生物反馈治疗仪帮助患者有意识地控制全身不同部位的肌肉由紧张到松弛的过程。生物反馈治疗可使副交感神经活动增加,从而缓解焦虑和抑郁状态等。

精神分析疗法,也把精神动力疗法、心理动力疗法归纳在一起。其原理主要是发掘患者潜意识内的矛盾冲突或致病的情结,把它们带到意识域,使患者对其有所领悟,在现实原则的指导下得到纠正或消除,并建立正确健康的心理结构,从而使病情获得痊愈。主要采取自由联想(常与节制技术一起使用)、梦的解析、日常生活中失误的心理病理分析、阻抗/心理防御、移情/反移情等技术。

人际心理疗法:与团体治疗是针对多个患者同时进行以认知导向为主的心理干预不同,人际心理治疗是指以改善患者的人际关系为重点的短程心理治疗,针对人际关系的缺陷甚至丧失,人际角色的转变或困扰,重在其社会角色扮演和对人际关系的体验,帮助患者了解何种情绪体验干扰了他的人际功能,鼓励其发展新的积极情绪,澄清他在人际关系中的需要和以往的错误信息。家庭与婚姻治疗则旨在矫正特定的人际问题。

资源取向心理疗法:帮助患者发掘内在资源、外在资源和人际资源,包括既往的成功工作经验、解决问题的经验、性格外向、愿意求助、很强的改善动机、稳定的经济基础、稳定和良好的家庭支持系统,鼓励患者在治疗中利用好这些资源,获得更好的掌控感、自我效能感。多联合其他心理干预措施一起使用。

(黄 勇)

参 考 文 献

[1] Rochester CL, Vogiatzis I, Holland AE, et al.An official American Thoracic Society/ European Respiratory Society policy statement: enhancing implementatio, use, and delivery of pulmonary rehabilitation.Am J Respir Crit Care Med, 2015, 192(11): 1373-1386.

[2] Global Strategy for Prevention, Diagnosis and Managment of COPD(2019 Report).https://goldcopd.org/wp-contentof/uploads/2018/11/GOLD-2019-v1.7-FINAL-14Nov2018-WMS.pdf.

[3] Teixeira PJ, Porto L, Kristensen CH, et al.Post-traumatic stress symptoms and exacerbations in COPD patients. COPD, 2015, 12(1): 90-95.

[4] WHO.ICD-11 Version: 2018.https://www.who.int/classifications/icd/en/

[5] American Psychiatric Association.Diagnostic and statistical manual of mental disorders, fifth edition.https:// dsm.psychiatryonline.org/pb-assets/dsm/update/DSM5Update2016.pdf

[6] American Academy of Sleep Medicine. 睡眠障碍国际分类. 第3版. 高和, 译. 北京: 人民卫生出版社, 2017.

[7] Yohannes AM, Willgoss TG, Baldwin RC, et al.Depression and anxiety in chronic heart failure and chronic obstructive pulmonary disease: prevalence, relevance, clinical implications and management principles.Int J Geriatr Psychiatry, 2010, 25(12): 1209-1221.

[8] Harrison SL, Robertson N, Graham CD, et al.Can we identify patients with different illness schema following an acute exacerbation of COPD: a cluster analysis.Respir Med, 2014, 108(2): 319-328.

[9] Somaini G, Hasler ED, Saxer S, et al.Prevalence of anxiety and depression in pulmonary hypertension and changes during therapy.Respiration, 2016, 91(5): 359-366.

[10] Lee YJ, Choi SM, Lee YJ, et al.Clinical impact of depression and anxiety in patients with idiopathic pulmonary fibrosis.PLoS One, 2017, 12(9): e0184300.

[11] Papachatzakis I, Velentza L, Zarogoulidis P, et al.Comorbidities in coexisting chronicobstructivepulmonary disease and obstructive sleepapnea-overlap syndrome.Eur Rev Med Pharmacol Sci, 2018(13): 4325-4331.

［12］Harrison SL, Robertson N, Apps L, et al."We are not worthy" -understanding why patients decline pulmonary rehabilitation following an acute exacerbation of COPD.Disabil Rehabil, 2015, 37(9): 750-756.

［13］Guo SE, Bruce A.Improving understanding of and adherence to pulmonary rehabilitation in patients with COPD: a qualitative inquiry of patient and health professional perspectives.PLoS One, 2014, 9(10): e110835.

［14］Global Strategy for Asthma Management and Prevention(2018Report).https: //ginasthma.org/wp-content/ uploads/2018/04/wms-GINA-2018-report-V1.3-002.pdf.

［15］Chung JH, Kim SH, Lee YW.Suicidal ideation and suicide attempts among asthma.Ann Gen Psychiatry, 2016, 15: 35.

［16］Crişan AF, Oancea C, Timar B, et al.Cognitive impairment in chronic obstructive pulmonary disease.PLoS One, 2014, 9(7): e102468.

［17］Yohannes AM, Alexopoulos GS.Depression and anxiety in patients with COPD.Eur Respir Rev, 2014, 23 (133): 345-349.

［18］Guo SE, Bruce A.Improving understanding of and adherence to pulmonary rehabilitation in patients with COPD: a qualitative inquiry of patient and health professional perspectives.PLoS One, 2014, 9(10): e110835.

［19］Cruz J, Marques A, Figueiredo D.Impacts of COPD on family carers and supportive interventions: a narrative review.Health Soc Care Community, 2017, 25(1): 11-25.

［20］Himelhoch S, Lehman A, Kreyenbuhl J, et al.Prevalence of chronic obstructive pulmonary disease among those with serious mental illness.Am J Psychiatry, 2004, 161(12): 2317-2319.

［21］魏镜, 史丽丽.综合医院精神卫生通用技能.北京: 中华医学电子影像出版社, 2014.

［22］Carreiro A, Santos J, Rodrigues F.Impact of comorbidities in pulmonary rehabilitation outcomes in patients with chronic obstructive pulmonary disease.Rev Port Pneumol, 2013, 19(3): 106-113.

［23］Farver-Vestergaard I, Jacobsen D, Zachariae R.Efficacy of psychosocial interventions on psychological and physical health outcomes in chronic obstructive pulmonary disease: a systematic review and meta-analysis. Psychother Psychosom, 2015, 84(1): 37-50.

［24］Benzo R, Vickers K, Novotny PJ, et al.Health coaching and COPD Re-hospitalization: a randomized study. Am J Respir Crit Care Med, 2016, 194(6): 672-680.

［25］Hynninen MJ, Bjerke N, Pallesen S, et al.A randomized controlled trial of cognitive behavioral therapy for anxiety and depression in COPD.Respir Med, 2010, 104(7): 986-994.

［26］Parry GD, Cooper CL, Moore JM, et al.Cognitive behavioural intervention for adults with anxiety complications of asthma: prospective randomised trial.Respir Med, 2012, 106: 802-810.

［27］Yorke J, Adair P, Doyle AM, et al.A randomised controlled feasibility trial of Group Cognitive Behavioural Therapy for people with severeasthma.J Asthma, 2017, 54(5): 543-554.

［28］Kunik ME, Braun U, Stanley MA, et al.One session cognitive behavioural therapy for elderly patients with chronic obstructive pulmonary disease.Psychol Med, 2001, 31(4): 717-723.

［29］Burton CL, Strauss E, Hultsch DF, et al.Cognitive functioning and everyday problem solving in older adults. Clin Neuropsychol, 2006, 20(3): 432-452.

［30］Harrison SL, Lee A, Janaudis-Ferreira T, et al.Mindfulness in people with a respiratory diagnosis: a systematic review.Patient Educ Couns, 2016, 99(3): 348-355.

[31] Complementary, Alternative, or Integrative Health: What's In a Name? US Department of Health and Human Services.Public Health Service.National Institutes of Health.NIH Publication No.D347.https://nccih.nih.gov/health/integrative-health.

[32] GordonCS, Waller JW, Cook RM, et al.Effectof pulmonary rehabilitationon symptomsof anxietyand depressionin COPD: asystematic review and meta-analysis.Chest, 2019, 156(1): 80-91.

第十章 营 养 支 持

第一节 呼吸慢病的营养支持

营养支持已成为多种疾病的研究热点，在慢性呼吸系统疾病的营养支持中，慢阻肺领域的研究最为深入。2014年ERS推出了《慢性阻塞性肺疾病营养支持声明》，阐述营养状态、营养干预对慢阻肺发生、发展和预后的影响，本章节内容主要基于此声明，并在呼吸康复的部分进行了补充。

一、营养不良与营养风险

（一）营养不良与营养风险的定义

根据欧洲临床营养与代谢学会2015年发布的标准，营养不良定义为：由于疾病导致营养的摄取或摄入缺乏导致身体成分（非脂肪量减少）和细胞质量改变，继而出现身体和精神功能下降，甚至影响临床结局。营养风险的定义为：因营养相关因素对患者临床结局（并发症、住院日、寿命年、生存期）等发生不利影响的风险。可见营养不良的定义中包含了营养风险。慢阻肺患者营养不良的发生率很高。

目前临床上有数十种营养筛查工具，NRS-2002、MNA等常用的筛查量表主要参考体重下降、基础BMI和患者的疾病状态（考虑到简易性及适用性）。但是具体到慢阻肺患者评估，这些粗略的筛查是不足够的。最近无偏倚统计方法支持使用体重和身体组分来区分不同的慢阻肺表型并作为独立于肺功能损害的预后预测因子。通过近十年的发展，不同表型的定义和参考值已经提出，如表3-10-1-1、图3-10-1-1所示，不同的表型反映了（表观）遗传学、生活方式和疾病诱发因素对肌肉、骨骼和脂肪组织复杂的相互作用。

（二）慢阻肺患者的营养风险概况

ERS基于不同代谢表型的评估建立了慢阻肺患者的预后风险概况。此风险概况使用基于最新人口学研究的最低标准化死亡率的WHO的BMI分类。根据经验，在过去6个月内非意愿性体重下降>5%被认为具有临床显著性，这个参考水平也考虑到了自然变异的存在。身体组分和其相应的测量详见表3-10-1-2。在体重正常和偏低的慢阻肺患者中，年龄和性别调整的FFMI[无脂质量指数＝无脂肪质量（kg）/身高^2（m）]小于第十百分位数被定义为异常。对于有营养风险的体重正常或偏低的高加索慢阻肺患者，男性FFMI<17kg/m^2、女性小于15kg/m^{2}被认为是有临床意义的指标。肌少症的特点是骨骼肌指数（SMI）低，定义为四肢肌肉重量偏低（DEXA/身高^2≤同种族20~30岁健康人的平均值减去2个标准差）。肌少症增加了老年、超重和慢阻肺患者骨骼肌无力的风险。

最近的大规模人口研究表明，BMI为22.5~24.9kg/m^{2}和20~25kg/m^{2}不吸烟者的人群年龄标化全因死亡在所有参与者中最低。然而对于中至重度气流阻塞患者，BMI<25kg/m^{2}被认为与超重或肥胖一样会增加死亡风险。慢阻肺患者BMI增加的预后优势也被称为"肥胖悖论"，这可能与脂肪组织对肺力学的直接影响有关（例如肥胖慢阻肺患者静态肺容积相对

减少）。同时独立于 BMI 和 FM 的低 FFM 指数（＜第十百分位数）是死亡率的强预测因子，慢阻肺患者中低体重的患病率随着疾病严重程度的增加而上升。在体重正常及超重患者中，如果 FFMI 低，意味着 FMI 比例相应地升高，这与轻度至中度慢阻肺患者心血管风险增加有关（内脏脂肪影响更大）。低体重或低 FFM 的慢阻肺患者较超重患者更容易发生骨密度（BMD）丢失。

值得注意的是，上文提到的 BMI 等人体测量学指标的标准是否需要根据中国人体质的情况进行调整尚不明确，需要更多的本土研究来进一步明晰。

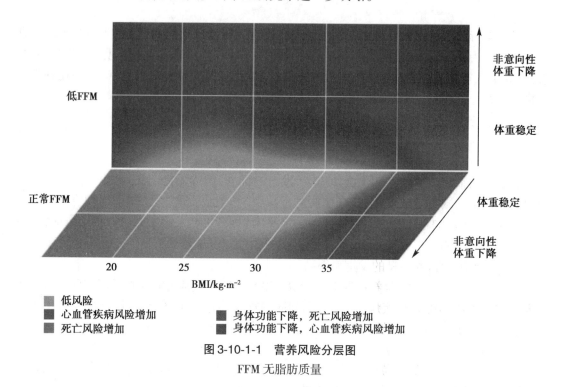

图 3-10-1-1　营养风险分层图
FFM 无脂肪质量

表 3-10-1-1　代谢表型、诊断标准和营养风险

代谢表型	定义	临床风险
肥胖型	BMI 30~35kg/m²	心血管疾病风险增加
病态肥胖型	BMI ＞35kg/m²	心血管疾病风险增加 身体功能下降
少肌性肥胖型	BMI 30~35kg/m² 并且 SMI 同种族 20~30 岁健康男性或女性的平均值减去 2 个标准差	心血管疾病风险增加 身体功能下降
肌少症型	SMI 同种族 20~30 岁健康男性或女性的平均值减去 2 个标准差	死亡风险增加 身体功能下降
恶病质型	6 个月内非意向性体重下降大于 5% 并且 FFMI ＜17kg/m²（男性）＜15kg/m²（女性）	死亡风险增加 身体功能下降
恶病质前期型	6 个月内非意向性体重下降大于 5%	死亡风险增加

BMI，身体质量指数：体重 / 身高 ²；SMI，四肢骨骼肌指数：四肢肌肉重量 / 身高 ²；FFMI，无脂质量指数：无脂肪质量 / 身高 ²

表 3-10-1-2　研究与临床应用中身体组分及其测量

变量	研究	临床实践
无脂肪质量 / 脂肪质量	氘稀释法（^2H_2O）	DEXA，单频 BIA
胞内质量	^2H_2O 联合溴化物稀释法	人体测量（四个皮褶之和）
		多频 BIA
肌肉质量	计算机断层扫描（CT）/ 磁共振成像（MRI）/ 生物标志物（如 D3 肌酸稀释法）	DEXA/ 超声检查 / 生物标志物（如肌酸水平）/ 人体测量学（上臂围）
腹部脂肪	CT	DEXA
腹部内脏脂肪	MRI/ 生物标记物（如 PAI-1）	人体测量学（矢状径和 / 或腰 / 臀围）/ 超声检查
骨量与骨密度	DEXA	DEXA/HRCT
肌肉力量与相关身体功能	等速四头肌肌力 /（重复）磁刺激 / 定时起立行走试验 / 爬楼梯功率试验 / 蹬车测力法	单次重复最大值 / 握力 / 定时起立行走试验 / 爬楼梯功率试验

BEA：生物电阻抗，DEXA：双能 X 线骨密度仪，HRCT：高分辨率 CT 扫描

（三）身体成分异常的病理生理学

1. 脂肪减少 / 体重下降　当能量消耗超过可用能量时，会发生体重下降和脂肪丢失。研究显示，与健康对照组相比，稳定期慢阻肺患者的静息能量消耗和蛋白质周转率增加，晚期慢阻肺患者每日总能量消耗增加。由于肺力学异常导致的呼吸努力增加也是体重下降的原因，研究显示肺减容术会使非肥胖患者体重增加，这与肺功能、运动能力、呼吸肌强度和通气效率的改善有关。年龄增长本身可导致慢阻肺患者减少饮食摄入，主要原因包括不适症状（例如味觉丧失、牙齿问题、吞咽困难、咀嚼和吞咽能力差、食欲不佳或厌食）、社会问题（例如独自生活、独自进食或贫穷）以及无法自行进食。总体而言，能量需求未完全满足、高代谢状态可能会导致体重减轻，这为热量补充以维持或增加脂肪量的理论提供令人信服的理由。

2. 肌肉萎缩　肌肉质量是由肌肉蛋白质合成和分解的净平衡决定的。慢阻肺患者肌肉蛋白转换信号增加，且在肌萎缩患者中更为显著。血液中氨基酸的可获得性直接影响蛋白质的合成。与年龄匹配的对照组相比，低 FFM 的慢阻肺患者亮氨酸水平较低，而亮氨酸正是刺激肌肉合成的重要氨基酸。

3. 骨质疏松　骨质疏松症是一种骨疾病，其特点是骨量低和微结构退化，导致骨脆性增加，因此易患骨折。慢阻肺和骨质疏松症经常并存，因诊断方法、人群选择和疾病严重程度的不同，骨质疏松症的患病率从 5%~60% 不等。存在这种关联的一个原因是两种疾病共有许多危险因素，如老龄、吸烟、低体重、肌少症和身体功能受限。此外，在更严重的慢阻肺患者中常见的全身性炎症反应、全身糖皮质激素的使用和维生素 D 缺乏的高患病率，无疑会进一步导致骨骼和肌肉质量的丧失。研究还发现肺气肿是一种与肌肉骨骼损伤相关的特殊表型，但其潜在机制仍不清楚。骨组织在一生中不断更新，通过激素调控骨吸收与骨形成而达到稳态，维生素 D 在调节钙和骨稳态中起着关键作用，低 25 羟基维生素 D 水平和骨

密度(BMD)之间的显著关联在慢阻肺患者中也存在。因此除了生活方式的改变(增加体力活动、增加户外活动时间、戒烟和限制饮酒)外,摄入足够的维生素 D 和钙仍然是骨质疏松症所有防治策略的基础。

4. 肥胖　不同于重度慢阻肺患者常常死于呼吸衰竭,轻中度慢阻肺患者的主要的死亡原因是缺血性心血管疾病,而肥胖是其重要的危险因素。与正常体重患者相比,肥胖慢阻肺患者的静息呼吸困难更严重、健康状况更差,而静态肺过度膨胀则减少,与疾病严重程度无关,客观的运动测试则显示肥胖患者呼吸困难、踏车等级均偏低、6 分钟步行试验的距离减少且疲劳程度增加。减重无疑会使患者获益,然而将饮食干预与有氧运动结合可以更好地达到这一目标,因为有氧运动训练提高了胰岛素敏感性、诱导骨骼肌线粒体生物合成并导致内脏脂肪块减少。然而,这种方法的可行性和有效性可能受限于晚期慢阻肺患者通气限制所能耐受的运动强度。作为替代或补充,使用生物活性营养素(例如多酚、多不饱和脂肪酸和硝酸盐)促进肌肉线粒体代谢和限制异位脂肪蓄积的干预已经被提出,但是还需要未来在慢阻肺患者中进行合适的临床试验。

二、营养支持与要素补充

(一)体重下降患者的治疗

推荐体重下降的患者增加能量和蛋白质的摄入。富含能量的饮食通常比常规饮食脂肪含量更高,因此需慎重考虑脂肪的质量,尽量减少饱和脂肪的比例,以减少心血管疾病的风险。正常饮食难以满足需要时可给予营养补充剂。有研究显示脂肪含量高的营养补充剂可以降低呼吸商。

增强身体功能也是慢阻肺的一个重要治疗目标。Cochrane 回顾研究和一些荟萃分析一致地表明,营养补充促进慢阻肺患者的体重增加,尤其对于营养不良的患者疗效更为显著,此外,总能量摄入、握力和股四头肌力量等指标也有显著的改善。使用 PUFA(多不饱和脂肪酸)补充剂的研究表明,实验组运动试验的峰值负荷及恒定工作率试验的持续时间较对照组均有增加。富含维生素 D、ω-3 脂肪酸和亮氨酸等额外营养素的特定营养补充对体重、血浆营养状况、吸气肌力量和机体性能可能有积极的影响。

(二)维生素 D

维生素 D 缺乏见于慢阻肺患者。除了前文提到的在骨和钙稳态中具有的重要作用,维生素 D 还具有抗炎、抗感染和抗肿瘤以及改善神经肌肉等作用。维生素 D 的水平取决于皮肤的合成能力、日照(UV)时间、所涉及途径的关键酶的遗传变异和食物的补充摄入。由于吸烟引起的皮肤老化、户外活动减少和低质量的膳食摄入,慢阻肺患者经常发生维生素 D 缺乏,并且随着疾病严重程度的增加而增加。建议对维生素 D 缺乏患者进行补充,特别是结合补钙治疗,除了接受小量的紫外线暴露量外,维生素 D 每日摄入量随年龄而异。有小样本单中心的研究显示对维生素 D 严重缺乏的慢阻肺患者进行大剂量的补充治疗能够减少急性加重,实验结论仍需更多的研究进一步证实。

(三)其他营养素

众所周知吸烟和肺部炎症会在慢阻肺中导致显著的氧化应激,抗氧化能力的降低可能会对慢阻肺的病程产生负面影响。新鲜水果和蔬菜摄入不足可能会导致具有抗氧化能力的维生素缺乏。相反,长期补充维生素 E 已被证明可以降低慢阻肺的风险,一项大型随机试验证实服用 600IU 的维生素 E 可使女性患慢性肺病的风险降低 10%。多项研究报告了频繁或大量摄入腌制肉类与慢阻肺患病风险增加以及再住院风险增加有关。另有研究显示高纤维饮食可以降低患慢性阻塞性肺病的风险、改善肺功能改善和减少呼吸系统症状。针对女性的一项前瞻性研究揭示富含水果、蔬菜和鱼类的饮食与患慢性阻塞性肺疾病的风险呈负相关,而富含精制谷物、腌制红肉、甜点和炸薯条的饮食与患慢性阻塞性肺疾病的风险呈正相关。

需要指出的是,由于营养的普遍性和由每种食物、营养或微量营养素引起的代谢效应的多样性,这一领域的随机临床试验面临着固有的障碍。目前对于慢阻肺营养支持的认识极其有限,仍需要更多的研究进一步明晰。

三、居家膳食

推荐营养科医师参与制订慢阻肺患者的营养方案,需要根据患者的 BMI、代谢表型及辅助检查结果等,以居民膳食指南作为基础,并参考上述营养建议制订专业的营养方案。有明确的证据显示,饮食咨询和食物强化能够使得有营养风险的慢阻肺门诊者体重增加并改善临床结局。营养师制订方案时也需充分参考患者的饮食习惯、生活方式、喜好和厌恶以使得营养咨询的效果最大化。

结语:营养支持要与呼吸疾病康复有机地结合。研究显示,包括健康教育、口服营养补充剂、运动和口服睾丸素的复合营养康复模式能够改善患者身体组分、提高运动耐力、女性的生活质量和整体的生存率。关于营养支持的成本-效益的研究目前尚缺乏,亟待相关研究以推动医保报销。

第二节 危重症患者的营养管理

2019 年欧洲营养与代谢协会基于既往发布的指南以及近年来的最新研究推出了新版重症监护营养管理指南,该指南就提出的 24 个问题相关的文献进行分析和汇总,并对多个重要问题的相关研究进行了进一步的荟萃分析,从而得到了诸多具有实际应用价值的临床建议。本文内容将主要引用该指南的建议,但在结构上进行了调整,对研究证据进行了取舍,并将原指南的证据和推荐等级基于本书统一要求进行转化。

一、危重症患者的营养评估

危重症营养管理涉及确定哪些患者具有营养风险,评估患者的营养状态,计算宏量营养元素、微量元素及特殊营养的剂量,选择最佳的营养治疗途径以及根据不同患者复杂的临床情况进行优化调整等诸多内容。除此以外,虚弱、脓毒症、肥胖等特殊情况也需要额外评估,以指导医生进行最佳循证治疗。首先,推荐对所有入住 ICU 的患者实施医学营养治疗,尤其针对入住时间超过 48h 的患者。在 ICU 停留超过 48h 的每一位危重患者几乎都有营养不良的风险。ICU 患者通常是通过急诊室/手术室或病房转入,有些患者转入之前已有明确的营养不良,对于他们来说营养支持治疗与其他治疗同样重要。治疗前,需应用一般性评估方法对患者进行营养不良风险的评估;这些方法包括询问患者入院前非意向性体重下降或活动能力下降的情况、体格检查、身体组分评估以及测定肌量和肌力等。由于液体管理的影响和相关性差强人意,体重或 BMI 不能够准确地反映营养不良状态,与之相比,肌肉萎缩和肌力下降，即"肌少症"才是更值得关注的重要问题。危重症患者中，肌量、肌力、耐力和活动能力的下降使患者的状态类似于虚弱的老年人，即危重症相关虚弱。

初步评估后可应用特定营养筛查工具对患者进行进一步的营养风险评估。虽然并非针对 ICU 患者设计，NRS2002、MNA、MUST 等营养筛查量表仍然是临床中常用的评估工具，不同量表评定 ICU 患者营养风险的敏感度和特异度各有差异。2019 年全球临床营养共同体（global clinical nutrition community）提出了一种两步评估营养不良的方法：第一步，使用任何营养筛查工具进行筛查以确定患者存在营养风险；第二步，对诊断进行评估，并对营养不良的严重程度进行分级。该严重程度分级根据体重下降、BMI、肌少症以及进食、吸收、消化道症状和疾病/炎症负担将患者分为中度营养不良和重度营养不良以指导临床决策。

二、危重症患者营养支持的实施

评定营养风险后所面临的问题是营养治疗的实施，下面将细致地探讨营养治疗实施过程中的具体问题。

（一）营养支持途径的选择

如果患者能够经口进食，则口服营养优于肠内营养（EN）或肠外营养（PN）。当患者能够经口进食且在 3~7d 内能够摄入目标能量的 70% 以上且无呕吐或误吸风险时，给予患者大于营养目标 70% 的总量是合适的。

如果患者不能经口进食，应该给予早期肠内营养（48h 内）而不是延迟肠内营养或早期肠外营养。与延迟肠内营养相比，早期肠内营养能够减少感染相关并发症的风险；而与早期肠外营养相比，虽然最终病死率并无差别，但早期肠内营养能够减少感染相关并发症的风险以及住院时间。然而最近的研究显示，不考虑时间关系，当由肠外营养和肠内营养提供的热量相似时，并没有观察到这种差异，这表明有可能是肠外营养导致的过度喂养起到了负面作用，因此应该综合考虑途径、时间和热量目标。

如果存在经口进食或肠内营养的禁忌证，肠外营养应该在 3~7d 内给予。对于存在肠内营养禁忌的严重营养不良患者，应该给予早期和渐进的肠外营养。当患者存在未能纠正或控制的休克、低氧血症、酸中毒、上消化道出血或者胃液引流 >500ml/6h、肠缺血、肠梗阻、腹腔间隔综合征和无远端喂养通路的高引流量消化道瘘等情况时需要暂缓肠内营养。

为了避免过度喂养，不应该早期给予足量肠内或肠外营养，而是应该在 3~7d 内逐渐达到目标。由于危重症早期机体会产生内生能量，此时如果给予足量的营养会导致过度喂养综合征。目前认为早期给予静息能量消耗（REE）的 70%~100% 是适宜的。

肠内营养连续输注优于弹丸式分次输注。与弹丸式分次相比，连续输注可以显著降低腹泻的发生率。

胃管是给予肠内营养的标准方式。如果患者经胃管喂养的耐受性不佳且使用促动力药无法缓解，则应进行幽门后途径喂养。荟萃分析显示，两种喂养方式相比，经胃管喂养更易出现不耐受，且幽门后途径喂养肺炎的发生率更低，但病死率、腹泻发生率和 ICU 住院时间两者无显著差异。考虑到幽门后置管需要专业人员进行，会导致营养延迟，且幽门后途径喂养不符合正常生理学过程，所以目前不常规推荐幽门后途径喂养。

对于吸入风险高的患者，可以进行幽门后途径喂养，这里主要指空肠喂养。没有气道保护能力、机械通气、年龄 >70 岁、意识水平下降、口腔护理差、护患比不足、仰卧位、神经功能缺损、胃食管反流、转出 ICU、分次大剂量给予肠内营养等被认为是吸入高危因素，推荐早期实施幽门后喂养。

对于不耐受胃管喂养的危重患者,静脉注射红霉素(常规剂量:100~250mg,每日3次)应作为一线促动力治疗,也可采用静脉注射甲氧氯普胺(常规剂量10mg,每日2~3次)或甲氧氯普胺与红霉素联用。有一项研究显示静脉注射红霉素能够降低肺炎的发生率。由于这类药物在使用72h后药效减少至三分之一,所以建议在3天后停用。通常使用胃潴留量(GRV)评估对肠内营养的耐受性。当GRV>500ml/6h时应延迟肠内营养,此时如果腹部检查没有提示异常则可给予促动力药;如果给予促动力药GRV仍>500ml/6h,则优先考虑幽门后喂养而非延迟肠内营养(除非怀疑有新的腹部并发症,如梗阻、穿孔、严重扩张等)。

(二)营养支持的热量估算

患者之前的营养状态、内源性营养的产生和自噬作用、能量平衡状态、是否发生再喂养综合征可作为参考从而估算热量需求(EE)。接受机械通气的危重患者应采用间接测热法确定EE。研究认为预测方程的准确性较差,容易造成过度喂养或者喂养不足。与预测方程相比,使用间接测热法指导营养方案的制订,能够改善短期的病死率。如果没有热量测定法,肺动脉导管测量VO_2(氧消耗)或呼吸机测量VCO_2(二氧化碳产生)比预测方程估测EE更准确。如果无法实施间接测热法、VO_2和VCO_2的测量,则建议使用基于体重的公式[20~25kcal/(kg·d)]。

很显然,营养不足和过度喂养都是有害的。但临床中很难确定重症疾病不同时期的喂养目标。早期阶段机体内生能量可达500~1 400kcal/d。内生能量的估测是非常有用的(但目前无法实现),可以避免过度喂养的发生,进一步避免住院时间延长、通气时间延长、感染率增加以及再喂养综合征等后果。如果使用间接测热法,建议在急性期之后逐渐给予等热量喂养,急性期早期给予低热量喂养(不超过EE的70%),建议在第3天后给予EE的80%~100%。多项研究显示使用间接测热法指导能量供给,能够改善60天生存率、降低医院获得性感染的发生率。如果使用预测方程来估计能量需求,在ICU入住的第1周,低热量营养(低于70%的估计需求)优于等热量营养,能够降低住院期间病死率。

在入住ICU的第1周内,对不能耐受全剂量肠内营养的患者,应根据具体情况来权衡启动肠外营养的安全性和益处。建议在入住ICU 3天后,当肠内营养提供的能量低于能量需求的60%时(推荐使用间接测热法估测能量需求),应启动补充性肠外营养,以达到最大100%的能量需求;而在最大化改善肠内营养耐受性的所有策略尝试前不应启动肠外营养。在临床实际中,肠内营养有时难以达到目标热量及蛋白摄入量,鉴于多项研究证实负能量平衡对机体产生多种有害影响,所以毫无疑问应给予补充性肠外营养以满足能量及蛋白质需要量,然而最佳干预时间仍存在争议,目前根据一些研究推荐在4~7d时给予。

(三)营养支持的成分选择

建议危重患者蛋白质摄入量为每日1.3g/kg,可逐步达到该目标。肌肉是人体最大的蛋白质池,危重状态会出现显著的蛋白质分解和肌肉萎缩,从而导致ICU获得性虚弱,老年患者和危重患者需要更高的蛋白质摄入同时进行康复训练以克服这一损失。危重患者的能量供给和蛋白质供给并不平行,太多的能量摄入会导致过度喂养,但增加蛋白质摄入对危重患者却是有益的。但是在临床实际操作中,危重患者的蛋白质供给常常是不足的。同时需要注意的是,100g蛋白质只能水解产生83g氨基酸。众多观察性研究显示增加蛋白质摄入能够改善ICU患者的生存和预后且与蛋白质摄入呈剂量相关性。然而多项RCT却未得出预期的结论,有研究显示增加蛋白质摄入仅仅改善了肌酐清除率,另有一项比较0.8g/kg和

1.2g/kg 肠外氨基酸摄入的研究显示后者能够改善患者疲劳、前臂肌肉厚度和氮平衡,但并不改善病死率和住院时间。另外,蛋白质的最佳摄入时间也仍不明确,几项回顾性研究显示在 3~5 天给予≥1g/(kg·d)的蛋白质能够改善多项预后。

对 ICU 患者给予葡萄糖(肠外营养)或碳水化合物(肠内营养)的量不应超过 5mg/(kg·min)。静脉输注脂质乳剂常规作为肠外营养的一部分。静脉注射脂肪乳(包括非营养性脂质)不应超过 1.5g/(kg·d),并应考虑个体的耐受性,超量输注会造成浪费、蓄积甚至产生毒性。碳水化合物是产生能量的优良底物,但是在重症状态下,胰岛素抵抗以及应激继发的高血糖较为常见。既往的指南提出每天摄入 150g 碳水化合物是安全的,这主要基于脑(100~120g/d)、红血细胞、免疫细胞、肾髓质和眼睛的透明组织等均依赖葡萄糖供能,但尚无最佳推荐剂量。需要指出的是,与基于脂质的能量供应相比,基于葡萄糖的能量供应与高血糖、二氧化碳生成增多、脂肪生成增多、胰岛素需求增加有关,且在节约蛋白质方面并无优势。对患有 2 型糖尿病的患者使用特殊的肠内配方似乎可以改善血糖曲线,并可能对临床结局和卫生经济产生影响。脂肪也是重要的能量来源,目前最佳的糖/脂肪比例尚不明确,可应用临床监测能够得到最佳氮平衡为目标。鉴于两种营养素分别对血糖、血脂及肝功能有影响,使用过程中需密切监测。推荐中链脂肪酸、n-9 单不饱和脂肪酸和 n-3 多不饱和脂肪酸的混合物作为脂肪酸来源。需要额外注意的是,异丙酚也是一种脂肪酸来源,如危重症患者使用该药物需计入脂肪摄入量。

对于体表面积烧伤大于 20% 的患者,应在开始使用肠内营养时给予额外的谷氨酰胺[GLN,0.3~0.5g/(kg·d)]10~15d 治疗。在严重创伤患者中,建议在开始的 5 d 内额外给予肠内营养 GLN[0.2~0.3g/(kg·d)]治疗,如果伤口情况复杂,给药可以延长 10~15d。除了烧伤和严重创伤的患者,其他 ICU 患者不需要额外给予 GLN。作为快速增殖细胞的代谢燃料,GLN 能够减少烧伤患者感染相关并发症和病死率,减少创伤患者伤口愈合时间。然而对于其他危重 ICU 患者,尤其是合并肝和肾功能衰竭者,肠外 GLN 会增加病死率,不推荐常规给予。在持续肾脏替代治疗期间,观察到约 1.2gGLN/d 的损失,这些患者有可能是肠内补充 GLN 的适宜人群。

不推荐大剂量弹丸式给予富含 ω-3 脂肪酸的肠内营养。可以给予营养剂量范围内富含 ω-3 脂肪酸的肠内营养,富含大剂量 ω-3 脂肪酸的肠内营养不作常规推荐。

微量营养素,即微量元素和维生素,通常共同发挥多种功能,他们对碳水化合物、蛋白质和脂类的代谢、免疫和抗氧化防御、内分泌功能以及 DNA 合成、基因修复和细胞信号传导至关重要。临床营养治疗中,建议肠外营养应每天给予微量营养素。由于稳定性的原因,市售肠外营养制剂通常不含微量营养素,故推荐肠外营养患者每日补充相关营养素。在炎症反应过程中,一些微量营养素出现难以解释的严重缺乏,提示其可能成为脓毒症的重要生物标志物。同时,建议在慢性和急性缺乏的情况下补充微量营养素。连续两周以上的肾脏替代治疗是急性微量营养素缺乏的一个新原因,尤其是严重的铜缺乏可能与此类患者危及生命的并发症有关。

没有缺乏证据时不推荐给予高剂量抗氧化剂(铜、硒、锌、维生素 E 和 C)。推荐给予"安全剂量"的抗氧化微量营养素组合(即低于 5 倍膳食参考摄入量),研究证实其可降低感染并发症和病死率。

血浆维生素 D 水平较低(25-羟基维生素 D<12.5ng/ml 或 50nmol/L)的危重患者,可以补充维生素 D_3。重症患者维生素 D 缺乏较为常见,与死亡率高、住院时间长、脓毒症发生率高和

机械通气时间长等不良事件相关。可在入院后一周内单次服用高剂量维生素 D_3（500 000 UI）。

（四）特殊情况下的临床营养治疗

1. 以下患者中应推迟肠内营养

（1）休克未控制，血流动力学和组织灌注目标未达到。低剂量的肠内营养可以在液体和血管活性药物/强心药控制休克后立即开始，同时对肠缺血症状保持警惕。

（2）未控制的危及生命的低氧血症、高碳酸血症或酸中毒。稳定的低氧血症、代偿性或允许性高碳酸血症和酸中毒患者中可启动肠内营养。

（3）上消化道活动性出血的患者，当出血停止且未发现再出血迹象时，可启动肠内营养；明显肠缺血患者。

（4）高输出量肠瘘且难以建立瘘远端消化道饲养管的患者。

（5）腹腔间隔室综合征患者。

（6）胃液量引流＞500ml/6h。

2. 以下患者应给予低剂量肠内营养

（1）接受治疗性低温疗法的患者，复温后可增加肠内营养剂量；

（2）在无腹间隔综合征的腹内压增高的患者中，当腹内压值下降时可予肠内营养，当压力升高时需中断肠内营养；

（3）对急性肝衰竭患者，当急性的、危及生命的代谢紊乱已经得到控制时。

3. 以下患者应及早执行肠内营养

（1）接受 ECMO 的患者；

（2）外伤性脑损伤患者；

（3）卒中患者（缺血性或出血性）；

（4）脊髓损伤患者；

（5）重症急性胰腺炎患者；

（6）胃肠道手术后患者；

（7）腹主动脉手术后患者；

（8）在胃肠道连续性已经恢复腹部外伤患者；

（9）接受神经肌肉阻滞剂治疗的患者；

（10）俯卧位治疗的患者；

（11）开腹手术的患者；

（12）腹泻患者，除非怀疑有肠缺血或梗阻。

4. 特殊临床情况下的营养支持

（1）非气管插管状态：对于非气管插管患者，如果口服饮食不能达到能量目标，则应首先考虑口服营养补充剂，然后再考虑肠内营养。在非插管的吞咽困难患者中，可以考虑使用性状适宜的食物，如果吞咽被证明是不安全的，则应给予肠内营养。对于非插管的吞咽困难且有很高的吸入风险的患者，可以进行幽门后途径喂养；如果条件不允许，可以在移除胃管进行吞咽训练时给予肠外营养。

（2）虚弱：满足以下三条或三条以上标准者被定义为虚弱患者：非意向性体重下降；疲劳；力弱（握力测定）；步行速度慢；低体力活动。虚弱在老年患者中更多见，与病死率增加相关。主要注意的是，虚弱与营养不良并不相同。研究显示，服用富含 ω-3 脂肪酸 EPA 的肠内营养或每天摄入大于 1g/kg 蛋白质（占热量的 20%），虚弱的发生率均有下降。

（3）脓毒症：血流动力学稳定后的脓毒症患者应早期和渐进性给予肠内营养，如有肠内营养禁忌，应给予渐进式肠外营养。关于脓毒症休克患者营养支持的研究结论相互冲突，目前建议：一旦患者克服了与脓毒症相关的血流动力学改变，则尽早启动一部分肠内营养支持，然后根据胃肠道耐受性逐步增加喂养量，以获得最佳的营养支持。

（4）腹部或食管术后：对于腹部或食管术后的患者中，推荐早期肠内营养而非延迟肠内营养。在腹部或食管手术后出现手术并发症且不能口服营养的危重患者中，除非出现胃肠道不连续或梗阻或腹腔间隔综合征，否则应首选肠内营养而非肠外营养。如果存在未修复的吻合口瘘、内瘘或外瘘，应建立瘘远端喂养通路以进行肠内营养；如果无法实现远端喂养通路，应不予肠内营养，并可开始肠外营养。

（5）创伤患者应优先接受早期肠内营养而非早期肠外营养。

（6）肥胖：对肥胖患者可采用等热量高蛋白饮食，优先采用间接测热法测量和尿氮损失估测所需热量。对于肥胖患者，能量摄入应以间接测热法为指导，蛋白质摄入应以尿氮损失或瘦体重测定（使用 CT 或其他工具）为指导。如果没有间接测热法，能量摄入可以基于"调整后的体重"。如果尿氮损失或瘦体重测定不可用，蛋白质摄入量可为 1.3g/kg "调整后体重" /d。建议以理想体重作为参考：$0.9 \times$ 身高（cm）–100（男性）/106（女性）。

三、营养支持治疗期间的监测

（一）ICU 营养治疗监测的目的

1. 为确保按规定给予能量、蛋白质和微量营养素；

2. 预防或监测任何可能的并发症；

3. 监测对喂养的反应，并警惕再喂养综合征；

4. 监测风险患者中的微量营养素缺乏。

（二）监测的实验室指标

1. 最初（ICU 入院后或营养治疗开始后）应至少每 4h 测量一次血糖，一般监测两天。当血糖水平超过 10mmol/L 时，应给予胰岛素控制血糖。

2. 电解质（钾、镁、磷酸盐）应在第一周内每天至少测量一次；对于再喂养综合征导致的低磷血症患者（<0.65mmol/L 或下降 >0.16mmol/L），应每天测量 2~3 次电解质，必要时补充。对于再喂养综合征低磷血症的患者，能量供应应限制 48h，然后逐渐增加。

营养支持治疗作为生命的基本支持对 ICU 患者的预后起着重要的作用。但由于患者病情重，合并症多，想证实营养本身对于患者临床结局的影响较为困难。由于患者异质性强、营养方案的标准化差，导致临床试验开展困难、试验结果外推性差、不同试验结果可比性差，故很多重要营养治疗尚无确切的结论。期待更多的大型设计良好、实施严格的临床研究为本领域提供更多的认识。

（李燕明）

参 考 文 献

［1］Schols AM, Ferreira IM, Franssen FM, et al.Nutritional assessment and therapy in COPD: a European Respiratory Society statement.Eur Respir J, 2014, 44（6）: 1504-1520.

［2］Cederholm T, Bosaeus I, Barazzoni R, et al.Diagnostic criteria for malnutrition-An ESPEN Consensus

Statement.Clin Nutr, 2015, 34(3): 335-340.

［ 3 ］ Sehgal IS, Dhooria S, Agarwal R.Chronic obstructive pulmonary disease and malnutrition in developing countries.Curr Opin Pulm Med, 2017, 23(2): 139-148.

［ 4 ］ Vanfleteren LEGW, Spruit MA, Miriam G, et al.Clusters of comorbidities based on validated objective measurements and systemic inflammation in patients with chronic obstructive pulmonary disease.Am J Respir Crit Care Med, 2013, 187(7): 728-735.

［ 5 ］ Flint JA, Zeleniuchjacquotte A, Sesso HD, et al.Body-mass index and mortality among 1.46 million white adults.N Engl J Med, 2010, 363(23): 2211-2219.

［ 6 ］ Josuel O, Pierantonio L, Karin W, et al.Effect of obesity on respiratory mechanics during rest and exercise in COPD.J Appl Physiol, 2011, 111(1): 10-19.

［ 7 ］ Bram VDB, Gosker HR, Annemarie K, et al.The influence of abdominal visceral fat on inflammatory pathways and mortality risk in obstructive lung disease.Am J Clin Nutr, 2012, 96(3): 516-526.

［ 8 ］ Kao CC, Jean W-C H, Venkata B, et al.Resting energy expenditure and protein turnover are increased in patients with severe chronic obstructive pulmonary disease.Metabolism, 2011, 60(10): 1449-1455.

［ 9 ］ Victor K, Kretschman DM, Sternberg AL, et al.Weight gain after lung reduction surgery is related to improved lung function and ventilatory efficiency.Am JRespir Crit Care Med, 2012, 186(11): 1109.

［ 10 ］ Grönberg AM, Slinde F, Engström CP, et al.Dietary problems in patients with severe chronic obstructive pulmonary disease.J Hum Nutr Diet, 2010, 18(6): 445-452.

［ 11 ］ Aem K, Rcj L, Gosker HR, et al.Increased Myogenic and Protein Turnover Signaling in Skeletal Muscle of Chronic Obstructive Pulmonary Disease Patients With Sarcopenia.J Am Med Dir Assoc, 2017, 18(7): 637.

［ 12 ］ Sambrook P, Cooper C.Osteoporosis.Lancet, 2006, 367(9527): 2010-2018.

［ 13 ］ An L, Steven B, Marc D, et al.COPDbone metabolism, and osteoporosis.Chest, 2011, 139(3): 648-657.

［ 14 ］ Jessica B, Fuhrman CR, Weissfeld JL, et al.Radiographic emphysema predicts low bone mineral density in a tobacco-exposed cohort.Am J Respir Crit Care Med, 2011, 183(7): 885-890.

［ 15 ］ Franco CB, Paz-Filho G, Gomes PE, et al.Chronic obstructive pulmonary disease is associated with osteoporosis and low levels of vitamin D.Osteoporos Int, 2009, 20(11): 1881-1887.

［ 16 ］ Rachner TD, Sundeep K, Hofbauer LC.Osteoporosis: now and the future.Lancet, 2011, 377(9773): 1276-1287.

［ 17 ］ Bautista J, Ehsan M, Normandin E, et al.Physiologic responses during the six minute walk test in obese and non-obese COPD patients.RespirMed, 2011, 105(8): 1189-1194.

［ 18 ］ Bram VDB, Gosker HR, Schols AMWJ.Central fat and peripheral muscle: partners in crime in chronic obstructive pulmonary disease.Am J Respir Crit Care Med, 2013, 187(1): 8-13.

［ 19 ］ Schols AMWJ.Translating nutritional potential of metabolic remodelling to disease-modifying nutritional management.Curr Opin Clin Nutr Metab Care, 2013, 16(6): 617-618.

［ 20 ］ Wang DD, Hu FB.Dietary Fat and Risk of Cardiovascular Disease: Recent Controversies and Advances.Annu Rev Nutr, 2017, 37: 423-446.

［ 21 ］ Hsieh MJ, Yang TM, Tsai YH.Nutritional supplementation in patients with chronic obstructive pulmonary disease.J Formos Med Assoc, 2016, 115(8): 595-601.

［ 22 ］ Collins PF, Stratton RJ, Elia M.Nutritional support in chronic obstructive pulmonary disease: a systematic review and meta-analysis.Am J Clin Nutr, 2012, 95(6): 1385-1395.

［23］Van dBC，Epa R，Van HA，et al.A randomized clinical trial investigating the efficacy of targeted nutrition as adjunct to exercise training in COPD.J Cachexia Sarcopenia Muscle，2017，8（5）：748-758.

［24］Janssens W，Lehouck A，Carremans C，et al.Vitamin D beyond bones in chronic obstructive pulmonary disease：time to act.Am J Respir Crit Care Med，2010，179（8）：630-636.

［25］An L，Chantal M，Claudia C，et al.High doses of vitamin D to reduce exacerbations in chronic obstructive pulmonary disease：a randomized trial.Ann Intern Med，2012，156（2）：105-114.

［26］Agler AH，Tobias K，J Michael G，et al.Randomised vitamin E supplementation and risk of chronic lung disease in the Women's Health Study.Thorax，2011，66（4）：320-325.

［27］Jordi DB，Michelle M，Isabelle R，et al.Cured meat consumption increases risk of readmission in COPD patients.Eur Respir J，2012，40（3）：555-560.

［28］Fonseca Wald EL，Van dBB，Gosker HR，et al.Dietary fibre and fatty acids in chronic obstructive pulmonary disease risk and progression：a systematic review.Respirology，2014，19（2）：176-184.

［29］Pison CM，Cano NLJ，Cécile C，et al.Multimodal nutritional rehabilitation improves clinical outcomes of malnourished patients with chronic respiratory failure：a randomised controlled trial.Thorax，2011，66（11）：953-960.

［30］Mcdermid RC，Stelfox HT，Bagshaw SM.Frailty in the critically ill：a novel concept.Crit Care，2011，15（1）：301.

［31］Sheean PM，Peterson SJ，Chen Y，et al.Utilizing multiple methods to classify malnutrition among elderly patients admitted to the medical and surgical intensive care units（ICU）.Clin Nutr，2013，32（5）：752-757.

［32］Blaser AR，Starkopf J，Alhazzani W，et al.Early enteral nutrition in critically ill patients：ESICM clinical practice guidelines.Intensive Care Med，2017，43（3）：380-398.

［33］Elke G，Zanten ARHV，Lemieux M，et al.Enteral versus parenteral nutrition in critically ill patients：an updated systematic review and meta-analysis of randomized controlled trials.Crit Care，2016，20（1）：117.

［34］Zusman O，Kagan I，Bendavid I，et al.Predictive equations versus measured energy expenditure by indirect calorimetry：A retrospective validation.Clin Nutr，2019，38（3）：1206-1210.

［35］Iapichino G，Radrizzani D，Armani S，et al.Metabolic treatment of critically ill patients：energy balance and substrate disposal.Minerva Anestesiol，2006，72（6）：533-541.

［36］Singer P，Anbar R，Cohen J，et al.The tight calorie control study（TICACOS）：a prospective，randomized，controlled pilot study of nutritional support in critically ill patients.Intensive Care Med，2011，37（4）：601-609.

［37］Marik PE，Hooper MH.Normocaloric versus hypocaloric feeding on the outcomes of ICU patients：a systematic review and meta-analysis.Inten Care Med，2016，42（3）：316-323.

［38］Heidegger CP，Berger MM，Graf S，et al.Optimisation of energy provision with supplemental parenteral nutrition in critically ill patients：a randomised controlled clinical trial.Lancet，2013，381（9864）：385-393.

［39］Puthucheary ZA，Rawal J，Mcphail M，et al.Acute skeletal muscle wasting in critical illness.Jama，2013，310（15）：1591-1600.

［40］Allingstrup MJ，Esmailzadeh N，Knudsen AW，et al.Provision of protein and energy in relation to measured requirements in intensive care patients.ClinNutr，2012，31（4）：462-468.

［41］Casaer MP，Berghe GVD.Comment on "Protein Requirements in the Critically Ill：A Randomized Controlled Trial Using Parenteral Nutrition".JPEN J Parenter Enteral Nutr，2016，40（6）：763.

［42］Biolo G，Tipton KD，Klein S，et al.An abundant supply of amino acids enhances the metabolic effect of exercise on muscle protein.Am J physiol，1997，273（1）：122-129.

［43］Brosnan JT.Report of the IDECG Working Group on lower and upper limits of carbohydrate and fat intake.Eur J Clin Nutr，1999，53（Suppl 1）：S177-178.

［44］Blass SC，Goost H，Tolba RH，et al.Time to wound closure in trauma patients with disorders in wound healing is shortened by supplements containing antioxidant micronutrients and glutamine：a PRCT.Clin Nutr，2012，31（4）：469-475.

［45］Heyland DK，Elke G，Cook D，et al.Glutamine and antioxidants in the critically ill patient：a post hoc analysis of a large-scale randomized trial.Jpen J Parenter Enteral Nutr，2015，39（4）：401-409.

［46］Hoeger J，Simon TP，Beeker T，et al.Persistent low serum zinc is associated with recurrent sepsis in critically ill patients-A pilot study.Plos One，2017，12（5）：e0176069.

［47］Putzu A，Belletti A，Cassina T，et al.Vitamin D and outcomes in adult critically ill patients.A systematic review and meta-analysis of randomized trials.J Criti Care，2017，38：109-114.

［48］Supinski GS，Vanags J，Callahan LA.Eicosapentaenoic acid preserves diaphragm force generation following endotoxin administration.Critical Care，2010，14（2）：R35.

［49］Deutz NE，Bauer JM，Barazzoni R，et al.Protein intake and exercise for optimal muscle function with aging：recommendations from the ESPEN Expert Group.Clin Nutr，2014，33（6）：929-936.

第四篇

呼吸疾病的康复

第一章

慢性阻塞性肺疾病康复

慢性阻塞性肺疾病（chronic obstructive pulmonary diseases，COPD，简称慢阻肺）是一种常见的、可以预防和治疗的慢性呼吸系统疾病，其特征为持续存在的呼吸系统症状和气流受限，呈进行性进展，通常与显著暴露于毒性颗粒和气体相关。目前，慢阻肺已成为全球一个重要公共卫生问题，给卫生经济体系带来沉重的负担。王辰等研究显示我国 20 岁及以上成人慢阻肺患病率为 8.6%，40 岁以上则达 13.7%。慢阻肺具有很高的致残性，以进行性呼吸困难、疲劳和运动受限为主要表现，严重影响患者的生活质量。呼吸康复是慢性呼吸系统疾病患者综合管理的核心组成部分，综合呼吸康复包括康复前评定及目标设定、教育及疾病自我管理策略、运动训练及身体状况、社会心理干预及支援、营养及药物干预，以及结果评定。

第一节　慢阻肺概述

一、病因

本病病因尚不完全清楚，可能是多种环境因素与机体自身因素长期相互作用的结果。主要危险因素是吸烟，但其他环境暴露如生物燃料暴露及空气污染等均可能参与发病；除环境暴露外，个体宿主易感性也会导致慢阻肺的发生，主要包括基因异常、肺发育异常和加速衰老。

二、病理生理

炎症是慢阻肺进展的核心机制，导致肺结构变化、小气道狭窄及肺实质破坏，最终破坏肺泡与小气道附着，降低肺弹性回缩能力，导致慢阻肺患者通气和换气功能障碍，引起缺氧和二氧化碳潴留，发生不同程度低氧血症和高碳酸血症。

三、临床表现

症状：慢阻肺通常起病缓慢，病程长，患者早期可无自觉症状，之后逐渐出现不适，主要症状包括：慢性咳嗽、咳痰、气短或呼吸困难、喘息、胸闷，晚期患者可有体重下降、食欲减退等。

体征：视诊，桶状胸，部分患者呼吸浅快，频率增快；触诊，双侧语颤减弱；叩诊，肺部叩诊过清音，心浊音界缩小，肺下界及肝浊音界下降；听诊，双肺呼吸音减弱，呼气期延长，部分患者可闻及湿啰音和/或干啰音。

四、辅助检查

（一）肺功能检查

是判断持续气流受限的主要客观指标。吸入支气管扩张剂后，$FEV_1/FVC<70\%$ 可确定

为持续气流受限,肺总量(TLC)、功能残气量(FRC)和残气量(RV)增高,肺活量(VC)减低表明过度通气。

(二)胸部 X 线检查

慢阻肺早期无异常变化,之后可出现肺纹理增粗、紊乱等非特异性改变,亦可出现肺气肿。

(三)胸部 CT 检查

慢阻肺患者可见小气道、肺气肿病变以及并发症的表现。高分辨率 CT 可辨别小叶中央型或全小叶型肺气肿以及确定肺大疱的大小和数量,可预估肺大疱切除或外科减容手术的临床获益。

(四)血气分析

对确定低氧血症、高碳酸血症、酸碱失衡以及呼吸衰竭的类型有重要意义,极重和终末期患者常出现 II 型呼吸衰竭。

五、诊断

存在呼吸困难、慢性咳嗽或咳痰,有反复下呼吸道感染史和 / 或有接触该疾病危险因素史的患者均应考虑慢阻肺。肺功能检查是确诊慢阻肺的必备条件,如肺功能检查吸入支气管扩张剂后,$FEV_1/FVC < 70\%$ 可确定存在持续气流受限,同时排除其他已知病因或具有特征病理表现的气流受限疾病,即可明确诊断慢阻肺。

六、药物治疗

药物治疗可减轻慢阻肺患者症状,降低急性加重发生频率和严重程度,改善患者健康状况和运动耐力。每种药物治疗方案均应根据慢阻肺患者症状的严重程度、急性加重的风险、不良反应、合并症、药物的可用性和成本以及患者的反应、偏好和使用各种药物递送装置的能力进行个体化指导。

(一)支气管扩张剂

是目前控制慢阻肺患者症状的主要药物,通常依据患者病情严重程度、用药后患者的反应等选用。联合应用不同药理机制的支气管扩张剂可增加支气管扩张效果。主要包括:β_2 肾上腺素受体激动剂、抗胆碱能药及茶碱类药。GOLD2020 指出,运用吸入性糖皮质激素(ICS)治疗的慢阻肺高风险人群,加用低剂量茶碱并未减少慢阻肺急性加重的发作次数;三联疗法即长效抗胆碱能药物(LAMA)/ 长效 β_2 受体激动剂(LABA)/ICS 降低有症状和有急性加重病史的慢阻肺患者的全因死亡风险的效果优于双支气管扩张剂;此外,LABA/LAMA 在预防慢阻肺急性加重方面似乎与 ICS/LABA 同样有效,然而,LABA/LAMA 较少发生重症肺炎。

(二)祛痰药

慢阻肺患者可能会出现反复加重的症状,如痰量增加或脓性痰,或二者兼有,改善咳痰可减轻慢阻肺患者加重程度。对痰不易咳出的慢阻肺患者可应用祛痰药,常用药物有:氨溴索、N- 乙酰半胱氨酸及羧甲司坦,其中,后两种药物可降低部分患者急性加重风险。

(三)糖皮质激素

有研究显示,对慢阻肺频繁急性加重、排除误吸等原因所致者,且诱导痰嗜酸性粒细胞比例高于 2%,长期吸入糖皮质激素和长效 β_2 肾上腺素受体激动剂可增加患者运动耐量、提高生活质量、减少急性加重频率。目前常用的剂型包括：福莫特罗加布地奈德、沙美特罗加氟替卡松。

第二节 呼吸康复的适宜人群及评定

一、呼吸康复的适应证和禁忌证

呼吸康复可以改善因呼吸功能受损引发的一系列临床问题；减轻因呼吸疾病造成的日常活动能力障碍（简称呼吸弱能）；改善由于呼吸功能损害或弱能而导致的患者参与社会活动或达到期望活动能力上的缺失（简称呼吸残障）。

呼吸康复应该贯穿慢阻肺患者疾病管理过程的始终，无论是稳定期还是急性加重期，无论是轻中度患者还是重度患者均可从呼吸康复中获益。因此，呼吸康复不但适用于轻中度，也适用于重度甚至极重度慢阻肺患者，并且，处于急性加重期且行机械通气的慢阻肺患者亦适用于呼吸康复而从中获益。

慢阻肺患者呼吸康复禁忌证主要包括：合并不稳定心绞痛、严重的心律失常、心功能不全、未经控制的高血压等心血管疾患；影响运动的神经肌肉疾病、关节病变、周围血管疾病等；严重的认知功能障碍和精神异常。但是，这些禁忌证是相对的，在医护监视下，可以进行个体化的呼吸康复：如单纯手指、拇指运动，咳嗽排痰等。

二、呼吸康复的评定

研究证实评定是整个呼吸康复项目重要组成部分，在保证呼吸康复的安全性，制订个性化的运动处方，及时调整呼吸康复计划，评价康复效果，以及为患者制订长期管理方案等方面有着非常重要的作用。

呼吸康复的评定应由专业人员完成，包括详细的病史和体格检查，对患者的医疗记录进行回顾，尤其要注意并发疾病，以及呼吸困难、运动能力、社会心理功能、营养状况等综合评定（表4-1-2-1）。

（一）面谈评定

患者的初次评定尤为重要，需要与患者和家庭成员一起进行面谈评定，这是与患者建立信任的基础。面谈评定包括病史，并发疾病，体格检查，辅助检查，诊治经过，目前药物治疗情况，吸烟和饮酒史，家庭及社会支持等。

（二）症状评定

慢阻肺的常见症状包括：慢性咳嗽、咳痰、呼吸困难、喘息和胸闷等，其中，临床中最常用的症状评定为咳嗽与呼吸困难2个症状。咳嗽评定主要是评定患者的咳嗽清除能力、痰的性状及其黏稠度；呼吸困难评定主要是评定患者呼吸困难程度以及是否需要在无创通气下进行运动康复。参见第二篇第一章第一节病史及症状的评定。

（三）日常活动能力评定

日常活动能力是指患者照料自己、参与日常家务活动的能力，是评定患者呼吸残疾水平的一个重要指标。用于评定患者一般功能状态和日常活动能力的量表包括：肺功能状态和呼吸困难问卷（PFSDQ）、肺功能状态量表和伦敦胸部日常生活活动量表等。

（四）运动能力评定

评定患者是否能主动运动、运动方式、运动强度，以便制订个体化的运动康复处方。此外它还可以评定患者运动的安全性、分析运动不耐受的原因、评定手术风险、评定患者治疗效果和预后。参见第二篇第四章运动能力评定。

（五）呼吸肌功能评定

呼吸肌是维持正常肺功能的基础。评定呼吸肌功能指标主要包括呼吸肌力量和耐力。呼吸肌力量是指最大的呼吸肌收缩能力，临床上常使用最大吸气压（MIP）和最大呼气压（MEP）来间接测量呼吸肌力量。呼吸肌耐力是指呼吸肌维持一定水平通气的能力，评定指标主要有最大自主通气和最大维持通气量，膈肌张力-时间指数。参见第二篇第五章第三节呼吸肌肉功能的评定。

（六）生活质量评定

生活质量评定是患者康复治疗是否有效的重要指标之一。常用于慢阻肺康复生活质量评定的问卷有：慢性呼吸疾病问卷（CRQ）、圣乔治呼吸问卷（SGRQ）和慢性阻塞性肺疾病评定测试（CAT）等。

（七）焦虑和抑郁评定

慢阻肺患者常常合并有心理障碍，其中焦虑和抑郁是最常见的心理问题。焦虑和抑郁也是导致患者呼吸康复参与率低，治疗依从性差的重要原因之一。常用的评定量表如：PHQ9抑郁筛查量表、GAD7广泛焦虑量表、医院焦虑抑郁量表、汉密顿焦虑抑郁量表、贝克焦虑抑郁量表、SAS焦虑自评量表和SDS抑郁自评量表。具体评定方法参见第二篇第七章第三节心理状态的评定。

（八）营养状态评定

慢阻肺患者营养不良是导致疾病恶化、预后不良的主要原因之一。评定患者营养状态，制订个体化营养干预策略是呼吸康复的重要内容。营养评定主要包括：饮食习惯调查、简易膳食调查、微型营养评定表（MNA）、身体测量指标、体成分测量以及必要的实验室检查。

表 4-1-2-1 呼吸康复评定汇总表

概念	测试类型	复杂性	评定工具举例
身体状况	运动耐力	A	6分钟步行试验
		B	峰值氧耗量
		B	全身耐力
	职业表现	B	肺功能评定及呼吸困难量表
	骨骼肌功能障碍	B	早期乳酸性酸中毒
		B	股四头肌肌力
		B	呼吸肌肌力
	营养状态	A	体重指数
		B	无脂质量指数
	症状	A	呼吸困难评分（mMRC，CDRQ）
		B	疲劳指数（CRDQ）
	医疗资源的高度利用	A	入院次数
		A	病情频繁加重次数

概念	测试类型	复杂性	评定工具举例
心理状况	应对技巧	B	访谈
	抑郁症状	B	医院焦虑及抑郁量表
	焦虑（呼吸困难引起的）	B	呼吸困难信念问卷
	自信心不足	B	步行量表的自信心评定
健康促进行为	依从性	B	围绕用药和健康行为进行访谈
	体力活动少	B	加速度测试>4d
	自我管理技巧	B	访谈
	吸烟	B	访谈

几乎所有医疗保健机构都能进行筛查的简单测试用"A"表示，其他特定测试用"B"表示

第三节　呼吸康复方案

一、患者疾病知识宣教

目前无彻底治愈慢阻肺疾病的治疗方法，临床治疗的目标是控制症状，减少发作次数，预防并发症，因此患者教育管理尤为重要。慢阻肺患者宣教内容主要包括：慢阻肺的病因、症状、治疗方法和康复重要性。

二、呼吸康复处方

呼吸康复处方主要内容包括：全身运动、呼吸肌肉锻炼、气道分泌物清除、营养康复、心理康复和诱因或病因的预防。运动处方包括运动方式、频率、持续时间、运动强度和注意事项。

（一）运动处方

1. 运动频率　运动治疗建议每周 3~5 次，至少 4~6 周。

2. 运动强度　运动强度是次运动极量，如患者四肢肌肉萎缩，运动量达不到次运动极量，则以患者的最大努力的强度作为运动强度的处方，之后每天进行动态调整，提高运动强度。次运动强度的评定方法参见第二篇第三章运动心肺功能检查。

3. 运动训练的形式　根据可行、安全的原则，以及患者的偏好、运动能力，运动方式可选择：游泳、步行、太极拳、阻力训练等自由活动，卧位康复操等床上限制性活动，或针灸诱发肌肉收缩、辅助运动等被动活动。

4. 训练周期　运动治疗一次时间建议 20~60min，时间长短应结合患者病情和耐受程度。需要注意的是每次有氧训练的时间不低于 10min。对于无法耐受持续有氧训练的患者，建议采用高强度间歇运动方式，同时给予氧疗和 / 或无创通气下运动，增加运动强度和持续时间。

（二）呼吸训练

对于吸气肌功能减弱的慢阻肺患者，在全身性康复运动锻炼中加入呼吸训练，可以显

著改善患者吸气肌肌力和运动耐力。呼吸训练主要包括缩唇呼吸和腹式呼吸。

1. 缩唇呼吸　用鼻深吸气,用嘴呼气,呼气过程中嘴唇收缩呈吹哨状缓慢吐气,吸:呼 = 1:(2~3);每次 5min,开始每日 4~5 次,根据患者状况逐步延长每日训练时间和训练次数。

2. 腹式呼吸　可用三种体位(卧、坐、立)训练,采用吸鼓呼缩的呼吸方式。患者双手分别置于胸前及腹部,呼吸时胸部尽量避免活动,呼气时稍压腹部,腹部尽量回缩,吸气时则对抗手按压的压力,将腹部鼓起,吸:呼 =1:2,每次 15~30min,每日 2~4 次,训练过程中患者若出现气促、呼吸困难等不适,及时中止训练。

3. 吸气肌训练　呼吸肌功能下降是导致患者肺通气功能不足、气促的常见原因之一。呼吸肌耐力训练一般按照最大吸气压(MIP)的 30% 给予初始负荷,每次 10~30min。

(三)气道廓清术

慢阻肺患者气道存在持续炎症反应,在急性加重期痰液进一步增多,患者不能通过自身咳嗽反射有效排痰,致使肺功能进行性下降。气道廓清术可以有效增加用力肺活量和呼气流速,提高每次通气量、增加动脉氧分压,能够有效帮助慢阻肺患者排痰,并在一定程度上改善患者心肺功能。

气道廓清术主要包括呼吸、手法、机械装置三方面。通过加压呼气和主动呼吸循环技术(由呼吸控制、胸廓扩张运动、用力呼气技术 3 个部分灵活组成)等训练提高患者用力肺活量和呼气流速;在手法治疗中,先通过听诊肺部呼吸音或胸部影像学检查确定痰液位置,在适当的体位使用扣法和 / 或摇振法使黏附在支气管的分泌物松移之后,通过体位引流将痰液引至大气道,经口咳出;机械装置临床上主要采用呼气正压、高频胸壁压迫和声学气道廓清等;每次 15~20min,每日 2 次。

(四)心理康复

近 50% 的中重度慢阻肺患者有抑郁症,应教会患者进行情绪减压方法,营造和谐的家庭氛围,有利于促进患者在康复过程中克服这些负面情绪问题。在呼吸康复治疗中,患者应学会更好的调节情绪,以改善自身的抑郁和焦虑。

(五)康复营养

慢阻肺患者往往会身体消瘦和肌肉萎缩,而体质量过轻的患者预后较差。有研究学者发现,能量摄入消耗越严重的患者其 BODE 指数及预后较差,并且,能量以及钙的摄入量对慢阻肺患者疾病尤其重要。药物补充(如类固醇)已被证明可增加患者去脂肪体质量,睾酮的补充能提升患者力量训练的效果,但这些药物对慢阻肺患者整体运动性能的影响仍有待研究。

(六)急性加重期的呼吸康复

目前对慢阻肺急性加重患者的治疗已分级进行,呼吸康复作为有效的防治手段也应按照严重程度分级进行。不同严重程度的患者,呼吸康复的目的不同,应该个体化地制订康复策略。

对于门诊患者,呼吸康复的目的主要是提高生活质量、防止再加重;普通病房的住院患者呼吸康复的目的首先在于缓解症状,而 ICU 内的住院患者早期呼吸康复的目的则以增强呼吸肌肌力、助其早日撤呼吸机为主。对于所有慢阻肺急性加重患者,防止再加重、降低再住院率、降低病死率并提高生活质量是呼吸康复治疗的长期目标。

因误吸是慢阻肺急性加重的诱因,对频繁加重的患者应该评定患者的吞咽功能,存在误吸的,应该给予吞咽的康复指导。

综上,慢阻肺康复治疗是一种以循证医学为基础、多学科共同参与的综合性治疗,它包含健康教育、运动训练、呼吸训练、心理干预等多种干预方式。其中,健康教育是基础,运动治疗是核心,心理及行为干预为重要组成部分。理论上呼吸康复周期越长获益越大,但对于维持策略能否巩固呼吸康复效果,目前尚无定论,合理干预内容及时间亦有待进一步研究。许多慢阻肺患者短期康复治疗后,不能继续呼吸康复,难以维持长期训练。因此,如何提高慢阻肺患者呼吸康复依从性、有效利用资源、实施合理呼吸康复治疗,并将其推广,让患者更多获益,是广大呼吸科医务人员应深思的问题。

(杨 汀)

参 考 文 献

[1] Global Initiative for Chronic Obstructive Lung Disease(GOLD).Global strategy for the diagnosis, management and prevention of chronic obstructive pulmonary disease(2020 Report).http: //www.goldcopd.org.

[2] Wang C, Xu J, Yang L, et al.China Pulmonary Health Study Group.Prevalence and risk factors of chronic obstructive pulmonary disease in China(the China Pulmonary Health[CPH] study): a national cross-sectional study.Lancet, 2018, 391(10131): 1706-1717.

[3] Spruit MA, Singh SJ, Garvey C, et al.ATS/ERS Task Force on Pulmonary Rehabilitation.An official American Thoracic Society/European Respiratory Society statement: key concepts and advances in pulmonary rehabilitation.Am J Respir Crit Care Med, 2013, 188(8): e13-e64.

[4] Gloeckl R, Schneeberger T, Jarosch I, et al.Pulmonary ehabilitation and exercise training in chronic obstructive pulmonary disease.Dtsch Arztebl Int, 2018, 115(8): 117-123.

[5] Bolton CE, Bevan-Smith EF, Blakey JD, et al.British Thoracic Society Pulmonary Rehabilitation Guideline Development Group; British Thoracic Society Standards of Care Committee.British Thoracic Society guideline on pulmonary rehabilitation in adults.Thorax, 2013, 68(2): ii1-ii30.

[6] Rochester CL, Vogiatzis I, Holland AE, et al.ATS/ERS Task Force on Policy in Pulmonary Rehabilitation.An Official American Thoracic Society/European Respiratory Society Policy Statement: enhancing implementation, use, and delivery of pulmonary rehabilitation.Am J Respir Crit Care Med, 2015, 192(11): 1373-1386.

[7] Spruit MA, Singh SJ, Rochester CL, et al.Pulmonary rehabilitation for patients with COPD during and after an exacerbation-related hospitalisation: back to the future? Eur Respir J, 2018, 51(1): 1702577.

[8] McKeough ZJ, Velloso M, Lima VP, et al.Upper limb exercise training for COPD.Cochrane Database Syst Rev, 2016, 11: CD011434.

[9] Iepsen UW, Jørgensen KJ, Ringbæk T, et al.A combination of resistance and endurance training increases leg muscle strength in COPD: An evidence-based recommendation based on systematic review with meta-analyses. Chron Respir Dis, 2015, 12(2): 132-145.

[10] Zeng Y, Jiang F, Chen Y, et al.Exercise assessments and trainings of pulmonary rehabilitation in COPD: a literature review.Int J Chron Obstruct Pulmon Dis, 2018, 13: 2013-2023.

[11] Ngai SP, Jones AY, Tam WW.Tai Chi for chronic obstructive pulmonary disease(COPD).CochraneDatabase Syst Rev, 2016, 6: CD009953.

[12] Spielmanns M, Boeselt T, Nell C, et al.Effect of pulmonary rehabilitation on inspiratory capacity during 6-min walk test in patients with COPD: a prospective controlled study.J Cardiopulm Rehabil Prev, 2018, 38(4):

264-268.

[13] Charususin N, Gosselink R, McConnell A, et al.Inspiratory muscle training improves breathing pattern during exercise in COPD patients.Eur Respir J, 2016, 47(4): 1261-1264.

[14] Spahija J, de Marchie M, Grassino A.Effects of imposed pursed-lips breathing on respiratory mechanics and dyspnea at rest and during exercise in COPD.Chest, 2005, 128(2): 640-650.

[15] Osadnik CR, McDonald CF, Holland AE.Airway clearance techniques in acute exacerbations of COPD: a survey of Australian physiotherapy practice.Physiotherapy, 2013, 99(2): 101-106.

[16] Reychler G, Debier E, Contal O, et al.Intrapulmonary percussive ventilation as an airway clearance technique in subjects with chronic obstructive airway diseases.Respir Care, 2018, 63(5): 620-631.

[17] Gordon CS, Waller JW, Cook RM, et al.Effect of pulmonary rehabilitation on symptoms of anxiety and depression in COPD: a systematic review and meta-analysis.Chest, 2019, S0012-3692(19): 30873-30876.

[18] Nguyen HT, Collins PF, Pavey TG, et al.Nutritional status, dietary intake, and health-related quality of life in outpatients with COPD.Int J Chron Obstruct Pulmon Dis, 2019, 14: 215-226.

[19] Lee H, Kim S, Lim Y, et al.Nutritional status and disease severity in patients with chronic obstructive pulmonary disease(COPD).Arch Gerontol Geriatr, 2013, 56(3): 518-523.

哮喘康复

支气管哮喘（bronchial asthma）简称哮喘，是一种异质性疾病，通常以慢性气道炎症为特征，主要症状为随时间和强度变化的呼吸气流受限，如喘息、呼吸短促、胸闷和咳嗽，是由不同的病理生理机制和各种细胞因子参与的一种复杂的综合征。哮喘的异质性使其治疗变得困难，对于大部分患者，传统疗法如糖皮质激素、支气管扩张剂治疗有效，临床症状得到控制，但长期控制形势严峻，仍有部分患者病情得不到缓解。

本章节的哮喘康复简要介绍了哮喘的定义、诊断、药物治疗，康复评定，哮喘康复基础理论以及儿童哮喘，以期为哮喘患者康复提供理论依据，更好地指导哮喘患者治疗，减轻患者痛苦，减少社会负担。

第一节　哮喘概述

一、哮喘的定义

哮喘是由多种细胞包括嗜酸性粒细胞、肥大细胞、T淋巴细胞、中性粒细胞、平滑肌细胞、气道上皮细胞等及细胞组分参与的气道慢性炎症性疾病。其临床表现为反复发作的喘息、气急、胸闷或咳嗽等症状，常在夜间及凌晨发作或加重，多数患者可自行缓解或经治疗后缓解，同时伴有可变的气流受限和气道高反应性，随着病程的延长可导致一系列气道结构的改变，即气道重塑。

二、流行病学

哮喘是最常见的慢性非传染性呼吸疾病之一，影响着全世界约3.34亿人。哮喘的全球发病率为4.3%，中国20岁及以上哮喘发病率为4.2%，保守估计全国目前约有3 000万名哮喘患者，且近年来全球哮喘发病率呈逐年增长的趋势。2017年最新报道的我国30个省市城区门诊哮喘患者的症状控制率只有28.5%，总体控制水平尚不理想。全国哮喘研究协作组报道，2013—2014年间哮喘患者急性发作住院治疗的直接费用达11 603元人民币（每人次）。

三、病因和发病机制

支气管哮喘的发病机制十分复杂，许多因素参与其中，主要包括遗传因素和环境因素两个方面。哮喘是具有多基因遗传倾向的疾病，发病具有家族聚集现象，近年来随着全基因组关联研究（GWAS）的深入，发现了多个哮喘易感基因位点。具有哮喘易感基因的人群发病与否受环境因素的影响较大。环境因素包括变应原因素，如室内变应原、室外变应原、职业变应原、食物、药物等和非变应原因素（表4-2-1-1）。

表 4-2-1-1　哮喘常见的诱发因素

诱发因素	变应原或相关触发因素
急性上呼吸道感染	病毒、细菌、支原体等
室内变应原	尘螨、宠物皮毛、真菌、蟑螂等
室外变应原	花粉、草粉、真菌等
职业变应原	油漆、饲料、活性染料等
食物	鱼、虾、蛋类、牛奶等
药物	阿司匹林、抗生素等
非变应原因素	寒冷、运动、精神紧张、过劳、烟雾、刺激性食物等

四、哮喘诊断

（一）哮喘的诊断标准

参照 2016 年中华医学会呼吸病学分会哮喘学组颁布的《支气管哮喘防治指南》及 2018 年世界卫生组织修订颁布的《全球哮喘防治创议 GINA2018》制定的哮喘诊断标准：

1. 典型哮喘的临床症状和体征　①反复发作喘息、气急，伴或不伴胸闷或咳嗽，夜间及晨间多发，常与接触变应原、冷空气、物理、化学性刺激以及上呼吸道感染、运动等有关；②发作时双肺可闻及散在或弥漫性哮鸣音，呼气相延长；③上述症状和体征可经治疗缓解或自行缓解。

2. 可变气流受限的客观检查　①支气管舒张试验阳性（吸入支气管舒张剂后，FEV_1 增加 >12%，且 FEV_1 绝对值增加 >200ml）；②支气管激发试验阳性；③呼气流量峰值（peak expiratory flow，PEF）平均每日昼夜变异率 >10%。

符合上述症状和体征，同时具备气流受限客观检查中的任一条，并除外其他疾病所引起的喘息、气急、胸闷及咳嗽，可以诊断为哮喘。

（二）分期与分级

1. 分期　根据临床表现哮喘可分为急性发作期、慢性持续期和临床缓解期。哮喘急性发作是指喘息、气急、咳嗽、胸闷等症状突然发生，或原有症状加重，并以呼气流量降低为其特征，常因接触变应原、刺激物或呼吸道感染诱发。慢性持续期是指每周均不同频度和 / 或不同程度地出现喘息、气急、胸闷、咳嗽等症状。临床缓解期是指患者无喘息、气急、胸闷、咳嗽等症状，并维持 1 年以上。

2. 分级　根据白天、夜间哮喘症状出现的频率和肺功能检查结果，将慢性持续期哮喘病情严重程度分为间歇、轻度持续、中度持续和重度持续 4 级。

五、药物治疗

哮喘患者往往需要使用支气管舒张剂来缓解喘息、气急、胸闷或咳嗽症状，支气管舒张剂的用量可以作为反映哮喘严重程度的指标之一，过量使用这类药物不仅提示哮喘未控制，也和哮喘频繁急性发作以及死亡高风险有关。此外，还要评估患者药物吸入技术、长期用药的依从性以及药物的不良反应。目前较常使用的是哮喘分级治疗(表4-2-1-2)。

表4-2-1-2　哮喘患者阶梯式治疗方案

治疗方案	第1级	第2级	第3级	第4级	第5级
推荐控制用药	按需使用低剂量 ICS-福莫特罗(限于 bud-form)	每日规律使用低剂量 ICS,按需使用低剂量 ICS-福莫特罗(限于 bud-form)	低剂量 ICS-LABA	中剂量 ICS-LABA	高剂量 ICS-LABA;补充疗法:包括 IgE 单抗,IL5/5R 单抗,IL4R 单抗
其他用药	单用低剂量 ICS 或联合 SABA	LTRA,单用低剂量 ICS 或联合 SABA	中剂量 ICS 低剂量 ICS+LTRA	高剂量 ICS+噻托溴铵/LTRA	低剂量 OCS,但是要考虑副作用
推荐缓解药物	按需使用低剂量 ICS-福莫特罗(限于 bud-form)	按需使用低剂量 ICS-福莫特罗			
其他用药	按需使用 SABA				

注:ICS:吸入性糖皮质激素;LTRA:白三烯受体拮抗剂;LABA:长效 β₂-受体激动剂;SABA:短效 β₂-受体激动剂;OCS:口服糖皮质激素;bud-form:布地奈德-福莫特罗

第二节　康　复　评　定

哮喘的康复原则在于达到哮喘症状的控制,减少急性发作和减少肺功能的不可逆损害等风险,提高运动耐力,改善呼吸困难和生活质量。康复前需进行相关量表评估、六分钟步行试验及心肺运动试验等评估,要充分评估患者的运动损伤风险,必要时采用安全监控措施。

一、控制水平评估

1. 哮喘控制测试问卷　哮喘控制测试问卷(ACT)是 2004 年 Nathan 等发明的用于评估哮喘治疗效果的一个工具,主要是帮助哮喘患者评估哮喘控制程度,以期达到等好的哮喘控制目的。通过回忆过去 4 周内有关自身哮喘病症的相关情况,回答 5 个问题,选择每个问题的得分。将得分相加,计算出哮喘控制测试的总得分(满分 25 分)。若低于 20 分提示患者哮喘没控制,要求就诊并制订一个适当的治疗计划;20~24 分提示哮喘控制良好,但没有完全控制,需要定期随访,根据医生要求调整用药;25 分属于完全控制,提示患者的生活不受哮喘限制。

2. 哮喘控制水平分级　正确评估哮喘控制水平是制订治疗方案和调整治疗药物以维持哮喘控制水平的基础,根据患者的症状、用药情况、肺功能检查结果等复合指标可以将患者分为哮喘症状良好控制（或临床完全控制）、部分控制和未控制。

二、哮喘生活评估

（一）生命质量评估

哮喘生命质量调查问卷（AQLQ）是由 Juniper 等创立，专用于有哮喘病史的成人患者的日常生命质量评定。分自我测试和访谈两个版本，均有 32 个项目，分为 4 个部分：活动受限（11 个项目）；症状（12 个项目）；情感功能（5 个项目）；环境因素暴露（4 个项目）。可用于哮喘患者治疗评估与临床研究工具。

（二）心理睡眠评估

焦虑自评量表、抑郁自评量表由 W.K Zung 于 1965 年及 1971 年编制，不仅可以帮助判断是否存在抑郁、焦虑症状，还可以判定抑郁程度的轻重，是目前我国医护人员使用得最多的评估情绪的量表。

（三）营养评估

合理的营养管理是心肺康复的重要组成部分。营养评定内容包括人体测量指标和实验室生化指标，人体学测量指标包括身高、体重、BMI 指数、上臂围和腓肠肌围，实验室生化指标包括血红蛋白、总蛋白、白蛋白和前白蛋白。

三、康复相关评估

（一）运动能力和耐力评估

参见第二篇第三章运动心肺功能检查和第四章运动能力评估。

（二）运动诱发支气管痉挛和高通气综合征

以往研究表明，剧烈的运动是独立的哮喘诱发因素，运动员哮喘的患病率高于普通人群。运动诱发支气管痉挛的机制：普遍认为当哮喘患者在短期内进行剧烈的体育锻炼时，气道中被加热和被湿化的气体大量增加，导致相当大的水分损失，造成脱水，气道液体渗透压升高，引起炎症细胞聚集，炎症介质的释放，如组胺、白三烯、半胱氨酸和前列腺素，引起细支气管平滑肌收缩和水肿。在运动过程中出现 FEV_1 降低超过 12%，就会出现运动诱发的支气管收缩，需要使用沙丁胺醇。哮喘患者运动时由于过度通气也可能会出现高通气综合征，主要表现为呼吸困难，但也可累及多器官系统，表现为头晕、胸痛、心慌或心悸、口唇及四肢麻木感、抖动等焦虑障碍或躯体障碍等特征。大多都可以用过度通气和呼吸性碱中毒来解释。

（三）风险与急性发作评估

1. 风险评估　运动康复过程中由于多种代谢因素、血流动力学以及自主神经的变化和心脏电生理改变，可能会诱发一定的运动风险事件。虽然有时患者自觉症状不明显，但是康复过程中的心律失常、心绞痛、晕厥等十分常见，有时也具有一定危险性，所以康复人员应该对可能出现的运动风险事件进行正确识别、准确判断危险性并迅速合理处置。

2. 急性发作评估　对于哮喘急性发作的识别主要有 2 种方法：一种是依据症状，哮喘急性发作的先兆症状有咳嗽、胸闷、气促等。一种是根据 PEF 监测结果，如果患者的 PEF 值在近期内下降至正常预计值或个人最佳值的 60%~80% 或更低，需要警惕近期发作的风险。

呼气峰流速（PEF）仪是一种实时哮喘监测的简单而有用的工具，PEF 监测分为短期和长期。短期监测主要目的为急性加重后监测恢复情况，调整治疗后评估治疗反应。长期监测主要适用于预测哮喘急性发作,尤其是对气流受限程度感知不敏感者,既往有突发的严重发作者以及难治性哮喘患者等。

第三节 哮喘康复理论与技术

一、基础理论

(一)哮喘康复概论

哮喘康复是通过全面、规范的评定,采取综合医疗个体化干预手段,包括但不局限于药物、运动、营养、教育、心理等手段,提高患者呼吸系统功能,改善患者生活质量,回归家庭社会生活。多数哮喘患者长期控制水平不佳,除了受哮喘发病机制的复杂性和缺乏规范化治疗的影响外,也与哮喘患者治疗依从性差和自我管理能力有限有关,因此,对于哮喘患者的健康教育显得尤为重要。大量研究结果证实,哮喘通常隐匿进展,多数哮喘急性发作是可以预防的。若哮喘反复急性发作,将加重患者病情,降低预后恢复水平。

(二)实施条件与人员要求

1. 实施条件 配备独立运动治疗室、评估设备、运动训练设备、常规急救设备、急救药物。急救设备主要包括:指氧仪、除颤仪、制氧机(吸氧管、电池)等。急救药物主要包括:①心绞痛:硝酸酯类、速效救心丸、硝酸甘油;②降压药:硝苯地平缓释片、卡托普利;③稳定心率:倍他乐克;④支气管扩张剂:硫酸沙丁胺醇吸入气雾剂;⑤中暑:藿香正气水/丸;⑥跌打损伤、皮肤破溃处理:酒精、碘伏、棉球/棒、纱布、外用/抹膏药、绷带、创可贴等。

2. 人员要求 康复医师、康复护士、运动治疗师、营养师、心理咨询师、药剂师、患者家属、志愿者等。

(三)康复目标

①良好症状控制(ACT 评分>20 分),维持正常活动水平,使患者过正常健康的生活;②最大程度减少急性发作和药物相关不良反应等风险;③防止不可逆转气道重塑和维持正常呼吸功能,PEF 变化<预测值的 20%;④全天预防哮喘发作;⑤预防哮喘引起的死亡,在此目标中,应循环评估治疗效果、调整治疗、监测治疗反应,达到哮喘整体控制,即症状控制及降低未来风险,其中的关键为纠正哮喘患者的呼吸功能,提高患者生活质量,使患者能够正常、健康生活而避免哮喘急性加重以及哮喘相关引起的死亡;⑥使患者经过训练后学会运动,掌握一定的运动技能,形成长期运动的生活习惯。

(四)自我管理、健康教育、预防

1. 哮喘自我管理 首先应根据患者个人具体情况制订方案,如经济水平、医疗条件、药物可及性、文化差异及个人喜好等因素。要求医者与患者建立良好的伙伴关系,有助于患者获得哮喘及自我管理相关知识、技能、树立自信,关注患者期望和关心的问题。在规范化的自我管理的基础上,进行患者相关健康教育,可提高患者对哮喘的认识与治疗依从性,增强自我监测及管理能力,提高生活质量,减少急性发作,降低住院率和死亡率。

2. 健康教育 ①帮助患者了解哮喘疾病特征及预后;②自我评估及检测;③吸入装置正确使用;④提高患者药物治疗依从性;⑤定期评估、随访;⑥开展教育活动。

3. 预防 哮喘由遗传因素及环境因素共同作用所致,多种环境因素如生物因素和社会因素对哮喘发作均有重要影响。过敏原检测是哮喘患者必要的检查,筛查并排除过敏原能帮助患者预防和降低哮喘发作风险。避免过敏原暴露和危险因素接触,能够有效减少哮喘急性发作,降低发病率和过敏症的发生。及时发现哮喘急性发作先兆表现,并采取相应处理措施。在婴幼儿时期,提倡母乳喂养及孕期维生素 D、维生素 E 的摄入,可降低儿童喘息发作,预防哮喘。

(五)危险因素干预

1. 心理疗法　哮喘患者焦虑和抑郁状态增加了急性加重的次数,这些社会心理障碍可以改变呼吸模式,导致呼吸不规律、叹气以及胸式呼吸,不规则的呼吸模式增加了呼吸症状(呼吸困难、胸闷和疼痛)和非呼吸症状(焦虑、头晕和疲劳)的数量。有证据表明运动能力的提高可以改善患者的心理状态。应在专业人士指导下对哮喘患者进行心理指导和心理治疗,改变患者的不良认知和行为因素,提高患者的依从性,增强康复信心。抗焦虑、抑郁药物有助于调整患者焦躁、抑郁等负面情绪状态,进而降低机体内的炎性水平,减少哮喘症状的发作频次,进而提升哮喘的临床治疗有效率、改善病情的控制效果。按照因人而异的原则,采取理性情绪疗法、松弛疗法、集体心理疗法、认知疗法以及贝克疗法等,对患者的抑郁、担忧和焦虑等不良情绪进行干预。反复地告诫、疏导患者,在心理治疗期间让其大脑始终处于刺激状态,最终达到治疗所需意识水平。

2. 控制体重　肥胖与正常支气管哮喘非急性发作期患者相比临床哮喘、咳嗽症状更严重,用药量更大,且肺功能明显较差。研究显示减肥可以明显改善哮喘患者的肺功能、生活质量和哮喘症状的控制,在儿童中控制体重尤为重要。学龄儿童通过健康饮食,适当的锻炼可以减少哮喘患病率,健康饮食包括多吃蔬菜和谷物,减少糖果的摄入。有研究表明 8 岁以前高抗氧化食物的摄入,可以有效降低青春期过敏性疾病包括哮喘的发生。

3. 戒烟、环境和职业相关　哮喘患者的吸烟率和正常人差不多,接近 20%~25%。一个 15 年的流行病学调查显示,吸烟的哮喘患者 FEV_1 的衰减要高于非吸烟的患者,对 ICS 的敏感性降低,更需要联合治疗,且哮喘症状控制差,急性加重次数多。减少学龄前儿童二手烟的吸入也可降低哮喘患者的发病率。PM2.5 暴露增加成人哮喘的发病率,PM2.5 每升高 $10\mu g/m^3$,哮喘的就诊率增加 1.5%。烹饪、尾气等职业暴露或是空气污染释放的挥发性有机物(VOCs),损害呼吸系统,与肺功能降低、哮喘患病率增加有关。应选择在温度、湿度适宜的环境中运动,必要时可使用空气净化装置。据环保部门监测的数据显示,清晨 5 时至 10 时的雾霾污染最严重。因此,建议大家不要在此时间段外出锻炼,尤其不要剧烈运动,应尽量减少外出,即使必须外出时也要佩戴好专业口罩。

二、哮喘康复

哮喘康复以哮喘自我管理、健康教育为主,配合心理疗法,佐以戒烟、控制饮食。国际上关于哮喘运动的研究不多,主要在评估运动诱发风险后,采用有氧运动和呼吸训练相结合的方式指导训练。由于研究大多为横断面研究,例数偏少,人口学差距明显,不能很好地推广。哮喘康复涉及的内容均以参考为主,应用时还应根据临床实际情况调整。

(一)中医传统康复

本章节的中医传统康复介绍了针刺疗法、穴位贴敷、中医导引技术(以太极拳、五禽戏、八段锦等传统功法等)。

1. 针刺技术　针灸的干预时机主要在支气管哮喘的慢性持续期和临床缓解期。急性发作期因起病急、症状重、发展快，多以西医扩张支气管、缓解气道炎性反应等治疗为主。慢性持续期以宣肺化痰止哮为主；临床缓解期以补肺健脾益肾为主。两期各有侧重，但均应标本同治。取穴时采用局部与远部取穴相结合的方法，选取膀胱经、任脉、肺经、督脉、脾经、肾经的穴位为主。

2. 穴位贴敷　在夏季三伏之日，气温最高，人体内阳气上升，经络通达，气血充沛之时，对人体施以治疗，从而调整人体平衡，最大限度地激发人体阳气，为寒邪当令的冬季做好预防病情加重的准备。适用于：支气管哮喘中医辨证属阳虚为主，或寒热错杂以寒为主的患者，症见：咳喘反复发作，鼻涕、痰液清稀而白，背部怕寒，冬季及受寒后症状明显加重，舌质淡红，苔薄白或薄黄。药物组成：由炒白芥子、莘荽、细辛、麻黄、石菖蒲等药物组成，在夏季三伏中，分三次用姜汁调敷。用药部位：背部双侧肺俞（BL13）、心俞（BL15）、膈俞（BL17）穴，即第3、5、7胸椎棘突下两侧旁开1.5寸（2横指）处，橡皮膏固定，一般贴4~6h去掉，每隔十日贴一次，即初伏、二伏、三伏各一次，共贴三次，一般连续贴三年。

3. 中医导引技术

（1）八段锦：八段锦是目前流传最广的导引术，由八节组成，每节针对不同的脏腑。八段锦之名最早出现在南宋洪迈撰写的《夷坚乙志》。2003年由国家体育总局健身气功管理中心结合现代人的生活特点以及疾病谱的改变，在继承传统功法精髓的前提下，博采众长，对各种相关功法进行筛选，去伪存真，坚持以医学、体育以及相关科学理论为基础，进行了严格的科学实验，编创了健身气功八段锦，并全国推广。

（2）太极拳：太极拳是以中国传统儒、道哲学中的太极、阴阳辨证理念为核心思想，集颐养性情、强身健体、技击对抗等多种功能为一体，结合易学的阴阳五行之变化，中医经络学，古代的导引术和吐纳术，强调意识、呼吸、动作三者有机结合。具有养神、益气、健脾固肾、理气活血，通经络，利关节等作用，适合哮喘患者锻炼，尤其是年老体弱者。

（二）物理治疗

1. 有氧运动　有氧训练可减少中度或重度哮喘患者的痰嗜酸性粒细胞数量、降低FeNO水平、改善哮喘症状，提高VO_2max值、减少急性加重次数，而炎症程度较高者则更明显。这些结果说明有氧训练对哮喘患者在优化医疗条件下的辅助治疗可能是有益的。运动能力的提高可以改善心理状态，减少运动引起的支气管收缩和皮质类固醇的消耗。有研究表明有氧体育锻炼可通过降低夜间症状的患病率和频率改善儿童和成人夜间哮喘症状。

在室内完成有氧训练课程，每周两次，每次至少35min，持续3个月。每个课程分为3部分，5min热身，25min有氧运动，5min恢复。有氧运动前2周训练强度为VO_2max的60%，然后逐渐增加到VO_2max的70%。在此之后，如果患者连续两个训练课程没有出现哮喘症状，运动强度将会增加5%。如果PEF<70%最佳值时，建议在运动前15min使用沙丁胺醇（200μg）。在每次运动结束时，通过测量PEF值和哮喘症状来监测有氧训练的安全性。

2. 呼吸训练　呼吸训练最常采用较慢的呼吸频率和较长的呼气时间，减少过度通气和过度呼吸，从而使呼吸模式"正常化"，重点是刺激鼻腔呼吸和膈肌呼吸模式。呼吸练习将基于瑜伽的呼吸技巧，增加呼气时间，减缓呼吸流量，调节呼吸节奏。呼吸训练将分为三个阶段（每个为期一个月），8次后递增强度。

瑜伽呼吸练习技巧，包括Kapalabhati（快速呼气，随后自然吸气），Uddhiyana（完全呼气，在腹中完全没有空气的情况下用力吸气），和Agnisara（伴随一系列的腹壁的收缩和扩张进行完全呼气），课程中每个练习将进行三组，每组2min，组间休息60s。训练频率：每周2次，每次 30min。

3. 呼吸肌训练　肺过度充气(或呼气末肺容积增加)也是哮喘的一个常见特征,其原因是呼气流速受限,小气道过早关闭,肺顺应性降低和呼气末吸气肌活动增加。肺过度充气的严重程度与吸气和呼气时间比相关。过度充气使肋膈角变平,限制胸廓扩张,导致吸气障碍。增加呼吸做功,加大呼吸肌压力,导致呼吸困难。所以,改善肺过度充气可以缓解这些症状。吸气肌训练是一种技术,其目的是增强在吸气时膈肌和辅助呼吸肌的强度和耐力。吸气肌力量的增加可能减少呼吸困难和哮喘症状。有限的研究和不一致的方法确实需要进一步的研究,以更好地制定方案,使呼吸肌训练最大疗效的缓解哮喘症状。

三、运动处方

包括多种训练形式,耐力训练、力量训练、上肢训练、柔韧性训练、呼吸肌训练等。

(一)开始阶段

不能进行较大强度的耐力训练,不能使患者出现急促喘息,宜进行一些小强度的训练,例如,一些快走练习、慢走练习及四肢力量的训练,及一些传统体育八段锦、五禽戏的训练。另外,在每次训练开始时一定要做充分的准备活动,使患者得到充分的适应,还要告诉患者在运动过程中出现喘息是正常的现象不要过度害怕,让患者在训练开始前有充分的心理准备,解除患者对于喘的惧怕。在训练的过程中应该注意休息,注意及时检测患者的心率及血氧,随时注意运动负荷的变化及患者的自我感觉及患者的面部表情及运动表现,如果出现面色苍白、喘息过度剧烈及时让患者减速,逐渐地降低负荷,不要让患者突然坐下,让患者经过一段慢走再逐渐地坐下休息。在训练的结束的时候要让患者做一些拉伸、呼吸练习、静坐等活动使患者得到充分的放松。

(二)适应阶段

应该先从患者的力量耐力训练开始,以数量少、多组重复、缓慢进行为主,在训练中要注意呼吸模式与动作模式相配合、呼吸节奏与动作节奏相配合,并注意有意识地练习患者控制呼吸节奏与动作节奏的能力。

(三)提高阶段

要在第一阶段的基础上提高运动负荷,特别是耐力训练,可以先从短时间低强度的耐力训练开始逐渐过渡到长时间中高强度的耐力训练,例如不同时间的耐力训练、走跑相间的耐力训练,长时间的耐力训练,适当地提高哮喘患者的心肺耐力,提高患者的无氧阈。在本阶段患者可能经过第一阶段的训练基本上适应训练负荷,还要注意患者运动负荷的监测,负荷的增加遵循循序渐进的原则,避免过度训练诱发哮喘复发。在康复的实践中发现,过大强度的运动负荷导致哮喘在晚上加重,服药后可缓解,因此在哮喘康复训练中要及时检测运动负荷,强度过大时提醒患者降低运动强度避免诱发哮喘。另外,康复训练的提高阶段,需要提高运动负荷,但是运动负荷提高的前提是,患者在前阶段的训练中没有诱发出现哮喘影响患者休息等,在提高时可以采用波浪式提高运动负荷,从增加运动量开始,然后逐渐地增加运动强度。

(四)保持阶段

要保持患者前两阶段已经获得的训练成果。经过前两个阶段的训练运动负荷已经达到患者的能适应的极限负荷,如果再提高运动负荷可能会诱发哮喘,或者造成过度训练,给患者带来伤害。因此,在此阶段要使用一些短时间高强度训练与低强度训练相结合的训练

（如快速的垫步与慢跑相结合、冲刺跑与慢跑或者走相结合的变速训练），激发患者的运动乐趣，缓解患者的精神压力。

四、技术路线图

见图 4-2-3-1。

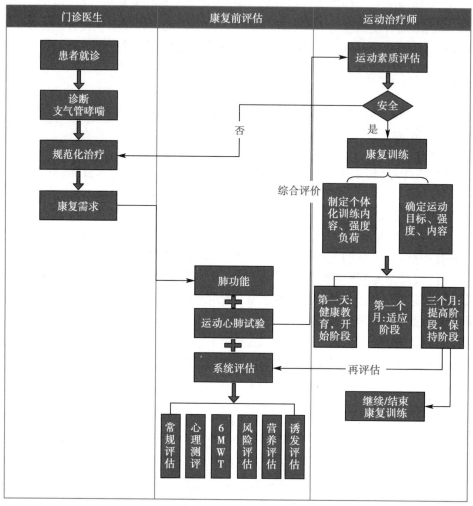

图 4-2-3-1　技术路线图

（李光熙）

参 考 文 献

［1］Vos T, Flaxman AD, Naghavi M, et al.Years lived with disability（YLDs）for 1160 sequelae of 289 diseases and injuries 1990-2010: a systematic analysis for the Global Burden of Disease Study 2010.Lancet, 2012, 380（9859）: 2163-2196.

［2］To T, Stanojevic S, Moores G, et al.Global asthma prevalence in adults: findings from the cross-sectional world health survey.BMC Public Health, 2012, 12: 204.

［3］ Cabieses B, Uphoff E, Pinart M, et al.A systematic review on the development of asthma and allergic diseases in relation to international immigration：the leading role of the environment confirmed.PLoS One, 2014, 9(8)：e105347.

［4］ 林江涛, 王文巧, 周新, 等.我国 30 个省市城区门诊支气管哮喘患者控制水平的调查结果.中华结核和呼吸杂志, 2017, 40(7)：494-498.

［5］ 林江涛, 邢斌, 唐华平, 等.2013-2014 年我国城区支气管哮喘急性发作住院患者的临床特征及住院费用的回顾性调查.中华结核和呼吸杂志, 2017, 40(11)：830-834.

［6］ Menzella F, Lusuardi M, Galeone C, et al.Tailored therapy for severe asthma.Multidiscip Respir Med, 2015, 10(1)：1.

［7］ Fajt ML, Wenzel SE.Asthma phenotypes and the use of biologic medications in asthma and allergic disease：the next steps toward personalized care.J Allergy Clin Immunol, 2015, 135(2)：299-310, 311.

［8］ Rundell KW, Anderson SD, Sue-Chu M, et al.Air quality and temperature effects on exercise-induced bronchoconstriction.Compr Physiol, 2015, 5(2)：579-610.

［9］ Shei RJ, Paris HL, Wilhite DP, et al.The role of inspiratory muscle training in the management of asthma and exercise-induced bronchoconstriction.Phys Sportsmed, 2016, 44(4)：327-334.

［10］ Balkissoon R, Kenn K.Asthma：vocal cord dysfunction(VCD)and other dysfunctional breathing disorders. Semin Respir Crit Care Med, 2012, 33(6)：595-605.

［11］ Thomas M, McKinley RK, Freeman E, et al.Breathing retraining for dysfunctional breathing in asthma：a randomised controlled trial.Thorax, 2003, 58(2)：110-115.

［12］ Mendes FA, Goncalves RC, Nunes MP, et al.Effects of aerobic training on psychosocial morbidity and symptoms in patients with asthma：a randomized clinical trial.Chest, 2010, 138(2)：331-337.

［13］ 刘云阁.肥胖对支气管哮喘非急性发作期患者肺功能的影响.罕少疾病杂志, 2017, 24(6)：6-8.

［14］ Adeniyi FB, Young T.Weight loss interventions for chronic asthma.Cochrane Database Syst Rev, 2012, 7：CD9339.

［15］ Moreira A, Bonini M, Garcia-Larsen V, et al.Weight loss interventions in asthma：EAACI evidence-based clinical practice guideline(part I).Allergy, 2013, 68(4)：425-439.

［16］ Willeboordse M, van de Kant KDG, Tan FE, et al.A Multifactorial Weight Reduction Programme for Children with Overweight and Asthma：A Randomized Controlled Trial.PLoS One, 2016, 11(6)：e157158.

［17］ Gref A, Rautiainen S, Gruzieva O, et al.Dietary total antioxidant capacity in early school age and subsequent allergic disease.Clin Exp Allergy, 2017, 47(6)：751-759.

［18］ Schultz AA, Schauer JJ, Malecki KM.Allergic disease associations with regional and localized estimates of air pollution.Environ Res, 2017, 155：77-85.

［19］ Fan J, Li S, Fan C, et al.The impact of PM2.5 on asthma emergency department visits：a systematic review and meta-analysis.Environ Sci Pollut Res Int, 2016, 23(1)：843-850.

［20］ 王彬, 周芸, 马继轩, 等.挥发性有机物致呼吸系统损害的流行病学研究综述.环境与职业医学, 2018, 5：471-477.

［21］ 焦玥, 吴中朝, 周文娜, 等.《循证针灸临床实践指南：成人支气管哮喘》解读.中国针灸, 2016, 36(5)：529-534.

［22］ Mendes FA, Almeida FM, Cukier A, et al.Effects of aerobic training on airway inflammation in asthmatic patients.Med Sci Sports Exerc, 2011, 43(2)：197-203.

［23］Francisco CO，Bhatawadekar SA，Babineau J，et al.Effects of physical exercise training on nocturnal symptoms in asthma：Systematic review.PLoS One，2018，13（10）：e204953.

［24］Mendes FA，Goncalves RC，Nunes MP，et al.Effects of aerobic training on psychosocial morbidity and symptoms in patients with asthma：a randomized clinical trial.Chest，2010，138（2）：331-337.

［25］Franca-Pinto A，Mendes FA，de Carvalho-Pinto RM，et al.Aerobic training decreases bronchial hyperresponsiveness and systemic inflammation in patients with moderate or severe asthma：a randomised controlledtrial.Thorax，2015，70（8）：732-739.

［26］Lougheed MD，Fisher T，O'Donnell DE.Dynamic hyperinflation during bronchoconstriction in asthma：implications for symptom perception.Chest，2006，130（4）：1072-1081.

［27］Illi SK，Held U，Frank I，et al.Effect of respiratory muscle training on exercise performance in healthy individuals：a systematic review and meta-analysis.Sports Med，2012，42（8）：707-724.

［28］Wanrooij VH，Willeboordse M，Dompeling E，et al.Exercise training in children with asthma：a systematic review.Br J Sports Med，2014，48（13）：1024-1031.

［29］Bacon S L，Lemiere C，Moullec G，et al.Association between patterns of leisure time physical activity and asthma control in adult patients.BMJ Open Respir Res，2015，2（1）：e83.

［30］Minatto G，Barbosa FV，Berria J，et al.School-Based Interventions to Improve Cardiorespiratory Fitness in Adolescents：Systematic Review with Meta-analysis.Sports Med，2016，46（9）：1273-1292.

［31］Jensen ME，Gibson PG，Collins CE，et al.Diet-induced weight loss in obese children with asthma：a randomized controlled trial.Clin Exp Allergy，2013，43（7）：775-784.

［32］Silva RA，Almeida FM，Olivo CR，et al.Exercise reverses OVA-induced inhibition of glucocorticoid receptor and increases anti-inflammatory cytokines in asthma.Scand J Med Sci Sports，2016，26（1）：82-92.

第三章

间质性肺疾病的呼吸康复

间质性肺疾病（interstitial lung disease，ILD）是一组以不同程度的炎症和纤维化为主要表现的急、慢性肺脏疾病，主要表现为渐进性劳力性气促、限制性通气功能障碍伴弥散功能降低、低氧血症，甚至呼吸衰竭，是全球最常见的第四十种死亡原因。过去 10 年来，国内外研究均显示 ILD 发病率呈逐年上升趋势，死亡率也较 10 年前上升了 52%。ILD 患者在临床上主要表现为不可逆的、渐进性的呼吸功能衰退。已经有越来越多的证据证明，呼吸康复是改善 ILD 患者症状、健康相关的生活质量和功能状态的有效干预措施，是临床医疗的进一步扩展，是近年来迅速发展起来的一个全新的领域。

第一节 概　述

一、病因

引起 ILD 的病因很多，例如粉尘吸入、药物损伤、吸烟、过敏、感染因素等，但仍有些病因目前尚仍不清楚。

二、病理生理

虽然不同类型 ILD 的病理学改变各不相同，但存在着相似的病理生理学过程。主要包括肺顺应性降低、肺容量减少、弥散功能障碍、通气 / 血流比例失调、低氧血症，尤其是以运动负荷后加重为特征，而无明显的二氧化碳潴留，久而久之可形成肺动脉高压。

三、分类

ILD 的分类方法很多，现阶段最常用的是美国胸科学会（American thoracic society，ATS）与欧洲呼吸学会（European respiratory society，ERS）所发表的专家共识中对 ILD 的分类方法。该共识中将 ILD 分成：①已知病因的 ILD；②特发性间质性肺炎（idiopathic interstitial pneumonias，IIPs）；③肉芽肿性 ILD；④其他罕见的 ILD（表 4-3-1-1）。

表 4-3-1-1　ATS/ERS 间质性肺疾病的临床分类

分类	具体疾病
已知病因的 ILD	职业或环境有害物质诱发的 ILD
	药物或治疗引起的 ILD
	结缔组织疾病或血管炎相关性 ILD
IIPs	特发性肺纤维化
	特发性非特异性间质性肺炎
	呼吸性细支气管炎间质性肺疾病

分类	具体疾病
IIPs	脱屑性间质性肺炎隐源性机化性肺炎
	急性间质性肺炎
	特发性淋巴细胞性间质性肺炎
	特发性胸膜肺实质弹力纤维增生症
肉芽肿性ILD	结节病
其他罕见的ILD	肺泡蛋白质沉积症
	肺淋巴管平滑肌瘤病
	肺朗格汉斯细胞组织细胞增生症
	特发性肺含铁血黄素沉着症
	慢性嗜酸性粒细胞性肺炎
	肺泡微石症
	肺淀粉样变

四、临床表现

多为隐袭性发病，逐渐进展的劳力性呼吸困难是最常见症状，常伴有干咳。因为症状隐匿，容易被忽视。进展到后期可出现肺动脉高压和Ⅰ型呼吸衰竭。查体可见的主要体征为呼吸频速、口唇发绀，双下肺为著的Velcro啰音是典型体征，有些患者可见杵状指（趾）。

五、辅助检查

ILD患者的辅助检查主要包括胸部影像学、肺功能、动脉血气，有条件可进行纤维支气管镜和支气管肺泡灌洗检查，必要时进行肺活检。

（一）胸部影像学检查

胸部影像学检查包括胸片和肺CT，肺CT尤其是高分辨CT观察病变更为清晰，有助于分析肺部病变的性质、分布及严重程度。早期异常征象有磨玻璃样阴影、肺纹理增多，病变进展可出现广泛网格影、网状结节影、结节状影等，晚期呈蜂窝肺样改变，病变常累及两侧肺野。

（二）肺功能检查

肺功能检查的特征性改变为限制性通气功能障碍和弥散功能障碍，早期多表现为CO弥散量下降，病情进展可出现肺总量、肺活量和功能残气量减少，一般不伴有气道阻力的增加。

动脉血气分析可见低氧血症，轻症患者休息时可缓解，终末期可出现Ⅰ型呼吸衰竭。

（三）支气管镜及肺泡灌洗

通过支气管镜和支气管肺泡灌洗可观察气道黏膜，收取肺泡灌洗液进行细胞分类及上清液生化、免疫测定，对ILD的诊断、活动性判断及疗效评估有一定价值。

（四）肺活检

肺活检的方式有两种，一种是经支气管或经皮肺活检，创伤性小，取材简便易行，但因取材标本小，不足以评估肺组织纤维化和炎症的程度；另一种是开胸肺活检，取材理想，对明确 ILD 类型、致病因子及研究发病机制均有重要价值,但创伤大,医疗费用高,部分重症 ILD 患者难以承受,需酌情进行,近年来逐渐开展的经胸腔镜肺活检大大降低了创伤和手术风险。

六、诊断

ILD 的诊断需结合患者的病史、临床表现和相应的辅助检查进行。

(一)询问职业史和接触史

ILD 中约 1/3 致病原因已明确,其中以职业环境接触外源性抗原较为常见,所以需仔细询问职业史、粉尘接触史、爱好、用药史等。

(二)临床表现

渐进性加重的劳力性呼吸困难是最常见症状,通常伴有干咳,肺部听诊到 Velcro 啰音可帮助确诊。

(三)辅助检查

肺部影像学检查可见磨玻璃样阴影、网格影、结节影、蜂窝样改变等征象;肺功能检查表现为限制性通气功能障碍和弥散功能障碍;纤维支气管镜肺泡灌洗及肺活检结果有助于疾病的诊断及分型。

七、药物治疗

ILD 种类繁多,在去除病因和诱因的基础上,部分患者应用药物治疗可达到较好的疗效。

(一)糖皮质激素

间质性肺疾病患者在药物治疗上常首选口服糖皮质激素。治疗有效或病情稳定的患者应当慎重逐渐减量,并尽量避免由减量或停药导致的复发。关注如皮肤瘀斑、骨质疏松、糖尿病、消化道出血等全身不良反应。重度患者或急性患者的初始治疗上可采用冲击疗法。

(二)免疫抑制药物

对于初始疾病更严重、糖皮质激素疗效不佳或不耐受的患者,可另加用免疫抑制剂。初期治疗常选择硫唑嘌呤和吗替麦考酚酯;难治性患者可选择环磷酰胺、利妥昔单抗或钙调磷酸酶抑制剂。

(三)其他药物

针对部分对糖皮质激素及免疫抑制剂反应不佳的间质性肺疾病如特发性肺纤维化,可使用 N- 乙酰半胱氨酸或吡非尼酮来缓解患者肺功能的恶化。

第二节　呼吸康复的适应证、禁忌证和评估

2019 年慢性阻塞性肺疾病(chronic obstructive pulmonary disease,COPD)全球倡议指出,各阶段慢阻肺患者均可从呼吸康复治疗中获益:改变他们的运动耐力,降低呼吸困难和疲劳。2013 年 ATS/ERS 的共识报告推荐,不管基础疾病如何,在慢性呼吸道疾病管理中建议使用呼吸康复。但是,现有的主要国际指南在针对 ILD 患者呼吸康复的推荐方面尚不明确,特别是在适合呼吸康复的相关 ILD 类型、患者选择、方案构成和康复获益的长期维持策略

方面。2011年及2015年ATS联合ERS、日本呼吸学会(Japanese respiratory society，JRS)及拉丁美洲胸科协会(Latin American thoracic association，ALAT)共同发表的特发性肺纤维化(idiopathic pulmonary fibrosis，IPF)诊治指南中指出，应对大多数IPF患者实施呼吸康复治疗。2017年澳大利亚及新西兰联合发布的呼吸康复指南中指出呼吸康复训练对ILD患者是有益的。2018年JRS发表的IPF治疗指南中指出，处于慢性期的IPF患者应接受呼吸康复治疗。呼吸康复可改善患者的运动耐力、减轻患者的呼吸困难并提高患者的生活质量，且患者基线功能越差，从中获得益处越多。但尚无证据表明应区别化制订ILD患者与慢阻肺患者呼吸康复方案，且无证据表明应根据不同的ILD种类制订不同的呼吸康复方案。ILD患者呼吸康复长期的获益效果尚不明确。

高强度耐力训练是呼吸康复的最常用办法。由于慢性呼吸系统疾病患者常常出现通气受限、气体交换和肺循环障碍、下肢肌肉功能受限、呼吸肌功能受限等症状，因此在开展运动康复之前，应当对患者进行详细的个体化评估。在开展运动训练过程中，应当避免劳力性呼吸困难的发生，并在有氧气供给的康复中心进行。此外，当患者合并心力衰竭、严重肺动脉高压、严重呼吸衰竭、脊柱及肋骨骨折、关节炎等疾病，或者患者病情不稳定或处于急性期时，应当避免进行剧烈运动康复训练。

ILD患者的康复评估包括：肺功能评估、呼吸肌功能评估、运动能力评估、日常生活活动能力评估、生活质量评估、呼吸困难程度评估和焦虑抑郁状态评估，相关评估方法参见第二篇的相关内容。

ILD以运动性呼吸困难、运动性低氧血症、骨骼肌功能减退和运动不耐受为特征，运动能力降低是所有ILD的共同特征。与静息状态下测定的肺功能相比，运动能力的降低与死亡率的增加之间存在着密切的关系，特别是在IPF患者。因此，运动能力评估能够更可靠地预测ILD患者预后。在评价运动耐力方面，6MWT比肺功能更加精确。近年来临床上常用6WMD反映ILD患者的全身运动能力。

第三节　呼吸康复方案

呼吸康复方案在慢阻肺患者中已经得到广泛评估和验证，这些方案在减少呼吸道和非呼吸道(即周围肌肉疲劳)症状和改善功能表现状态方面是有效的。同样，在ILD患者中也有使用呼吸康复的理由。运动训练是ILD患者呼吸康复的核心环节。其他干预措施包括教育、营养治疗和心理社会支持，以及有助于最佳疾病管理的行为模式训练，促进患者建立积极健康的行为模式。这包括应对技能、自我药物治疗、早期识别和治疗急性病情加重及呼吸困难、使用氧气以及日常生活活动的管理。

一、呼吸康复计划制订

(一)呼吸康复计划的时长

2013年ATS/ERS的共识报告中推荐，在慢阻肺患者中较长的呼吸康复方案可比较短的方案产生更持久的效益。由于运动周期长短对呼吸康复效果的研究结果差别较大，因此指南推荐慢阻肺患者的呼吸康复周期为8~12周。但目前国内外针对ILD患者的理想呼吸康复时间尚没有明确统一的指南。英国临床优化研究所指南提出，针对IPF患者应该每隔

6~12 月进行一次呼吸康复。另有一项包含九个回顾性研究的综述中指出,门诊 ILD 患者的康复计划的时间范围为 5~12 周。

(二)呼吸康复时机

尽管目前的研究结果不能确定 ILD 的科室呼吸康复的最佳时机,但倾向于指导患者在疾病早期进行呼吸康复训练,可能会带来更大的益处。

二、呼吸康复处方

呼吸康复训练包括运动训练、上肢训练、柔韧性训练、神经肌肉电刺激疗法、呼吸功能训练、康复体操及呼吸康复后维持策略等几个部分,其中运动训练是 ILD 患者呼吸康复的核心环节。恰当的呼吸康复训练有助于提高患者有氧能力、肌肉力量和灵活性,有助于减少劳累时的呼吸困难和改善功能状态。此外,呼吸康复还有心理社会方面的好处,帮助患者了解他们的疾病,并且可以减轻焦虑和抑郁。由于这些优点,人们普遍认为 ILD 患者可能从呼吸康复中获益。现阶段临床上均以慢阻肺患者的呼吸康复为参考,目前国内外针对 ILD 患者的理想呼吸康复训练尚无明确统一的指南。

(一)运动训练

运动训练(exercise training)被认为是呼吸康复的基础,是改善患者肌肉功能最有效的康复手段。在开始运动训练计划之前,需要进行运动评估,以个性化运动处方,评估补充氧气的潜在需求,帮助排除一些心血管并发症,并帮助确保干预的安全性。

1. 耐力训练 耐力训练(endurance training)的目的是调节运动相关肌肉,改善心肺功能,以便增加体力活动,减少呼吸困难与疲劳。

骑自行车或步行是呼吸康复中耐力训练最常用的运动方式。每周 3~5 次,每次进行 20~60min 的持续高强度运动,Borg 评分达到 4~6 分或感知运动评分达到 12~14 分的运动强度被认为有效强度。如果个别患者无法耐受,可适当进行低强度耐力训练或间歇训练作为替代方案。在最大耐力负荷下进行耐力训练时,应持续监测,根据每个人具体情况及时调整的耐力训练课的强度,以便在每次训练课期间达到最大耐受运动负荷。

2. 间歇训练 当患者难以达到目标强度或持续时间时,间歇训练(interval training)可作为标准耐力训练的替代方案。

训练间隔时间可以是 30s、1min 或更长。它在原有耐力训练的基础之上,使高强度运动、低强度运动及休息有规律的组合,以减少患者在训练过程中呼吸困难、疲劳等症状的发生。由于需要严格完成训练计划中运动强度的转换,因此间歇训练需要专业人员指导与陪伴。

3. 阻力 / 力量训练 阻力(或力量)训练(resistance/strength training)通过反复举起重量负荷来训练局部肌群一种运动方式,是呼吸康复训练的重要组成部分。

成年人应采取每周 2~3d,每次 1~3 组,每组 8~12 次的阻力训练。负荷量应达到原始负载的 60%~70%,或在 8~12 次重复训练后出现疲劳感。当患者能够在每一组训练中多重复 6~12 次时,可通过增加重量、阻力、每一组的重复次数、组数和 / 或减少休息时间来增加运动量以达到超负荷。与耐力训练相比,阻力(或力量)训练更能够提高肌肉的质量及力量。阻力(或力量)训练耗氧量较低,引起的心肺反应较少。因此,难以耐受耐力训练及间歇训练的晚期肺部疾病的患者,可以尝试采用阻力(或耐力)训练作为替代方案。

（二）上肢训练

日常生活中的许多活动均需要上肢肌群的参与，因此上肢训练（upper limb training）对慢性呼吸系统疾病患者具有重要意义。其主要靶向肌肉包括肱二头肌、肱三头肌、背阔肌和胸肌。上肢训练包括有氧训练、阻力训练等多种方式，如手臂循环测力计训练、举木桩、投球等。但就目前的研究来看，上肢训练仅仅能改善上肢肌群的功能，而对其他方面如与健康相关的生活质量、6MWT 及呼吸困难等指标未见明显改善。

（三）柔韧性训练

柔韧性训练（flexibility training）是呼吸康复中常用的一种训练方式，常常与其他训练方式组合进行。肩膀抬高及躯干屈曲等体位异常可导致背痛，进而改变呼吸技能。改善胸部的活动度和体位可以增加慢性呼吸系统疾病患者的肺活量。

患者可每周进行 2~3 次上下肢的柔韧性锻炼来伸展主要肌肉群，如小腿、四头肌和二头肌，以及通过锻炼来增加颈部、肩部和躯干的运动范围。

（四）神经肌肉电刺激疗法

经皮神经肌肉电刺激（neuromuscular electrical stimulation，NMES）骨骼肌是一种不需要常规运动训练的、替代性的康复技术。其通过特定的刺激强度、频率、持续时间和波形来诱发特异性肌肉收缩，以达到锻炼的目的。

短期的 6~12 周的运动训练可使患者在数月至 1 年甚至是更长时间内受益。目前适宜的针对 ILD 患者的运动训练的频率、强度、时间持续以及特异性的训练内容都没有统一方案。由于电刺激一般耐受性良好、副作用小、且不会诱发呼吸困难及造成心肺负担，因此格外适合于病情较为严重的、心脏严重受限的以及活动不便的患者。便携式电刺激器体积小且价格相对便宜，适合家庭使用。但体内植入了电子设备如起搏器或除颤器、心律失常、心梗、癫痫、全膝关节或髋关节置换的患者，需在咨询专科医生后意见后谨慎使用。

（五）呼吸功能训练

呼吸肌训练集中在力量与耐力两方面，以吸气肌为训练中心。制订中等强度负荷 - 中等收缩速度处方，建议训练频率为 1~2 次 /d，20~30min/d，3~5 次 / 周，持续 6 周。呼吸肌训练主要包括：腹式呼吸法、缩唇呼吸法及吸气肌训练。现阶段也已将三球式简易呼吸器、吸气肌训练器等呼吸训练器应用于呼吸康复治疗中。逐渐增加呼吸功能训练的阻力通过反复力量训练，提高吸气肌的强度和耐力，进而增加患者的用力肺活量并降低呼吸劳累感。

（六）康复体操

康复体操包括改良的太极拳、呼吸操、八段锦、瑜伽等多个种类，可以充分锻炼全身肌肉的力量性，肢体的柔韧性及动作的协调性。由于康复体操动作相对舒缓，操作简单易行，因此适合于有明显呼吸困难的 ILD 患者。

（七）呼吸康复后维持策略

一些研究表明，ILD 的呼吸康复从近期效应看可明显改善患者病情，但持续的运动训练仅对部分 ILD 患者有远期疗效，这可能与患者的依从性变差密切相关。理论上远期康复的持续时间越长、患者的依从性越好，患者从康复训练中的获益越大。但现阶段尚无维持策略能否巩固呼吸康复的相关报道。尽管目前的研究结论不能确定 ILD 患者的呼吸康复的最佳时机，但指导患者在疾病过程的早期康复，可能会带来更大的益处。这需要进一步的研究来确认哪些患者从康复中受益最大，确定哪种康复的组成部分在 ILD 患者中特别有价值，确定导致最大生理效益的耐力和耐力运动处方的参数，并探讨是否有可用于增强康复的长期效益的策略。

三、患者教育

ILD 患者的健康教育是呼吸康复的必要环节。其内容主要包括：了解 ILD 疾病相关的基本知识、病因、症状、严重程度、就医指征；学会自我疾病管理及目标设定；学会正确使用药物、控制轻症病情的常用方法；学会正确的康复锻炼方法；学会保持营养，积极戒烟；学会和病友医生沟通等。有效的健康教育可以提高患者及家属对 ILD 疾病的认识和自我监测的能力，减少急性加重次数，提高生活质量。

四、心理康复

由于进行性的呼吸功能衰退，ILD 患者常因疾病影响出现焦虑、抑郁，导致生活质量下降、甚至对呼吸康复和药物治疗的依从性下降。在疾病治疗过程中，应关注患者的心理状况，及时给予心理辅导，使患者树立对疾病康复的信心。对于存在严重心理障碍的患者，应对其进行专业的心理干预。

五、营养

加强饮食指导，指导患者均衡饮食，嘱患者多食用营养丰富且富含维生素的食物。尽量减少食用辛辣、刺激以及油腻食物，遵循少食多餐的原则。告知其进食速度不宜过快，避免呛咳。

总之，ILD 患者的呼吸康复治疗是一个多学科的综合干预措施，它包含运动训练、呼吸训练、教育、心理干预等治疗方式。健康教育是基础，运动训练是核心，心理和行为干预是重要组成部分。每个参与者的运动处方是基于他们的病史和运动能力，包括上肢和下肢训练，并结合力量和耐力要素。成功的康复训练需要具备三要素：采取个体化的康复方案，聚焦于个体评估，个体目标和个体效果。

（王　玮）

参 考 文 献

[1] Spruit MA, Singh SJ, Garvey C, et al.An official American Thoracic Society/European Respiratory Society statement: key concepts and advances in pulmonary rehabilitation.Am J Respir Crit Care Med, 2013, 188(8): e13-64.

[2] Raghu G, Collard HR, Egan JJ, et al.An official ATS/ERS/JRS/ALAT statement: idiopathic pulmonary fibrosis: evidence-based guidelines for diagnosis and management.Am J Respir Crit Care Med, 2011, 183(6): 788-824.

[3] Raghu G, Rochwerg B, Zhang Y, et al.An Official ATS/ERS/JRS/ALAT Clinical Practice Guideline: Treatment of Idiopathic Pulmonary Fibrosis.An Update of the 2011 Clinical Practice Guideline.Am J Respir Crit Care Med, 2015, 192(2): e3-19.

[4] Alison JA, Mckeough ZJ, Johnston K, et al.Australian and New Zealand Pulmonary Rehabilitation Guidelines. Respirology(Carlton, Vic), 2017, 22(4): 800-819.

[5] Nakazawa A, Cox NS, Holland AE.Current best practice in rehabilitation in interstitial lung disease.Ther Adv Respir Dis, 2017, 11(2): 115-128.

［6］Huppmann P, Sczepanski B, Boensch M, et al.Effects of inpatient pulmonary rehabilitation in patients with interstitial lung disease.Eur Respir J, 2013, 42(2): 444-453.

［7］Dowman L, Hill CJ, Holland AE.Pulmonary rehabilitation for interstitial lung disease.Cochrane Database Syst Rev, 2014, (10): Cd006322.

［8］Sharp C, Mccabe M, Hussain MJ, et al.Duration of benefit following completion of pulmonary rehabilitation in interstitial lung disease-an observational study.QJM, 2017, 110(1): 17-22.

［9］Hansen H, Beyer N, Frolich A, et al.Intra-and inter-rater reproducibility of the 6-minute walk test and the 30-second sit-to-stand test in patients with severe and very severe COPD.Int J Chron Obstruct Pulmon Dis, 2018, 13: 3447-3457.

［10］Holland AE, Dowman LM, Hill CJ.Principles of rehabilitation and reactivation: interstitial lung disease, sarcoidosis and rheumatoid disease with respiratory involvement.Respiration, 2015, 89(2): 89-99.

［11］Dowman LM, Mcdonald CF, Hill CJ, et al.The evidence of benefits of exercise training in interstitial lung disease: a randomised controlled trial.Thorax, 2017, 72(7): 610-619.

［12］Spielmanns M, Gloeckl R, Schmoor C, et al.Effects on pulmonary rehabilitation in patients with COPD or ILD: A retrospective analysis of clinical and functional predictors with particular emphasis on gender.Respir Med, 2016, 113: 8-14.

［13］Tonelli R, Cocconcelli E, Lanini B, et al.Effectiveness of pulmonary rehabilitation in patients with interstitial lung disease of different etiology: a multicenter prospective study.BMC Pulm Med, 2017, 17(1): 130.

［14］Vainshelboim B, Olivera J, Fox BD, et al.Long-term effects of a 12-week exercise training program on clinical outcomes in idiopathic pulmonary fibrosis.Lung, 2015, 193(3): 345-354.

［15］周敏, 赵建平. 现代肺康复常用方法. 中国实用内科杂志, 2018, 38(5): 410-413.

［16］任晓霞, 杨汀. 间质性肺疾病肺康复治疗研究进展. 中国实用内科杂志, 2018, 38(5): 19-22.

第四章

肺动脉高压的呼吸康复

肺动脉高压(pulmonary hypertension, PH)指肺动脉压力升高超过一定界值的一种血流动力学和病理生理状态,其血流动力学诊断标准为:海平面静息状态下,右心导管检测肺动脉平均压≥25mmHg。PH 是常见病、多发病,且致残率和致死率均很高,应引起人们的高度重视。PH 既可以是一种独立的疾病,也可以是并发症,或者是综合征,最终均可导致右心衰竭危及生命。

早在 2009 年的 ESC/ERS 肺动脉高压指南首次推荐在康复专家的督导下进行康复治疗,至 2015 年 ESC/ERS 肺动脉高压指南中仍推荐进行康复治疗。

2017 年 Morris NR 等依据已有的证据对 PH 患者运动康复的有效性和安全性进行了系统评价。评估了运动康复对患者运动能力、运动期间的不良事件、与健康相关的生活质量(HRQoL)以及心肺血流动力学、功能分级、随访期间的临床恶化、死亡率和 B 型脑钠肽的变化进行了荟萃分析。研究纳入了 6 个 RCT 研究共涉及 206 例患者,其中 5 篇可获得数据文章(165 例患者),以 PAH 患者为主。受试者包括了在院与出院的患者,运动训练包括了上肢与下肢的训练,评价提示运动训练有助于改善 6-MWT、峰值氧耗以及患者的生活质量等,总体评估证据级别为低质量证据。新近在线发表的一篇文章以评估运动为基础的康复计划是否可以改善 PH 患者的运动能力和生活质量为目标,对近 20 项已发表的研究证据(质量参差不齐)进行了汇总,认为 PH 管理中运动训练有助于运动能力和生活质量的改善。最新发布的澳大利亚和新西兰的肺康复指南也对基于运动的肺康复治疗 PH 进行了推荐。

第一节　肺动脉高压概述

一、病因

2008 年世界卫生组织(WHO)第 4 届肺动脉高压会议修订了 PH 的分类,依据不同 PH 组相似的临床表现、病理表现、血流动力学特征和治疗策略,将 PH 分为 5 大类,分别是:①动脉性肺动脉高压(pulmonary arterial hypertension, PAH);②左心疾病所致肺动脉高压;③肺部疾病和 / 或低氧所致肺动脉高压;④慢性血栓栓塞性肺动脉高压(chronic thromboembolic pulmonary hypertension, CTEPH);⑤未明多因素机制所致肺动脉高压。2015 年欧洲心脏病学会(ESC)和欧洲呼吸学会(ERS)PH 的诊断和治疗指南也沿用了这一分类标准。其中动脉性肺动脉高压(PAH,第 1 组)是一种独立的临床疾病,其特征是存在毛细血管前肺动脉高压,肺血管阻力大于 3WU,没有其他原因引起毛细血管前肺动脉高压的情况,如肺疾病、CTEPH 或其他罕见疾病。PAH 包括具有相似临床影像表现和几乎相同的肺部微循环病理变化的若干种类型(表 4-4-1-1)。

表 4-4-1-1 PH 的血流动力学定义

定义	血流动力学特征	临床分组
PH	PAP≥25mmHg	所有分组
毛细血管前 PH	PAP≥25mmHg PAWP≤15mmHg PVR>3WU	①PAH ③肺部疾病和/或低氧所致肺动脉高压 ④CTEPH ⑤未明多因素机制所致肺动脉高压
毛细血管后 PH	PAP≥25mmHg PAWP>15mmHg	①左心疾病所致肺动脉高压 ⑤未明多因素机制所致肺动脉高压
孤立性毛细血管后 PH	DPG<7mmHg 和/或 PVR≤3WU	
混合型毛细血管后 PH	DPG≥7mmHg 和/或 PVR>3WU	

备注:PAPm:平均肺动脉压;PAWP:肺动脉楔压;DPG:舒张压梯度;PVR:肺血管阻力;WU:Wood 单位

二、病理生理

虚弱、疲劳和呼吸困难是肺动脉高压患者最常见的症状。这些症状常可归因于中心性或外周性因素。中心性因素主要指右心室(RV)收缩和左心室(LV)舒张功能的共同受损;同时由于肺毛细血管床的硬化,及室间隔左移,过高的左室内压使右室充盈减少,从而导致左心排出量不足。肺动脉高压患者的外周功能减退与慢性心衰相似。慢性低灌注对四肢肌群和呼吸肌肉均造成不良的影响。有研究证实了肺动脉高压患者与对照组相比,吸气肌群减弱,导致最大口腔吸气压和跨膈压显著降低。因此,这些患者只能通过较弱的吸气能力来满足较高的通气需求。吸气肌受损使吸气力量不足,从而出现早期疲劳和呼吸困难,终末期常伴随有呼吸模式的改变。

周围肌肉的结构变化导致运动能力的受损,Ⅰ型/Ⅱ型肌纤维比例降低,Ⅰ型纤维的横截面积变小,肌肉萎缩,收缩力减弱;而呼吸肌肉的减弱直接与呼吸困难相关。运动能力的损害是影响生活质量的最直接的因素,并常常导致焦虑和抑郁症状。

低氧血症和肺通气/灌注失调,使肺动脉高压患者呈现典型的过度通气和低碳酸血症。已经有研究表明,在肺动脉高压患者中,低碳酸血症是吸气肌提供较高通气需求的一个标志,也被认为是预后不良的指标之一。吸气肌肉的慢性机械负荷(因过度换气而引起)以及慢性低灌注导致的肌肉纤维细胞结构变化,均与心力衰竭患者的改变相似。肌肉改变还可能与肺动脉高压病理生理、循环炎症介质的存在以及不良预后有关。

此外,交感神经系统的急性激活是一种适应性反应,旨在重建或维持心排出量和全身动脉压力水平。然而,长期的交感神经过度活跃会产生有害影响,并加速疾病的进展。肺动脉高压时副交感神经活动也减少。自主神经失调可能与压力反射敏感性降低、运动耐受不良与肺动脉高压患者通气效率低下有关,这些改变同样与心衰患者相似。

三、临床表现

PH 的临床表现缺乏特异性，主要与进行性右心室功能障碍有关。最初的症状常出现在用力以后，包括呼吸急促、疲劳、虚弱、心绞痛和晕厥。少数患者可能有干咳和运动引起的恶心和呕吐。休息时即有症状仅出现在晚期病例中。伴随右心功能不全的进展，患者可出现腹胀和踝关节水肿。PH 的临床症状也会受到基础疾病的影响，例如慢阻肺、左心疾病等，除可以出现呼吸急促，常常伴有咳嗽、咳痰、运动耐力降低等。

部分患者的临床表现可能与 PH 的机械并发症及肺血管床血流分布异常有关。包括支气管动脉肥大破裂引起的咯血以及肺动脉扩张压迫左喉返神经引起的声音嘶哑，大气道受压所致的喘息，左侧冠状动脉受压引起的心肌缺血、心绞痛等。肺动脉明显扩张可导致其破裂或剥离，造成心脏压塞的症状和体征。

PH 的体征包括左胸骨旁饱满、肺动脉瓣区第二心音增强、右室性第三心音、三尖瓣反流的全收缩期杂音和肺动脉瓣反流的舒张期杂音。颈静脉压升高、肝大、腹水、周围水肿和四肢冰凉是疾病晚期的特征，肺部查体通常没有干啰音和爆裂声。

四、辅助检查

评估肺动脉高压的程度，可有效预估病情程度和康复治疗的获益及风险。肺动脉高压可通过：胸部 X 线、胸部 CT、心脏超声、右心导管检查进行评估，其中右心导管检查是测定肺动脉压力最准确的方法和诊断的金指标。行血清心肌酶谱、肌钙蛋白、前脑钠肽检查，有助于评估心肌损伤的情况；心脏超声可用于 PH 的鉴别诊断和病情评估，了解血流动力学改变，评估左心及右心功能，估测肺动脉压力。

胸部 CT、肺功能、多导睡眠监测和血气分析常用于评估患者是否存在慢性肺部疾病及呼吸衰竭、低 / 高碳酸血症等。肺通气灌注扫描有助于 CTEPH 的诊断。胸部影像如胸部 X 线、CT 及膈肌超声可以评估主要的呼吸肌肉形态和功能的改变，呼气峰值流速、跨膈压、最大吸气压可用于评估呼气及吸气肌肉功能。6-MWT 和心肺运动试验对判断 PH 病情严重程度和治疗效果有重要意义。通常还可以借助 mMRC、呼吸困难指数、SGRQ 等量表评估患者主要症状的严重程度。

五、诊断

PH 的诊断应包括四个步骤：①临床怀疑 PH；②证实 PH 的存在；③对 PH 进行临床分类；④对 PH 进行临床评估。PH 的诊断流程见图 4-4-1-1。

六、药物治疗

1. 口服抗凝剂。
2. 利尿剂。
3. 洋地黄类药物和多巴胺。
4. 钙通道阻滞剂。
5. 合成的前列环素及其类似物。
6. 内皮素 -1 受体拮抗剂。
7. 5 型磷酸二酯酶抑制剂。
8. 联合治疗。

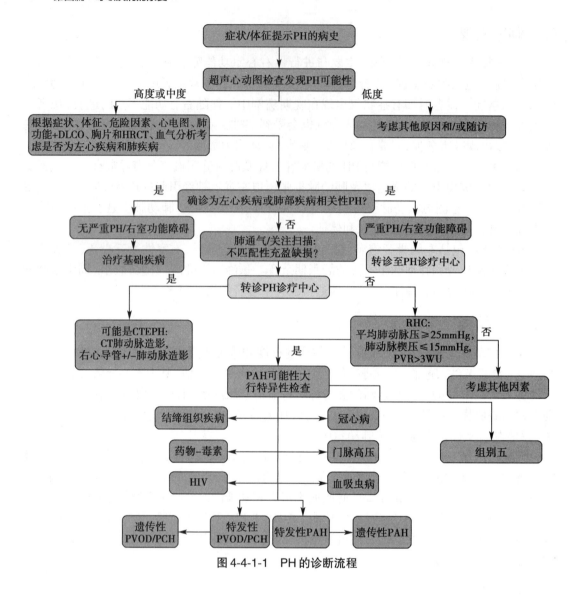

图 4-4-1-1 PH 的诊断流程

第二节 呼吸康复的适应证和禁忌证

对所有不存在禁忌证的肺动脉高压患者给予呼吸康复治疗。

禁忌证：临床病情不稳定、感染未控制、急性呼吸衰竭及训练时可导致病情恶化的其他临床情况，严重的认知缺陷及影响记忆和依从性的精神疾病导致无法配合者。

第三节 评 估

（一）临床体格检查

综合评估患者意识状态、精神状态、营养状态；检查呼吸频率、是否存在呼吸困难及异常呼吸运动、辅助呼吸肌参与呼吸、矛盾呼吸；检查心率、节律、有无心音增强、亢进及分裂、杂音等；检查腹部异常体征；评估心功能状态；评估下肢有无静脉曲张和/或水肿，四肢肌肉容量、肌力和肌张力状况等。

（二）肺动脉高压的评估

评估肺动脉高压的程度，可有效预估病情程度和康复治疗的获益及风险。肺动脉高压可通过：胸部 X 线、胸部 CT、心脏超声、右心导管检查进行评估。

（三）心、肺功能的评估

1. 心功能评估　除体格检查外，可以进行血清心肌酶谱、肌钙蛋白、前脑钠肽检查；心脏超声有助于评估左心及右心功能，估测肺动脉压力。在患者进入康复计划前，需对患者的心脏功能进行充分的评估和分级。

2. 呼吸功能评估　胸部 CT、肺功能和血气分析常用于评估患者是否存在慢性肺部疾病及呼吸衰竭、低/高碳酸血症等。胸部影像如胸部 X 线、胸部 CT 及膈肌超声可以评估主要的呼吸肌肉形态和功能的改变，呼气峰值流速、跨膈压、最大吸气压可用于评估呼气及吸气肌肉功能。通常还可以借助 mMRC、呼吸困难指数、SGRQ 等量表评估患者主要症状的严重程度。

3. 心肺运动试验　是目前普遍使用的衡量人体呼吸和循环功能水平的检查之一，作为一种诊查手段，在负荷递增的运动中反映人体的心肺功能指标，了解心脏、肺脏和循环系统之间的相互作用与贮备能力。心肺运动测试可评估综合心肺对运动的反应，是评估导致运动不耐受的潜在病理生理机制的有效工具。由于 PH 相对罕见，以及 PH 所致的呼吸困难、疲劳和运动受限等症状的非特异性，使 PH 的诊断常常明显延迟。心肺运动测试常可能提示循环功能损害和通气效率低下，从而为患者 PH 的诊断提供线索。其他因素，如动态肺过度充气引起的机械通气限制和周围肌肉功能障碍，也会导致许多 PH 患者在运动过程中出现更显著的呼吸困难。在 PAH 或 CTEPH 患者中，几个运动变量，如低峰值耗氧量、高无效腔/潮气容积比和高分钟通气量/二氧化碳产生量，已被证明有助于确定心肺功能损害的严重程度，可用于预测 PAH 和 CTEPH 的不良预后和干预效果的评估。

（四）生活质量、运动能力的评估

采用量表形式，如 SF-36 生活质量评估量表、世界卫生组织生活质量评估简表（WHOQoL-BREF）、日常生活能力（ADL）等，对患者的生活质量进行量化评估。

六分钟步行试验（6MWT）、疲劳严重度量表可以对患者的运动能力和耐力进行综合评估。其中 6MWT 为最重要的评估运动能力和心肺储备能力的治疗。

（五）营养与精神心理评估

通常可以采用 NRS 2002 进行营养风险的筛查，存在营养风险者，可以采用主观全面评定（subjective globe assessment，SGA）进行营养的综合评定。

对精神心理状态，可以分别采用 GAD-7 焦虑症筛查量表、PHQ-9 抑郁筛查量表、躯体症状患者 PHQ-15 健康问卷进行筛查和评估。

（六）其他引起肺动脉高压的基础疾病的评估

引起肺动脉高压常见的呼吸系统疾病有：慢性阻塞性肺疾病、间质性肺疾病、睡眠呼吸障碍及 CTEPH 等。针对以上疾病，在进行呼吸康复治疗前需要完善血液学检查、胸部影像学检查、心电图、血气分析、心动超声、肺通气/弥散功能检查及肺通气/灌注显像等检查，必要时还需进行肺动脉造影。需要对患者的生理功能如呼吸困难程度、疲劳程度、运动能力包括六分钟步行距离（6MWD）进行评估，同时需要对精神心理功能、日常生活能力（ADL）及生存质量进行评定。

第四节 呼吸康复方案

一、PH 运动训练的监督管理

对所有不存在禁忌证的肺动脉高压患者，在症状允许的范围内给予呼吸康复治疗。

2009 年的 ESC/ERS 肺动脉高压指南首次推荐在康复专家的督导下进行康复治疗，这是基于一项已发表的随机对照试验的结果，该研究纳入 CTEPH 患者，接受了 15 周训练，结果显示 PH 和慢性疾病患者的运动能力和生活质量得到改善。尽管随后进行了更多的阳性试验，但这些试验大多没有平行对照组，因此 2015 年 ESC/ERS 肺动脉高压指南中仍推荐进行康复治疗。

尽管如此，受研究规模和研究方法的限制（既往研究从 19 例到 183 例不等），对呼吸康复、运动训练在 PH 中的具体实施方案，仍然缺乏高证据级别的研究；此外需要进行更大规模的长期随访临床试验，以确定剂量 - 反应关系，并更准确地判断呼吸康复对患者功能状态、心血管功能、生活质量和生存率的影响。2017 年日本循环学会（JCS）和日本肺循环与肺动脉高压学会（JPCPHS）肺动脉高压指南、2018 年 CHEST 指南和专家小组报告更新关于成人肺动脉高压的治疗以及 2018 年中国台湾心脏病学会（TSOC）肺动脉高压的诊断和治疗指南等，均在治疗中涉及呼吸康复内容。2018 年，澳大利亚、德国、意大利等国家的专家基于前期的研究纷纷提出了 PH 呼吸康复、运动训练的建议，这些建议包括患者选择、计划结构和持续时间、训练方式、训练强度、监督、监测、安全预防措施和结果评估等。

二、呼吸康复处方

呼吸康复主要内容包括对患者进行全面评估、个体化呼吸锻炼和运动锻炼计划的制订、自我管理策略、营养支持、社会心理支持、长期氧疗、药物治疗等；其中，给予运动锻炼为核心的康复处方是 PH 呼吸康复的主要内容。

1. 运动频率　运动治疗可依据患者情况，住院期间的运动，建议每周 5~7 次，出院后建议每周 3~5 次，总治疗周期建议不少于 8 周。

2. 运动强度　PH 患者心肺储备能力明显减退，运动过程中，需要进行有效的心率及氧合的监测。初始呼吸康复运动，建议在专业呼吸、康复人员的监控下进行。运动康复的过程中，可依据患者的耐受情况，逐步增加运动的强度。运动强度以患者的未出现明显不适症状，达到并维持峰值心率的 60%~80%，一般建议运动过程中，心率<120 次 /min，氧合不低于 85% 为宜。

3. 运动训练的形式　运动的形式包括有氧训练，又称耐力训练。常见的有氧运动包括（跑步机）步行、自行车、慢跑等。有氧运动需持续较长时间，多数研究方案推荐步行锻炼时间为 30~60min，自行车（阻力）10~25min。两者的组合有助于运动耐力的提高。

阻力训练包括下肢和上肢的阻力训练，以及呼吸阻力训练。阻力训练可有效增强肌肉的力量,改善患者骨骼肌功能和运动的稳定性,提高运动耐力。下肢阻力训练可采用阻力自行车、登阶、坐 - 立训练等;上肢阻力训练可采用低重量的哑铃(500~1 000g)、弹力带或其他阻抗训练器械;呼吸阻力训练,可通过缩唇呼吸、吸气肌、呼气肌训练器、沙袋等进行辅助训练。建议阻力训练时采用分组的方法,每组同一动作重复 8~12 次,间隔 30s~1min,每次训练时间 20~30min。用抗阻呼吸器(具有不同直径的内管来调节阻力)开始练习 3~5min,一天 3~5 次,以后增加至 20~30min。腹式呼吸抗阻训练可腹部放置沙袋作挺腹练习,开始时 1.5~2.5kg,以后可逐步增至 5~10kg,每次练习 5min;也可仰卧位反复进行两下肢向胸部的屈髋屈膝动作,以增强腹肌。

此外还可以采用瑜伽、太极拳、拉伸训练、呼吸肌肉训练进行组合练习。

4. 训练周期　运动治疗的时间也应该依据患者的情况个体化选择。对 PH 患者,可依据患者心功能分级、基础心肺功能储备以及运动过程中的耐受情况,将有氧训练、阻力训练的不同方式进行组合。每次训练的时间建议 20~60min,随康复治疗的进程和耐受情况逐步增加。

初始的运动计划需在专业的康复机构进行,同时须有呼吸、心血管专家和康复专家进行充分的评估和计划制订,在专业康复师的全程指导下完成。运动过程中,对患者的心率、血氧饱和度进行监测。运动强度主要依据患者的基础情况,一般训练中控制峰值心率不超过 120 次 /min,氧饱和度>85%。可以将不同的运动方式进行组合成套,如低负荷自行车训练 30min,单肌群哑铃训练 30min,呼吸肌及运动训练 30min,大多数推荐的运动时间为每周 5~7 天;建议前 1~3 周在专业机构进行康复训练,之后可以进行社区或居家康复,康复治疗应至少持续 8 周,效果评估多建议超过 12 周。

PH 患者的运动康复,需要在症状允许的范围内进行,过度的运动可能造成患者疲劳、呼吸困难的加重,增加猝死等恶性结局的风险。

第五节　心理精神康复及营养康复

一、心理精神康复

呼吸康复治疗中,患者的教育是非常重要的一环。患者教育的内容非常广泛,包括帮助患者了解 PH 的疾病状况、注意事项,吸烟的危害与戒烟的方法,PH 的治疗药物及使用方法、氧疗及其使用方法、注意事项,患者的睡眠状况及睡眠障碍的应对,感染的预防,气道廓清技术,肺功能检查结果的解读,呼吸康复的作用,节能与放松的技巧,呼吸训练和呼吸控制的方法,营养及运动训练的益处及注意事项等。

患者教育的主要目标是帮助患者了解疾病演变的过程,正确认识和使用治疗的方法和药物,学会处理和应对紧急状况的方法,强化呼吸康复治疗的效果。

肺动脉高压患者发病年龄较早(年龄中位数为 40 岁),因体力活动受限、呼吸困难及脱离社会,常导致焦虑、抑郁的发生。在 PAH 和 CTEPH 患者中,严重抑郁症的患病率从 7.7%~45% 不等,对患者及其家人的精神健康都有很大的影响。研究显示运动康复训练有助于 PH 患者焦虑、抑郁症状的改善,提高患者生活质量。

心理训练的目标是教会患者处理情感障碍,增加疾病知识,提高意识,正确面对疾病,并促进患者、家人等对其状况的了解和适应。此外,患者间的相互关系可以改善他们的情绪状态和社会生活能力。对部分严重抑郁或焦虑患者需要在专业的心理医生指导下进行药物干预。

终末期 PH 患者需要多学科团队,充分评估患者需求。注意控制痛苦症状,并根据患者情况给予适当的药物治疗。良好的心理、社会和精神支持至关重要。此外应积极制订好护理规划和转诊机制,对有需要的患者可提供专科姑息治疗。

二、营养康复

由于肺动脉高压患者通常病程漫长,加之某些治疗药物,如前列腺素、波生坦、西地那非等副作用,常常导致患者胃肠功能紊乱,造成患者食欲减退,进食少,久而久之引发患者营养不良、低蛋白血症等症状。因此,肺动脉高压患者需注意调整饮食结构、合理膳食。在营养风险综合评定基础上,评估存在的主要问题,原则上以少食多餐、富含纤维、高蛋白质食物为主。在康复运动期间,患者的营养需求有所增加,尤其是蛋白质供给应适当增加(图 4-4-5-1)。

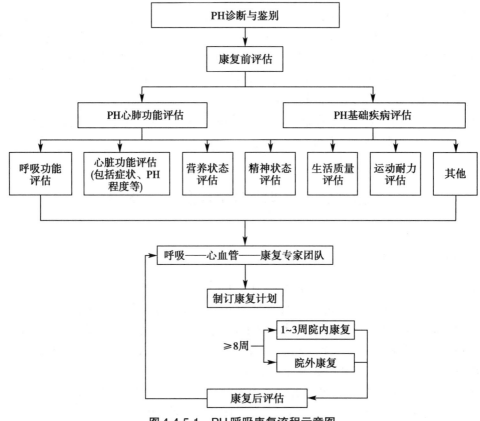

图 4-4-5-1 PH 呼吸康复流程示意图

综上,PH 患者的呼吸康复,多以运动训练为核心,包括各种形式的耐力训练和阻力训练,分别针对呼吸运动和肢体运动进行。运动训练有助于缓解患者的疲劳、呼吸困难、焦虑、抑郁症状,对运动耐力、峰值耗氧量、血流动力学和骨骼肌功能有显著的益处。在进行康复运动前,应经过严格的评估,运动期间需要有经验丰富的临床医生或康复师陪同。呼吸康复训练在 PH 患者中具有良好的安全性,应作为多学科治疗方案的一部分。

(石志红　李宏)

参 考 文 献

[1] Galiè N, Humbert M, Vachiery JL, et al.2015 ESC/ERS Guidelines for the diagnosis and treatment of pulmonary hypertension: The Joint Task Force for the Diagnosis and Treatment of Pulmonary Hypertension of the European Society of Cardiology(ESC)and the European Respiratory Society(ERS): Endorsed by: Association for European Paediatric and Congenital Cardiology(AEPC), International Society for Heart and Lung Transplantation(ISHLT).Eur Heart J, 2016, 37(1): 67-119.

[2] Keiichi Fukuda, Hiroshi Date, Shozaburo Doi, et al.Guidelines for the Treatment of Pulmonary Hypertension (JCS 2017/JPCPHS 2017).Circulation Journal.doi: 10.1253/circj.CJ-66-0158.

[3] Klinger JR, Elliott G, Levine DJ, et al.Therapy for Pulmonary Arterial Hypertension in Adults 2018: Update of the CHEST Guideline and Expert Panel Report, CHEST(2019), doi: https://doi.org/10.1016/j.chest.2018.11.030.

[4] Huang WC, Chih-Hsin Hsu, Shih-Hsien Sung, et al.2018 TSOC guideline focused update on diagnosis and treatment of pulmonary arterial hypertension, Journal of the Formosan Medical Association, https://doi.org/10.1016/j.jfma.2018.12.009.

[5] Lavender M, Chia KS, Dwyer N, et al.Safe and effective exercise training for patients with pulmonary arterial hypertension: putting current evidence into clinical practice.Expert Rev Respir Med, 2018, 12(11): 965-977.

[6] Benjamin N, Marra AM, Eichstaedt C, et al.Exercise Training and Rehabilitation in Pulmonary Hypertension. Heart Fail Clin, 2018, 14(3): 425-430.

[7] Alison JA, McKeough ZJ, Johnston K, et al.Australian and New Zealand pulmonary rehabilitation guidelines. Respirology, 2017, 22: 800-819.

[8] Dalla Vecchia LA, Bussotti M.Exercise training in pulmonary arterial hypertension.J Thorac Dis, 2018, 10(1): 508-521.

[9] Babu AS, Morris NR, Arena R, et al.Exercise based evaluations and interventions for pulmonary hypertension with connective tissue disorders, Expert Review of Respiratory Medicine, DOI: 10.1080/17476348.2018.1481393.

[10] Grünig E, Benjamin N, Krüger U, et al.General measures and supportive therapy for pulmonary arterial hypertension: Updated recommendations from the Cologne Consensus Conference 2018.Int J Cardiol, 2018, 272S: 30-36.

[11] Morris NR, Kermeen FD, Holland AE.Exercise-based rehabilitation programmes for pulmonary hypertension. Cochrane Database of Systematic Reviews 2017, Issue 1.Art.No.: CD011285.DOI: 10.1002/14651858. CD011285.pub2.

[12] Babu AS, Holland AE, Morris NR.et al.Exercise-Based Rehabilitation to Improve Exercise Capacity and Quality of Life in Pulmonary Arterial Hypertension.Phys Ther(2019)PMID: 30939207, DOI: 10.1093/ptj/pzz060.

［13］ Leggio M，Fusco A，Limongelli G，et al.Exercise traininging patients with pulmonary and systemic hypertension：A unique therapy for two different diseases.Eur J Intern Med，2018，47：17-24.

［14］ Nakahara Y，Taniguchi H，Kimura T，et al.Exercise hypoxemia as a predictor of pulmonary hypertension in COPD patients without severe resting hypoxemia.Respirology，2017，22（1）：120-125.

［15］ WeatheraldJ，Farina S，Bruno N，et al.Cardiopulmonary Exercise Testing in Pulmonary Hypertension.Ann Am Thorac Soc，2017，14（Supplement_1）：S84-S92.

［16］ González-Saiz L，Fiuza-Luces C，Sanchis-Gomar F，et al.Benefits of skeletal-muscle exercise training in pulmonary arterial hypertension：The WHOLEi+12 trial.Int J Cardiol，2017，231：277-283.

［17］ Keusch S，Turk A，Saxer S，et al.Rehabilitation in patients with pulmonary arterial hypertension.Swiss Med Wkly，2017，147：w14462.

［18］ Morris NR，Seale H，Harris J，et al.Gas exchange responses during 6-min walk test in patients with pulmonary arterial hypertension.Respirology，2017，22（1）：165-171.

［19］ Saglam M，Arikan H，Vardar-Yagli N，et al.Inspiratory muscle training in pulmonary arterial hypertension.J Cardiopulm Rehabil Prev，2015，35（3）：198-206.

［20］ Saglam M，Vardar-Yagli N，Calik-Kutukcu E，et al.Functional exercise capacity，physical activity，and respiratory and peripheral muscle strength in pulmonary hypertension according to disease severity.J Phys Ther Sci，2015，27（5）：1309-1312.

第五章　肺　癌　康　复

第一节　概　　述

一、肺癌对机体的影响

肺癌起源于支气管黏膜或腺体的恶性肿瘤。肺癌发病率为肿瘤的首位,并由于早期诊断不足致使预后差。目前随着诊断方法进步,新化疗药物以及靶向治疗药物的出现,规范有序的诊断、分期以及根据肺癌生物学行为进行多学科治疗的进步,生存率有所提高。然而,要想大幅度提高生存率,仍有赖于早期诊断和规范治疗。咳嗽是肺癌最常见的症状,以咳嗽为首发症状者占 35%~75%,痰中带血或咯血亦是肺癌的常见症状,25% 的患者以胸痛为首发症状,常表现为胸部不规则的隐痛或钝痛,同时患者也会出现呼吸困难及声音嘶哑等症状。肺癌易发生淋巴结、胸膜、肾脏、消化道、骨转移等外周侵犯的症状及体征。

二、肺癌的治疗方法及其副作用

对于 0、ⅠA/B 和 ⅡA/B 期的患者,只要临床条件合适,患者应首选手术根治性切除,对于无法切除的ⅢA 或ⅢB 期非小细胞肺癌(NSCLC)患者,推荐联合化、放疗或靶向治疗,Ⅳ期患者治疗的目标是尽可能控制疾病进展并缓解症状,同时联合放化疗及靶向治疗。

治疗期间患者会出现疼痛、疲劳、肺部感染、水肿、胃肠反应、睡眠紊乱、营养不良、心理问题等不适症状。肿瘤患者常见的心理问题包括悲伤、焦虑、恐惧心理;依赖心理和自尊心过强;缺陷心理和绝望感。

第二节　呼吸康复在肺癌中的作用

一、呼吸康复发展背景

近年来,肺部疾病发病率逐年攀升,需手术患者不断增加,使得原本较紧张的医疗资源变得更加紧张,由此快速康复理念应运而生,目的就是使得在保证并提高医疗护理质量的同时提高病床利用效率,缩短患者住院天数及减少患者住院费用。在其他发达国家,吸烟是肺癌的主要原因,而女性比男性更容易受到烟草中的致癌物影响。石棉和其他环境暴露,包括被动烟雾暴露。肺癌医疗费用高,肺癌术后肺部并发症的发生率为 30%,而这些并发症的发生主要与患者的呼吸功能及能否有效排痰有关。快速康复应用于胸外科已被证实行之有效,且安全可靠。进行放射治疗或化学治疗中的病患是肺部疾病快速康复的最佳候选者,尤其是慢性阻塞性肺疾病,焦虑,肌肉无力,疲劳者更加适合康复训练。康复治疗师在术前术后对患者的呼吸功能进行正确评估,指导患者进行有效的呼吸功能训练,可改善患者的肺功能,增加呼吸肌力,有利于术后排痰,促进肺扩张,缩短胸管留置时间,减少术后并发症,提高肌肉力量,幸福感和健康状况。呼吸康复治疗是改善低肺功能肺癌患者化疗期间生活质量和肺功能的有效手段,值得临床推广使用。

二、呼吸康复指导思想

肺癌可导致肌肉疲劳和运动能力下降的通气需求增加,这可能最终影响生活质量,而通过呼吸康复锻炼的目标是优化肺功能,从而使患者在疾病的情况下仍能正常工作。

呼吸康复是一种通过心理健康教育辅以饮食、运动训练等多种方式从而达到康复目的的一种方式。肺癌患者心理生理较健康人脆弱,尤其是刚刚确诊时,患者及家属难以接受,因此应主动关心安慰患者,消除患者的生疏感和紧张感,从而才能进行更好的治疗,肺癌患者的心理护理是整个治疗中至关重要一部分。体力活动是一项旨在增强耐力的运动项目。运动训练使患者能够过一种积极的生活方式来获得更好的生活质量。体力活动可以使氧气从呼吸系统、循环系统到人体其他器官及组织运输,从而达到向代谢活跃的细胞输送氧气的目的。运动通过促进氧的运输,增加细胞的吸收和利用,同时更有效地消除二氧化碳,改善气体交换。运动也是长期解决呼吸困难的最有效手段。

三、呼吸康复工作内容

呼吸康复标准的运动方案包括个体化有氧运动和力量训练,包括:跑步机、自行车、上身阻力训练和呼吸技术训练。美国联合胸科医师学会的临床实践指南强调,经过 6 分钟步行距离、下肢和上肢肌肉力量等训练,患者的健康状况明显改善。

可能的机制:①呼吸训练缓解膈肌疲劳,改善肺顺应性,减少氧消耗,增强通气、交换功能;②咳嗽咳痰练习有助于减少肺部炎症,肺不张、肺炎发生率减低,减少并发症;③运动平板、上下楼梯训练有助于增强患者运动耐力。

第三节　肺癌患者的康复评估

一、全面评估

1. 确认患者了解与医护人员合作的康复过程,原则,及个人所需的参与程度。
2. 了解患者个体自身疾病的影响(症状,生理,心理,社会)。
3. 了解患者目前所处的伤残水平。
4. 了解患者既往病史,以及对参与康复计划的可能影响。
5. 确定患者的目标/愿望,以及如何在康复计划中实现这一目标。
6. 识别可能影响康复计划成功实施的其他重要疾病进程。
7. 保证患者安全参与该康复计划。
8. 患者的体力和运动耐受力,对运动测试的反应和运动限制。
9. 患者的心理健康状况。
10. 患者完成日常任务时所面临的挑战。
11. 参与康复计划的主观能动性。

12. 潜在的参与阻力。

13. 参与患者基线的运动能力和重要并发症,其他影响运动处方的因素也需要考虑。

14. 肺癌临床评估 临床评估是了解患者的疾病进展及严重程度,包括既往史、现病史、合并症及不良的生活习惯,重点关注肺癌患者的分期,为临床后续治疗做铺垫。

二、PS 评分

PS 评分又叫做体力状况评分,是用来评价肿瘤患者日常生活能力,反映肿瘤患者生存质量。根据日常生活能力由好到坏分为 5 个等级,其评分标准如下:

1. 如果肿瘤患者能够正常活动,0 分。

2. 如果肿瘤患者症状比较轻,生活能够自理,能够从事轻体力活动,评 1 分。

3. 如果肿瘤患者具有明显的症状,但生活还能自理,白天卧床时间不超过 50%,评 2 分。

4. 如果肿瘤患者具有明显的症状,白天卧床时间超过 50%,但还是能够起床站立,生活能够部分自理,评 3 分。

5. 如果肿瘤患者症状比较重,卧床不起,评 4 分。

6. 如果肿瘤患者死亡,评 5 分。

7. 所以在非小细胞肺癌化疗选择上,PS 评分要求在 0~1 分,而小细胞肺癌的患者可以适当放宽到 2 分,能不能进行化疗并不是根据年龄来决定的,是根据器官的功能和患者目前身体的功能状态决定的。对于老年患者,他们的器官储备功能要低于年轻人,所以在剂量的制订上,医生会根据患者的情况进行一个更为合理的治疗与康复。

三、肌肉功能及体态评估

详见第二篇第五章。

四、运动能力评估

详见第二篇第四章。

五、肺功能评估

详见第二篇第二章。

六、其他评估

1. 焦虑与抑郁评估 若患者已被告知患有肺癌,通常会遇到焦虑与抑郁程度增加的情况,导致治疗的信心降低,可采用医院焦虑抑郁量表、SAS 焦虑自评量表和 SDS 抑郁自评量表等来评估患者的心理状态。介入科肿瘤患者睡眠障碍的发生率较高,患者的抑郁情绪及疼痛强度均会影响患者的睡眠质量。

2. 营养状态评估

(1)肺癌患者多伴有营养不良,需要进行营养状态评估,为患者化疗提供基础,制订个体化的干预措施,通常根据患者的身高、体重、BMI 以及血常规肝功能等化学指标进行评测。

(2)患者的一般状况,饮食状况,身体测量指标和生化指标,并对此评估,从而评估患者是否存在营养不良及严重程度。

（3）确定患者营养不良可以减少并发症、治疗失败、生理问题、卫生保健问题。

3. 伤口评估

（1）根据伤口现状资料，作为伤口治疗和评估伤口进展的依据。

（2）分析伤口愈合中的有利因素与不利因素。

（3）预知伤口治疗可能需要的费用与时间。

（4）对伤口进行描述或分类，如 NPUAP，CEAP，INLOW。

（5）评估伤口是否在改善或恶化，即治疗方案是否有效，如使用醋酸膜测量伤口面积，DESIGN-R，LUMT。

第四节　肺癌呼吸康复

肺癌是全世界癌症死亡的主要原因，吸烟是肺癌死亡的主要原因，女性比男性更容易受到烟草的影响。肺癌在很大程度上导致了高负担、生活质量差、高医疗费，5 年的生存率仅约 14%。因此为肺癌患者进行呼吸康复收益较多，呼吸康复可以减轻呼吸困难、提高运动能力、改善生活质量和节省医疗资源，在肺癌患者的治疗中起着重要的作用。结合临床中肺癌手术需要患者一定的心肺耐受的能力，呼吸康复旨在改善患者的心肺功能，尽可能有限地解决呼吸困难，减少胸外科术后并发症的发生（post-operative pulmonary complications，PPC）。运动处方中运动通过氧气输送和改善气体交换的整个途径，恢复和重建患者耐力。呼吸康复其他包括呼吸训练、自我管理、气道廓清技术、支气管扩张技术、戒烟和氧疗。目前，呼吸康复已成为接受化疗和放射治疗的患者辅助支持的一部分，能够在不受呼吸困难的影响的情况下更积极地运动，可以提高患者的自我效能，提高生活质量，这样肺癌患者就可以在这一治疗中参与到家庭生活中。同时，公共教育也是呼吸康复的一部分，主要以健康教育为主，包括营养、戒烟、呼吸锻炼和心理社会干预。无论患者是否接受手术，心理治疗应该贯穿始终。

一、运动处方

肺癌患者的运动处方与其他呼吸疾病患者运动处方是一样的，运动训练的原则就是个体化、整体化、循序渐进、持之以恒的原则。对于大多数的呼吸系统疾病的患者，只要没有心血管疾病，运动训练都是相对安全的。肺癌呼吸康复的运动训练的禁忌证：心肌缺血、心肌梗死（7 天）、不稳定型心绞痛、失代偿期心力衰竭、严重的肺动脉高压、急性肺栓塞、心包炎、脓血症。当患者出现这些不良表现时，需要终止：①运动时出现胸闷、心前区疼痛或类似心绞痛；②运动时出现血压下降、头晕、面色苍白、发绀、大汗淋漓、意识障碍等器官灌注不足表现；③运动时出现不能忍受的呼吸困难；④运动训练时出现血氧饱和度下降和动脉血氧分压明显下降，二氧化碳分压明显升高；⑤运动时出现严重心律失常，HR＞220 次 /min 或 HR＜50 次 /min。目前研究证实有效的慢性阻塞性肺疾病主要的运动形式就是有氧运动和抗阻运动，现推荐呼吸康复方案如下：

1. 30min 中等强度有氧训练，包括踏车、步行等。

2. 20min 弹力带抗阻训练。

运动处方都是个性化的,可以根据患者的症状、目标及喜好调整。

二、预康复

肺癌的预康复指的是胸部手术前的运动训练,预康复可用于计划手术的患者助其术前达到最佳的体能状态,也能用于心肺功能不足的患者,使其体能状态改善至可手术的状态。研究证明预康复与PPC发生率的下降、住院时间缩短、胸引流留置时间缩短、术后运动能力改善密切相关。预康复可以改善肺功能,增加患者手术的机会。预康复的运动方案建议在1~4周,这是为了适应肺癌患者确诊后与手术前的时间,预康复安全且可靠。

1. 肺癌围手术期康复训练　围手术期呼吸康复训练可以减少PPC及住院时间。呼吸康复训练可以增加氧耗和改善6分钟步行试验的结果,这些变化有助于胸外科手术术后的恢复。有研究证明,呼吸康复也可以降低肺不张和医院获得性感染的发生率。在可行的情况下(即非紧急手术)患者术前应戒烟2个月,在这方面可能需要专门的戒烟计划,可向戒烟门诊咨询。对于术前肺功能较差的患者,术前的呼吸康复训练是有益的。肺癌患者在肺切除或肺叶切除术前接受呼吸康复治疗,术后并发症和手术住院时间均有所减少。一个为期4~6周的术前训练可以减少肺癌患者的阻塞性通气障碍,这也为他们做手术提供了良好的术前准备。并告知气管切开和机械通气,无创辅助通气的原理和益处。包括术后可能发生感染、肺不张、气体交换差、支气管收缩、血栓栓塞性疾病、呼吸衰竭需要长时间机械通气等。

2. 术前宣教　术前告诉患者手术流程,应告知患者及家属术后将面临的问题:

(1)如果行气管插管全麻麻醉方式,术后可能会出现咽喉疼痛、声音沙哑、肺不张、血氧饱和度降低、发热、出现疼痛等。

(2)术后留置引流管与尿管,术后易淤积痰液。

(3)术后出现恶心呕吐等问题。

(4)术后疼痛会使咳嗽、翻身、转移、行走等活动延迟或受限,需要外力辅助转移。

(5)术后长期卧床易引起直立性低血压、下肢深静脉血栓、压疮;术后因为久卧,引起胃肠功能紊乱

(6)术后易引起焦虑、营养状态差。

3. 解决方案

(1)手术切口、引流管及疼痛干预模拟:对于经手术治疗的患者,术后切口、引流管等因素使患者疼痛、害怕咳嗽,术前进行手术切口、引流管及疼痛干预模拟,让患者了解并提前感受术口的位置、引流管的感觉及经皮神经电刺激(TENS)或者膈神经电刺激干预时的感觉,消除患者的顾虑,术前增加吸气肌训练,术前可以练习深吸气或者三球式呼吸训练器。

(2)告知患者术后引流的管位置,熟悉引流管作用。应用主动循环呼吸技术(ACBT)、术口支撑性咳嗽进行有效呼吸和咳嗽指导,增加肺部通气,促进痰液排出,术口保护支撑下咳嗽可以避免皮肤的过度牵拉、振动,从而减少疼痛的发生,也增加咳嗽的效率。

(3)加强心肺功能锻炼和肌力训练功率车、爬楼梯、步行、水上运动。

(4)围手术期间动员患者学习咳嗽技术、翻身技术、床上的移动和进行转移的方法培训。

(5)预防下肢深静脉血栓及水肿进行踝泵训练;围手术期熟悉床上床旁便盆使用方法。

(6)围手术期间给予患者音乐治疗、心理治疗以及了解患者兴趣爱好。术前应加强营

养,了解患者及家属对手术的理解和接受程度,患者及家属的期望,对康复治疗的接受度。

三、肺癌术后康复

1. 照护者康复方案

(1)社会参与:照护者确定探访时间并告知亲友,使患者继续完成可执行的责任或任务。

(2)照料宣教:全麻苏醒后患者可能会因为麻醉药物后遗效应出现嗜睡,但随着药物的代谢意识逐渐恢复,可适当与患者聊天以避免患者长时间睡眠,可用手握住患者的手给予安全感与信心。住院期间患者应尽可能自理,减少对其过度照护,遵循营养师及言语吞咽治疗师建议提供适当食物,并尽可能自主进食;辅助患者洗澡时保持术口干燥,避免牵扯术口、引流管等。

2. 物理治疗康复方案

(1)镇痛:经皮神经电刺激、近红外线光疗法、经颅磁刺激、贴扎、手法等。

(2)增加肺部通气,促进痰液排出:腹式呼吸:患者放松全身肌肉,维持自然姿态,鼻腔缓慢深吸气至最大肺容量,屏气 2~5s 后经口缓慢呼气,腹部内陷,反复训练持续 15~20min。缩唇呼吸:放松全身肌肉,鼻腔吸气、口腔呼气,呼气时口唇呈口哨状,主动收缩腹部,缓慢呼气 - 吸气,呼吸 7~8 次/min,反复训练 15~20min。患者呼吸训练过程中,胸廓与肩部维持最小活动度。主动呼吸循环技术(ACBT),术后每天对患者进行 6~8 个循环的 ACBT,每个循环包括 3~4 次呼吸控制及 3~4 个胸廓扩张,2~3 次的用力哈气。整个过程取舒适坐位,根据自身速度及深度行潮式呼吸,尽量放松上胸部及肩部,以膈肌呼吸模式完成。术口支撑下咳嗽、呼吸操等。预防下肢深静脉血栓、直立性低血压及压力性损伤:踝泵训练及股四头肌静力性收缩。

(3)转移训练:注意利用枕头、被单进行术口支撑,避免疼痛加重,避免牵扯到引流管。

(4)减轻水肿:人工淋巴引流、压力衣(在体积膨胀显著增加之前早期应用,淋巴水肿几乎可以逆转)。

3. 言语吞咽治疗康复方案

(1)改善气管插管后吞咽功能,预防呼吸道感染:口腔护理、冰刺激训练等。

(2)筛查营养风险,营养支持治疗:计划进食种类、性状及量,并根据患者切实情况进行调整。

(3)味觉刺激训练:将高浓度苦瓜汁、柠檬汁、红糖水盐水交替放置于舌部相应味蕾敏感区域。

(4)食欲干预:选择患者喜爱吃的食物,加工为易消化的软固体状给予进食。

4. 营养支持　营养不良与肺癌患者术后预后不良和感染有关,因为细胞介导的免疫抑制和伤口愈合受损。营养不良所导致的细胞效应包括减少表面活性剂的产生和蛋白质的合成,生理反应包括周围肌肉功能的减少、呼吸肌力、运动耐受性以及与健康相关的生活质量的降低。癌症引起的脂解和蛋白水解导致体重减轻和肌肉消瘦,所以肺癌患者体重减轻和肌肉消瘦是常见的。一项在澳大利亚癌症中心进行的研究表明,一个为期 2 个月的癌症营养康复计划,包括个体化的营养干预和运动训练,提高了癌症患者的平均体重、耐力和力量。

根据患者病情的不同给予肠内或肠外营养支持,营养能量包括电解质、微量元素、热量、必需和非必需氨基酸,并根据体重摄入相应的蛋白质。为患者提供正确的居家营养支持的方法,鼓励患者及家属书写营养治疗日志,充分调动其参与营养管理治疗的主观能动性,保持合理体重,健康饮食膳食,戒烟限酒,选择低热量食物,限制红肉类食物,多吃蔬菜水果,多吃粗加工的谷物如谷物面包,燕麦片等。

5. 心功能

(1)体重与饮食:保持合理体重,健康饮食膳食,戒烟限酒,选择低热量食物,限制红肉类食物,多吃蔬菜水果,多吃粗加工的谷物如谷物面包,燕麦片等。

(2)日常锻炼:坚持日常锻炼,循序渐进:①户外有氧训练能有效改善癌症患者的免疫能力和减轻术后恢复期的恶心疲劳等症状;②运动量:3 次 / 周,30~60min/ 次,以中等强度运动量为主,相应的自我主观感觉疲劳程度以 Borg 疲劳量表 11 级,14 级为宜;③运动方式:综合考虑患者病情及运动能力的基础,结合患者的兴趣爱好,进行选择,例如:牵伸运动、散步、慢跑、太极拳、八段锦等;④注意事项:运动后要及时补充水分,保暖。运动时感到不适时,需立即停止运动并到医院进行检查以保证患者的安全。

(3)远期的疼痛处理:按照医生处方定时吃药;放松训练如深呼吸,按揉太阳穴、掐印堂穴等;精神动力疗法:在舒适环境和体位下,闭眼通过意识集中感知身体每个部位的位置和感觉,然后再经过轻柔触摸感知一遍;必要时求助医师或者治疗师。

(4)癌症引起的焦虑、抑郁等,这些负性面情绪会降低免疫系统对肿瘤细胞的抵抗、杀伤以及修复正常细胞的作用,也减弱了免疫系统识别和消灭癌症细胞的作用。焦虑与抑郁在肺癌患者中是常见的。这些心理影响可以增强患者感知的呼吸困难严重程度,并与患者的社会、身体和生活质量差有关。为改善患者的焦虑与抑郁,我们首先要进行肺癌疾病管理教育,让患者正确认识肺癌,了解其病因及治疗方式。此外,还可进行团体教育与交流,让肺癌患者多交流。若患者有任何疑问,医生与护士要耐心解答以解除患者疑问,消除其顾虑。此外,还可指导患者进行放松训练,听一些柔和舒缓或者自己喜爱的音乐,进行日常锻炼或尝试一种业余爱好,转移注意力,把注意力分散到其他能使心情愉悦的事情上,以减轻焦虑与抑郁。鼓励患者多与家属交流、倾诉,家属要多陪伴患者,多倾听患者,给予患者心理支持,帮助患者树立战胜疾病的信心。

(5)针对肢体肿胀可通过踝泵运动或握拳伸展改善肢体循环,消除肿胀。人工淋巴引流。

(6)利用康复辅助器具改善生活,减少过多的体力消耗,降低疲劳感,减少并发症。

(7)家庭照料:家属不全包办家务,可适当督促患者做力所能及家务;家庭环境改造:场地宽敞视野明亮,地板防滑,过道无障碍物,设立安全扶手安装小夜灯等;设置摔倒报警器,如哨子、摇铃或者报警器开关;家属定期给患者做心理疏导;肿瘤科和康复科门诊随访。

(8)个人信仰:坚定信念“癌症并非不治之症,生命不息”,并将信念注入到实现自己康复愿望与目标中;坚信和家人朋友能共同进退,患者多与家人倾诉生病的感受,与家人和病友进行互动,例如使用日记本或者相片簿记录下您平时活动的内容,包括一起饮食一起游戏等。

(9)社会支持与社会参与:国家群体和个人防癌意识同时推进,要控制或减少高能耗、高污染企业,规范农药、化肥的使用和管理,加强食品及添加剂的科学管理。社会支持是一种个体可利用的外部资源,能够对应激状态下的个体提供保护,起缓冲作用,另一方面对维持一般的良好情绪体验具有重要意义。有研究表明,高水平的社会支持可以提高生活质量,低水平的社会支持则会导致生活质量降低。社会支持可以帮助患者改善消极情绪，减轻症状负担，提升患者的治疗信心。因此，我们要动员多方力量、多方资源为患者提供支持。

（10）医务人员在手术前要与患者进行沟通，增强患者对手术的了解，在术后，对术后相关的康复方案进行沟通。同时，要为家属提供支持，家属是患者的主要照护者，我们可以通过开展疾病教育讲座，为家属提供肺癌的相关疾病知识以及照护方法。社会志愿者也可为患者提供支持，志愿者通过医院探视与家访等方式与患者进行交流，减轻患者的心理负担。获取癌症方面相关的知识，如抗癌网站，浏览肿瘤方面书籍，参加癌症健康讲座，参加癌症康复俱乐部等。出院后可早期恢复办公室轻度工作、轻家务，循序渐进，体力劳动的工作需要在专业人员指导下执行。参与的社会环境应选择空气新鲜、安静场所，防止病菌入口，应佩戴口罩，还应注意保暖。

四、非手术肺癌患者呼吸康复

肺癌是最常见的癌症之一，70%~80%肺癌患者发现时已是晚期，尽管积极治疗，但仍是全世界癌症死亡的主要原因。从病理类型上分类为小细胞肺癌（15%）和非小细胞肺癌（85%）。非小细胞肺癌进一步可分为腺癌、鳞状细胞癌和大细胞癌，以病理分型决定治疗策略。原发性肺癌的临床表现取决于部位。中心病变的局部生长可引起咳嗽、呼吸困难、咯血或大气道阻塞的特征。周围肿瘤除了引起咳嗽和呼吸困难外，如果顶叶胸膜或胸壁受累，还会导致胸腔积液和疼痛。对于非手术的肺癌患者治疗方案的指南中，主要以放射治疗（简称放疗）和化学治疗（化疗）为主。放疗是指利用高能射线杀死肿瘤细胞。放疗有两个主要类型：内部放疗和外部放疗，外部放疗更常用，是通过外部的仪器将高能射线对准肺内肿瘤进行放射治疗。以快速分裂细胞为主的正常人体组织，比如食管黏膜，对放疗尤其敏感。放疗后广泛的炎症反应和细胞因子的释放也可引起全身的副作用，能持续4~6周之久。化学治疗，也被称为辅助治疗，是通过抗癌药物（细胞毒性药物）阻碍肿瘤细胞生长，从而杀灭肿瘤细胞。用药方式包括静脉注射、静脉点滴和口服。化疗通常以3~6个月为一个疗程，每个疗程包括4~6次治疗，每两次治疗间隔3~4周。放疗和化疗都会对患者造成严重的副作用。放疗的副作用与其对外周正常组织的损伤有关。化疗的副作用来自于细胞毒性药物对人体正常细胞的损伤，在呼吸康复中需要重点筛选和关注的重要的副作用是免疫抑制（感染风险增加）和贫血。免疫抑制的发生是由于化疗药物所致的骨髓抑制，一般用药后2周左右白细胞计数将降至最低。因此，对化疗期间或化疗后一个月内的患者，呼吸康复时注意控制感染尤其重要。贫血是另一个重要的副作用，血红蛋白水平降低导致机体的氧输送能力下降，会使患者康复时更容易感到疲劳，运动耐力也更差。如果血红蛋白水平低于80g/L，应避免运动训练。

化疗和放疗可导致严重的肺部并发症，此外，呼吸困难、咳嗽、疲劳、恶病质、长时间的疼痛和虚弱等副作用也可能是治疗的结果，从而显著影响生活质量。化疗药物也可引起肺实质损伤，导致明显的呼吸道症状。感染和住院也与癌症治疗期间表现不佳有关。化疗往往会导致包括肺炎在内的肺部并发症的增加。因此，对于晚期肺癌的患者，无论进行过外科手术、放射治疗或者化学治疗，呼吸康复均会使运动能力提高，从而提高肺通气、换气功能。在接受化学放射治疗的患者中，呼吸康复的疗效已在研究中得到验证。在接受根治性化疗放疗后接受呼吸康复治疗可对患者肺功能有明显改善。也有报道说，当呼吸康复与化疗同时进行，对患者的康复有益处，但尚未有足够的论据支持这一观点。肺癌患者，包括接受放疗和化疗的患者,都可以接受呼吸康复。国外一项研究对 25 例放射治疗患者进行为期 4 周的住院肺康复治疗,研究者分别从 T0(放疗前)、T1(放疗后,肺康复之前)和 T2(肺康复治疗 4 周后)3 个时间点进行评估,在肺康复后,6MWD 和生活质量得到明显改善显著改善。Olivier 等人开展一项以家庭为基础的肺康复研究,结果表明为期 8 周的肺康复训练改善了患者的 6MWD,体育活动耐量和焦虑情况。

晚期肺癌的患者状态差异性明显,大部分的患者不能进行呼吸康复,最后也无法完成整个呼吸康复的疗程,对于晚期肺癌的患者进行呼吸康复需要更加细致的个体化康复计划。

综上所述,呼吸康复类似一种微创的治疗措施,是一种为患者提供改善呼吸道症状和生活质量的工具,同时肺癌患者呼吸康复治疗的成功案例已经在不同的研究中得到了证明。目前的研究表明,如果在手术前或手术后进行强化呼吸康复,持续时间超过 4 周,术后并发症会减少,同时这也提高了接受化疗和放射治疗的非手术患者的生活质量。在检查呼吸康复在肺癌人群中的作用的调查中,目前仍缺乏前瞻性随机试验,同时,对于研究的持续时间和起始时间的选择仍有待商讨。总之,呼吸康复最终应该成为肺癌患者护理标准的一个组成部分,是提高肺癌患者运动能力和生活质量的可行选择。肺癌呼吸康复流程见图 4-5-4-1。

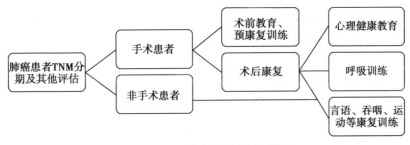

图 4-5-4-1　肺癌呼吸康复流程图

(张　捷)

参 考 文 献

[1] Arbane G, Douiri A, Hart N, et al.Effect of postoperative physical training on activity after curative surgery for non-small cell lung cancer: a multicentre randomised controlled trial.Physiotherapy, 2014, 100(2): 100-107.

[2] Jeong JH, Yoo WG.Effects of pulmonary rehabilitation education for caregivers on pulmonary function and pain in patients with lung cancer following lung resection.J Phys Ther Sci, 2015, 27(2): 489-490.

[3] Mujovic N, Mujovic N, Subotic D, et al.Influence of Pulmonary Rehabilitation on Lung Function Changes After the Lung Resection for Primary Lung Cancer in Patients with Chronic Obstructive Pulmonary Disease.Aging Dis, 2015, 6(6): 466-477.

[4] Rivas-Perez H, Nana-Sinkam P.Integrating pulmonary rehabilitation into the multidisciplinary management of lung cancer: a review.Respir Med, 2015, 109(4): 437-442.

[5] Stern AF.The Hospital Anxiety and Depression Scale.Occup Med(Lond), 2014, 64(5): 393-394.

[6] Doherty AM, Lorenz L, Jabbar F, et al.Sleep disturbance in adjustment disorder and depressive episode.Int J Environ Res Public Health, 2019, 16(6): 1083.

[7] Sommer MS, Staerkind M, Christensen J, et al.Effect of postsurgical rehabilitation programmes in patients

operated for lung cancer: a systematic review and meta-analysis.J Rehabil Med, 2018, 50(3): 236-245.

[8] Huang FF, Yang Q, Zhang J, et al.A self-efficacy enhancing intervention for pulmonary rehabilitation based on motivational interviewing for postoperative lung cancers patients: modeling and randomized exploratory trial. Psychol Health Med, 2018, 23(7): 804-822.

[9] Cavalheri V, Granger C.Preoperative exercise training for patients with non-small cell lung cancer.Cochrane Database Syst Rev, 2017, 6(6): CD012020.

[10] Granger C.Physiotherapy management of lung can-cer.J Physiother, 2016, 62(2): 60-67.

[11] Fernandes AC, Bezerra OM.Nutrition therapy for chronic obstructive pulmonary disease and related nutritional complications.J Bras Pneumol, 2006, 32: 461-471.

[12] Glare P, Jongs W, Zafiropoulos B.Establishing a cancer nutrition rehabilitation program(CNRP)for ambulatory patients attending an Australian cancer center.Support Care Cancer, 2011, 19: 445-454.

[13] Cavalheri V, Tahirah F, Nonoyama M, et al.Exercise training for people fol-lowing lung resection for non-small cell lung cancer.Cochrane Database Syst Rev, 2013, 7: CD009955.

[14] Crandall K, Maguire R, Campbell A, et al.Exercise intervention for patients surgically treatedfor Non-Small Cell Lung Cancer(NSCLC): a systematic review.Surg Oncol, 2014, 23(1): 17-30.

[15] Granger C, McDonald C, Berney S, et al.Exercise intervention to improve exercisecapacity and health related quality of life for patientswith Non-small cell lung cancer: a systematic review.Lung Cancer, 2011, 72(2): 139-153.

[16] Wang H, Liu X, Rice SJ, et al.Pulmonary Rehabilitation in Lung Cancer.PM R, 2016, 8(10): 990-996.

[17] Postolache P, Munteanu A, Neme RM, et al.Pulmonary rehabilitation and quality of life in lung cancer patients.Rev Med Chir Soc Med Nat Iasi, 2014, 118(2): 293-300.

[18] Ries AL, Bauldoff GS, Carlin BW, et al.Pulmonary Rehabilitation: Joint ACCP/AACVPR Evidence-Based Clinical Practice Guidelines.Chest, 2007, 131(5 Suppl): 4S-42S.

[19] Travis WD, Brambilla E, Noguchi M, et al.International Association for the Study of Lung Cancer/American Thoracic Society/ European Respiratory Society International Multidisciplinary Classifification of Lung Adenocarcinoma.J Thorac Oncol, 2011, 6: 244-285.

[20] Chen HM, Tsai CM, Wu YC, et al.Randomised controlled trial on the effectiveness of home-based walking exercise on anxiety, depression and cancer-related symptoms in patients with lung cancer.Br J Cancer, 2015, 112: 438-445.

[21] Hwang CL, Yu CJ, Shih JY, et al.Effects of exercise training on exercise capacity in patients with non-small cell lung cancer receiving targeted therapy.Support Care Cancer, 2012, 20: 3169-3177.

[22] Jeong JH, Yoo WG.Effects of pulmonary rehabilitation education for caregivers on pulmonary function and pain in patients with lung cancer following lung resection.J Phys Ther Sci, 2015, 27(2): 489-490.

[23] Wangnum K, Thanarojanawanich T, Chinwatanachai K, et al.Impact of the multidisciplinary education program in self-care on fatigue in lung cancer patients receiving chemotherapy.J Med Assoc Thai, 2013, 96: 1601-1608.

[24] Chan CW, Richardson A, Richardson J.A study to assess the existence of the symptom cluster of breathlessness, fatigue and anxiety in patients with advanced lung cancer.Eur J Oncol Nurs, 2005, 9: 325-333.

围手术期呼吸康复训练

概述

  围手术期肺保护是加速康复外科（enhanced recovery after surgery, ERAS）的重要组成成分，而加速康复外科的理念正在从各个方面影响着医学的发展，尤其是从各个学科独立发展及治疗疾病，走向以"患者为中心"多科协作。加速康复外科的核心是降低应激或减少创伤，而关键是降低围手术期外科相关并发症，微创外科的兴起已大大降低治疗自身带来的创伤，而患者因年龄或伴随疾病的增加使患者自身原因（如冠心病、慢阻肺和糖尿病等）导致的并发症在增加。大量临床研究已证明围绕微创技术对围手术期呼吸康复训练、流程优化和多学科协作的治疗效果，降低医疗干预（过度治疗）且促进患者功能尽快恢复（效果）。肺癌合并慢阻肺或需要二次手术的患者，术后心肺相关并发症发生率均显著增加。而现有肺癌手术术前评估方法及危险因素预测，均不能适应改变了的治疗人群及外科技术，需要重新研究合理并适用的术前评估方法和高危因素，关键是对高危因素的预防措施，即术前呼吸康复训练方案。问题是目前尚没有统一的术前高危因素的评估体系及呼吸康复训练方案及标准，使临床应用及效果均无法合理评估，而限制其临床推广。呼吸康复训练对于有症状、日常生活能力下降的慢性呼吸系统疾病患者，通过稳定或逆转疾病的全身表现而减轻症状，优化功能状态。已有研究表明，术前呼吸康复训练对于肺癌合并高危因素患者手术后的快速康复作用显著。借助于呼吸内科对慢阻肺患者评估和训练方案，结合外科手术的特殊性进行临床研究，形成了目前临床应用的术前肺癌患者高危因素评估体系和呼吸康复训练方案，并经回顾性和前瞻性研究，得出了以下结论：肺功能检测联合心肺运动测试较单独应用肺功能检测，能发现气道高反应和 PEF 值低两个高危因素；术前短期呼吸康复训练可以提高肺癌患者的运动耐力相关指标，并降低术后并发症且有助于术后加速康复。主要体现在经过 1 周高强度呼吸康复训练后，实验组患者 6 分钟运动距离及能量消耗得到了提高，PEF 可以反映术后咳痰能力，研究发现 PEF 经呼吸康复训练后可以增加约 10%。本章基于国内外围手术期呼吸康复训练的研究成果，从围手术期呼吸康复训练的最佳人群选择、训练方案及必要性与局限性进行阐述。

第一节 围手术期呼吸康复的最佳人群及评估

一、呼吸康复的最佳人群

  1. 合并呼吸疾病且需要手术的人群 根据 2013 年美国胸科协会发表的关于呼吸康复的指南中，无论是阻塞性肺疾病、限制性肺疾病、肺癌还是胸腹部手术的术前术后等患者都属于呼吸康复的适应证（详见第二篇第一章第一节）。在外科手术中，围手术期患者状况作为决定手术的危险程度、手术方式及手术效果的其中一个因素，同时也严重影响围手术期的进程和结果。但是呼吸康复是否实施也不能完全严格地根据患者的状况来决定,而是个体的需要。因此凡是存在影响手术结果和患者生存的危险因素都是围手术期呼吸康复的最佳人群。通过术前、术后评估即可判断患者是否适合进行呼吸康复,以及决定实施呼吸康复的程度。

2. 合并高危因素的人群

(1)年龄≥75岁。

(2)吸烟史:术前戒烟时间至少2周,并具备以下一项条件:①吸烟指数≥800年支;②吸烟指数≥400年支且同时年龄≥45岁;③吸烟指数≥200年支,同时年龄≥60岁。

(3)气道定植菌:以下三项满足一项:①年龄≥75岁;②吸烟指数≥800年支;③重度慢性阻塞性肺疾病(chronic obstructive pulmonarydisease,COPD)或术前痰培养致病性气道定植菌阳性。

(4)哮喘或气道高反应性(airway high response,AHR):气道高反应性(airway high response,AHR)的诊断以下四项满足一项:①支气管舒张试验阳性;②心肺运动试验(cardiopulmonary exercise test,CPET)过程中出现干啰音或SpO_2下降大于15%;③服用抗过敏药物或激素;④登楼试验前后PEF值下降大于15%。

(5)肺功能临界状态或低肺功能:①FEV_1<1.0L;②ACOSOG Z4099/RTOG标准:FEV_1%:50%~60%或年龄>75岁和DLco 50%~60%;③ACCP标准:预计术后FEV_1<40%或DLco<40%。

(6)呼气峰值流量(peak expiratory flow,PEF):若PEF<320L/min,术后易致咳痰无力,而导致肺部感染。

(7)肥胖体重指数(BMI)≥28kg/m²或体表面积(body surface area,BSA)≥1.68m²。

(8)肺部基础疾病及其他胸部疾病合并呼吸系统疾病或慢性气道疾病如哮喘、慢性阻塞性肺疾病(COPD)、结核等其他病变引起的肺间质纤维化等。

(9)既往治疗史如术前接受过放疗和/或化疗,或长期应用激素,以及既往有胸部手术史及外伤史等。

(10)健康状况和其他危险因素各种原因引起的营养不良、贫血等,代谢性疾病如糖尿病、其他器官如心、肝、肾等功能不全。

二、围手术期呼吸康复评估方法

(一)术前评估方法及临床应用标准

术前呼吸康复评估主要是手术危险因素的评估,包括病史评估、肺功能评估、心肺运动测试。

1. 病史 主要包括临床疾病史(包括诊断、现病史和既往史)、年龄、职业(尤其是有害工种,如煤矿、石棉等)、体重、吸烟史。

(1)临床疾病史:患者病史中若存在术前行放疗或化疗,以及合并肺部、心血管类疾病、代谢性疾病和其他内脏疾病都将影响患者心肺功能,增加手术的危险性。因此根据对临床疾病的评估可以初步判断需要重点进行术前呼吸康复的患者。

(2)年龄:在2013年美国胸科协会发表的研究中显示,80岁患者的平均死亡率在0%~9%之间。评价标准:总结国内外研究和文献,手术患者大于60岁都可以视作手术危险因素之一,但是高龄并不是手术的禁忌证。

(3)职业:某些特殊的职业,比如矿工、煤炭工人以及需要长期接触放射性元素的患者等，都可能存在不同程度的职业损伤，因此也可以作为手术风险指标之一。

（4）体重：体重能够一定程度上反映患者的营养状况。良好的营养状况是维持机体正常生命活动的重要保证，无论是营养不良还是肥胖都是手术的危险因素。评价标准：以体重指数来反映，过轻：$BMI < 18.5kg/m^2$，正常：$BMI\ 18.5 \sim 24.9kg/m^2$，超重：$BMI\ 25 \sim 29.9kg/m^2$，肥胖：$BMI > 30kg/m^2$。华西医院的研究发现 $BMI \geqslant 28kg/m^2$，术后并发症增加。

（5）吸烟史：吸烟时间越长对于肺功能的影响越大，戒烟时间的长短与术后并发症发生率密切相关。研究发现，术前戒烟时间短的患者通过呼吸康复训练也可以降低术后并发症的发生。

2. 肺功能评估　$FEV_1 > 2.0L$，危险小；$1.0L < FEV_1 < 2.0L$ 危险增加；$FEV_1 < 1.0L$ 高危。ACOSOG Z4099/RTOG 标准：$FEV_1\%$：$50\% \sim 60\%$ 或年龄 > 75 岁和 $DLco\ 50\% \sim 60\%$，ACCP 标准：预计术后 $FEV_1 < 40\%$ 或 $DLco < 40\%$。

3. 心肺运动测试　运动负荷测试能够反映患者氧转运的能力，提供患者更准确的心肺有氧代谢能力的信息。运动测试的结果往往跟静态肺功能没有直接的相关性。主要采用 6 分钟步行测试、往返试验、爬楼梯、CPX 等，通过峰值耗氧量、运动前后氧饱和度和心率的变化等指标反映患者氧转运能力。评价标准：ACCP 标准：$VO_2peak < 10ml/(kg \cdot min)$ 或者低于 35% 预计值为术后死亡非常高危；$15ml/(kg \cdot min) < VO_2peak < 20ml/(kg \cdot min)$ 围手术期并发症和死亡率增加；$VO_2peak > 20ml/(kg \cdot min)$ 或者高于 75% 预计值为低危。目前 6 分钟步行测试和往返试验都还没有一个标准化的评定结论，一些研究中把测试距离大于 400m 作为判断的临界值。爬楼梯测试：爬楼高度大于 12m，大约相当于 4 层楼的高度。若运动测试中氧饱和度下降超过静息氧饱和度的 4%，也被认为是围手术期危险因素。

4. 气道高反应性　常用检测方法：

（1）吸入激发试验：吸入激发试验常用的试验激发剂包括以下：①药物：组胺和乙酰甲胆碱是最常用的试验药物；②高渗或低渗溶液；③过敏原提取液。

（2）运动激发试验：在室内环境中，患者要以尽可能大的运动量运动 $6 \sim 8min$。患者应通过口呼吸，因此需要一个鼻夹。因为哮喘患者对运动后不适感的程度不同，心率是测量运动强度的理想方法。通过监测心率，适当地调整运动量，保证安全。在运动激发试验中，运动后的呼气峰值流量（PEF）和一秒用力呼气量（FEV_1）比运动前下降至少 15% 就可诊断为运动性哮喘。如果应用特异性传导（SGaw）或最大呼气中期流速（FEF25-75，FEF50）评价运动性哮喘，降低 35% 或以上具有诊断意义。一般在运动后 $3 \sim 12min$ 可以记录到 PEF、FEV_1 和 SGaw 的最低值，用这个数值计算肺功能下降的百分数，评价运动性哮喘的严重程度。从哮喘病患者休息状态的肺功能水平预测不出运动后是否发生运动性哮喘及其严重程度。肺功能正常的哮喘病患者有 73% 发生运动性哮喘，在运动前存在气道阻塞的哮喘病患者中有 85% 可发生运动性哮喘。

（3）过度通气激发试验：借助患者的过度通气来进行激发试验。因过度通气所需条件所限，目前国内还未得到推广。

5. 呼气峰值流速　常用检测方法：微型呼气峰流量测定仪。最大峰流速值（PEF）应用峰流速仪主要是测量呼气峰流速（PEF），也就是用力呼气时，气流通过气道的最快速率，它的正确测量依赖于患者的配合和掌握正确的使用方法。目前峰流速仪的种类很多，但使用的技术大致相同：①取坐位，手拿峰流速仪，注意不要妨碍游标移，并确认游标位于标尺的基底部；②深吸气后将峰流速仪放入口中，用嘴唇包住咬嘴，避免漏气，尽可能快而用力地呼气，注意不要将舌头放在咬嘴内；③再重复检查三次，选择三次的最高数值。

（二）术后评估方法及临床应用标准

主要是需要通过术后评估判断患者术后状况，以决定采取呼吸康复干预的必要性、采用何种方式的呼吸康复方法，以及呼吸康复的强度。评估的内容主要包含以下方面：

1. 临床状况　病史、手术方式、手术时间、手术类型、切口、生命体征、肺部听诊等。

（1）病史：根据病史评估判断术后可能发生的并发症以及患者可能的预后，以决定术后应对患者实施呼吸康复的必要性。

（2）生命体征：术后患者生命体征的状况，包括心率、血压、氧饱和度、呼吸频率。根据术后生命体征判断患者目前所处的状态，初步确定术后呼吸康复实施的风险程度，以及导致这一生命状态与术后并发症发生的相关性。

（3）手术方式：由于腔镜手术损伤相对较小，术后伤口疼痛较小，伤口愈合较好等优点逐渐被越来越多的运用。例如，胸腔镜手术相对于开胸手术术后肺部并发症的发生率下降。

（4）手术类型：不同的手术类型可能预期对心肺功能所造成的影响程度不同。如，肺的楔形切除相对于肺叶切除，切除范围较大，术后心肺功能损失增加，术后发生肺部并发症的危险也相应增高，呼吸康复的实施的必要性也就更大。

2. 疼痛　疼痛是手术后主要问题之一，术后疼痛严重影响了患者的术后感受，降低患者术后的自主能力。疼痛往往容易加剧肺不张等问题，同时疼痛还可能导致焦虑抑郁情绪。因此术后疼痛的评估和管理尤为重要。术后的疼痛评估主要采用 NPRS 或 VAS 0~10 疼痛评估方法。

3. 呼吸困难　Borg 自觉呼吸困难及疲劳指数评分（0~10 分），包括静息下和活动后。术后呼吸困难的表现能够反映患者术后心肺的耐受能力。

4. 咳嗽　着重评估咳嗽的效力，以反映患者对术后气道清洁的能力。咳嗽效力的评估主要通过咳嗽的声音和咳嗽的过程来判断咳嗽是否有效以及造成咳嗽效力弱的分析。部分患者在术后容易出现慢性刺激性咳嗽，对于这部分患者也可以采用咳嗽问卷对其咳嗽的状况进行掌握。

5. 胸腔引流　实施呼吸康复之前还应观察引流管是否在位、是否有扭转或阻塞、引流量、引流液体颜色及性状等。通过对引流的评估判断目前实施呼吸康复的安全性、必要性，以及呼吸康复的实施程度和方向。加速外科康复的观念对于引流管的放置时间越来越关注，也越来越多认识到尽早尽快地撤出引流装置对患者的影响。

6. 活动能力　卧床、床上活动、坐起、站立或者步行，以及步行的距离，此外还包括日常活动能力的评估。加速外科康复的理念强调患者尽早尽快地离床，强调活动对术后减少肺不张、肺部感染，降低血栓生成风险的重要性。

（车国卫　王　娇）

第二节　围手术期呼吸康复的训练方案及实施

一、宣传教育

1. 疾病状态　告知患者及家属疾病所处状况。

2. 疾病改变 向患者及家属讲述疾病所带来的各种生理和病理改变。

3. 手术方式 向患者及家属讲述麻醉类型、手术的方式、手术时长、切口、手术风险、术后可能出现的问题等。

4. 术前准备 告知患者术前准备的重要性,以及教会需要进行哪些准备(包括气道廓清技术、呼吸控制、激励式肺量计、运动方法等)。

5. 术后康复 告知患者术后进行呼吸康复的重要性,以及提前教会患者如何进行术后康复(包括有效咳嗽、用力呼气技术、呼吸策略、呼吸控制、激励式肺量计、体位管理、运动等)。

6. 心理康复 必要时可对患者进行心理干预。

7. 营养 告知患者在围手术期间保持良好营养状况的重要性,必要时给予患者营养的建议。

二、药物治疗

1. 抗感染 术前具有高危因素(①病原学证据;②气管定植菌)和诊断肺部感染的,术前应该应用敏感抗生素:术前3天及术后2天。

2. 祛痰 药物均按照说明书使用方法

(1)雾化吸入类:乙酰半胱氨酸溶液等。

(2)口服类:乙酰半胱氨酸片,标准桃金娘油肠溶胶囊,盐酸氨溴索片等。

(3)静脉滴注类(建议住院期间用)。

3. 平喘

(1)糖皮质激素类:如布地奈德雾化混悬液等。

(2)支气管扩张剂:如硫酸特布他林雾化液、异丙托溴铵气雾剂等。

(3)雾化吸入类:如异丙托溴铵气雾剂;噻托溴铵粉吸入剂。

三、物理治疗

1. 宣传教育

(1)呼吸控制:呼吸控制帮助患者调节呼吸频率和模式,改善肺不张。嘱患者采取舒适侧卧位或仰卧位或坐位,膝盖弯曲使骨盆相对后倾并放松腹部;将手置于下胸部或上腹部,感受自己的呼吸,根据自身的呼吸进行潮式呼吸,同时放松肩部和胸部,用下胸部或上腹部进行呼吸。

(2)有效咳嗽:通过有效的咳嗽方法帮助患者更好更高效地排出气道分泌物,减少肺不张,促进通气的改善。嘱患者选择增加躯干前屈的姿势,如高半卧位、端坐位等,充分吸气,腹肌有力收缩咳嗽。此外,还可以嘱患者采用用力呼气的方法清洁气道。

(3)四肢运动:肢体的活动一方面能够维持正常的关节活动范围、维持肌肉的长度和肌力;另一方面通过活动改善肺容积、优化通气。上肢运动主要包括肩前屈、外展、屈肘伸肘;下肢包括屈髋伸髋、屈膝伸膝、踝泵等。建议每个活动以10个为一组,每个2组。具体实施根据患者情况而定。

(4)体位管理:术后尽早尽快地采取直立位能够帮助患者改善通气,优化通气血流比。包括床上的翻身、坐起、体位转移、椅上坐起以及站立步行。

(5)有效的支撑伤口:尤其是术后咳嗽的伤口支撑,能有效缓解术后疼痛。例如,胸部行开放式手术的患者,术后咳嗽时可以将小的软枕抱胸前。

（6）激励式肺量计:目前外科加速康复中对于肺量计的使用没有强制要求,但是临床中,激励式肺量计的使用能够提高患者的自主深呼吸的能力,帮助患者改善肺容量。患者取舒适高半卧位、端坐位,嘱患者含住咬嘴缓慢深吸气,直到黄色浮标到达预设的目标,同时流速浮标不超过最高线,可在吸气末端屏气 2~3s,然后移开咬嘴呼气。每 1~2h 一次,每次 6~10 个重复。

（7）运动:术前的运动能够帮助患者维持较好的心肺功能,提高手术的耐受能力。研究表明,术前较好的心肺功能与差的患者相比较,术后并发症的发生率下降和住院时间缩短。而在术后保持和增强心肺体适能则有利于患者长期的生存和生活质量的保证。运动方案主要包括有氧训练、力量训练与牵伸训练,根据美国运动医学会的指南推荐处方如下。

2. 有氧训练处方　方式:快走、功率自行车、四肢联动等;频率:4~8 次 / 周,至少 2 周,具体可依据手术时间安排来决定。时间:30~60min,强度:Borg 评分 4~6 分（0~10 分）。

3. 力量训练处方　方式:上下肢大肌肉抗阻训练;频率:2 次 / 周;强度:Borg 评分 4~6 分（0~10 分）。

4. 牵伸训练处方　方式:上下肢大肌肉;频率:2 次 / 周;强度:牵伸到稍感不适。

在运动中应适时监测患者的血压、心率及氧饱和度,若患者在运动中有氧饱和度的持续下降,可考虑在吸氧下进行运动。若出现头晕、头痛、心慌等不适应停止运动。

四、呼吸康复训练方案解读

1. 呼吸康复训练方案　见表 4-6-2-1。

表 4-6-2-1　呼吸康复训练方案

分类	方案	备注
药物康复	□抗感染（应用抗菌药物）（备选）	1. 病原学证据 2. 气管定植菌
	□祛痰（必需）	1. 雾化吸入类: □乙酰半胱氨酸溶液 2. 口服类 □乙酰半胱氨酸片 □标准桃金娘油肠溶胶囊 □盐酸氨溴索片 3. 静脉滴注类（建议住院期间用）
	□抗炎和平喘（必需）	1. 糖皮质激素类 □布地奈德雾化混悬液 2. 支气管扩张剂 □硫酸特布他林雾化液 □异丙托溴铵气雾剂 3. 吸入类 □异丙托溴铵气雾剂 □噻托溴铵粉吸入剂

续表

分类	方案	备注
物理康复	□激励式肺量计吸气训练（必需）	预防肺不张
	□呼吸康复训练器（必需）	预防痰潴留
	□功率自行车运动训练（选用）	运动耐力
	□爬楼梯训练（选用）	运动耐力

2. 呼吸康复训练方案解读

（1）药物康复：①抗感染（选用）：根据标准应用；②祛痰（必需）：术前 3~7d 及术后 3~7d；出院后也可应用，应用时间根据症状情况定；③平喘或消炎（必需）：术前 3~7d、术后 3~7d，出院后也可应用，应用时间根据症状情况定。

（2）物理康复（①为必选，②③选其中一项）：①激励式肺量计吸气训练：患者取易于深吸气的体位，一手握住激励式肺量计，用嘴含住咬嘴并确保密闭不漏气，然后进行深慢的吸气，将黄色的浮标吸升至预设的标记点，然后屏气 2~3s，然后移开咬嘴呼气。重复以上步骤，每组进行 6~10 次训练，然后休息。在非睡眠时间，每 2h 重复一组训练，以不引起患者疲劳为宜。疗程 3~7d（必需）；出院后也可应用，应用时间根据症状情况定。②功率自行车运动训练：患者自行调控速度，在承受范围内逐步加快步行速度及自行车功率。运动量控制在呼吸困难指数（Borg）评分 5~7 分之间，若在运动过程中有明显气促、腿疲倦、血氧饱和度下降（<88%）或其他合并疾病引起身体不适，告诉患者休息，待恢复原状后再继续进行训练。每次约 15~20min，每天 2 次，疗程为 7~14d（可选）；出院后也可应用，应用时间根据症状情况定。③登楼梯训练：在专业治疗师陪同下进行，在运动过程中调整呼吸节奏，采用缩唇呼吸，用力时呼气，避免闭气，稍感气促时可坚持进行，若有明显呼吸困难，可做短暂休息，尽快继续运动。每次 15~20min，每天 2 次，疗程 3~7d（可选）。

（车国卫　王　娇）

第三节　围手术期呼吸康复训练的必要性和局限性

一、围手术期呼吸康复训练的必要性

术前准备主要是宣教和高危因素评估，必要性如何呢？首先近年来肺癌外科治疗人群的变化主要是：①早期肺癌（如小结节等），新辅助化疗和二次手术（转移瘤、肺重复癌）患者比例均增加；②高龄（大于 65 岁）和具有伴随疾病（如：糖尿病、高血压和慢性阻塞性肺疾病）患者显著增加；③术前服用药物（如抗凝药、免疫抑制剂或靶向肿瘤药物）且需要肺手术的患者在增加。其次是外科治疗方式的变化：①胸腔镜手术已成为主流术式（80% 以上），开放手术已成为腔镜手术的补充；②肺段切除比例增加，肺叶切除有所降低，全肺切除显著减少。理论上应该和手术方式同样变化的术前宣传教育、评估体系和高危因素预防治疗却没有发生变化。

肺癌外科治疗人群和手术方式的变化，寻找合理的术前心、肺功能评估体系和针对高危因素预防治疗方法变得越来越迫切。心肺运动试验（cardiopulmonary exercise test，CPET）可以弥补静态肺功能检测（resting pulmonary function test，PFT）不足，已在临床上广泛应用。应用 CPET 和 PFT 对 342 例肺癌患者术前检测，提示术前高危因素有：①支气管高反应性；发生率为 19.88%（68/342）；②峰值呼气流量降低（peak expiratory f low，PEF），PEF<250L/min，发生率 13.74%（47/342）；③肺功能处于临界状态（1.0L<FEV_1<1.2L，且 40%<FEV_1%<60%）；④术前吸烟时间大于 800 年支且戒烟时间小于 2 周（病史）；⑤术前气管内定植菌存在，且高龄（大于 70 岁）和吸烟史大于 800 年支的患者。以上高危因素患者进行术前预防治疗：术前的呼吸康复训练（物理训练）+ 药物治疗（抗生素、支气管扩张剂和吸入性糖皮质激素），结果表明康复组患者术后并发症和肺部感染发生率均较未康复组下降 5 倍，而康复组患者术后住院日显著缩短。进一步研究肺功能差不能手术的肺癌患者进行呼吸康复训练 2 周，肺功能可达到肺叶切除术标准，且未增加术后并发症。通过对手术前后肺癌合并慢阻肺患者心率和血氧饱和度及运动耐力的研究发现，术前呼吸康复训练可以有效改善患者的生活质量。这些研究均提示，现有通过肺功能评估体系进行术前评估肺叶切除的风险已存在局限性，多学科合作（呼吸科或康复科）进行术前评估发现高危因素和预防治疗方法已成为术后肺快速康复的必然。当然这仍然需要更多的研究。

目前对于外科手术的成功与否，其评价标准不单单只是通过手术技术来评判，术后患者能恢复正常的生活、参与社会活动，减少住院花费、药物使用、再次住院的概率，维持健康越来越成为业界关注的问题。因此，对于手术风险、术后并发症以及术后生存的评估就尤为重要。大部分需要进行手术的患者都可能存在长期生活习惯问题所造成的健康问题，术前的健康状况与术后并发症的发生密切相关。术后心肺并发症是导致围手术期发病和死亡的主要因素，麻醉和手术对于心肺功能也有重要的影响。而呼吸康复在整个围手术期的介入对预防术后并发症、确保手术达到预期以及维持患者健康有重要的作用。患者教育：术前教育能够增进医患关系，有效减少患者的术前焦虑，提高患者对自身疾病的认识，增强慢性病患者自我管理能力，促进术后对治疗的依从性，也可以增加患者恢复的自信心。术前康复：能够提升患者健康状况、提高氧转运能力、增加心肺储备功能、激发患者的自主效能、提高手术耐受能力，减少术后并发症的发生。术后康复：在术后早期指导深呼吸训练和有效咳嗽，有效地清除气道分泌物，改善肺不张，预防肺部感染，减少住院时长和住院花费；鼓励患者早期下床活动，能够改善氧转运的能力，维持并提高肌肉的肌力和耐力以及肌肉的柔韧性，维持正常的神经系统功能，减少焦虑和压力。促使患者尽早恢复，尽快参与日常生活。

整个围手术期的呼吸康复都是为了促进患者恢复正常的生活，维持终身健康，为个人、家庭和社会减少疾病的负担。

二、围手术期呼吸康复训练方案临床应用的局限性及研究方向

现阶段的呼吸康复仍然存在一定的局限性。目前围手术期呼吸康复的疗效还存在争议，主要是受到不同团队所采取的评估和评估标准以及实施方案不同，所以研究得到的结论可能存在一定差异，因此围手术期呼吸康复方案仍然没有形成国际共识和指南。术前呼吸康复的实施也受到多重因素的影响，比如患者的花费、手术的时间等因素的影响。另外，患者的理解与真正的配合治疗，才能使 ERAS 得以实现。结合快速康复实践发现目前术前宣教中存在以下问题：①护理为主，主要宣传科室情况及注意事项，偏重事务性；②粗略地

讲述各专科手术的注意事项,针对性差,可操作性差;③过多术前宣教与准备,增加工作量,因此医患者双方都有走形式的感觉。从深层次看,医患都对术前宣教存在认识的误区,均认为对手术帮助不大(如戒烟),对所有宣教问题的结果如何不清楚。如何才能做到正确的术前宣教并产生好的结果呢?首先护理工作要围绕手术的快速康复进行,并真正理解每一项工作与快速康复的关系,产生"不如此,就如此"的理念,如不戒烟,就增加术后肺部并发症等。其次宣教也要在"群体到个人""个人到群体"的恰当转换,即群体宣教与个人宣教相结合。最后,医护一体化,并通过项目方式使护士对所从事工作有深入理解,并进行改进,事实证明,这是最好的方式。

尽管如此,仍然存在以下不足和需要改进的地方:第一是临床研究样本量小且是单中心研究,导致实验结果在相关实验干扰因素(如患者的个体差异)的影响下偏倚较大,同时使得一些实验结果(如术后肺部相关并发症)并不能在统计学上出现意义;需要进行多中心研究和增加样本含量,提高呼吸康复训练方案的可重复性。第二是术前心肺运动试验很多医院不能开展,使其应用得到限制;需要有备选方案,提高其可评估性及可操作性。第三术前训练多为 7 天,这种方案在胸外科病房实施的难度较大,而应用于社区医院或家庭进行呼吸康复训练,存在医患依从性差,及训练有效性合理评估的问题;需要不断将方案简化且有正确的评价体系,使训练效果得到保障,进一步增加呼吸康复方案的可操作和可重复性。第四研究发现术前药物康复也应采纳,可以有效、快速缓解支气管痉挛和气道高反应性,但临床应用仍有许多研究工作要做。尽管现今应用的四川大学华西医院胸外科肺癌患者术前评估与呼吸康复训练方案有许多不足,但初步临床应用也取得了较好的效果,相信随着临床研究结果的不断出现,不断优化的方案必将从"高大上"到"接地气",服务于更多的患者。

(车国卫　王　娇)

第四节　肺移植康复

肺移植是挽救慢性呼吸疾病终末期患者生命的唯一有效治疗手段,其目的是改善患者的生存和生活质量。慢性呼吸疾病终末期患者通常有严重的通/换气功能受限与生活自理能力下降,伴随呼吸困难和疲劳症状,其活动耐力显著降低,合并各种并发症的风险也更高,如心血管疾病、骨质疏松、焦虑抑郁、肌肉与营养状态不良等,都可能影响肺移植手术的预后。

无论慢性呼吸疾病终末期患者是否需要肺移植,呼吸康复都是必要的临床治疗组成部分。肺移植的全面呼吸康复包括教育、锻炼、行为或生活方式的改变等。呼吸康复的目的是增加生理和功能状态,使患者从肺移植手术中获益。肺移植患者的呼吸康复可分为四个阶段:移植术前阶段;围手术期及术后早期监护室阶段;术后普通病房阶段;社区-家庭康复阶段。肺移植康复的最终目标是改善身体功能,提高生活质量,上述每个阶段的呼吸康复都有其重要意义。

一、肺移植术前呼吸康复

术前阶段进行呼吸康复的主要目的是预防身体功能减退,即保持关节活动度和软组织伸展性,增强肌肉力量、改善肌肉功能、提高肌肉耐力,尽可能使患者以最佳的身体及心理状态迎接手术。有关呼吸康复的诸多研究数据得出结论,康复能有效改善肺移植候选者的生活质量和运动耐力,移植前的身体活动能力越好,移植术后的机械通气时间和住院时间就越短,手术及康复效果就越好。

随着待肺时间的延长,肺移植候选者可能出现肺部疾病进展、呼吸衰竭加重、合并感染等医疗不稳定状态,此时锻炼强度和持续时间并不能随之加强,而维持机体功能状态和延缓功能恶化就成为最主要的康复目的。当肺移植候选者出现病情恶化,需要入院或入住ICU时,康复方案也应随之改变。鼓励患者根据病情耐受情况进行走廊内行走和床旁踏车,同时进行耐力训练。

移植前的待肺阶段是进行患者教育的理想时间,建议的宣教内容如表4-6-4-1所示。以下重点介绍肺移植术前的呼吸训练、气道廓清技术和肢体康复,另外就术前康复的几个特殊问题进行探讨。

表4-6-4-1　肺移植术前康复的患者宣教内容推荐

了解肺移植手术流程
做好围手术期准备
气道分泌物的管理
可控性咳嗽技术
诱发性肺活量训练
胸腔引流管的管理
伤口与疼痛的管理
认识早期活动的重要性
疾病特异性的宣教内容
临床症状的解剖学与生理学基础
氧疗的重要性与正确应用
日常活动的管理:行走、体力保存方法、何时停止运动

(一)呼吸训练

已确定呼吸肌疲劳和无力可在各种疾病中发生,并与临床的重要症状,如呼吸困难、咳嗽障碍、运动损伤、呼吸功能不全、运动耐力下降、脱机失败等具有相关性。呼吸肌训练是呼吸肌无力的一种有效治疗方法。很多慢性呼吸疾病终末期患者都存在不同程度的呼吸肌无力,故肺移植术前阶段的呼吸训练,除了示范并指导患者如何正确腹式呼吸,更需要进行个体化的呼吸肌力量测试与呼吸肌力训练。相比于外周骨骼肌的肌力训练,呼吸肌训练的目的旨在提高吸气肌和呼气肌的收缩力、耐力与速度。然而,针对肺移植候选者的呼吸肌训练的适应证、禁忌证以及确定肌力测试和训练类型的具体标准、训练强度和潜在的副作用等均值得进一步研究。

(二)气道廓清技术

气道廓清的适应证主要包括囊性纤维化、支气管扩张、肺不张、呼吸肌无力、机械通气等,同样适用于待肺阶段的肺移植候选者。气道分泌物清除困难与呼吸上皮纤毛运动受损、肺膨胀不全、肺弹性回缩力减弱、胸廓活动度下降及呼吸肌无力或疲劳等多因素有关。需要注意的是,气道廓清技术对不伴有大量气道分泌物的肺移植候选者并未显示益处。气道廓清技术对设备的需求、对操作者的技能要求和对不同临床问题的用途等均有所不同,故应基于个体化需求选用适宜的气道廓清方法,以提高治疗效果、减少并发症。气道廓清技术的最终目标为减少气道阻塞、改善通气并优化气体交换。

气道廓清治疗应在鼻饲或饭后至少半小时至一小时后方可执行。治疗前与治疗后都应对患者的肺部状况加以评估,以对比治疗效果。支气管扩张药物的雾化吸入应在气道廓清治疗之前进行,以达到更好地扩张气道、促进分泌物排出的效果。而抗生素的雾化吸入,则最好在气道廓清治疗之后,以达到最佳的药物沉积。

(三)肢体康复

肺移植候选者多伴有不同程度的肢体肌肉萎缩、肌无力,尤其是下肢肌力可降至49%~86% 的预计值。移植术后免疫抑制剂(通常为包含糖皮质激素、钙调磷酸酶抑制剂和霉酚酸酯类药物在内的三联抗排斥方案)的长期应用会对肌肉力量造成较严重的影响,故抗阻训练对肺移植候选者的作用比其他康复项目更重大。术前待肺阶段的肺移植候选者肺部原发疾病不同,病情轻重程度也不同,故肢体康复方案的制订需要根据不同患者的病情选择合适的参数,即不同的训练频率、强度与时间等,以尽可能改善肢体功能和运动能力,同时避免并发症。据文献报道,肺移植候选者可选的肢体康复方法包括高强度间歇训练法和北欧式徒步法。但目前尚缺乏针对肺移植候选者术前肢体康复策略的充足循证医学证据,可遵循慢性呼吸疾病患者在门诊进行肢体康复的一般性建议。肺移植术前肢体康复的提纲示例,详见表4-6-4-2。

表4-6-4-2　肺移植术前肢体康复计划

训练项目	时间	具体活动	训练目标区域与运动强度
热身运动	10min	主动性关节活动度运动	上肢 下肢 躯干
个体化耐力运动	10~30min (间歇性运动)	下肢耐力训练 上肢耐力训练	25~30J/s 0~25J/s(递增或递减顺序)
个体化力量训练	15~20min	1组重复8~12个 上肢运动	滑车关节 韧带 背阔肌收缩与伸展 斜方肌 肩部伸/旋转 肩部屈曲 胸肌 肱三头肌
		下肢运动	股四头肌 髋伸肌 髋外展肌
整理运动	10min	伸展运动(全身) 整理呼吸 放松	—

值得注意的是，对年龄偏大尤其是存在多种合并症或严重呼吸衰竭需要移植前桥接治疗（有创机械通气和／或体外膜肺氧合）的肺移植候选者，随着疾病进展或病情恶化，需不间断重新评估患者的身体功能状态，并动态调整呼吸康复策略。但无论何种康复策略，保证患者安全始终是第一位的。

（四）肺移植术前康复的几个特殊问题

1. 氧滴定　肺移植候选者在静息或运动时通常需要吸氧以维持氧合，因此氧滴定是运动康复的重要组成部分之一，但目前并无针对肺移植人群运动康复的氧疗相关指南。加拿大多伦多总医院的肺移植团队基于大量临床实践，建议肺移植候选者在运动康复过程中应由临床医师实施氧滴定，维持指尖血氧饱和度不低于88%，但也应根据患者的原发病诊断、合并症情况、动脉血气、功能状态和临床症状等因素进行个体化调整。

2. 肺动脉高压患者的运动康复　肺动脉高压是肺移植的适应证之一，这类患者曾是呼吸康复的禁忌，但近年来研究发现，对处于临床稳定状态的肺动脉高压患者进行移植术前呼吸康复是安全且有效的。肺动脉高压的移植候选者应避免高强度的有氧训练和耐力训练，避免出现劳力性低氧血症，避免 Valsalva 动作，运动康复应以不引起胸痛、头晕、恶心、视力改变、晕厥前症状，以 Borg 呼吸困难评分达 2~3 分为宜。呼吸康复全程应与临床医师保持密切沟通，注意监测体重、腹围、下肢水肿等右心衰竭症状与体征，尤其是不可突然中断持续应用的降低肺动脉高压药物（如前列环素类）。

3. 感染防控　对肺移植候选者合并的某些特殊感染，如耐甲氧西林金黄色葡萄球菌感染、分枝杆菌感染、洋葱伯克霍尔德菌或囊性纤维化相关感染等，术前康复时应格外注意防控以避免感染扩散。不同的肺移植中心在康复设备消毒、手卫生、隔离衣和口罩应用、隔离制度等方面可能略有差异。加拿大多伦多总医院的肺移植中心将感染洋葱伯克霍尔德菌的患者置于每天的最后时段进行单独康复，而成组康复时囊性纤维化／支气管扩张患者应与其他人保持至少 3m 的距离。

4. 呼吸康复的团队协作　肺移植候选者在等待肺源期间往往存在焦虑、抑郁、期待、担忧等多种心理负担，故精神及心理支持在术前康复中同样占据重要的一席之地。过高或过低的体重指数对肺移植手术的预后都是不利的，故术前阶段的营养状态调整也很重要，注册营养师需要参与其中并提出个体化的营养指导与建议。

5. 危重待肺患者的术前康复　目前并无入住病房或 ICU 的危重肺移植候选者术前呼吸康复方案的指南或共识推荐，但基于全球各移植中心的临床实践，鼓励患者根据个体耐受情况进行走廊内行走和床旁踏车，同时适当进行耐力训练。神经肌肉电刺激法对严重慢阻肺、重度呼吸困难、无法耐受常规门诊康复的重症患者而言，不失为一种可选之策。

肺移植候选者术前等待阶段一旦病情恶化需要有创机械通气或体外膜肺氧合（extracorporeal membrane oxygenation, ECMO）辅助，由于卧床、镇静、危重症相关肌病或多发性神经病等多因素影响，患者的机体功能将严重恶化。研究发现，对经过严格筛选的肺移植术前桥接清醒 VV-ECMO 辅助的极危重患者，早期活动和离床行走也是安全的，但需要专门培训的物理治疗师确保 ECMO 管路安全，需要有经验的早期活动团队和医疗团队的协作与支持。

二、肺移植术后呼吸康复

肺移植术后患者虽然肺功能明显改善，但运动能力却由于神经肌肉的结构与功能异常、免疫抑制剂的应用、肌肉失用性萎缩等各种原因,未获得与肺功能改善相应比例的提高,甚至仍在继续下降,这将带来住院时间延长、术后恢复缓慢、治疗花费增加等一系列问题。因此,以运动训练为主的呼吸康复正得到越来越多临床医师的重视。研究发现,呼吸康复确能显著提高慢阻肺终末期患者肺移植术后的运动能力、降低移植相关并发症(如骨质疏松发生率)、改善患者生活质量。

(一)肺移植术后呼吸康复的三个阶段

肺移植术后呼吸康复的三个阶段包括术后 ICU 和早期病房阶段、稳定期普通病房阶段和社区 - 家庭阶段。

1. 术后 ICU 和早期病房阶段(表 4-6-4-3)　这个阶段呼吸康复的主要目的是增加一般活动度、改善功能活动能力、提高肌肉力量和耐力。躯体康复应在术后尽早期开始,优先选择直立姿势(如坐位)和活动(如离床)。与重症疾病相关的肌肉失用发生时间早且影响重大,因此早期、有效干预可以减少肌肉的萎缩和无力。缩短 ICU 停留时间可以增加出院时股四头肌的力量。研究表明,物理治疗和行动训练可以改善患者的生活质量、机体功能、肌肉力量和功能结果。

早期肌肉锻炼和心肺训练应尽早开始,例如在床上翻身、坐到床边、坐到椅子上、站立和行走。另外,鼓励患者尽早生活自理。选择低水平的训练(如弹力绷带、无负重踏车),并逐渐增加持续时间和负荷。根据患者情况调整需氧量,使指尖血氧饱和度维持在88%以上。

对无法参与常规呼吸康复计划的重度慢阻肺等危重患者,神经肌肉电刺激法安全且价格低廉,可以被动锻炼肌肉,增加肌肉重量和功能,可能是有效的辅助康复措施。在北京中日友好医院肺移植中心,神经肌肉电刺激法尝试应用于肺移植术后早期患者,取得良好的辅助康复效果。

表 4-6-4-3　移植术后 ICU 和早期病房阶段康复计划

移植术后 ICU 和早期病房阶段康复方案	
肢体方面	正确摆放肢体防止挛缩
	被动关节活动,维持正常关节活动度,每关节 10 个,每天 1~2 次
	摇起保持被动坐位,维持血压,改善肺功能。5~10min 逐渐适应,角度由 30° 逐渐增加至 60°
	体位及转移训练(靠坐→床边坐→从坐到站 / 从站到坐→辅助站立→床椅转移→床旁坐位→ICU 室内短距离行走)
	四肢主动力量训练,包括双上肢近端肌群及握力、双下肢屈髋、伸膝及踝背伸等,10~15 次 / 组,共 3 组,组间充分休息
	有氧活动训练,卧位踏车,辅助 / 被动模式(无阻力,根据患者情况决定模式)踏车训练,根据患者情况 5~15min,Borg 呼吸困难评分控制在 5~6 分(满分 10 分)
	腹式呼吸指导、手法引导胸廓扩张训练
	学会伤口保护下咳嗽
	注意事项:
	①训练中保持指尖血氧饱和度 >88%;血压大于 180/100mmHg 或收缩压降低大于 10mmHg,心率大于 120 次 /min 暂停训练;出现胸痛、持续加重的气短、呼吸频率 >40 次 /min、头晕、视物不清等症状时暂停训练
	②3 个月内避免使用上肢握力器,防止伤口裂开
	③3 个月内避免腹部肌肉锻炼

续表

移植术后 ICU 和早期病房阶段康复方案	
吞咽方面	吞咽结构的训练
	口腔内冰刺激
	吞咽肌群电刺激
	食物性状及摄食方式指导

2. 稳定期普通病房阶段（表 4-6-4-4）　由于肺移植患者住院时间长、护理的复杂性和术后并发症的严密监测，术后早期住院阶段是个理想的呼吸康复时间，可以帮助其改善耐力，出院前最大限度恢复独立能力。稳定期普通病房阶段的康复目的是脱离助行器、脱氧、恢复到术前的肌肉力量、六分钟步行距离达到预计值的 65%~85%。

需专门为肺移植术后患者制订全面的、多模式、多学科的呼吸康复计划（总体平均持续时间为 6 周）。该计划每周实施 5~6d，由 5~6 次运动训练组成。耐力训练需在物理治疗师的监督下完成，除了达到峰值功率 60% 的踏车耐力训练之外，患者还要接受 4~6 项单独定制的力量训练，在最大耐受负荷下每次 3 组，每组 10~15 次，主要针对下肢。根据患者力量情况调整负荷大小，负荷可以是自身重力、沙袋、弹力带或专业力量训练设备。在呼吸困难和下肢疲劳评分未达到 5~6 分时，运动强度和持续时间可以增加。此外，患者还需要在有经验的物理治疗师监督下进行个体化的呼吸练习（如缩唇呼吸、腹式呼吸）和日常生活活动能力锻炼（如爬楼梯）。在制订训练计划时需要考虑药物副作用，包括液体潴留、贫血、恶心、震颤、视力减退、高血糖、高血压等，以选择合理用药。单肺移植和双肺移植术后患者在呼吸康复中运动能力、生活质量改善和不良反应发生率方面均无明显差异。

肺移植术后最佳的呼吸康复持续时间尚不清楚。目前临床指南建议慢阻肺患者的呼吸康复最低 6~8 周，但这些标准似乎并不适用于因严重肺部疾病而导致多年身体衰弱、同时又经历大手术、应用细胞毒药物的肺移植患者。肺移植术后的呼吸康复方案应当考虑到患者移植前功能状态、心肺功能、肌肉力量、关节活动度、平衡、认知功能、疼痛控制和医疗状态的稳定性等因素。

表 4-6-4-4　稳定期普通病房阶段康复计划

稳定期普通病房阶段康复方案	
肢体方面	卧位或坐位踏车，抗阻模式训练，30s 蹬车，30s 休息，训练时间 12~36min，活动强度控制在心率较基础心率增加 10~15 次 /min，Borg 呼吸困难评分为 5~6 分
	步行训练（根据情况可借助助行器、步行架或拐杖），根据具体表现逐渐提高速度，可适当增加平板坡度
	转移训练、坐位训练
	继续力量训练，四肢及躯干关键肌肉（肩周肌群、肱二头肌、肱三头肌、股四头肌、背阔肌、腘绳肌、踝背伸肌群），10~15 次 / 组，3~5 组 /d
	气道分泌物廓清训练，可采取体位引流、主动呼吸循环技术等方法
	针对某项功能的专项训练，如躯干核心肌群训练、平衡训练、膈肌功能训练，利用沙袋或弹力带抗阻，或利用吸气肌训练仪

稳定期普通病房阶段康复方案	
肢体方面	注意事项： ①训练中保持指尖血氧饱和度>88%；血压大于180/100mmHg或收缩压降低大于10mmHg，心率大于120次/min暂停训练；出现胸痛、持续加重的气短、呼吸频率>40次/min、头晕、视物不清等症状时暂停训练 ②3个月内避免使用上肢握力器，防止伤口裂开 ③3个月内避免腹部肌肉锻炼
吞咽方面	逐渐增加自主摄食量，食物性状增加半流食及固体食物，由少到多，循序渐进

3. 社区-家庭阶段（表4-6-4-5）　六分钟步行试验是肺移植术后规律监测的项目，用于评估运动能力和用力血氧饱和度。虽然大部分运动训练多在移植后3~4个月进行，但长期的运动训练使运动能力更为受益，并有利于高血压、高脂血症和糖尿病等肺移植术后长期并发症的管理。

一项随机临床试验发现肺移植术后3个月内进行呼吸康复的患者，与不进行呼吸康复的对照组相比，表现出更高的体力活动水平、更好的健康状态改善和更低的24h血压水平。肺移植受者长期的体力状态水平与体重呈反比。肺移植受者的长期（大于6个月）运动训练有益于肌肉力量和耐力改善。如果患者能参加、恢复自己喜欢的运动，这有利于长期坚持锻炼。对于长期存活的肺移植受者，不管是否存在闭塞性细支气管炎综合征，结构化、监督下的运动训练都会改变患者的功能状态，但院内康复与院外康复并无显著性差异。

一些便宜的计步器、运动手表、健身监测器、手机应用程序等可用于每天监测步行距离和活动水平，并设定目标来增加体力状态水平。鼓励参加一些社交运动，如瑜伽、太极、舞蹈，季节性运动如游泳、划船、户外蹬车、远足等。避免参加伤害性比较大的活动，如身体接触项目、跳伞、蹦极、潜水等。

表4-6-4-5　社区-家庭阶段康复计划

肢体方面	继续力量训练，包括躯干肌（腹肌、背阔肌）、髋周肌群、股四头肌、踝背伸肌群等 牵伸训练（上肢、下肢、躯干） 有氧训练（步行、功率自行车） 逐步增加日常活动项目（超市购物、日常家务）及范围（活动距离） 参与自己喜欢的运动项目（避免伤害性强的接触项目）
吞咽方面	保持口腔清洁 注意呛咳情况

（二）肺移植术后的心理问题

终末期肺疾病患者的认知功能障碍和精神心理问题在肺移植术前很常见，发生率高达12%~88%，而且移植术后可能还会进一步加重。认知功能障碍和精神心理问题会干扰患者的记忆力与注意力，延长住院时间，限制日常活动，影响患者术后自我管理，甚至肺移植术后持续的抑郁状态与神经认知功能障碍与生存率下降也密切相关。围手术期各种镇静药、肌松药、抗排斥药物、抗生素的应用，也可能导致并加重患者的精神症状。因此肺移植围术期患者认知功能障碍和精神心理问题需要得到关注,及时进行心理疏导,并请心理科介入干预。

(三)肺移植术后呼吸康复的特殊问题

1. 肺移植术后患者病情复杂,各种并发症常见　术后早期常见的并发症包括出血、多重耐药菌感染或定植、急性排斥反应、机械通气时间延长、术后 ECMO 辅助、膈肌麻痹、严重焦虑抑郁、谵妄、急性神经系统事件、血流动力学不稳定、重症相关肌病、原发性移植物失功、需要透析的急性肾功能衰竭、胸腔置管处和胸壁切口的术后疼痛、心律失常、静脉血栓栓塞事件、直立性低血压、皮肤破溃和伤口愈合不良等。这些术后并发症的出现会显著延长患者的住院时间、影响康复状态。因此,康复期间应密切观察患者的病情变化,注重其主诉和新发症状尤为重要,这些反馈可能意味着并发症的出现,需要进一步检查。

2. 术后恢复异常困难的受者需要多学科的康复计划,以恢复其基本的生活能力　出院前给患者制订个体化的居家呼吸康复计划,改善其耐力和肌肉力量。这些患者活动时通常需要助行器(拐杖或滚轮式助行器),其六分钟步行距离远低于预计值,一般需要 12~18 个月逐渐改善。对于平衡和协调能力受损的患者需要制订特殊的居家康复计划。一些术后病情危重的患者会有持续的肌病和神经病变,其肌肉功能和康复潜能差异会比较大。

总之,呼吸康复应贯穿于肺移植始终,在整体的肺移植管理策略中具有非常重要的地位。由于肺移植术前患者的危重、衰弱,肺移植术后患者的并发症和各种抗排斥与抗感染药物的应用,使肺移植术后呼吸康复的过程比较复杂,需要细心规划和逐步推进。

(陈文慧)

参 考 文 献

[1] 车国卫,李为民,刘伦旭.快速肺康复需要围手术期流程优化.中国胸心血管外科临床杂志,2016,23(3):216-220.

[2] Lai Y, Su J, Qiu P, et al.Systematic short-term pulmonary rehabilitation before lung cancer lobectomy: a randomized trial.Interact Cardiovasc Thorac Surg, 2017, 24(6): 1-8.

[3] Hodari A, Tsiouris A, Eichenhorn M, et al.Exploring National Surgical Quality Improvement Program respiratory comorbidities: developing a predictive understanding of postoperative respiratory occurrences, Clavien 4 complications, and death.J Surg Res, 2013, 183(2): 663-667.

[4] 杜娜,郭成林,杨梅,等.加速康复外科在中国大陆胸外科临床现状—基于胸外科医生及护士调查的分析.中国肺癌杂志,2017,20(3):1-6.

[5] 赖玉田,田龙,樊骏,等.肺癌住院手术患者临床特征与就诊模式的关系.中国肺癌杂志,2015,18(7):457-461.

[6] 苏建华,喻鹏铭,周渝斌,等.影响肺癌手术住院费用和快速康复的临床因素分析.中国肺癌杂志,2014,17(7):536-540.

[7] 车国卫,刘伦旭,周清华.加速康复外科从理论到实践:我们需要做什么?中国肺癌杂志,2017,20(4):219-225.

[8] de Groot JJ, van Es LE, Maessen JM, et al.Diffusion of Enhanced Recovery principles in gynecologic oncology surgery: Is active implementation still necessary?.Gynecol Oncol, 2014, 134(3): 570-575.

[9] Pędziwiatr M, Kisialeuski M, Wierdak M, et al.Early implementation of Enhanced Recovery After Surgery

（ERAS®）protocol-Compliance improves outcomes：A prospective cohort study.Int J Surg, 2015, 21：75-81.

［10］Clavien PA, Barkun J, de Oliveira ML, et al.The Clavien-Dindo classification of surgical complications：five-year experience.Ann Surg, 2009, 250（2）：187-196.

［11］Parry S, Denehy L, Berney S, et al.Clinical application of the Melbourne risk prediction tool in a high-risk upper abdominal surgical population：an observational cohort study.Physiotherapy, 2014, 100（1）：47-53.

［12］Jin Y, Xie G, Wang H, et al.Incidence and risk factors of postoperative pulmonary complications in noncardiac Chinese patients：a multicenter observational study in university hospitals.Biomed Res Int, 2015,（2015）：265165.

［13］鲍珊,苏建华,廖虎,等.合并慢性阻塞性肺病和手术方式对肺癌患者术后快速康复及治疗费用的影响.中国胸心血管外科临床杂志, 2014, 21（1）：17-20.

［14］Jones EL, Wainwright TW, Foster JD, et al.A systematic review of patient reported outcomes and patient experience in enhanced recovery after orthopaedic surgery.Ann R Coll Surg Engl, 2014, 96（2）：89-94.

［15］Hübner M, Addor V, Slieker J, et al.The impact of an enhanced recovery pathway on nursing workload：A retrospective cohort study.Int J Surg, 2015, 24（Pt A）：45-50.

［16］Joliat GR, Labgaa I, Petermann D, et al.Cost-benefit analysis of an enhanced recovery protocol for pancreaticoduodenectomy.Br J Surg, 2015, 102（13）：1676-1683.

［17］Nelson G, Kalogera E, Dowdy SC.Enhanced recovery pathways in gynecologic oncology.Gynecol Oncol, 2014, 135（3）：586-594.

［18］Segelman J, Nygren J.Evidence or eminence in abdominal surgery：recent improvements in perioperative care. World J Gastroenterol, 2014, 20（44）：16615-16619.

［19］Devin CJ, McGirt MJ.Best evidence in multimodal pain management in spine surgery and means of assessing postoperative pain and functional outcomes.J Clin Neurosci, 2015, 22（6）：930-938.

［20］Vetter TR, Goeddel LA, Boudreaux AM, et al.The Perioperative Surgical Home：how can it make the case so everyone wins？.BMC Anesthesiol, 2013, 13：6-16.

［21］Aahlin EK, von Meyenfeldt M, Aahlin EK, et al.Functional recovery is considered the most important target：a survey of dedicated professionals.Perioper Med（Lond）, 2014,（3）：5.

［22］Gillissen F, Ament SM, Maessen JM, et al.Sustainability of an enhanced recovery after surgery program （ERAS）in colonic surgery.World J Surg, 2015, 39（2）：526-533.

［23］Ament SM, Gillissen F, Moser A, et al.Identification of promising strategies to sustain improvements in hospital practice：a qualitative case study.BMC Health Serv Res, 2014, 14：641.

［24］McLeod RS, Aarts MA, Chung F, et al.Development of an Enhanced Recovery After Surgery Guideline and Implementation Strategy Based on the Knowledge-to-action Cycle.Ann Surg, 2015, 262（6）：1016-1025.

［25］Lyon A, Solomon MJ, Harrison JD.A qualitative study assessing the barriers to implementation of enhanced recovery after surgery.World J Surg, 2014, 38（6）：1374-1380.

［26］Pearsall EA, Meghji Z, Pitzul KB, et al.A qualitative study to understand the barriers and enablers in implementing an enhanced recovery after surgery program.Ann Surg, 2015, 261（1）：92-96.

［27］Renz BW, Kasparek MS, Seeliger S, et al.The CR-POSSUM Risk Calculator Predicts Failure of Enhanced Recovery after Colorectal Surgery.Acta Chir Belg, 2015,（115）：20-26.

［28］Chaudhary A, Barreto SG, Talole SD, et al.Early discharge after pancreatoduodenectomy：what helps and what prevents？.Pancreas, 2015, 44（2）：273-278.

[29] Carli F, Scheede-Bergdahl C.Prehabilitation to enhance perioperative care.Anesthesiol Clin, 2015, 33(1): 17-33.

[30] 王一帆, 高科, 沈诚, 等.术前肺康复运动训练在肺癌患者中的应用现状.中国胸心血管外科临床杂志, 2016, 23(1): 66-71.

[31] Gustafsson UO, Scott MJ, Schwenk W, et al.Guidelines for perioperative care in elective colonic surgery: Enhanced Recovery After Surgery(ERAS®)Society recommendations.Clin Nutr, 2012, 31(6): 783-800.

[32] Holbek BL, Horsleben Petersen R, Kehlet H, et al.Fast-track video-assisted thoracoscopic surgery: future challenges.Scand Cardiovasc J, 2016, 50(2): 78-82.

[33] GaoK, Yu PM, Su JH, et al.Cardiopulmonary exercise testing screening and pre-operative pulmonary rehabilitation reduce postoperative complications and improve fast-track recovery after lung cancer surgery: A study for 342 cases.Thorac Cancer, 2015, 6(4): 443-449.

[34] Mei J, Liu L, Tang M, et al.Airway bacterial colonization in patients with non-small cell lung cancer and the alterations during the perioperative period.J Thorac Dis, 2014, 6(9): 1200-1208.

[35] 沈春辉, 梅龙勇, 喻鹏铭, 等.术前肺康复对肺癌合并中 - 重度慢性阻塞性肺疾病患者运动耐力影响.中国胸心血管外科临床杂志, 2011, 18(6): 514-517.

[36] 沈春辉, 车国卫.肺康复在肺癌围手术期应用现状与进展.中国康复医学杂志, 2011, 26(7): 686-689.

[37] Che GW, Yu PM, Su JH, et al.Cardio-pulmonary exercise capacity in patients with lung cancers: a comparison study between video-assisted thoracoscopic lobectomy and thoracotomy lobectomy.Sichuan Da Xue Xue Bao Yi Xue Ban, 2013, 44(1): 122-125.

[38] Kim ES, Kim YT, Kang CH, et al.Prevalence of and risk factors for postoperative pulmonary complications after lung cancer surgery in patients with early-stage COPD.Int J Chron Obstruct Pulmon Dis, 2016, 11: 1317-1326.

[39] Gupta H, Ramanan B, Gupta PK, et al.Impact of COPD on postoperative outcomes: results from a national database.Chest, 2013, 143(6): 1599-1606.

[40] Agostini P, Cieslik H, Rathinam S, et al.Postoperative pulmonary complications following thoracic surgery: are there any modifiable risk factors? .Thorax, 2010, 65(9): 815-818.

[41] Chesterfield-Thomas G.Goldsmith I.Impact of preoperative pulmonary rehabilitation on the thoracoscore of patients undergoing lung resection.Interact Cardiovasc Thorac Surg, 2016, 23(5): 729-732.

[42] Sebio Garcia R, Yáñez Brage MI, Giménez Moolhuyzen E, et al.Functional and postoperative outcomes after preoperative exercise training in patients with lung cancer: a systematic review and meta-analysis.Interact Cardiovasc Thorac Surg, 2016, 23(3): 486-497.

[43] Lai Y, Huang J, Yang M, et al.Seven-day intensive preoperative rehabilitation for elderly patients with lung cancer: a randomized controlled trial.J Surg Res, 2017, 209: 30-36.

[44] Licker M, Karenovics W, Diaper J, et al.Short-Term Preoperative High-Intensity Interval Training in Patients AwaitingLung Cancer Surgery: A Randomized Controlled Trial.J Thorac Oncol, 2017, 12(2): 323-333.

[45] Hashmi A, Baciewicz FA Jr, Soubani AO, et al.Preoperative pulmonary rehabilitation for marginal-function lung cancer patients.Asian Cardiovasc Thorac Ann, 2017, 25(1): 47-51.

[46] 赖玉田, 苏建华, 杨梅, 等.术前短期综合肺康复训练对肺癌合并轻中度慢性阻塞性肺病患者的影响: 一项前瞻性随机对照试验.中国肺癌杂志, 2016, 19(11): 746-753.

[47] 车国卫.加速康复外科之围手术期肺康复的临床价值.华西医学, 2018, 33(1): 104-107.

［48］车国卫,吴齐飞,刘伦旭.多学科围手术期气道管理中国专家共识(2018 版).中国胸心血管外科临床杂志,2018,25(7):545-549.

［49］周坤,吴砚铭,苏建华,等.肺癌患者术前呼气峰流速可以预测肺叶切除术后肺部并发症吗?.中国肺癌杂志,2017,20(9):603-609.

［50］高珂,赖玉田,黄健,等.肺癌肺叶切除患者术前存在气道定植菌与术后肺炎的发生有相关性吗?.中国肺癌杂志,2017,20(4):239-247.

［51］苏建华,车国卫.肺癌患者术前肺功能评定的现状与进展.中国肿瘤临床,2017,44(7):301-305.

［52］Spruit MA, Singh SJ, Garvey C, et al.An official American Thoracic Society/European Respiratory Society statement: key concepts and advances in pulmonary rehabilitation.Am J Respir Crit Care Med, 2013, 188(8): e13-64.

［53］Picard C, Boisseau M, De Miranda S, et al.The management of lung transplantation candidates.A case series. Rev Mal Respir, 2015, 32(1): 1-7.

［54］Hoffman M, Chaves G, Ribeiro-Samora GA, et al.Effects of pulmonary rehabilitation in lung transplant candidates: a systematic review.BMJ Open, 2017, 7(2): e013445.

［55］Crouch R, Kulkarni HS.Pulmonary Exercise Training before and after Lung Transplantation.Am J Respir Crit Care Med, 2016, 194(5): P9-P10.

［56］Yimlamai D, Freiberger DA, Gould A, et al.Pretransplant six-minute walk test predicts peri-and post-operative outcomes after pediatric lung transplantation.Pediatr Transplant, 2013, 17(1): 34-40.

［57］Rochester CL, Fairburn C, Crouch RH.Pulmonary rehabilitation for respiratory disorders other than chronic obstructive pulmonary disease.Clin Chest Med, 2014, 35(2): 369-389.

［58］Rozenberg D, Wickerson L, Singer LG, et al.Sarcopenia in lung transplantation: a systematic review.J Heart Lung Transplant, 2014, 33(12): 1203-1212.

［59］Gloeckl R, Halle M, Kenn K.Interval versus continuous training in lung transplant candidates: a randomized trial.J Heart Lung Transplant, 2012, 31(9): 934-941.

［60］Jastrzebski D, Ochman M, Ziora D, et al.Pulmonary rehabilitation in patients referred for lung transplantation. Adv Exp Med Biol, 2013, 755: 19-25.

［61］Langer D.Rehabilitation in Patients before and after Lung Transplantation.Respiration, 2015, 89(5): 353-362.

［62］Wickerson L, Rozenberg D, Janaudis-Ferreira T, et al.Physical rehabilitation for lung transplant candidates and recipients: An evidence-informed clinical approach.World J Transplant, 2016, 6(3): 517-531.

［63］Pandey A, Garg S, Khunger M, et al.Efficacy and Safety of Exercise Training in Chronic Pulmonary Hypertension: Systematic Review and Meta-Analysis.Circ Heart Fail, 2015, 8(6): 1032-1043.

［64］Colman R, Singer LG, Barua R, et al.Outcomes of lung transplant candidates referred for co-management by palliative care: A retrospective case series.Palliat Med, 2015, 29(5): 429-435.

［65］Polastri M, Loforte A, Dell' Amore A, et al.Physiotherapy for Patients on Awake Extracorporeal Membrane Oxygenation: A Systematic Review.Physiother Res Int, 2016, 21(4): 203-209.

［66］Hodgson CL, Stiller K, Needham DM, et al.Expert consensus and recommendations on safety criteria for active mobilization of mechanically ventilated critically ill adults.Crit Care, 2014, 18(6): 658.

［67］Maury G, Langer D, Verleden G, et al.Skeletal muscle force and functional exercise tolerance before and after lung transplantation: a cohort study.Am J Transplant, 2008, 8(6): 1275-1281.

[68] Dierich M, Tecklenburg A, Fuehner T, et al.The influence of clinical course after lung transplantation on rehabilitation success.Transpl Int, 2013, 26(3): 322-330.

[69] Kress JP, HallJB.ICU-Acquired Weakness and Recovery from CriticalIllness.N Engl J Med, 2014, 371(3): 287-288.

[70] Kayambu G, Boots R, Paratz J.Physical therapy for the critically ill in the ICU: a systematic review and meta-analysis.Crit Care Med, 2013, 41(6): 1543-1554.

[71] Wieczorek B, Burke C, AI-Harbi A, et al.Early mobilization in the intensive care unit: a systematic review.J Pediatr Intensive Care, 2015, 2015: 129-170.

[72] Wickerson L, Rozenberg D, Janaudis-Ferreira, et al.Physical rehabilitation for lung transplant candidates and recipients: An evidence-informed clinical approach.World J Transplant, 2016, 6(3): 517-531.

[73] Maffiuletti NA, Roig M, Karatzanos E, et al.Neuromuscular electrical stimulation for preventing skeletal-muscle weakness and wasting in critically ill patients: a systematic review.BMC Med, 2013, 11: 137.

[74] Wageck B, Nunes GS, Silva FL, et al.Application and effects of neuromuscular electrical stimulation in critically ill patients: systematic review.Med Intensiva, 2014, 38(7): 444-454.

[75] Hatt K, Kinback NC, Shah A, et al.A Review of Lung Transplantation and Its Implications for the Acute Inpatient Rehabilitation Team.Pm R, 2017, 9(3): 294-305.

[76] Schneeberger T, Gloeckl R, Welte T, et al.Pulmonary Rehabilitation Outcomesafter Single or Double Lung Transplantation in Patients with Chronic Obstructive Pulmonary Disease or Interstitial Lung Disease. Respiration, 2017, 94(2): 178-185.

[77] Ihle F, Neurohr C, Huppmann P, et al.Effect of inpatient rehabilitation on quality of life and exercise capacity in long-term lung transplant survivors: a prospective, randomized study.J Heart Lung Transplant, 2011, 30 (8): 912-919.

[78] Cleutjens FA, Janssen DJ, Ponds RW, et al.Cognitive-pulmonary disease.Biomed Res Int, 2014, 2014: 697825.

[79] Hoffman BM, Blumenthal JA, Carney RC, et al.Changes in neurocognitive functioning following lung transplantation.Am J Transplant, 2012, 12(9): 2519-2525.

[80] Chang SS, Chen S, Gail J McAvay, et al.Effect of coexisting chronic obstructive pulmonary disease and cognitive impairment on health outcomes in older adults.J Am Geriatr Soc, 2012, 60(10): 1839-1846.

危重症康复

危重症患者呼吸康复决策制订流程如图 4-7-0-1 所示。

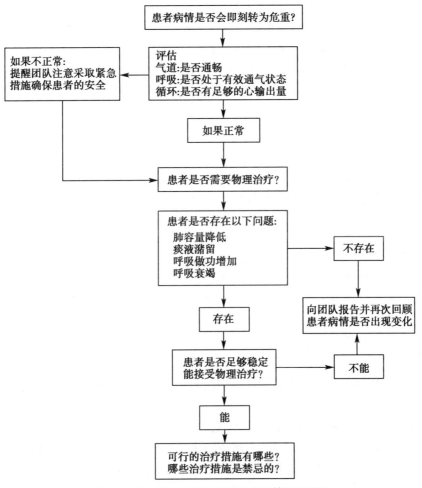

图 4-7-0-1　危重症患者呼吸康复决策制订流程

第一节　概　　述

一、概述

呼吸危重症是指患者由于各种原因引起的肺通气和 / 或肺换气功能障碍,导致缺氧或二氧化碳潴留,出现不同程度的生理功能紊乱及代谢障碍,严重者可能出现高碳酸血症、休克、多器官功能衰竭等，需要在呼吸危重症监护病房（respiratory intensive care unit，RICU）接受治疗，包括慢阻肺急性加重、重症肺炎、呼吸机相关性肺炎、肺血管栓塞等。

呼吸危重症康复是基于全面评估、制订个性治疗方案，包括但不限于锻炼、教育和行为改变，旨在改善呼吸危重症患者的生理和心理状况，并促进健康的行为。

二、流行病学

各种原因所致的急、慢性呼吸衰竭是 ICU 和 RICU 中最常见、最重要的问题。尤其是老年重症慢阻肺急性加重期患者常常合并呼吸衰竭、肺性脑病或其他多种脏器功能不全，具有起病急、病情重、预后差等特点。重症肺炎常引起严重呼吸衰竭，或发展至急性呼吸窘迫综合征（acute respiratory distress syndrome，ARDS），病死率高达 53%~76%。长期呼吸机辅助机械通气是呼吸机相关性肺炎病死率高的一个重要因素，基于不同诊断标准、不同地区经济水平、医院类型等情况，呼吸机相关性肺炎发病率在 9%~27% 不等，病死率高达 20%~70%。

三、病理生理

RICU 患者因缺氧或二氧化碳潴留，会影响到身体各系统，主要病理生理改变包括多器官功能减退，酸碱平衡失调和电解质紊乱。

四、治疗

RICU 患者的治疗主要是针对缺氧或二氧化碳潴留的治疗，以及针对原发性呼吸系统疾病的治疗。患者常需要经鼻导管或面罩行控制性氧疗，部分患者需要持续气道正压通气或气管插管机械通气。常用治疗药物包括支气管扩张剂、糖皮质激素、利尿剂、抗生素、抗凝剂、抗心律失常药等。

五、目标

目前医务人员对于危重症患者关注更多的是临床救治，往往忽略了对患者实施早期呼吸康复的重要意义。早期呼吸康复（early pulmonary rehabilitation，EPR）是指患者急性发作期间或急性发作后 2 周内即进行的呼吸康复。早期呼吸康复的主要目的是缓解或控制症状，改善通气状况，促进功能恢复，减少和预防疾病引起的功能障碍和心理障碍，减少并发症，降低死亡率，缩短总的 ICU 住院时间，让患者保持和提高现有的个体社会功能和独立生活能力。

第二节 卧床与制动对机体的影响

RICU 的患者多处于卧床和制动状态，接受生命支持治疗，长时间的卧床和制动对骨骼肌、膈肌、关节、肺等都有影响，可导致肌肉萎缩、炎症、压疮、血栓、关节挛缩、肺不张甚至病情恶化。

（一）对骨骼肌的影响

超过 50 岁的健康成年人，其肌肉质量每 10 年下降约 1%~3%，肌肉力量下降约 1.5%。

而卧床和制动后其下降速度更快,健康成年人持续制动 5 周后肌肉质量减少可高达 12%,肌肉力量下降近 20%。

制动对骨骼肌的影响在脓毒症及危重症患者中更加明显。危重症和脓毒症会使肌肉组织代谢分解增加,加速由制动引起的肌肉组织损失。制动 21 天的危重症患者,骨骼肌质量可减少约 1kg,其中 2/3 的骨骼肌质量减少发生在制动的前 5 天。超声检查发现,制动一周可导致股直肌的横断面直径减少约 13%。

神经电生理研究显示,在危重症疾病的第 1 周已出现骨骼肌神经电生理的异常;肌肉活检表明在发病的最初 15 天内便出现了肌肉的结构性损伤。这些数据表明,旨在防止 ICU 获得性肌无力发生的任何干预措施都需要在 ICU 入院后尽早应用,为了确保干预有效,则可能要在病情初步稳定后立即进行。

1. ICU 获得性肌无力　全球每年有 1 300 万~2 000 万危重症患者需要住进 ICU 进行生命支持治疗。大部分危重症患者需要进行机械通气,其中超过 1/3 的患者需要长期机械通气(5 天以上)。长期机械通气的患者中 25% 会出现广泛及持续的无力症状,即 ICU 获得性肌无力(ICU-acquired weakness, ICU-AW)。

ICU 获得性肌无力是指在重症期间发生的,不能用危重症疾病以外的其他原因解释的、以全身四肢肢体新发的和对称性的疲劳为主要表现的一种临床综合征。

危重症患者 ICU-AW 的发病率为 25%~75%。其危险因素包括:卧床制动、感染、持续炎症反应、多器官功能障碍、高血糖、糖皮质激素应用以及镇静药物的应用等。ICU-AW 的具体病理生理机制目前尚不清楚,通常和休克、持续的全身炎症以及多器官功能障碍相关。原发病为休克和 / 或多器官功能衰竭的 ICU 的患者,47%~70% 在 1~3 周发生神经肌肉接头的电生理改变。女性患者 ICU-AW 的发生率大约是男性患者的 4 倍,这一差异可能与女性患者本身的肌肉力量相对较弱有关。

ICU-AW 的本质是神经肌肉功能障碍,包括危重病多发神经病(critical illness polyneuropathy, CIP)、危重病肌病(critical illness myopathy, CIM)及两者共存的危重病多发神经肌病(critical illness neuromyopathy, CINM)。其临床特征见表 4-7-2-1。

表 4-7-2-1　ICU 获得性肌无力的临床特征

临床特征	多神经病	肌病
衰弱	肌张力下降;远端下降更明显	肌张力下降;近端下降更明显
肌肉萎缩	出现或不出现	出现或不出现
呼吸衰竭	出现或不出现	出现或不出现
肌肉牵张反射	减弱或消失	正常或减弱
感觉消失	可能出现远端感觉障碍	正常
眼外肌无力	不出现	很少,面部美容者可能出现

2. 膈肌功能障碍　膈肌是主要的吸气肌,而呼气很大程度上是被动的,由呼吸肌松弛和肺的弹性回缩驱动。一旦出现 ICU-AW,膈肌的功能也会受到影响。

控制性机械通气患者的膈肌肌肉质量会快速下降。有研究发现,与获得选择性肺癌手术患者的纤维相比,接受控制性机械通气患者膈肌纤维的横截面积(cross-sectional area,

CSA）显著降低（分别为快、慢肌纤维的 53% 和 57%）。而胸大肌肌萎缩的严重程度较不明显，说明膈肌对于肌肉失用要敏感得多。膈肌纤维 CSA 的减少与机械通气的持续时间正相关。在控制性机械通气条件下，膈肌的不活动与快速翻译后蛋白质修饰，蛋白水解途径的活化和肌肉纤维萎缩有关。从机械通气 ICU 患者膈肌获得活组织的研究发现，快、慢膈肌纤维的 CSA 比来自选择性手术的患者的膈肌的纤维 CSA 小约 25%，生化分析显示蛋白水解泛素 - 蛋白酶体途径的活化。组织学分析表明，ICU 患者膈肌中的炎性细胞，包括中性粒细胞和巨噬细胞数量明显增加，这支持炎症介质在肌肉萎缩或损伤发展中的作用。脓毒症是膈肌功能障碍的独立危险因素。机械通气对合并感染患者呼吸肌收缩力的影响大于没有合并感染的患者。

ICU 患者的膈肌单纤维力量与非 ICU 患者的纤维相比显著降低。膈肌收缩力下降是由于收缩性蛋白（萎缩）减少和收缩性蛋白功能障碍导致。评估机械通气患者体内膈肌收缩功能的"金标准"是测量气道闭塞期间膈神经磁刺激引起的气管内管压力的变化（Ptr, magn），这种技术的主要优点是可以在床旁进行，且不需要患者配合。研究发现，约 60% 的患者在 ICU 住院期间因持续呼吸肌无力而符合膈肌功能障碍标准。在入住 ICU 时，膈肌功能正常的患者中有 55% 的患者会发展为呼吸肌无力；机械通气时间 >5d 的患者中，有 80% 会发生呼吸肌无力。利用超声测量机械通气期间膈肌厚度的变化，可评估其对膈肌功能的影响。膈肌的收缩力可以以最大吸气过程中的膈肌增厚部分来评估。机械通气前 3 天平均膈肌增厚部分与整个膈肌厚度变化之间存在显著相关性：膈肌肌肉质量损失与较低的收缩活动相关，而收缩活动活跃的患者表现出膈肌厚度的增加。膈肌厚度增加和减少似乎能受到患者进行的呼吸机工作强度的调节，因为膈肌厚度的变化与机械通气的第一个 72h 呼吸机施加的驱动压力呈反比。

（二）系统性炎症

大量研究证明，运动可以减少全身炎症的发生。相反，卧床与制动状态下，患者失去了运动带来的这一有益效果。运动后可在血浆中检测到几种细胞因子的增加，其中显著的增加的是 IL-6。IL-6 通常被认为是炎性细胞因子，运动是 IL-6 释放的主要刺激因素。与败血症和其他炎症状况的影响相反，IL-1 和 TNF-α 的浓度在运动时没有大幅度增加。与 IL-1 不同，IL-6 不刺激一氧化氮或基质金属蛋白酶的释放。IL-6 是 TNF-α 的强抑制剂，可以阻断 IL-1 受体。此外，运动诱导的肌肉 IL-6 释放与抗炎介质 IL-1RA 和 IL-10 的血浆浓度升高相关。

（三）深静脉血栓

血栓栓塞性疾病的相关因素包括血流量、血管损伤和凝血功能异常。通过四肢的血流量直接随肌肉的活动而变化，因此，卧床与制动引起的肢体血流量减少会促进静脉血栓。由于肢体与制动引起的静脉持续压迫也可能导致血流量减少并且还可能损伤血管内皮。因此，卧床与制动是血栓栓塞性疾病的重要危险因素。

（四）胰岛素抵抗和代谢变化

久坐不动的生活方式与 II 型糖尿病有关，其特征在于胰岛素抵抗。胰岛素抵抗也可发生在没有糖尿病史的危重症患者中。研究发现，卧床休息 5 天的健康受试者，体重不变，而葡萄糖负荷后的血糖水平显著高于卧床休息前，并且血胰岛素浓度也更高；空腹血糖和胰岛素水平也显著升高。这些结果表明胰岛素抵抗发生在开始卧床休息的几天内。健康受试者的卧床休息也与总胆固醇和甘油三酯的浓度显著增加有关。卧床休息引起胰岛素抵抗的机制尚不清楚。大多数胰岛素诱导的葡萄糖摄取发生在骨骼肌中,所以卧床休息诱导的胰岛素抵抗可能仅限于骨骼肌,并且可能直接导致肌无力的发生。

(五)微血管功能障碍

卧床与制动也与全身血管内皮功能障碍有关。使用多普勒超声检测反应性充血来评估微血管功能,在卧床休息5天后,正常受试者的充血反应显著减弱,这表明存在内皮功能障碍,因为对血管闭塞的正常快速充血反应部分取决于内皮功能。此外,卧床与制动状态下,肱动脉直径显著下降,这与肱动脉血流明显减少和收缩压升高有关。因此,卧床休息后全身血管阻力增加。这些变化对危重症患者的重要性尚不清楚。然而,重症患者经常出现可能由血管功能障碍引起的并发症,例如多器官功能障碍、乳酸性酸中毒、胃肠道出血、肠缺血和皮肤溃疡。

(六)肺部感染和肺不张

卧床和制动状态下,左侧膈肌和心脏压迫导致胸膜腔压力升高;仰卧位时肺顺应性显著降低,从而导致肺不张的发生。肺不张会可能增加肺血管阻力,增加因急性肺损伤或有急性肺损伤风险的患者引起呼吸机相关肺炎的风险。肺不张引起肺内分流,增加对氧气的需求,可能会增加氧中毒的风险,特别是在急性肺损伤患者中。

(七)压疮

长期卧床引起的皮肤破损即压疮,通常发生在皮肤和床之间的压力点。大多数卧床患者可以通过良好的护理预防皮肤溃疡。然而,危重症患者更容易出现皮肤溃疡,因为除了长时间卧床与制动,还存在营养不良、微循环障碍等危险因素。

此外,危重症患者常采用头部高位以降低呼吸机相关性肺炎的风险。然而抬高床头会使骶骨区的皮肤受到更大的压力,增加皮肤溃疡的风险。压疮的破损皮肤是致病细菌进入的门户,其可引起皮肤和周围组织中的蜂窝织炎和骨髓炎。

(八)关节挛缩

当关节长时间缺失正常的活动和压力时,骨关节运动能力和活动范围就会减少,即发生关节挛缩。回顾性分析研究发现,在ICU治疗超过14d(平均≥21天d)的患者中,约40%的患者有关节挛缩;从ICU转出时,34%的患者至少出现一次关节挛缩,23%的患者在出院时仍然存关节挛缩。出院时最常受影响的关节是肘部(34%)和踝部(33%)。持续的关节挛缩可能会阻碍由于失用和其他严重疾病并发症而导致的肌肉功能障碍的修复。临床医生应对这种并发症保持警惕,并且采取各种预措施,例如被动运动和夹板等,以预防或减少关节挛缩的发生。

第三节 呼吸康复的安全性与可行性

随着对ICU-AW和卧床制动对机体的一系列影响的深入认识,危重症患者的早期活动和康复训练受到越来越多的重视。临床上通常认为早期呼吸康复仅适用于未行有创机械通气的慢性阻塞性肺疾病患者和已经转出RICU的生命体征相对稳定的重症患者。近年来有创机械通气的重症肺炎患者早期呼吸康复治疗的安全性、可行性和有效性得到了进一步证实。危重症患者下床活动的潜在安全性的问题是下床活动后导致生理学指标的变化,一般在上床休息后再次好转恢复,对于常规治疗没有影响。

一、安全性与可行性

对于 RICU 的危重症患者，只要有足够的氧储备，原发病得到有效控制，生命体征平稳（用或不用血管活性药物），就可以在密切监测下实施早期康复训练，且是安全可行的。目前在临床工作中，危重症患者早期呼吸康复的开展受到许多因素的限制，主要顾虑其安全性。因此临床上应选择易于操作的、客观的指标来评估其安全性与可行性。2014 年 *Critical Care* 杂志发表了《关于重症机械通气患者早期活动安全性的专家共识》，该共识推荐对多方面因素逐条分级，适用于所有开展早期康复活动的患者，详见表 4-7-3-1。呼吸系统疾病患者运动安全性的评估要点包括气道、呼吸系统参数、治疗方法等，具体见表 4-7-3-2。此外，安全性的评估还包括基本生命体征、患者精神状态、药物治疗情况、对氧气和 / 或机械通气的需求、皮肤的完整性和神经肌肉功能等。

表 4-7-3-1　推荐意见分级

分级	描述
低危	不良事件风险较低，早期活动可根据 ICU 的常规和流程进行
中危	不良事件风险和后果较低危组高，但可权衡利弊，进行任何活动之前，需明确预防措施和禁忌证，一旦开始活动后，需逐渐、谨慎进行
高危	不良事件风险极高或后果严重，不主张早期活动，除非由权威重症医师与高年资康复医师、高年资护士会诊后认为可行

表 4-7-3-2　危重症患者呼吸康复的安全性评估

评估内容	床上活动	床下活动
气道		
气管插管	低	低
气管切开	低	低
呼吸系统参数		
吸入氧浓度		
≤0.6	低	低
>0.6	中	中
动脉血氧浓度		
≥90%	低	低
<90%	中	高
呼吸频率		
≥30 次 /min	低	低
<30 次 /min	中	中

评估内容	床上活动	床下活动
机械通气		
高频通气	中	高
呼气末正压通气（PEEP）		
≤1kPa	低	低
>1kPa	中	中
人机对抗	中	中
治疗方法		
一氧化氮	中	中
前列环素	中	中
俯卧位	高	高

注：低：低风险，密切监测下可以完成，患者获益；中：存在一定风险，密切监视下慎重完成，患者可能获益；高：高风险，可能产生不良事件或严重不良事件，患者获益可能性很小

二、适应证与禁忌证

1. 适应证　为了保障危重症康复的安全，应当选择合适的患者进行早期呼吸康复训练。

首先应对患者进行全面的病情评估，符合下列情况即可考虑行康复治疗：①心血管及呼吸功能稳定的情况下，可立即开始。②入重症医学科24~48h后，符合以下标准：心率>40次/min或<120次/min；收缩压（SBP）≥90mmHg或≤180mmHg，或/和舒张压（DBP）≤110mmHg，平均动脉压（MBP）≥65mmHg或≤110mmHg；呼吸频率≤25次/min；血氧饱和度≥90%，机械通气吸入氧浓度（FIO_2）≤60%，呼气末正压（PEEP）≤10cmH$_2$O；使用小剂量血管活性药物支持，多巴胺≤10mg/（kg·min）或去甲肾上腺素/肾上腺素≤0.1mg/（kg·min），即可实施康复介入。③生命体征稳定的患者，可逐渐过渡到每天选择适当时间作离床、坐位、站位、躯干控制、移动活动、耐力训练及适宜的物理治疗等。在实施康复治疗前要常规彩超筛查患者是否有深静脉血栓形成。

一项关于机械通气治疗中的ICU患者早期康复治疗的前瞻性研究发现，接受早期康复治疗的330例患者中有85%平稳度过了住院期，而未接受早期康复治疗干预的患者，其死亡率或出院后一年内的再入院率较前者高出近两倍（OR：1.77；95% CI：1.04~3.01）。针对ICU患者早期活动和康复的系统评价表明，ICU患者早期康复治疗安全性较高，潜在危险事件发生率较低（0.6%）。

2. 禁忌证　患者存在以下情况时，应禁止康复治疗：生命体征明显波动，有可能进一步恶化危及生命时。具体指标包括：①心率：不低于年龄最高心率预计值的70%；静息心率的基础上下降>20%；心率<40次/min或>130次/min；出现新的心律失常；急性心肌梗死；急性心力衰竭。②血压：SDP>180mmHg或DBP>110mmHg或有直立性低血压；MAP

<65mmHg；新使用血管活性药或使用血管活性药物剂量增加。③呼吸：呼吸频率<5 次 /min 或>30 次 /min 或出现呼吸困难，SpO_2<88%，FiO_2≥60%，PEEP≥10cmH$_2$O；人机对抗。④镇静或昏迷；患者明显躁动，需要加强镇静剂量，RASS>2 分；患者不能耐受活动方案；患者拒绝活动。⑤存在其他预后险恶的因素，或有明显心悸、胸痛、气急、眩晕、显著疲劳等不适症状，血氧饱和度<90%。⑥有未经处理的不稳定性骨折、急性颅内或蛛网膜下腔出血、颅脑损伤等，亦应暂时中止康复技术操作。

此外，呼吸康复训练期间的注意事项：应常规给予积极的抗感染、化痰解痉药物，合理使用镇痛镇静药物；预防和监测静脉血栓栓塞症；合适的营养支持；保持良好的睡眠；防止多器官功能障碍综合征（MODS）。

三、紧急事件的处理

总体来说，危重症患者早期呼吸康复的安全性较高，但仍存在风险，一旦出现安全事件应立即停止当前康复治疗，对患者生命体征进行评估，必要时进行治疗干预。

1. 处理原则 ①建立突发紧急事件处理制度和流程；②从事呼吸重症康复的医护人员应接受相关专业知识的培训，对各种可能引起突发紧急事件的情况及时发现、准确识别，判断危险性并迅速处置；③科室的抢救车、抢救药品和设备必须确保处于完备状态，并在有效期限范围；④及时启动应急预案，积极救治及时向上级医师汇报，并请相关专科会诊；⑤科室内医护人员应及时配合抢救，尽可能避免和减少对患者的伤害；⑥紧急事件处理结束后，及时记录，总结分析，并及时将所用的仪器设备、药品器材等清点、补充、归放到相应位置。

2. 常见紧急事件的处理 ①心跳呼吸骤停：立即启动心肺复苏。②心绞痛、心肌梗死：将患者置于通风处、平卧，保持安静，吸氧，舌下含服硝酸甘油，并行心电图检查，监测生命体征，建立静脉通路，查心肌损伤标志物、心肌酶谱。③突发低血压和休克：让患者平卧，测量血压和脉搏，吸氧，必要时补液等对症处理。④脑血管意外：患者突发意识障碍或肢体运动障碍、言语不清，呕吐，应当考虑脑血管病，按脑血管病急性期处理。⑤癫痫发作：保证患者呼吸通畅；清除口腔分泌物，防止咬伤舌头；吸氧，监测生命体征；给予镇静抗癫痫药物；待患者抽搐停止后，进一步处理查找病因。⑥晕厥：将患者放平，保持环境通风，吸氧、监测生命体征，针对可能的病因予以处理。

3. 紧急事件抢救流程 见图 4-7-3-1。

第四节 患者配合水平评估

研究证实评估是整个呼吸康复项目的重要组成部分，在保证呼吸康复的安全性，制订个性化的运动处方，及时调整呼吸康复计划，评价康复效果，以及为患者制订长期管理方案等方面有着非常重要的作用。患者一旦进入 ICU，即开始评估，一旦达到标准，24h 后便开始早期康复理疗。对于不符合标准的患者，每天进行评估。由于突发事件而终止的早期康复活动的患者，也应每日评估，直到可以进行活动。

对危重症患者的全面评估主要包括以下内容。

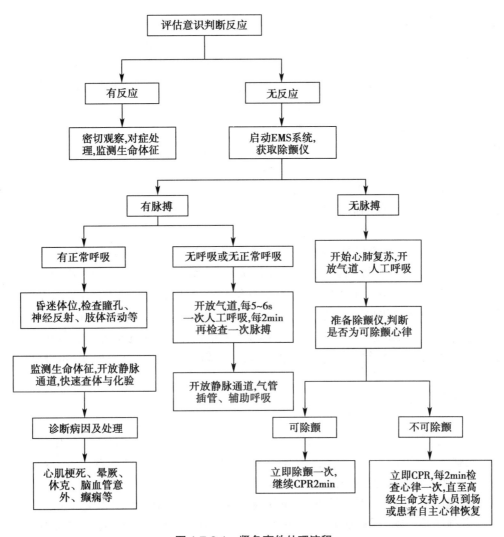

图 4-7-3-1　紧急事件处理流程

1. 基础评估　病史、生命体征、体位、皮肤，实验室评估，影像学检查等（详见第二篇第一章）。

2. 运动感觉评估　①活动度评估；②肌力评估；③平衡功能评定：主观评定以观察、量表为主，客观评定主要使用平衡测试仪评定；④运动能力测试：可选择 6 分钟步行测试，能间接反映受试者的摄氧能力和耐力，根据评定结果制订个体化康复治疗方案；⑤呼吸功能评估：评估患者呼吸是否困难，若有鼻翼扩张、脸色苍白、呼吸方式改变、呼吸声异常、辅助呼吸机参与等，则提示有呼吸窘迫；⑥感觉功能评估：评估患者皮肤的轻触觉、针刺觉及深感觉（详见第二篇第四章）。

3. 意识障碍评估　意识评估通常采用评估量表进行，评估量表包括 Glasgow 量表（GCS）、FOUR 量表、CRS-R 量表（CSR-R）等。临床上对于急性期意识障碍常采用 GCS 量表，慢性期意识障碍则推荐采用 CRS-R 量表。此外，还有脑功能检测技术，如脑血流动力学、脑氧代谢检测及许多基于脑电的分析技术和功能磁共振（f-MRI）等。

4. 吞咽障碍评估

（1）吞咽障碍筛查评估：①观察症状：进食、饮水时呛咳；流涎；食物或唾液从气管套管溢出;食物滞留在口腔内等。②问卷调查:如进食评估问卷调查等。③试验:饮水试验,反复唾液吞咽试验等。④临床护理用吞咽功能评估工具等。不同筛查评估方法的联合应用有助于提高筛查试验的敏感度和特异度,临床上容易漏诊隐匿性误吸。

(2)吞咽障碍临床评估:包括病史、口颜面和喉部功能评估及进食评估三部分,可结合临床吞咽功能评估表、改良吞咽障碍能力评价表等。

(3)吞咽障碍仪器评估:吞咽造影检查(VFSS)和软式喉内镜吞咽功能检查(FEES)是确定吞咽障碍的"金标准",能直观、准确地评估咀嚼期、口腔期、咽期和食管期的吞咽情况。详见第二篇第六章。

5. 肺功能评估　肺功能检查包括肺容积、肺通气、弥散功能测定、气道激发试验和气道舒张试验,重症患者的肺功能检查结果需结合临床进行评估。①通过气体稀释法和体积描记法测定或计算肺总量(TLC)、功能残气量(FRC)、残气容积(RV)、肺活量(VC)和残总比(RV/TLC)。对于严重气道阻塞和肺内气体分布不均的患者,气体稀释法所测得的FRC会低于体积描记法,可能影响制订康复方案和评估预后,须结合临床。②肺通气检查:包括用力肺活量(FVC)、第一秒用力呼气容积(FEV_1)、呼气峰值流速(PEF)、最大自主通气量(MVV)。MVV与FEV_1具有较好的线性关系,可用于综合评价肺通气功能储备。③弥散功能:常采用肺一氧化碳弥散功能测定(DLCO),可辅助诊断、评价累及肺间质的疾病,鉴别呼吸困难、低氧血症的原因。④气道舒张试验:评估患者气道阻塞的可逆性及可逆程度,可评估被评估者对气道舒张剂的治疗反应。详见第二篇第二章。

6. 呼吸肌评估

(1)呼吸肌肌力评估:目前常通过测定气道的压力变化反映呼吸肌的力量:①大吸气压(MIP)、最大呼气压(MEP)和口腔闭合压(MOP);②跨膈压(Pdi)与最大跨膈压(Pdimax);③外源性刺激诱发的压力:对不能自主呼吸或难以掌握呼吸要领的患者,以电或磁电刺激颈部膈神经诱发膈肌收缩,记录跨膈压(Pdi)。

(2)呼吸肌耐力评估:①膈肌张力时间指数(TTdi);②膈肌耐受时间(Tlim)。

(3)其他评估方法:①膈肌肌电图(EMGdi)、其他辅助呼吸肌表面肌电图(sEMG);②超声检查:可观察膈肌的形态、厚度、运动幅度等。

(4)呼吸肌疲劳程度评估:①膈肌疲劳时Pdi和Pdimax均明显下降;②肌电图的频谱改变:膈肌疲劳时,主要表现为低频成分(L)增加,高频成分(H)减少,H/L比值下降;③气肌肉松弛率(MRR)下降或松弛时间常数增大;④TTdi或TTi超过疲劳阈值;⑤异常体征:呼吸浅快,辅助呼吸肌过度活动,呼吸不同步或反常呼吸等。详见第二篇第五章。

7. 心功能评估　①有创血流动力学监测:肺动脉导管热稀释法和脉搏指数连续心输出量监测法可测定心输出量等多项指标,能准确评估危重患者的血流动力学变化;②无创血流动力学监测:超声波及心阻抗血流图(impedance cardiography,ICG)等,因风险低、操作简单等优点弥补了有创动力学监测的不足。

8. 呼吸困难评估　①分类:呼吸困难按病程分为急性与慢性呼吸困难。急性呼吸困难是指病程3周以内的呼吸困难,慢性呼吸困难是指持续3周以上的呼吸困难。急性呼吸困难见于重症肺炎、肺血栓栓塞等;慢性呼吸困难见于慢阻肺等疾病。②评估呼吸困难严重程度的常用量表有mMRC问卷、Borg量表、WHO呼吸困难问卷、ATS呼吸困难评分、基线呼吸困难指数(BDI)、变化期呼吸困难指数(TDI)等。目前对慢阻肺呼吸困难的评估推荐用mMRC,呼吸重症康复的呼吸困难评估也推荐用mMRC。详见第二篇第七章。

9. 疼痛评估 ①单维度评估：视觉模拟评分（visual analogue scale，VAS）、数字评定量表（number rating scale，NRS）、面部表情疼痛量表（faces pain scale，FPS）。②多维度评估：McGill 疼痛调查表（McGill pain questionnaire，MPQ）、简化 McGill 疼痛问卷表（short-form of McGill pain questionnaire，SF-MPQ）、疼痛行为评分（behavior pain scale，BPS）、重症监护疼痛观察工具（critical care pain observation tool，CPOT）。详见第二篇第一章。

10. 营养状态评估 常用的营养筛查和评估工具有营养风险筛查（NRS 2002）、主观全面评定（SGA）、营养不良通用筛查工具（MUST）、重症营养风险评分（NUTRIC 评分）等。所有无法充分经口进食的患者在进入 ICU 时都应进行营养风险筛查，其中 SGA 应用广泛，是临床营养评估的"金标准"，也是评估危重症患者入院营养状况的可靠工具，且与预后相关。详见第二篇第一章。

11. 心理状态及睡眠评估

（1）心理评定：①自评量表：抑郁自评量表（SDS）、焦虑自评量表（SAS）、Beck 抑郁问卷（BDI）、综合医院焦虑抑郁量表（HADS）；②他评量表：汉密尔顿焦虑量表（HAMA）、汉密尔顿抑郁量表（HAMD）。

（2）睡眠评定：主观评定工具：①睡眠日记；②量表评估：常用量表包括匹兹堡睡眠质量指数（PSQI）、睡眠障碍评定量表（SDRS）、失眠严重指数量表（ISI）、Epworth 嗜睡量表（ESS）等。客观评定工具：①多导睡眠图（PSG）：是评价睡眠相关呼吸障碍的"金标准"，有助于心肺疾病的诊断和评价康复疗效；②多次睡眠潜伏期试验（MSLT）：可客观评定患者日间觉醒程度和嗜睡倾向；③体动记录检查：评估昼夜节律失调性睡眠 - 觉醒障碍。详见第二篇第七章。

第五节 患者肢体肌力测试

一、肢体肌力的主观评估

1. 徒手肌力评定 徒手肌力评定是在特定体位下让受检者做标准动作，通过触摸肌腹，观察肌肉克服自身重力或对抗阻力完成动作的能力，从而对其肌肉主动收缩的能力进行评定。该方法在 1916 年由美国矫形外科学教授 Lovett 创立，是最早的评价肌肉功能方法，用以评定肌肉力量是否正常及其低下程度，将肌力分为 0~5 级。1983 年，美国医学研究委员会（Medical Research Council，MRC）在 Lovett 分级标准的基础上，根据运动幅度和施加阻力的程度等进一步分级，制定了 MRC 分级标准，具体分级标准见表 4-7-5-1。

表 4-7-5-1 MRC 分级标准

级别	分级标准
5	能抗最大阻力，完成全关节活动范围的运动
5–	能对抗与 5 级相同的阻力，但活动范围在 50%~100%
4+	在活动的初、中期能对抗的阻力与 4 级相同，但在末期能对抗 5 级阻力

级别	分级标准
4	能对抗阻力,且能完成全范围活动,但阻力达不到5级水平
4−	对抗的阻力与4级相同,但活动范围在50%~100%
3+	情况与3级相仿,但在运动末期能对抗一定的阻力
3	能对抗重力,且能完成全范围活动,但不能抗任何阻力
3−	能对抗重力,但活动范围在50%~100%
2+	能对抗重力,但活动范围在50%以下
2	消除重力的影响,能完成全关节活动范围的运动
2−	消除重力的影响,关节能活动,但活动范围在50%~100%
1	触诊发现有肌肉收缩,但不引起任何关节活动
0	无肌肉收缩

徒手肌力评定法操作简便,对硬件要求低,但对检查者的经验以及受检者的配合程度要求很高,不同的检查者和同一检查者不同时期的检查很有可能造成评定结果的明显差异,重复性较差,敏感性不高,较难客观、准确地反映受检者的肌力水平。尤其对3级以上的肌力,常因检查者的不同而导致检查结果的不同。

2. 简单器械肌力测试　当受检者局部肌肉或肌群的徒手肌力评定达3级以上时,为了进一步作较准确的定量评定,可借助专门的器械进行肌力评定,从而直接获得肌力的定量指标。简单器械肌力评定大多采用等长肌肉收缩形式进行肌肉功能的评定。

(1)握力测试:握力是由前臂外侧肌群和手内在肌群的共同收缩而产生。握力计可测试手握力大小。用握力指数反映肌肉的相对力量,握力指数 = 握力(kg) ÷ 体重(kg) × 100,正常参考值应大于50。详见第二篇第五章。

(2)捏力测试:用拇指和其他手指的指腹捏压握力计或捏力计可测得捏力。捏力测试的正常值约为握力的30%。捏力测试同样可以反映前臂和手部肌肉的功能,主要检测拇指对掌肌力及屈曲肌力,评价的肌肉包括拇长屈肌、拇短屈肌、拇对掌肌、拇收肌等。详见第二篇第五章。

(3)四肢肌力测试:在标准姿势下,可通过测力计测试四肢各组肌群的肌力,评定肌肉功能。详见第二篇第五章。

二、肢体肌力的非主观评估

非主观肌力评估方法是通过刺激支配肌肉的运动神经来评估,即神经电生理检测。此方法不需要患者配合以及发起随意运动,为不配合患者提供了可靠的肌力评估方法。

神经电生理检测的方法主要包括肌电图、神经传导速度测定、各种反射检查、诱发电位检查等。详见第二篇第五章。

第六节　理疗在防治体力下降中的应用

　　物理治疗简称理疗,是利用人工或自然界物理因素作用于人体,使之产生有利的反应,达到预防和治疗疾病目的的方法,是康复治疗的重要内容。

　　危重症患者因卧床和制动,常常并发获得性肌无力,表现为全身肌无力、肌腱反射消失、机械通气脱机困难等,还与 ICU 住院时间和总住院天数延长相关。因此,获得性肌无力的防治非常有必要。理疗是防治危重症患者体力下降的重要方法。

一、运动疗法

　　运动疗法一直是临床预防和治疗体力下降或肌萎缩的重要方法。许多临床和基础实验已证明,运动能有效防止肌肉萎缩和肌力下降,并促进萎缩肌肉的功能恢复。目前普遍认为规律合理运动不仅增强肌肉的抗氧化应激能力,抑制肌纤维细胞凋亡及蛋白分解,而且显著增加骨骼肌的体积,稳定肌纤维类型,增加骨骼肌的血液供应。当前较常用的方法有抗阻训练、耐力训练等。

　　1. 抗阻运动　抗阻运动是一种有效刺激肌肉蛋白合成的方法,对于肌无力或失用性肌萎缩的防治,需重点考虑抗阻运动的强度、持续时间与运动量的关系(详见第三篇第三章)。已有研究显示,运动量和强度与肌肉蛋白质合成率之间存在相关性,大运动量的抗阻运动对肌肉蛋白的合成有更持久的影响。如单组运动 5h 后,虽可引起肌肉蛋白合成增加,但与多组运动相比,其增加程度较小,且 24h 后肌肉蛋白质的合成恢复到基础水平。另有研究结果表明低强度的大运动量抗阻运动比高强度小运动量募集更多的运动单位,且仅在低强度大运动量的抗阻运动组 24h 出现肌原纤维蛋白合成的增加。阻力的来源可以是患者自身的重量、阻力带和可以叠加重量或者增加气动阻力的仪器。弹力带和弹簧拉力器是常用的简易抗阻运动器材。最佳的抗阻力仪器应该能根据患者耐受情况逐步调节个体化阻力(如多功能踏脚车),避免患者不适应或者过度疲劳。一项随机对照研究显示,需长期机械通气的危重症患者训练组与对照组相比,6 周的上下肢训练提高了肢体肌肉力量。

　　具体方法:采用运动强度为 40%~50% 最大负荷开始训练,每节在 10~30s 内,重复 8~15 次收缩,各节运动间休息 15~30s,10~15 节为一循环,每次训练 2~3 个循环(20~25min),每周训练 3 次。逐步适应后可按 5% 的增量逐渐增加运动量。训练应以大肌群为主,如髋关节肌群,大腿和小腿肌群、躯干肌群、肩关节和肘关节肌群。强调单侧缓慢的全关节范围的阻力训练,避免两侧肢体同时运动,以减少过分的心血管反应。采用单侧肢体轮流进行阻力训练还可以有效地使运动后的肌肉得到充分恢复,避免乳酸积累,从而有利于进一步运动。

　　此外,呼吸肌锻炼也是有效的抗阻运动方式。无法脱机的患者常伴有呼吸肌无力,并有发展为呼吸肌疲劳的风险。对撤机困难(长期 MV)患者进行温和的吸气肌训练强度(50% 最大吸气压)的研究结果显示,进行呼吸肌训练可提高最大吸气压和生活质量评分。

　　具体方法:每次呼吸让患者做 50% 最大吸气压的吸气努力,然后以 1~2cmH$_2$O(1cmH$_2$O= 0.098kPa)压力递增至患者能耐受的最大限度,每日 1 次,每次数分钟,持续 2 周。

2. 耐力训练 耐力训练包括全身耐力训练和局部肌肉耐力训练(详见第三篇第三章)。耐力训练可以增加肌肉线粒体氧化酶活性及毛细血管数量,从而增强肌纤维的氧化能力。而不同强度的耐力训练对萎缩骨骼肌的恢复会产生不同的疗效。研究表明,耐力训练有抑制氧化应激反应,增加抗氧化系统缓冲 ROS 能力,保护线粒体以免出现功能障碍,维持肌肉蛋白质的合成,增加过氧化物酶体增殖,活化受体 γ 辅助活化因子(PGC1α)和热休克蛋白70(HSP70)表达,有助于受损蛋白修复,防止蛋白降解途径活化等多种作用。因此,合理的耐力训练有助于防止失用性肌萎缩,促进萎缩肌肉形态和功能恢复,是防治 ICU 患者体力下降的一种有效方法。随机对照实验发现,早期的耐力训练(床旁自行车)相比于对照组可增加出院时肌肉力量。

具体方法:采用床旁功率踏车,踏板转速 20~40 周 /min,每日 1~2 次,每次 10~20min,每周 3~5 次,持续 2 周。

3. 被动运动训练

(1)体位改变和良肢位摆放:体位改变和良肢位摆放是 ICU 最简单的被动运动方式。左右翻身不但能避免皮肤压力性损伤,还能促进胃肠蠕动和改善肺通气 / 血流比。头高位不仅能预防反流误吸性肺炎,还能减少平卧引起的直立性低血压。使用倾斜床和辅助仪器,可以帮助 ICU 患者处于被动坐立或站立姿势。良肢位即肢体功能位摆放,有利于预防 ICU 患者关节脱位、足内翻、足下垂、肌痉挛及关节活动受限等并发症。前瞻性研究发现,使用倾斜床改变 ICU 患者体位可改善意识水平和最大吸气压。

(2)肢体被动运动:肢体被动运动可促进关节本体感觉重建,从而维持关节的稳定性和身体平衡能力,为患者早期床边活动创造良好的基础。被动运动有人工和机械化两种方式。人工手动运动耗时费力,但能对损伤或痉挛的肢体提供较好的个体化康复;机械化运动装置如机器人康复仪、振动仪等在患者肌力 0 级的情况下也能根据预设的频率、幅度和时间要求完成目标运动量,达到肌肉能量消耗的目的,避免或延缓了肌肉萎缩、关节僵硬、骨质疏松的发生,同时节约了医务人员的工作量。随机对照研究表明,肢体被动运动可改善 ICU 患者的肌肉力量。具体方法:根据条件选择人工或机械运动。运动上肢主要包括肩前屈、外展、屈肘伸肘;下肢包括屈髋伸髋、屈膝伸膝、踝泵等。每个活动以 10 个为一组,每个活动 2 组。

4. 辅助运动

(1)支点辅助型:卧位时难以形成运动支点,通过人为设立的支点有助于患者完成相应的体位移动。如患者自己拉住床栏完成侧卧翻身是最简单和常见的支点辅助方式。

(2)力量辅助型:在重症患者肢体力量不足以完成某项动作时,给予其一定的力量协助其完成。如使用 MOTOmed 脚踏车对肌力较低的 ICU 患者进行辅助自主踏车运动,使患者在床上不但能完成下肢运动,还能在运动中达到最大做功。

(3)冲动刺激型:研究显示重症患者使用冲动刺激疗法后实验侧肢体肌肉的肌力、肌肉活检厚度均明显优于无电刺激侧肢体。

二、物理因子疗法

1. 神经肌肉电刺激疗法 应用低频电流刺激运动神经或肌肉收缩,以提高肌肉功能,或治疗神经肌肉疾患的一种治疗方法,称之为神经肌肉电刺激疗法(neuromuscular electric stimulation,NMES)。电刺激可以促使萎缩肌肉发生等长收缩,改善血液循环,有助于维持肌肉正常的张力和肌紧张,通常的电刺激多为低中频电刺激。这些电流脉冲所引起的非随意的肌肉收缩,与低强度运动中的随意、重复肌肉收缩特点相似。NMES 是一种替代的运动形式,可以与其他康复工具相结合应用于危重症早期运动治疗。NMES 对危重症急性期患者尤为有意义,因为在这段时间有相当多的危重症患者由于镇静或认知障碍而无法接受物理康复。NMES 不依赖于患者的主动配合,甚至可以在镇静的患者中实施。因此,在 ICU 病房中,它可以作为早期运动疗法的替代疗法,用于防治患者体力下降。一项纳入 34 例 ICU 患者的随机对照研究发现,接受 NMES 治疗的患者相比于对照组在步行距离和肌肉力量方面均有改善。

(1)NMES 物理特性:在临床应用上,根据所应用部位的肌肉是否存在正常的神经支配,NMES 分为两种:正常肌肉电刺激疗法和失神经支配肌肉电刺激疗法。用于防治肌萎缩和肌力下降的是正常肌肉电刺激疗法。①波形:常用波形有 2 种,非对称性双向方波和对称性双向方波。②波宽:研究表明 0.3ms 的波宽最合适,波宽小于 0.1ms,需要高强度电流才能引起肌肉收缩,电流太强会兴奋细纤维神经,引起痛觉传入;波宽大于 0.1ms,电流在引起肌肉收缩的同时,也兴奋痛觉神经;只有当波宽在 0.2~0.4ms 时,电路强度稍有增加便可引起肌肉明显的收缩。③频率:低频脉冲电流(1~5Hz)可以引起肌肉单次收缩,而不产生疲劳感;频率 10~20Hz 脉冲电流可以引起肌肉的不完全性强直收缩;频率 40~60Hz 脉冲电流可以引起肌肉的完全性强直收缩。④通断比:针对不同疾病,选择适当通断比可以避免肌肉疲劳。对于偏瘫肌力低的患者,可以选择 1∶6 或 1∶5;对于制动所致肌萎缩,可以选择 1∶4 或 1∶3;对于增进肌肉力量及耐力训练者,可以选择 1∶2。

(2)NMES 的应用注意事项:①治疗前准备:治疗前先向患者解释治疗时的感觉,确定刺激的部位、治疗参数、电极大小及其放置位置。检查刺激部位皮肤感觉是否正常,对于感觉异常者要严格控制电流强度,避开伤口及瘢痕以免烫伤。②电极及其放置:电极的大小应随所刺激的肌肉大小来决定。大肌肉用大电极,小肌肉用小电极。大电极能产生较强的收缩而不引起疼痛,但是,如果电极大于需要刺激的肌肉,刺激时电流会扩散到附近不需要刺激的肌肉甚至是拮抗肌。相反,如果电极明显小于肌肉,刺激时电流强度可能会太大而超过了患者的耐受性。电极通常放置在外周神经或肌肉的运动点上。运动点是指在肌肉的皮肤上用最小剂量的电流就可以激发肌肉收缩的位置。一般来说,肢体和躯干肌肉的运动点位于运动神经进入肌肉的位置。电极不能放于颈前,以免引起呼吸、心率、血压的改变。③电流刺激:从低强度开始,逐渐增加到患者的最大耐受强度。需要着重提出的一点是,对于术后需要制动的患者,电刺激以引起肌肉Ⅰ级收缩为宜,既可防止肌肉失用性肌萎缩,又不引起关节活动。④治疗时间:根据病情,一般 2 周为一个疗程,根据需要可以治疗 2~3 个疗程或更长时间。

2. 其他疗法

(1)温热疗法:通过提高机体的温度或者局部骨骼肌的温度,改善局部血液循环,诱导热休克蛋白的表达,提高骨骼肌质量和蛋白含量。病例对照研究提示,温热疗法可促进重症患者肢体肿胀的康复。常用方法包括沙疗法、石蜡疗法、泥疗法等。

(2)针灸拔罐疗法:中国传统医学的重要组成部分,在对肌无力和失用性肌萎缩的治疗方面有独到的特色和优势。

第七节　理疗在呼吸系统疾病中的应用

胸科物理治疗（chest physiotherapy，CPT）是在肺部评估的基础上，通过体位摆放、振动、摇动、叩拍、气道吸引等手段，以促使分泌物从肺泡及小支气管转入大气管，从而达到清除分泌物，预防感染，改善通气及氧合的目的，促进呼吸康复。

一、常见 CPT 技术

1. 主动循环呼吸技术　主动循环呼吸技术（ACBT）是由呼吸控制（BC）、胸廓扩张运动（TEE）和用力呼气技术（FET）组成（详见第三篇第四章）。BC 可帮助术后患者情绪由紧张状态逐渐放松；TEE 强调吸气和呼气训练，通过最大肺容量位的屏息策略，可改善患者可能存在的低氧血症和减少肺组织的塌陷的概率；FET 是在低肺容积位下呵气，可带动远端的小气道分泌物到近端大气道，再用咳嗽的方法可将气道分泌物排出体外。ACBT 是一种弹性可变的技术，有推荐 ACBT 可由 3~4 次 BC+1 次 TEE+3~4 次 BC+3~4 次 TEE+2~3 次 FET 组成。对于 ACBT 训练量和训练强度目前还没有统一的规定，临床上多以症状出现为终止目标，治疗时不应引起患者心率和血压的明显变化。有研究指出 ACBT 干预对于慢阻肺急性加重患者有 1h 的短期排痰和呼吸训练效果，无明显不良反应。另有研究指出 ACBT 可降低拔管患者的再次插管率，并在短时间恢复有效咳痰能力。

2. 体位管理　体位管理包括体位摆放和体位引流（详见第三篇第四章）。体位摆放的目的在于预防各种并发症，促使患者放松，防止压疮，防止肌腱挛缩。体位引流是一种气道廓清技术，根据病变肺段来选择适合的引流体位，具体方法参见第三篇第四章第二节。Meta 分析表明，包括体位引流在内的肺部物理治疗可降低 ICU 患者的死亡率。

3. 呼气正压　呼气正压治疗（PEP）借用呼气正压装置进行，它的装置由单向阀、可调节呼吸阻力装置和口件组成，呼气时阻力装置提供正向阻力维持气道持续开放，使气体能够到达终末细支气管，改善氧饱和，预防肺塌陷。操作时，随着肺容积的增加，可使气体绕过小气管分泌物，协助分泌物的排出。不同的装置使用方法不同，详见第三篇第二章。已有的研究发现，呼气正压治疗有助于排痰和减少住院时间。

4. 高频胸壁振荡　高频胸壁振荡（HFCWO）是借助胸廓外振荡装置产生不同的气流速度来清除分泌物。装置类型及使用方法详见第三篇第二章。研究发现，使用高频胸壁振荡可增加排痰，改善肺功能。

5. 肺内叩击通气　肺内叩击通气（IPV）是一种可同时提供胸腔内叩击和雾化吸入支气管扩张剂的气道廓清方法，借用 Phasitron 装置进行，吸气时产生高频脉冲，被动呼气过程中维持呼气正压。叩击通气适用于神经肌肉无力、无法完成自主呼吸的患者，以刺激咳嗽，增加分泌物的剪切力。禁忌用于有严重骨质疏松、大咯血、肋骨骨折、低血压的患者。研究发现，肺内叩击通气可增加排痰。

6. 气道吸引　气道吸引是将导管插入气管内吸取气道分泌物的一种方法，是胸科物理治疗师和护士需要掌握的一项重要技能。分为对插管患者气道吸引和未插管患者气道吸引。气道吸引易损伤气道黏膜，临床操作时，应注意根据个体选择管径适宜的导管。同时，插管前应充分对导管进行润滑，进行吸引的过程中应仔细观察患者是否有低氧血症的症状。

有研究对比口咽通气管和经鼻吸痰的疗效观察,得到口咽通气吸痰方法明显优于经鼻吸痰。研究发现,气道吸引可增加排痰,改善氧合,预防肺不张。

7. 胸部叩拍,振动和摇动技术　胸部叩拍是将手掌凹成杯状,手腕自然放松,以腕部有节奏的屈伸运动沿着支气管走行方向进行叩拍。叩拍技术适用于神经肌肉无力、无法完成自主呼吸的患者,以刺激咳嗽,增加分泌物的剪切力。对于有严重骨质疏松、大咯血、肋骨骨折、低血压患者不能进行叩拍。胸部振动是轻微而迅速的精细运动,而胸部摇动是强烈而缓慢的粗糙运动,胸部振动和摇动对胸壁造成挤压,增加气道内流速,增强分泌物剪切力,同时可增强呼气末时胸壁的弹性回缩力。对于有骨折和开放性损伤的患者,不适宜进行振动和摇动。

二、危重症患者 CPT 应用现状及展望

RICU 患者因病情需要,常需气管插管和机械通气,对于气道黏膜的损伤较大,较易发生气道分泌物清除障碍和术后肺部并发症。RICU 物理治疗的目的是减少特异性功能障碍的发生及进一步发展,促进康复和后续功能的恢复,为早日转回普通病房创造条件。RICU 物理治疗的疗效已得到部分共识,运动训练可以改善患者免疫状态和提高抗炎能力。有研究显示,RICU 早期物理治疗(病情稳定 24h 后)能够缩短患者停留在 ICU 的时间,治疗后患者能够较为容易地咳出或被动吸出痰液,X 线片上显示肺部炎症吸收也较为明显。另有回顾性研究发现接受 CPT 的患者比未接受治疗的患者对呼吸机依赖的时间和停留 ICU 时间更短。多种康复技术的联合应用效果优于单一康复技术的应用。未来需要更多更高级别的证据来指导重症患者呼吸康复的实践。

RICU 患者的呼吸康复治疗是多学科与个体化相结合的综合干预措施,存在并贯穿于患者的治疗与恢复的整个过程中,需要科学、系统及持久的康复治疗措施。尽管有大量研究都证明了 RICU 患者实施 CPT 的有效性和迫切性,但目前国内对于 RICU 危重症患者早期呼吸康复的认识还不足,因此未来需要更有效地在 RICU 推广普及早期呼吸康复。

(熊维宁　赵建平)

参 考 文 献

[1] 闫鹏,解立新.危重症患者肺康复研究进展.中国实用内科杂志,2018,38(5):405-409.

[2] 中国康复医学会重症康复专业委员会呼吸重症康复学组,中国老年保健医学研究会老龄健康服务与标准化分会,《中国老年保健医学杂志》编辑委员会,北京小汤山康复医院.中国呼吸重症康复治疗技术专家共识.中国老年保健医学,2018,16(5):3-11.

[3] 周永战,陈佩杰,郑莉芳,等.失用性肌萎缩的发生机制及治疗策略.中国康复医学杂志,2017,32(11):1307-1313.

[4] Palus S, von Haehling S, Springer J.Muscle wasting: an overview of recent developments in basic research.J Cachexia Sarcopenia Muscle, 2014, 5(3): 193-198.

[5] Fan E, Cheek F, Chlan L, et al.An ofcial American Toracic Society Clinical Practice guideline: the diagnosis of intensive care unit-acquired weakness in adults.Am J Respir Crit Care Med, 2014, 190(12): 1437-1446.

[6] Kress J, Hall JB.ICU-acquired weakness and recovery from critical illness.N Engl J Med, 2014, 370(17): 1626-1635.

［7］Hodgson CL, Stiller K, Needham DM, et al.Expert consensus and recommendations on safety criteria for active mobilization of mechanically ventilated critically ill adults.Crit Care, 2014, 18(6); 658.

［8］Rochester CL, Vogiatzis I, Holland AE, et al.An official American thoracic Society/European respiratory society policy statement: enhancing implementation, use, and delivery of pulmonary rehabilitation.Am J Respir Crit Care Med, 2015, 192(11): 1373-1386.

［9］Kuyrukluyildiz U, Binici O, Kupeli I, et al.What is the best pulmonary physiotherapy method in ICU? . CanRespir J, 2016, 2016: 1-5.

［10］Adler J, Malone D.Early mobilization in the intensive care unit: a systematic review.CardiopulmPhysTherJ, 2012, 23(1): 5-13.

［11］Yosef-Brauner O, Adi N, Ben Shahar T, et al.Effect of physical therapy on muscle strength, respiratory muscles and functional parameters in patients with intensive care unit-acquired weakness.ClinRespirJ, 2015, 9(1): 1-6.

［12］Bailey P, Tomsen GE, Spuhler VJ, et al.Early activity is feasible andsafe in respiratory failure patients.Crit Care Med, 2007, 35(1): 139-145.

［13］Sricharoenchai T, Parker AM, Zanni JM, et al.Safety of physical therapyinterventions in critically ill patients: a single-center prospective evaluation of 1110 intensive care unit admissions.J Crit Care, 2014, 29(3): 395-400.

［14］Morris PE, Griffin L, Berry M, et al.Receiving early mobility during an intensive care unit admission is a predictor of improved outcomes in acute respiratory failure.Am J Med Sci, 2011, 341(5): 373-377.

［15］Bissett BM, Leditschke IA, Neeman T, et al.Inspiratory muscle training to enhance recovery from mechanical ventilation: a randomised trial.Thorax, 2016, 71(9): 812-819.

［16］Eggmann S, Verra ML, Luder G, et al.Effects of early, combined endurance and resistance training in mechanically ventilated, critically ill patients: A randomised controlled trial.PLoS One, 2018, 13(11): e0207428.

［17］Nydahl P, Sricharoenchai T, Chandra S, et al.Safety of Patient Mobilization and Rehabilitation in the Intensive Care Unit.Systematic Review with Meta-Analysis.Ann Am Thorac Soc, 2017, 14(5): 766-777.

［18］Doiron KA, Hoffmann TC, Beller EM.Early intervention(mobilization or active exercise)for critically ill adults in the intensive care unit.Cochrane Database Syst Rev, 2018, 3: CD010754.

［19］Clarissa C, Salisbury L, Rodgers S, et al.Early mobilisation in mechanically ventilated patients: a systematic integrative review of definitions and activities.J Intensive care, 2019, 7: 3.

［20］Wang TH, Wu CP, Wang LY.Chest physiotherapy with early mobilization may improve extubation outcome in critically ill patients in the intensive care units.Clin Respir J, 2018, 12(11): 2613-2621.

［21］Burtin C, Clerckx B, Robbeets C, et al.Early exercise in critically ill patients enhances short-term functional recovery.Crit Care Med, 2009, 37(9): 2499-2505.

［22］Morris PE, Goad A, Thompson C, et al.Early intensive care unit mobility therapy in the treatment of acute respiratory failure.Crit Care Med, 2008, 36(8): 2238-2243.

支气管扩张呼吸康复

第一节 概　述

　　支气管扩张症主要指急、慢性呼吸道感染和支气管阻塞后，反复发生支气管化脓性炎症，致使支气管壁结构破坏，管壁增厚，引起支气管异常和持久性扩张的一类异质性疾病的总称，可以是原发或继发，主要分为囊性纤维化导致的支气管扩张症和非囊性纤维化导致的支气管扩张症。

　　囊性纤维化（cystic fibrosis，CF）是由囊性纤维化跨膜转导调节蛋白基因突变所致的一种常染色体隐性遗传性疾病，该疾病是一种多系统疾病，在白种人中最为常见。近年国内学者发现，CF 在中国人的发病情况可能并不少见。其主要特征为慢性进展性阻塞性肺疾病，多累及包括汗腺、肺、鼻窦、胰腺、肝、胆道、肠道及生殖系统的外分泌腺，其中以呼吸系统损害最为突出。近几十年来，囊性纤维化的诊断和治疗方面各种进展极大地改变了该病的状况，从而显著提高了患者的存活率和生活质量。

　　其他肺部疾病也容易合并支气管扩张，高分辨率 CT 检查结果显示，慢性支气管炎或慢阻肺的患者中，15%~30% 的患者可合并支气管扩张，而重度慢阻肺患者合并支气管扩张的甚至可达 50%。

一、病因和发病机制

　　支气管扩张的主要病因是支气管 - 肺组织感染和支气管阻塞，两者相互影响，促使支气管扩张的发生和发展。支气管扩张也可能是先天发育障碍及遗传因素引起，但较少见。另有约 30% 支气管扩张患者病因未明，但通常弥漫性的支气管扩张发生于存在遗传、免疫或解剖缺陷的患者，如囊性纤维化、纤毛运动障碍和严重的 α- 抗胰蛋白酶缺乏。低免疫球蛋白血症和免疫缺陷和罕见的气道结构异常也可引起弥漫性疾病，如气管支气管扩张（Mounier-Kuhn 综合征），软骨缺陷（Williams-Campbell 综合征），以及变应性支气管肺曲霉菌病等疾病的并发症。局灶性支气管扩张可源自未进行治疗的肺炎或阻塞，例如异物或肿瘤，外源性压迫或肺叶切除后解剖移位。

二、临床表现

（一）症状

　　1. 慢性咳嗽、大量脓痰　与体位改变有关，这是由于支气管扩张部位分泌物积储，改变体位时分泌物刺激支气管黏膜引起咳嗽和排痰。其严重度可用痰量估计：轻度<10ml/d；中度 10~150ml/d；重度＞150ml/d。急性感染发作时，黄绿色脓痰量每日可达数百毫升。感染时痰液收集于玻璃瓶中静置后出现分层的特征：上层为泡沫，下悬脓性成分，中层为混浊黏液，下层为坏死组织沉淀物。引起感染的常见病原体为铜绿假单胞菌、金黄色葡萄球菌、流感嗜血杆菌、肺炎链球菌和卡他莫拉菌。

2. 反复咯血　50%~70% 的患者有程度不等的咯血,从痰中带血至大量咯血,咯血量与病情严重程度、病变范围有时不一致。部分患者以反复咯血为唯一症状,临床上称为干性支气管扩张,其病变多位于引流良好的上叶支气管。

3. 反复肺部感染　其特点是同一肺段反复发生肺炎并迁延不愈。这是由于扩张的支气管清除分泌物的功能丧失,引流差,易于反复发生感染。

4. 慢性感染中毒症状　如反复感染,可出现发热、乏力、食欲减退、消瘦、贫血等,儿童可影响发育。

(二)体征

早期或干性支气管扩张可无异常肺部体征,病变重或继发感染时常可闻及下胸部、背部固定而持久的局限性粗湿啰音,有时可闻及哮鸣音,部分慢性患者伴有杵状指(趾)。出现肺气肿、肺心病等并发症时有相应体征。

三、实验检查及其他

胸部 X 线检查时,囊状支气管扩张的气道表现为显著的囊腔,腔内可存在气液平面。囊腔内无气液平面时,很难与大疱性肺气肿或严重肺间质病变的蜂窝肺鉴别。由于受累肺实质通气不足、萎陷,扩张的气道往往聚拢。病变轻时 X 线检查可正常。可明确支气管扩张诊断的影像学检查为支气管造影,是经导管或支气管镜在气道表面滴注不透光的碘脂质造影剂,直接显像扩张的支气管。但由于这一技术为创伤性检查,现已被 CT 取代,高分辨 CT 的出现,进一步提高了 CT 诊断支气管扩张的敏感性。高分辨 CT 可见支气管 - 动脉比值大于 1;缺乏支气管逐渐变细的表现;气道壁增厚,支气管纵切面可显示为"双轨征",横切面显示"环形阴影"等表现。由于高分辨 CT 的无创、易重复,现已成为支气管扩张的主要诊断方法。

其他检查有助于支气管扩张的直观或病因诊断。当支气管扩张呈局灶性且位于段支气管以上时,纤维支气管镜检查可发现弹坑样改变。痰液检查常显示含有丰富的中性粒细胞以及定植或感染的多种微生物。痰涂片染色以及痰细菌培养结果可指导抗生素治疗。肺功能测定可以证实由弥漫性支气管扩张或相关的阻塞性肺病导致的气流受限。

四、诊断

根据反复咯脓痰、咯血的病史和既往有诱发支气管扩张的呼吸道感染病史,HRCT 显示支气管扩张的异常影像学改变,即可明确诊断为支气管扩张症。纤支镜检查或局部支气管造影,可明确出血、扩张或阻塞的部位。还可经纤支镜进行局部灌洗,采取灌洗液标本进行涂片、细菌学和细胞学检查,进一步协助诊断和指导治疗。

五、治疗

(一)治疗基础疾病

对活动性肺结核伴支气管扩张应积极抗结核治疗,低免疫球蛋白血症可用免疫球蛋白替代治疗。

(二)控制感染

出现痰量及其脓性成分增加等急性感染征象时需应用抗生素。可依据痰革兰氏染色和痰培养指导抗生素应用,但在开始时常需给予经验治疗。根据有无铜绿假单胞菌感染的危险因素选择抗菌药物,危险因素包括:①近期住院;②频繁(每年4次以上)或近期(3个月以内)应用抗生素;③重度气流阻塞($FEV_1 < 30\%$);④口服糖皮质激素(最近2周每日口服泼尼松>2周),至少符合4条中的2条,以及既往细菌培养曾培养出铜绿假单胞菌。无铜绿假单胞菌感染高危因素的患者应立即经验性使用对流感嗜血杆菌有活性的抗菌药物。对有铜绿假单胞菌感染高危因素的患者,应选择有抗铜绿假单胞菌活性的抗菌药物。

(三)改善气流受限

支气管舒张剂可改善气流受限,并帮助清除分泌物,伴有气道高反应及可逆性气流受限的患者常有明显疗效。

(四)清除气道分泌物

化痰药物,以及振动、拍背和体位引流等胸部物理治疗均有助于清除气道分泌物。为改善分泌物清除,应强调体位引流和雾化吸入重组脱氧核糖核酸酶,后者可通过阻断中性粒细胞释放DNA降低痰液黏度。

(五)外科治疗

如果支气管扩张为局限性,且经充分的内科治疗仍顽固反复发作者,可考虑外科手术切除病变肺组织。如果大出血来自于增生的支气管动脉、经休息和抗生素等保守治疗不能缓解反复大咯血时,病变局限者可考虑外科手术,否则采用支气管动脉栓塞术治疗。对于尽管采取了所有治疗仍致残的病例,合适者可考虑肺移植。

支气管扩张症是一种化脓性肺病,以气流阻塞为特征,症状包括咳嗽、咳痰、气喘和呼吸困难,与健康相关的生活质量下降和功能性运动耐受性下降。正如慢性阻塞性肺疾病一样,呼吸困难和运动能力下降的原因是多因素的。肺功能衰竭包括肺力学改变、气体交换效率低下、肌肉质量下降,所有这些都会导致渐进性的损害作用。因此,肺功能衰竭对支气管扩张症和慢性阻塞性肺病作用一样有效。适用于慢性阻塞性肺病的运动训练和多学科教育课程,同时适用于弥漫性支气管扩张,包括体位引流、叩诊、振动、主动呼吸周期、持续或间歇性振荡正呼气压。正压通气、胸廓扩张运动和步行计划可能是优化PR效益的重要干预措施。PR的实践指南建议康复方案应包括高强度和低强度运动训练、下肢和上肢运动。荟萃分析表明,患者可以在持续时间从6~12周的康复项目中受益,同时有证据表明,较短的4周康复项目即可能获益。在训练活动中,步行距离的逐渐增加对于体现患者的临床效果似乎非常有用,反映出渐进的训练能力和更好的身体表现。蹬车试验和6分钟步行试验等常规试验作为生理测量具有更大的有效性。肌肉训练可以提高运动耐力和吸气肌强度。在一项对支气管扩张症或慢性阻塞性肺病患者的回顾性研究中也证实了这些结果,进一步支持将支气管扩张症患者纳入现有的PR计划。支气管扩张症患者的最佳PR模式和内容尚不清楚。

第二节 康复前评估

患者呼吸康复评估是以个体化治疗为基础,通过对患者进行全面评估而制订并实施的综合性干预措施。康复评估主要包括对患者症状、体征、肢体功能及活动耐力等的评估,此外还可通过一些辅助检查如肺功能、动脉血气分析、影像学检查等进行评估,是呼吸康复的重要组成部分,是确定患者呼吸康复计划的前提和基础,也为评估康复疗效提供客观依据。

在康复的障碍诊断、指导制订康复治疗和训练方案、评价康复治疗效果和判断预后等方面有着重要的作用和意义。通过初步评估，了解患者具体情况，制订个体化康复方案，还有助于提高康复治疗的安全性及有效性。近年来越来越多的证据表明支气管扩张症患者进行有规律的康复锻炼，很少出现康复相关的不良事件，而几乎所有出现的不良事件都与囊性纤维化（CF）有关，如支气管痉挛、运动性低氧血症、气胸、咯血等。因此对于 CF 患者的康复评估尤为重要，在某些情况下，需要根据评估结果调整康复治疗方案、限制康复运动量或强度。对支气管扩张症特别是 CF 患者的康复评估主要包括以下方面：

（一）一般情况的评估

通过详细的询问病史（包括现病史、既往史、功能障碍史、个人史、家族史等）及查体，对患者的一般情况进行初步评估，包括患者的性别、年龄、生命体征、身高、体重、吸烟情况等。

（二）辅助检查评估

即对患者相关化验、检查结果进行系统评估，其中包括血常规、肝肾功能、电解质、凝血、D-二聚体、血气分析等化验，以及胸部 X 线、CT、心电图、超声心动图等物理检查。其中血气分析是对呼吸生理功能的综合评价，可直接反映人体的呼吸功能与酸碱平衡状态。有研究表明，长期血氧饱和度低于 90% 可能对患者造成风险，应通过调整康复治疗方案尽量避免，如运动强度的限制、间歇训练和运动时补充氧气都可用于预防支气管扩张症患者由于呼吸康复引起的低氧血症。在影像学方面，通常采用改良 REiff 评分法评估支气管扩张的严重程度，该评分法以支气管扩张累积的肺叶数量为依据，其中左肺舌叶也被认为是一个单独的肺叶，以柱状支气管扩张、静脉曲张型支气管扩张、囊性支气管扩张分别积 1、2、3分，最低分为 1 分，最高分为 18 分，分数越高，患者支气管扩张越严重。

（三）肺功能评估

支气管扩张症患者肺功能异常以阻塞性通气功能障碍最为常见，残气量/肺总量（RV/TLC）明显升高，有些患者可伴有弥散功能的下降。进行呼吸康复前需全面评估患者肺通气、肺换气、呼吸力学及小气道功能，包括肺容积、肺通气、弥散功能测定等，并与患者临床表现综合评估。临床上普遍以用力肺活量（FVC）、一秒用力呼气容积（FEV_1）、FEV_1/FVC、FEV_1 占预计值的百分比、呼气峰值流速（PEF）等作为评估肺通气功能的指标，以 MVV 评估肺通气功能储备，以一氧化碳弥散量 DLco 评估肺弥散功能。

（四）症状及生活质量评估

对于患者症状的评估，常以英国医学研究委员会的呼吸困难量表（mMRC）、基线呼吸困难指数（BDI）等评估其呼吸困难严重程度，以莱斯特咳嗽问卷（LCQ）评估患者咳嗽程度，以下呼吸道感染直观评分量表（LRTI-VAS）对患者下呼吸道感染的症状进行量化评估。也可用支气管扩张严重程度指数（BSI）确定疾病严重程度，其参数包括年龄、体重指数（BMI）、FEV_1 占预计值的百分比、上 1 年的住院情况、上 1 年的恶化频率、mMRC 呼吸困难量表评分、痰定植情况和放射学严重程度。根据 BSI 评分，可将患者分为低、中、高风险组，并确定有未来死亡、住院和恶化风险的患者。部分支气管扩张症患者会出现咯血，而康复运动可能造成咯血增加，需根据患者咯血量调整康复治疗方案，大多数医生强烈建议在出现大咯血时不要运动。圣乔治呼吸问卷（SGRQ）包括 3 个评分问卷，分别为症状评分、活动评分及疾病对患者影响评分，是目前评估支气管扩张症生命质量最常见的方式。美国简明健康测量量表问卷（SF-36）是一种普适性量表，亦普遍应用于对支气管扩张症的生命质量评价。而研究表明慢性呼吸系统疾病问卷、慢性阻塞性肺疾病问卷、慢性阻塞性肺疾病评估测试问卷等对支气管扩张症患者同样有效。

（五）运动评估

运动不耐受是严重支气管扩张症患者特别是 CF 患者的标志性特征之一，进行呼吸康复前应详细记录、评估患者的运动能力、耐力、力量、活动范围和功能能力的基线值。许多方案已被用于评估 CF 患者的有氧运动能力，包括 6 分钟步行试验（6MWT）、递增穿梭步行试验（ISWT）以及心肺运动试验（CEPT）等。最近，国际专家组又推荐了 Godfrey 循环方案，该方案以气体交换测量作为评估 CF 患者运动能力的首选方案，其次可选择脉冲血氧饱和度监测或跑步机试验。对于无氧运动能力的评估最常用的是 Wingate 无氧试验，但临床上一般很少应用。CEPT 有助于确定运动不耐症的机制，确定是否需要补充氧气，以及检测训练计划的禁忌证，是制订呼吸康复方案的主要依据。6MWT 常采用直线折返的行走方式，记录步行距离以评估患者运动耐力情况，具有操作简单、应用性强、可重复性好等特点，已广泛应用于测量慢性肺病患者功能锻炼能力。而有研究表明，与疾病严重程度的生理测量值相比，在支气管扩张患者中，健康相关生存质量（HRQOL）的测量值与 6MWD 的相关性更强。

（六）肌肉力量评估

严重支气管扩张症患者特别是 CF 患者普遍存在外周肌无力，可通过徒手肌力测定（MMT）、应用简单器械肌力测定及等速肌力检查（IKMT）等方法评估，对于存在肌肉功能障碍的患者，可给予中等强度到高强度有氧训练（一般在峰值容量的 60%~80% 之间）和 / 或阻力训练。有氧训练通常适用于耐力下降的患者，而肌肉严重无力的患者可能会从阻力训练中受益匪浅。此外还应对呼吸肌进行评估，如通过压力计测量最大吸气压力（MIP）和最大呼气压力（MEP）等，对于吸气性肌肉无力的患者，强化吸气性肌肉训练被认为是一种训练方式。

（七）并发症的评估

支气管扩张症患者可并发肺部感染、肺脓肿、呼吸衰竭、肺心病、气胸等疾病，除呼吸系统外，许多其他器官也会受到不同程度的影响，包括水、电解质紊乱、门脉高压患者的脾脏损伤和食管出血、CF 相关糖尿病、脉管炎及关节炎等。需根据患者的并发症情况给予适当的康复指导，如在高温下运动时适当补充液体和盐分摄入，在门脉高压时避免易受伤害的活动，通过碳水化合物摄入和调节来避免低血糖等。

（八）心理状态及睡眠评估

1. 心理评估　①自评量表：抑郁自评量表（SDS）、焦虑自评量表（SAS）、综合医院焦虑抑郁量表（HADS）、Beck 抑郁问卷（BDI）；②他评量表：汉密尔顿焦虑量表（HAMA）、汉密尔顿抑郁量表（HAMD）。

2. 睡眠评定　可采用睡眠日记、匹兹堡睡眠质量指数（PSQI）、睡眠障碍评定量表（SDRS）、失眠严重指数量表（ISI）、Epwort 嗜睡量表（ESS）等进行评估，也可使用多导睡眠图（PSG）、多次睡眠潜伏期试验（MSLT）等客观评价。

现今普遍认为焦虑、抑郁、烦躁等心理异常对患者症状及预后存在一定影响，对于出现心理障碍的患者，需在呼吸康复过程中积极进行心理干预。

（九）营养状态评估

常用的营养筛查和评估工具有营养风险筛查（NRS 2002）、主观全面评定（SGA）、微型营养评估（MNA）、营养不良通用筛查工具（MUST）、重症营养风险评分（NUTRIC 评分）等。其中 SGA 是应用广泛的营养评估工具，是临床营养评估的"金标准"。

（十）其他评估

如通过患者的日常活动能力、教育情况、依从性、康复目标、经济水平等进行评估。

第三节　支气管扩张症康复理论与技术

支气管扩张造成支气管纤毛、管壁以及弹力组织遭到破坏，导致支气管感染及阻塞，使肺功能进行性恶化，严重影响患者生活质量，相关资料表明，虽不能逆转该病反复发作导致的肺功能损伤，但可以采取措施，提高患者运动耐受性，改善生活质量。

呼吸康复训练可提高支气管扩张症患者运动和活动耐力，改善患者生活质量，积极开展呼吸和运动训练，可增加患者活动量，发掘患者呼吸功能潜力，更能减少患者急性发作，降低支气管扩张患者的住院率，呼吸康复训练应该在支气管扩张患者中广泛推广。

常用的支气管扩张症康复技术包括以下几方面：

（一）一般康复措施

对有吸烟史的患者劝其戒烟，鼓励患者多饮水，每日饮水量保持在 1500ml 以上，保证气道湿润，促进纤毛运动，维护气道的清理功能，还可以充分稀释痰液方便其咳出。在饮食方面，建议患者平衡膳食，应当以营养丰富、高蛋白的食物为主，避免食用生冷、刺激、油腻的食物，以免引发剧烈咳嗽，保持少食多餐原则。居住环境力求简单，室内勿放置花木、皮毛等，勿圈养宠物，每日开窗通风至少 2 次，每次应持续 15~30min。同时注意保暖，防止受凉，调整室内温度在 20~24℃为宜，湿度在 50%~60% 之间。避免出现感染，指导患者尽量少去公共场所，家庭成员有上呼吸道感染症状时，应进行隔离，一旦患上呼吸道感染，要及时治疗。

（二）药物治疗

由于支气管扩张症患者气道阻塞及气道高反应性比较常见，活动前雾化吸入支气管舒张药物，可逆转或预防支气管痉挛，改善患者的活动能力，常用的舒张气管药物，包括 β_2 受体激动剂、抗胆碱能药物等。长期或者短期的抗生素治疗可以显著降低气道细菌载量，降低气道和系统炎症指标，长期雾化妥布霉素可降低患者急性发作的频率，改善患者的肺功能，另外庆大霉素及阿奇霉素等药物的作用也都在进一步研究中。甘露醇吸入干粉可以建立梯度浓度，从而有利于水分进入气道，增加黏液水合作用和黏液纤毛清除率，甘露醇吸入干粉的安全性和耐受性都很好。

（三）呼吸相关锻炼治疗

呼吸相关训练可以改善黏液清除并减少肺部炎症和感染风险，主要包括气道清理技术以及呼吸康复技术。气道清理包括体位排痰，振动、叩打排痰，有时与仪器结合，应用体外振动排痰，这些方法可改变呼气流量和体积或产生胸壁振荡，以增加黏液间隙，利于排痰，其可减少大量痰液及咳嗽等对患者生活质量的影响。呼吸康复技术的目的是通过量身定制的标准化运动方案来改善患者的运动耐量和生活质量。

1. 体位引流及叩击排痰　扩张变形的支气管因缺乏弹性和纤毛上皮脱落，因而自动排痰困难，体位引流、拍手和呼吸练习是清除分泌物的最佳方法，排除积痰，可以减少继发感染及中毒症状。体位引流的原则是利用重力作用,使病变部位位于上端,引流的支气管开口向下,以利于痰液排出。采取体位引流的患者需要根据病变部位进行体位选择,一般于饭前 1h 进行痰液引流,每日 2~4 次,每次 15~30min。如病变在下叶基底部者,患者取俯卧位,头及上身向下伸出床外,紧贴床沿,两手撑在地面或矮凳上,间歇深呼吸后,咳嗽将痰排出。如患者体力差,可俯卧,将床脚抬高,头向下。病变在左肺舌叶或右肺中叶时,患者平卧,床脚抬高,头向下,患侧胸下垫高,重力辅助定位已被证明比单独咳嗽更有效,比在坐姿下进行咳嗽或呼吸练习更有效。此外,反复的吸气操作可能对祛痰有潜在的好处。深呼吸练习的效果可能包括增加肺容量,促进清除多余的支气管分泌物,以及帮助肺组织的再膨胀。

2. 体外振动排痰 振动胸廓可使胸内压改变,驱动黏液从支气管移向呼吸道促使痰液排出。排痰机均匀的力量、稳定的频率、简单的操作使患者感觉舒适,并且排痰机的振动和叩击作用相结合能促进局部血液循环,加速淋巴液回流,使肺通气阻力减小。

3. 缩唇呼吸、吹笛式呼吸 缩唇呼吸可增加肺内气体排出,减少肺内残气量。嘱患者闭口经鼻深吸气,然后缩唇,像吹口哨样缓慢呼气 4~6s,吸气与呼气时间比为 1∶2 或者 1∶3,呼气时缩唇程度由患者自行调整,勿过大或过小,每次可训练 15~20min,每日可 2 次。

4. 呼吸康复训练器 具有促进痰液排出的作用,可以提高肺部顺应性,增加有效通气,改善呼吸功能。先将咬嘴装至训练器下连接口,将阻力调节装置调到合适档位,取任意体位,含住咬嘴,快速且深入地用嘴巴吸气后屏气,然后缩唇用嘴巴缓慢呼气,一次约持续锻炼 20~30min,一日 2 次,逐渐增加到每组能顺利呼吸 30 次。

5. 腹式呼吸训练 又称膈式呼吸训练,其增加腹部运动,改善血气,增加潮气量,降低呼吸频率。指导患者进行深呼吸,用手掌置于患者腹部,患者吸气时护理人员放轻力度将手掌抬起,呼气时相应加压让患者适应这样的呼吸节奏。

6. 呼吸肌训练 主要集中在力量与耐力两方面,以吸气肌训练更常见。训练过程中注意以下问题,吸气肌训练负荷应设置在 30% 个人最大吸气压,训练频率为 1~2 次 /d,5~7d/周,并连续 2 周以上。考虑个体化训练,方案是中等强度负荷中等收缩速度。吸气肌训练可以通过长期持续的锻炼达到预期的最佳功能状态,建议训练频率是 1~2 次 /d,3~5 次 / 周,持续 6 周。

7. 胸廓放松训练 通过患者徒手肋间肌松动术、胸廓松动术等,维持和改善胸廓弹性;改善呼吸肌顺应性;减轻疼痛;减轻精神和机体紧张;减少残气量,提高通气效率,降低呼吸运动能耗。方法:肋间肌松动术;胸廓松动术;胸廓辅助法:下部胸廓辅助法、上部胸廓辅助法、一侧胸廓辅助法。

8. 呼吸操 患者首先进行平静呼吸;然后进行立位吸气、前倾呼气;单举上臂进行吸气,双手压住腹部再进行呼气;平举上肢进行吸气,双臂下垂后进行呼气;再平伸上肢进行吸气,双手压住腹部后再进行呼气;抱住头部进行吸气,转体进行呼气;立体上肢上举后进行吸气,保持蹲位后进行呼气;每天 1 次,每次训练 10min。

(四)相关体育锻炼

坚持快走、上下楼与健身跑等有氧运动及耐力训练,可以提高携氧能力;阻力训练可使用哑铃、杠铃、弹力带等器材进行股四头肌,三角肌和肱二头肌的锻炼,对支气管扩张的康复起到积极影响,此外可加强耐寒锻炼,经常用冷水洗脸洗手,以提高抗病能力,气功中的静功或动功中的走步功法通过呼吸调息,增加肺活量和通气功能。

（五）心理康复治疗

支气管扩张症患者一般病程较长，咳嗽、咳痰甚至咯血的症状一直困扰着患者，长期的疾病会使患者产生自卑、抑郁等负面情绪，使患者出现不信任治疗，不配合治疗的情况，此时做好患者的开导工作，耐心地与患者进行交流，了解患者的心理活动，帮助患者树立治疗的决心与信心，改善不良情绪，另外需做好患者家庭成员的工作，告知患者疾病的长期性和康复措施的重要性，给患者以更多的理解与支持，进一步帮助患者。

（六）营养支持

老年支气管扩张症患者大多数有营养不良，营养不良可引起呼吸肌疲劳、咳嗽、咳痰无力，免疫功能降低，易反复加重呼吸道感染，护士可指导患者掌握饮食营养知识补充高蛋白，要有足够的热量和维生素，少食脂肪类食物。每日还必须有足够的水分。

（七）机械通气和氧疗

无创通气和氧疗可改善部分支气管扩张症合并慢性呼吸衰竭患者的生活质量，长期无创通气可缩短患者的住院时间；此外，也可通过呼吸时产生的震荡性正压，避免气道闭合过早，也有利于痰液的排出。

第四节　支气管扩张症康复研究进展

综合性呼吸康复作为以慢阻肺为主的慢性呼吸系统疾病的非药物疗法之一，其作用越来越得到我国呼吸科医生的认可，国内外已有关于呼吸康复运动强度、家庭呼吸康复和运动中吸氧对慢阻肺患者的影响等研究报道，但是对于支气管扩张症患者呼吸康复治疗报道较少。瑜伽呼吸、穴位经皮神经电刺激和营养成分补充具有康复治疗意义，居家康复和综合康复是提高呼吸康复依从性的方法，这些康复治疗可能都是支气管扩张症呼吸康复的研究方向。Dwyer等进行了探讨：让囊状支气管扩张患者进行踏车运动，观察踏车运动对气道分泌物清除作用；该研究中纳入了24例轻-重度囊状支气管扩张患者，进行为期3天的随机、对照、交叉研究；结果显示，跟使用Flutter® 阀一样，踏车运动也能提高呼气峰流速和促进痰液清除。该研究提示可通过全身运动促进痰液清除，但需要提高痰液稀释度，才能通过全身运动提高呼气峰流速来达到促进排痰的目的。

支气管扩张症患者呼吸康复的许多方面仍缺乏大量的数据支持，应积极尝试呼吸康复疗法，使更多患者受益。

（唐华平）

参 考 文 献

［1］Singh S, Harrison S, Houchen L, et al.Exercise assessment and training in pulmonary rehabilitation for patients with COPD.Eur J Phys Rehabil Med, 2011, 47（3）: 483-497.

［2］Nici L, Donner C, Wouters E, et al.American Thoracic Society/European Respiratory Society Statement on Pulmonary Rehabilitation.Am J Respir Crit Care Med, 2006, 173（12）: 1390-1413.

［3］Nici L, ZuWallack R, Wouters E, et al.On pulmonary rehabilitation and the flight of the bumblebee: the ATS/ERS Statement on Pulmonary Rehabilitation.Eur Respir J, 2006, 28（3）: 461-462.

［4］Lacasse Y, Wong E, Guyatt GH, et al.Meta-analysis of respiratory rehabilitation in chronic obstructive pulmonary disease.Lancet, 1996, 348(9035): 1115-1119.

［5］Newall C, Stockley RA, Hill SL.Exercise training and inspiratory muscle training in patients with bronchiectasis.Thorax, 2005, 60(11): 943-948.

［6］Liddell F, Webber J.Pulmonary rehabilitation for chronic obstructive pulmonary disease: a pilot study evaluating a onceweekly versus twice-weekly supervised programme.Physiotherapy, 2010, 96(1): 68-74.

［7］Lacasse Y, Goldstein R, Lasserson TJ, et al.Pulmonary rehabilitation for chronic obstructive pulmonary disease. Cochrane Database SystRev, 2006, 4: CD003793.

［8］Sewell L, Singh SJ, Williams JE, et al.How long should outpatient pulmonary rehabilitation be? A randomised controlled trial of 4 weeks versus 7 weeks.Thorax, 2006, 61(9): 767-771.

［9］Wouters EF, Augustin IM.Process of pulmonary rehabilitation and program organization.Eur J Phys Rehabil Med, 2011, 47(3): 475-482.

［10］Newall C, Stockley RA, Hill SL.Exercise training and inspiratory muscle training in patients with bronchiectasis.Thorax, 2005, 60(1): 943-948.

［11］Bradley J, Moran F.Pulmonary rehabilitation improves exercise tolerance in patients with bronchiectasis.Aust J Physiother, 2006, 52(1): 65.

［12］Ong HK, Lee AL, Hill CJ, et al.Effects of pulmonary rehabilitation in bronchiectasis: A retrospective study. Chron Respir Dis, 2011, 8(1): 21-30.

［13］Spruit MA, Singh SJ, Garvey C, et al.An official American Thoracic Society/European Respiratory Society statement: key concepts and advances in pulmonary rehabilitation.Am J Respir Crit Care Med, 2013, 188(8): e13-64.

［14］Burtin C, Hebestreit H.Rehabilitation in Patients with Chronic Respiratory Disease Other than Chronic Obstructive Pulmonary Disease: Exercise and Physical Activity Interventions in Cystic Fibrosis and Non-Cystic Fibrosis Bronchiectasis.Respiration, 2015, 89(3): 181-189.

［15］BoasSR.Exercise recommendations for individuals with cystic fibrosis.Sports Med, 1997, 24(1): 17-37.

［16］Reiff DB, Wells AU, Carr DH, et al.CT findings in bronchiectasis: limited value in distinguishing between idiopathic and specific types.Am J Roentgenol, 1995, 165(2): 261-267.

［17］Penafortes JT1, Guimarães FS, Moço VJ, et al.Association among posture, lung function and functional capacity in cystic fibrosis.Rev Port Pneumol, 2013, 19(1): 1-6.

［18］Chalmers JD, Goeminne P, Aliberti S, et al.The bronchiectasis severity index: An international derivation and validation study.Am J Respir Crit Care Med, 2014, 189(5): 576-585.

［19］Flume PA, Mogayzel PJ Jr, Robinson KA, et al.Cystic fibrosis pulmonary guidelines: pulmonary complications: hemoptysis and pneumothorax.Am J Respir Crit Care Med, 2010, 182(3): 298-306.

［20］Quittner AL, O'Donnell AE, Salathe MA, et al.Quality of Life Questionnaire-Bronchiectasis: final psychometric analyses and determination of minimal important difference scores.Thorax, 2015, 70(1): 12-20.

［21］Lee BY, Lee S, Lee JS, et al.Validity and Reliability of CAT and Dyspnea-12 in Bronchiectasis and Tuberculous Destroyed Lung.Tuberc Respir Dis, 2012, 72(6): 467-474.

［22］Quittner AL, Marciel KK, Salathe MA, et al.A preliminary quality of life questionnaire-bronchiectasis: a patient-reported outcome measure for bronchiectasis.Chest, 2014, 146(2): 437-448.

［23］Radtke T, Stevens D, Benden C, et al.Clinical exercise testing in children and adolescents with cystic fibrosis.

Pediatr Phys Ther, 2009, 21(3): 275-281.

[24] Klijn PH, Terheggen-Lagro SW, van der Ent CK, et al.Anaerobic exercise in pediatric cystic fibrosis.Pediatr Pulmonol, 2003, 36(3): 223-229.

[25] Lee AL, Button BM, Ellis S, et al.Clinical determinants of the 6-Minute Walk Test in bronchiectasis.Respir Med, 2009, 103(5): 780-785.

[26] Rovedder PM, Flores J, Ziegler B, et al.Exercise programme in patients with cystic fibrosis: a randomized controlled trial.Respir Med, 2014, 108(8): 1134-1140.

[27] Mandal P, Sidhu MK, Kope L, et al.A pilot study of pulmonary rehabilitation and chest physiotherapy versus chest physiotherapy alone in bronchiectasis.Respir Med, 2012, 106(12): 1647-1654.

[28] Özmen İ, Yıldırım E, Öztürk M, et al.Pulmonary Rehabilitation Reduces Emergency Admission and Hospitalization Rates of Patients with Chronic Respiratory Diseases.Turk Thorac J, 2018, 19(4): 170-175.

[29] Chalmers JD, Smith MP, Mchugh BJ, et al.Short-and long-term antibiotic treatment reduces airway and systemic inflammation in non-cystic fibrosis bronchiectasis.Am J Respir Crit Care Med, 2012, 186(7): 657-665.

[30] Patrick AF, O'sullivan BP, Robinson KA, et al.Cystic fibrosis pulmonary guidelines: chronic medications for maintenance of lung health.Am J Respir Crit Care Med, 2007, 176(10): 957-969.

[31] Wilschanski M, Yahav Y, Yaacov Y, et al.Gentamicin-induced correction of CFTR function in patients with cystic fibrosis and CFTR stop mutations.N Engl J Med, 2003, 349(15): 1433-1441.

[32] Yun C, Dong C, RuiWang, et al.Effectiveness and safety of macrolides in cystic fibrosis patients: a meta-analysis and systematic review.J Antimicrob Chemother, 2011, 66(5): 968-978.

[33] Hurt K, Bilton D.Inhaled mannitol for the treatment of cystic fibrosis.ExpeRevRespirMed, 2012, 6(1): 19-26.

[34] Polverino E, Goeminne PC, Mcdonnell MJ, et al.European Respiratory Society guidelines for the management of adult bronchiectasis.EurRespir J, 2017, 50(3): 1700629.

[35] Nicolini A, Cardini F, Landucci N, et al.Effectiveness of treatment with high-frequency chest wall oscillation in patients with bronchiectasis.BMC Pulm Med, 2013, 13(1): 21.

[36] Pehlivan E, Niksarlıoğlu EY, Balc A, et al.The Effect of Pulmonary Rehabilitation on the Physical Activity Level and General Clinical Status of Patients withBronchiectasis.Turk Thorac J, 2019, 20(1): 30-35.

[37] José A, Holland AE, Oliveira CS, et al.Does home-based pulmonary rehabilitation improve functional capacity, peripheral muscle strength and quality of life in patients with bronchiectasis compared to standard care?.Braz J Phys Ther, 2017, 21(6): 473-480.

第五篇

其他疾病的呼吸康复

第一章

肥胖和睡眠呼吸障碍疾病的康复策略

肥胖是 21 世纪最常见、严重影响人类身体及心理健康状况的全球性公共卫生问题。2013 年美国医学会定义肥胖是一种慢性疾病状态。在 2009—2010 年，美国体重指数（body mass index，BMI）超过 30kg/m² 的成人占比超过 35%。如果以 BMI 在 24~27.9kg/m² 之间属于超重，BMI＞28kg/m² 属于肥胖，在中国国民超重肥胖率超过 40%。

睡眠呼吸障碍疾病主要以睡眠时呼吸障碍为特征；包括一系列与睡眠有关的呼吸障碍，包括阻塞性睡眠呼吸暂停综合征（obstructive sleep apnea syndrome，OSAS）、中枢性睡眠呼吸暂停综合征（central sleep apnea syndrome，CSAS）、睡眠相关低通气和睡眠相关低氧血症等。睡眠呼吸障碍疾病是睡眠疾病中仅次于失眠的第二大类疾病，其中 OSAS 在各个年龄段中是最常见的一种。OSAS 患病率高，合并症多发，对健康危害严重。

OSAS 的易感性在某种程度上是由睡眠时上气道的可塌陷性决定的。上气道的开放主要是由上气道骨性结构、上气道神经肌肉调控以及其周围脂肪组织堆积的相互作用维持的。咽部周围脂肪组织的堆积会增加咽部周围组织的压力，从而导致或加重睡眠时上气道的塌陷。因此，以颈部、躯干和腹部等中心性脂肪堆积为主的肥胖人群的 OSAS 易患风险更大。另外，脂肪组织的过度堆积还可以使促炎症因子大量释放，导致过度的氧化应激反应，继而引起上气道神经调控的减弱以及骨骼肌的肌力下降。既往研究发现，瘦素不仅可以调节食欲和代谢，同时也是一种强效的呼吸刺激物质。肥胖可以引起瘦素抵抗，从而引起睡眠时抑制呼吸的作用。Kuna 等学者研究发现，1 年的有效减肥可以有效改善睡眠呼吸暂停指数，而且存在后遗效应，即：即使体重再次恢复至之前水平，这一效应也同样可以维持 4 年之久。这些研究提示体重增减与 OSAS 的严重程度有密切关系。

虽然持续气道正压通气治疗（continuous positive airway pressure，CPAP）是一种有效的无创治疗手段，然而 CPAP 治疗的依从性低，OSAS 患者中耐受 CPAP 治疗 1 年的人数约占 61%，SAVE 等研究显示 OSAS 合并心血管疾病患者中耐受 CPAP 治疗 1 年的患者仅为 35.3%~46%；另外，目前研究认为代谢综合征常与 OSAS 并存。在这些代谢因素中，肥胖可能是 OSAS 的最强预测因素，40%~60% 的肥胖患者患有 OSAS。因此，新的治疗和康复方法已经成为可能。本文主要介绍 OSAS 患者相关的康复策略。

第一节　阻塞性睡眠呼吸暂停综合征概述

一、病因

本病病因目前尚不完全清楚，可能与睡眠时上气道的可塌陷性相关。主要危险因素包括肥胖、年龄、性别、上气道解剖结构异常、家族史、吸烟、饮酒、镇静安眠类药物或肌肉松弛类药物应用、其他相关疾病如甲状腺功能减退症、肢端肥大症、脑卒中、胃食管反流病、心功能不全、神经肌肉类疾病等。

二、病理生理

睡眠时反复出现上气道塌陷引起的夜间间歇低氧,伴/不伴高碳酸血症,进而引起睡眠结构紊乱、睡眠效率降低、白日嗜睡、乏力、记忆力下降等一系列临床表现。

三、临床表现

症状包括:睡眠时打鼾、夜间呼吸暂停、呼吸困难、憋醒、夜尿增多、晨起头晕、头痛、口干、鼻干、白日嗜睡、疲劳、乏力、记忆力及计算力下降等,严重时可引起心理、智力及行为异常;并可能合并高血压、冠心病、心律失常、脑卒中、夜间癫痫、胰岛素抵抗、糖尿病、难治性咳嗽、难治性哮喘、胃食管反流病等。

体征包括:肥胖、咽腔狭窄、颈部粗短、体重超过标准体重 20% 及以上,BMI≥30kg/m^2;上气道解剖异常等。

四、辅助检查

(一)血液检查

病程较长,病情加重者,血红细胞计数和血红蛋白水平可有不同程度的升高;甲状腺功能低下者,可加重病情;心肌损伤标志物的正常与否,对患者的病情评估及治疗方案的确定有帮助。

(二)动脉血气分析、经皮二氧化碳、呼气末二氧化碳监测

病情严重或合并慢性阻塞心肺疾病等疾病者,可有白天低氧血症、高碳酸血症等。

(三)胸部影像学检查

合并有慢性阻塞性肺疾病者,胸部影像学可表现有肺气肿等情况;合并其他心肺疾病者,可有相应的影像学改变。

(四)鼻窦及口腔部 CT、MRI 等相关检查

可了解患者有无鼻咽部及口腔颌面部局部解剖异常。

(五)肺功能检查

病情严重或已合并慢性阻塞性肺疾病、肺心病、呼吸衰竭者,可有不同程度的通气功能障碍。

(六)心电图

有高血压、心律失常、冠心病时,出现相应的心电图改变。

(七)睡眠呼吸监测

包括整夜多导睡眠监测、初筛便携式诊断仪监测、嗜睡程度的主管评价等。

整夜多导睡眠监测(polysomnography,PSG)适用于:①常规用于睡眠呼吸紊乱的诊断;②睡眠呼吸障碍患者呼吸机治疗的压力滴定;③接受手术治疗患者的术前评估;④评价治疗效果;⑤整夜 PSG+MSLT(多次睡眠潜伏试验)可用于发作性睡病的常规诊断手段;⑥症状不典型的异态睡眠;⑦怀疑夜间癫痫患者;⑧睡眠时周期性腿动的诊断;⑨失眠并疑诊睡眠呼吸障碍患者等。

初筛便携式诊断仪又称家庭睡眠呼吸监测、睡眠中心外监测或中心外监测,其对成人 OSAS 的诊断具有高度敏感性和特异度,足以有效满足临床应用。

嗜睡程度的主观评价主要包括 Epworth 嗜睡量表（Epworth sleepiness scale，ESS）、斯坦福嗜睡量表（Stanford sleepiness scale，SSS）等。

五、诊断

OSAS 的确诊主要根据病史、体征和多导睡眠监测或初筛便携式诊断仪监测结果，诊断流程见图 5-1-1-1。

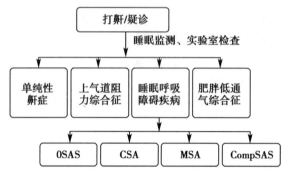

图 5-1-1-1　睡眠呼吸障碍性疾病诊断流程图

1. 临床有典型夜间睡眠打鼾伴呼吸暂停、日间嗜睡（ESS≥9）等症状；查体：咽腔狭窄、扁桃体肿大、悬雍垂粗大、腺样体增生，睡眠呼吸暂停低通气指数（AHI）≥5 次 /h 可明确诊断；

2. 对于日间嗜睡不明显，AHI≥10 次 /h，或 AHI≥5 但同时存在 1 项及以上合并症者可确诊。

六、治疗

主要包括病因治疗、一般性治疗（如减肥、控制体重、适量锻炼等）、戒烟酒、慎用镇静催眠类药物、侧卧睡眠、无创正压通气治疗、口腔矫治器、外科治疗等。

第二节　呼吸康复的适应证和禁忌证

OSAS 是一种常见的、多发的、可累及多个脏器的全身性疾病，OSAS 常与心脑血管系统、消化系统、内分泌系统等多个系统性疾病并发 / 合并。然而对于 OSAS 患者来说，其治疗方式的选择是非常有限的。虽然 CPAP 治疗是一个非常有效的治疗方式，但其依从性是非常低的。其他的治疗措施，如口腔矫治器、上气道手术适用于一部分患者，且仅能减轻 OSAS 的严重度。相关 Meta 分析及大型 RCT 研究显示：无创正压通气联合饮食控制、有氧运动、抗阻锻炼等康复措施可以有效改善 OSAS 患者的疾病严重程度。

因此，呼吸康复在 OSAS 患者的治疗中占有重要地位。对于 OSAS 患者，呼吸康复无绝对禁忌证，当患者存在意识障碍，严重心血管疾病、脑血管疾病、肺部疾病，未控制的高血压，神经肌肉病变，孕妇，精神行为异常，无法配合及依从性差等情况，应暂缓呼吸康复训练。另外，对于不同的康复措施有不同的禁忌证。体重控制、体位康复不适用于意识障碍、不能配合的患者。康复运动不适用于意识障碍、严重心脑肺系统疾病、神经、肌肉及上肢/下肢骨折或活动障碍等的患者。面部及口咽部训练不适用于意识障碍、面部神经肌肉瘫痪、咬合功能障碍的患者。呼吸肌力量训练不适用于意识障碍、膈肌功能障碍的患者。而运动康复方面，在开展运动训练过程中，应当避免劳力性呼吸困难的发生，并在有氧气供给的康复中心进行。此外，当患者合并脊柱及肋骨骨折、上/下肢肢体骨折、关节炎、神经肌肉相关疾病等疾病，或者患者病情不稳定或处于急性期时，应当避免进行剧烈运动康复训练。

第三节　康复前评估

OSAS 患者的康复评估是基于对患者的全面评估，为患者制订并提供个体化的综合康复治疗方案。OSAS 患者的康复评估包括对其临床严重程度、体格、是否存在合并症或并发症、日常活动能力、生活质量、睡眠质量、心肺负荷能力、呼吸肌力量评估及心理状态等的综合评估。呼吸康复的评估应由专业人员完成。

一、临床评估

临床评估主要目的是了解患者病情和疾病严重程度，为下一步功能评估做铺垫。主要包括现病史、既往史、合并症或并发症、日常不良生活习惯如饮酒史、药物应用史、活动习惯、饮食习惯、睡眠情况、相关辅助检查如血液相关检查、肺功能、动脉血气分析或经皮二氧化碳监测/呼气末二氧化碳监测、胸部影像学、睡眠呼吸监测等。

二、心肺功能评估

心肺运动试验是评估心肺功能的"金标准"。心肺运动试验包括运动、肺功能、心功能、代谢等多种指标。通过心肺运动试验，可以准确地评估患者的心肺耐力，从而可以精准地为患者制订个体化的运动康复处方。一般需要在患者开始运动处方前、运动处方实施过程中的不同时间节点重复评估，以达到更加精准地制订运动处方的效果。由于受心肺运动试验仪器、专业人员及患者耐受度的限制，临床上可用 6 分钟步行试验来评估患者的心肺负荷。6 分钟步行试验是测定患者 6min 内在平坦、硬地上尽可能快速步行的距离；主要用于评价合并有中、重度心肺疾病患者的心肺负荷。虽然 6 分钟步行试验评估心肺负荷的准确度不及心肺运动试验，但其容易实施，国内外指南、专家共识也广为推荐。

三、四肢肌肉力量评估

四肢肌肉功能的评估包括支配四肢肌肉的神经功能、肌电图、肌力、耐力和张力。对于 OSAS 患者的运动处方评定来说主要评估患者的肌力、耐力和张力。

四、呼吸肌力量评估

目前来说，对于 OSAS 患者呼吸肌力量的评估主要是呼吸肌最大收缩能力及呼吸肌耐力的测定。

五、焦虑和抑郁评估

OSAS 患者常合并焦虑或抑郁等心理障碍。对于焦虑或抑郁的评估,常用的评估量表如:PHQ9 抑郁筛查量表、GAD7 广泛焦虑量表、医院焦虑抑郁量表、汉密尔顿焦虑抑郁量表、贝克焦虑抑郁量表、SAS 焦虑自评量表和 SDS 抑郁自评量表等。

第四节 阻塞性睡眠呼吸暂停综合征患者康复理论与技术

OSAS 患者的呼吸康复策略主要包括:饮食与体重控制,体位康复,运动康复,面部及口咽部锻炼,呼吸及力量训练,神经肌肉刺激等。

一、饮食与体重控制

OSAS 患者最常见、最为重要的危险因素主要包括肥胖、体质差、男性、40~65 岁、吸烟以及饮酒等。改变生活方式是非常关键的,特别是减肥、健康的睡眠习惯、运动等。CPAP 联合减肥可以有效地减轻中 - 重度 OSAS 患者的胰岛素抵抗和血甘油三酯水平。一项长达 11 年的大型前瞻性队列研究发现,睡眠障碍性呼吸患者体重增长 10% 后 AHI 大约增长 32%,而体重减少 10% 则大约降低了 26%。另外饮食控制还可以有效增加 OSAS 患者外周和中枢化学感受器的敏感性。

目前认为,OSAS 患者有效的减肥康复策略包括:改变饮食习惯、适量运动、减重手术等。运动康复策略在后续章节详细介绍,本章节主要介绍饮食康复以及减重手术策略。

(一)饮食控制

对于肥胖的 OSAS 患者来说,饮食控制不仅是指摄入热量的控制,还包括饮食方式的改变。热量摄入量是根据世界卫生组织公式估计的基本热量需求确定的。OSAS 患者在营养师指导下进食,每日减少 500kcal 的能量摄入,持续 4 个月可减轻 10% 的体重。相关的肥胖指南推荐,肥胖患者的饮食计划是每天减少 500~750kcal 热量,每周减少 0.5~1.0kg 体重为宜;通常,女性每日摄入量为 1 200~1 500kcal/d,男性每日摄入量为 1 500~1 800kcal/d。在饮食控制处方中,主要包括低碳水化合物饮食、低脂饮食和地中海式饮食等。

1. 低碳水化合物饮食 有强有力的证据支持低碳水化合物饮食在促进减肥方面的功效显著。低碳水化合物饮食有几种形式,包括从中等碳水化合物摄入量到非常低碳水化合物饮食。其中,中等碳水化合物饮食是指人体摄入的总热量约有 26%~45% 来源于碳水化合物;而低碳水化合物饮食是指人体每天摄入的总碳水化合物量为 20~50g,或者在每天 2 000kcal 的饮食能量中碳水化合物提供 <10% 的能量。虽然饮食中的饱和脂肪摄入量没有限制,但这并不是低碳水化合物饮食的必要组成部分,而富含膳食纤维的低糖蔬菜是低碳水化合物饮食的基础。

2. 低脂饮食 低脂饮食主要是指低甘油三酯和胆固醇的饮食,如下述地中海式饮食等。

3. 地中海饮食 地中海饮食是泛指希腊、西班牙、法国和意大利南部等处于地中海沿岸的南欧各国以蔬菜水果、鱼类、五谷杂粮、豆类和橄榄油为主的饮食风格。虽然这些国家的传统饮食模式存在一定的异质性,但是它们有诸多共同点,包括大量使用橄榄油作为主要的烹饪脂肪来源和大量食用植物性食品,包括坚果、水果、蔬菜、谷类、黍类和豆类食品等。在日常饮食中,他们进食新鲜及种类繁多的水果作为甜点,经常进食鱼类及其他海鲜,适量饮酒,肉类主要以家禽为主,而牛肉或猪肉以及加工肉类的摄取是非常有限的。研究发现地中海饮食可以减少患心脏病的风险,还可以保护大脑免受血管损伤,降低发生卒中和记忆力减退的风险。

(二)肥胖外科手术

外科减重手术主要包括减重代谢手术、腹腔镜下胃减容术、腹腔镜下胃袖状切除术、Roux-en-Y 胃旁路术等。

二、体位康复

大约 56%~75% 的 OSAS 患者的严重程度与睡眠体位有关。仰卧位睡眠可明显加重 OSAS 患者夜间的氧减事件和呼吸暂停事件的发生。因此,OSAS 常可分为体位相关 OSAS(positional OSAS patients,PP)和非体位相关 OSAS(nonpositional OSAS patients,NPP)。体位相关 OSAS 在亚洲人群中的患病率是很高的。大部分体位相关 OSAS 患者在侧卧体位睡觉时仍然打鼾,但他们的呼吸暂停或低通气事件会明显减少。因此,体位疗法的目的是阻止 OSAS 患者以最差的体位睡眠。传统的体位疗法包括网球疗法,即在 OSAS 患者入睡前将网球或者其他材质的东西绑在患者背部以防止患者发生仰卧位睡眠。虽然网球疗法既便宜又简单,但是舒适性差,患者的依从性较低。近年来,出现了一代又一代的体位矫正的设备,其原理是 OSAS 患者入睡前将该设备在颈部或胸部等位置固定,然后通过精细的振动刺激阻止患者采用仰卧位睡眠。主要包括:体位监测及仰卧位报警仪、睡眠体位训练仪、颈戴式体位治疗仪、颈戴式体位训练仪等。既往研究发现是这些装置可以有效降低 AHI,且有很高的依从性。

(一)体位监测及仰卧位报警仪

体位监测及仰卧位报警仪是一个小巧、轻便、可电池供电的设备,大小为 80mm×40mm×20mm,重 50g。患者入睡前可用一条尼龙扣带将其绑在胸部,可通过设备内部的位置倾斜敏感装置来精确记录体位变化;仰卧位 5s 即可激活内置的振动装置使其身体警觉从而转换体位。

(二)睡眠体位训练仪

睡眠体位训练仪与体位监测及仰卧位报警仪类似,且比上述装置更加小巧、轻便。大小为 72mm×35mm×10mm,重 25g。

(三)颈戴式体位治疗仪

颈戴式体位治疗仪主要由一个小的振动装置和位置感应器组成,大小为 30mm×30mm×10mm,电池供电。将该装置在患者入睡前粘贴在后颈部,其位置传感器在监测到仰卧位 10s 后发出振动刺激,直到患者转换体位后停止振动。

颈戴式体位训练仪工作原理与上述颈戴式体位治疗仪类似,大小为 55mm×38mm×16mm。

三、运动康复

大量的研究显示,运动训练可使 OSAS 患者的 AHI 改善率达 50%,远远超过了单纯的减肥作用;有氧运动(跑步或散步)联合 CPAP 还可以改善 OSAS 患者的白日嗜睡、生活质量以及日常焦虑情绪。运动处方的实施需要根据 OSAS 患者的心肺运动试验结果,制订个体化的运动方案。根据运动方式的不同,可将运动处方分为:有氧运动和抗阻力锻炼等。

（一）有氧运动

有氧运动的训练方式包括步行、慢跑、体操、踏车运动等。一般推荐有氧运动强度为心率储备的 60%~85%,4 次 / 周,150min/ 次,根据患者心肺运动试验结果予以调整运动强度。

（二）抗阻训练

抗阻训练形式多样,包括肩部推举、高轮滑下拉、下肢伸展 / 弯曲、胸部推举、提举、腿部推举、二头肌弯曲 / 三头肌扩展、仰卧起坐等。一般推荐每周 2 次,每次 1 小时,根据患者心肺运动试验结果予以调整运动强度。

四、面部及口咽部锻炼

OSAS 主要表现为睡眠时反复出现上气道塌陷,而在觉醒时并不发生的疾病。上气道的开放主要是由上气道骨性结构、上气道神经肌肉调控以及其周围脂肪组织堆积的相互作用维持的。上气道扩张肌群的收缩是维持上气道开放的重要力量,上气道塌陷与否主要取决于上气道扩张肌的能力。上气道扩张肌群具有相性和非相性两种时相活动。上气道扩张肌的相性活动主要体现在如发音、咀嚼等;而非相性活动主要是指其参与的呼吸运动,在稳定上气道的开放过程中起主要作用,但 OSAS 患者睡眠过程中颏舌肌的非相性活动明显下降。口面部肌肉训练可以将成人 OSAS 患者的 AHI 降低 50%,CPAP 联合口咽及面部训练则可以明显改善中重度 OSAS 患者夜间血氧饱和度低于 90% 的程度。

（一）舌肌锻炼

1. 在整个训练过程中保持下巴张开;用舌的前半部分顶住硬腭 5s,然后放松 8s,10 次一个循环,1 天 3 个循环。

2. 张开嘴,试图用舌尖触碰下巴保持该姿势 5s,放松 8s,10 次一个循环,1 天 3 个循环。

3. 张开嘴、试图用舌尖触碰鼻尖、放松 8s,10 次一个循环,1 天 3 个循环。

（二）软腭锻炼

1. 间歇地发一个元音字母 "A、E、I、O、U",5 次 /d。

2. 用鼻子吸气、用嘴呼气,呼气时把嘴唇合在一起,保持吹气 5s,重复 5 次,一天 3 次。

（三）面部、喉部及颈部锻炼

1. 仰起头,伸出舌头,舌尖尽力向上,保持 5s,然后头部复原位置,放松舌头 8s,重复 10 次,1 次 /d。

2. 头部向后倾斜,轻轻咬住舌头,尝试吞咽动作 1 次,然后头部直立,放松舌头 8s,重复 5 次,1 次 / d。

3. 面部肌肉训练　可采用面部表情模拟法锻炼口轮匝肌、颊肌、颧大肌、颧小肌、提上唇肌、提口角肌、翼外肌和翼内肌。包括:①口轮匝肌收缩使嘴巴关闭（间歇锻炼）,保持30s;②收缩颊肌完成吸吮动作,反复重复上述动作;③一根手指放入口腔内侧尽力向外拉,收缩颊肌以抵抗手指向外的力量;④交替收缩口角部肌群 10 次,重复完成该动作 3 个循环;⑤交替收缩口角部肌群使下颌左右两侧运动。

（四）口唇和下颌锻炼

1. 缩唇,保持 10s,放松 12s,重复 10 次,1 次 /d。

2. 缩唇的同时张大嘴巴,保持 5s,放松 8s,重复 5 次,1 次 /d。

3. 将一只手放在下颌下阻止,然后尽力张开嘴巴,保持 5s,放松 8s,重复 10 次,1 次 /d。

五、呼吸肌力量训练

呼吸肌力量训练能够增强呼吸肌量,减轻 OSAS 症状。吸气肌训练可以改善 OSAS 患者的睡眠、血压及血清儿茶酚胺水平。而呼气肌力量训练可以改善中度 OSAS 患者的 AHI(-40%)、最大静态呼气量(增加 65%)、匹兹堡睡眠质量指数(-28%)。中重度 OSAS 患者应用迪吉里杜管(澳大利亚土著使用的一种乐器)后,白日嗜睡及 AHI 均较治疗前有明显的改善作用。

(一)吸气肌力量训练

吸气肌力量训练可以应用专业的吸气肌训练仪进行。训练频率需遵循循序渐进原则、个体化制订。在训练过程中,受训者需用鼻夹夹住鼻子以保证用口呼吸。应用吸气阈值训练装置进行每天 30 次,共计 6 周的吸气肌力量训练。阻力设置为最大吸气压力的 75%。

(二)呼气肌力量训练

呼气肌力量训练可以应用专业的呼气肌训练仪进行。训练频率需遵循循序渐进原则、个体化制订。在训练过程中,受训者需用鼻夹夹住鼻子以保证用口呼吸,用力吸气和呼气。每个深呼吸中间间隔 30~60s,1 个循环休息 2min。为了防止漏气和呼吸肌疲劳,同时保证呼吸的气流平稳通过呼气肌训练仪以达到目标阈值压力,受试者需用手按压嘴唇两侧。每周测量 1 次最大静态呼气量以实时调整呼气肌训练程度。训练强度:最大静态呼气的 75%,5d/ 周,25 次 / 组,5 组 /d。

六、神经肌肉刺激

上气道扩张肌群除了具有自主呼吸功能以外,还具有包括吞咽、发声在内的非呼吸功能。因此上气道扩张肌群接受脑干和皮质脑干束的双重调节,二者整合于舌下运动神经元,然后支配上气道扩张肌群。因此,给予上气道扩张肌群运动皮质区、脑干呼吸中枢、舌下运动神经元以及上气道扩张肌群任何一个部位给予刺激作用都可能对颏舌肌的肌电活动产生影响。目前研究中,OSAS 患者上气道扩张肌群刺激的部位主要是舌下神经元和颈部上气道扩张肌群两个部位。根据刺激装置不同,分为电刺激和磁刺激。

(一)神经肌肉电刺激

OSAS 患者颏舌肌较正常人群的 Ⅱ 型纤维增加,而 Ⅱ 型纤维为快收缩纤维,其抗疲劳性较 Ⅰ 型差。睡眠中上气道狭窄引起扩张肌群代偿性肌张力增强,以维持气道的开放,但同时抗疲劳性亦降低,即降低了收缩的持久性。通过电刺激颏舌肌,一方面使颏舌肌收缩,舌体前移,咽腔得以扩大,防止咽壁塌陷和舌根后坠而造成的气道阻塞;另一方面,可以实现颏舌肌的肌纤维亚型的重构,改善颏舌肌的抗疲劳能力,进而减少舌后坠。

舌下神经电刺激可改善不能耐受或不接受 CPAP 治疗的 OSAS 患者的上气道塌陷。颏舌肌神经肌肉刺激最著名的就是 STAR(stimulation therapy for apnea reduction)研究。所应用的 Inspire Medical System 装置包括神经刺激导线、神经刺激装置、感受装置。通常需要 3 个切口:①水平颌下切口,找到舌下神经主干,植入刺激导线;②锁骨下切口,在胸大肌中植入脉冲发生器,导线由皮下连接至此;③感受导线放置在右侧胸部的第 4 肋间隙的肋间内肌和肋间外肌之间。当 OSAS 发生时,呼吸运动的变化导致胸内压变化,感受装置受到刺激,从而发出脉冲刺激舌下神经。颏舌肌起搏器通过检测患者的呼吸频率,在出现呼吸暂停时,向舌下神经释放电脉冲,进而控制舌部肌肉的收缩,停止气道进一步阻塞,避免了发生危及生命的呼吸暂停。经过 12 个月的颏舌肌刺激,OSAS 患者的 AHI、ODI、SIT90 以及睡眠质量评分都有明显的改善;48 个月的电刺激可以持续改善 OSAS 患者的 ESS 及 FOSQ 评分;5 年的电刺激可以持续改善 OSAS 患者的嗜睡、生活质量、AHI 及 ODI 评分。

目前有三种已上市的神经肌肉电刺激系统:

1. 舌下神经刺激系统 HGNS 2013 年停产。

2. 连续舌下神经刺激 Aura6000 选择性高。

3. 呼吸驱动舌下神经刺激装置 UAS 目前唯一被 FDA 批准。

(二)神经肌肉磁刺激

经颅磁刺激可以通过颏舌肌皮质脑干束的这条通路来进行颏舌肌肌电水平的改善。经颅磁刺激可用于探讨上气道扩张肌的病理生理学特性,其不仅可评估 OSAS 患者上气道扩张肌的中枢兴奋性(如颏舌肌运动阈值、颏舌肌运动诱发电位的幅度、潜伏期等)和上气道动力学的变化(如最大吸气流速,吸气量,吸气时间、口咽和腭咽峰压等),还可以改变上气道扩张肌的中枢兴奋性以及上气道的动力学变化。上气道扩张肌运动皮质区经颅磁刺激不会引起脉搏、心率以及心率变异性的变化,而且极少会引起睡眠时觉醒事件的发生。

OSAS 患者睡眠期出现低通气后,在每个呼吸周期的吸气初给予颏舌肌运动皮质区经颅磁刺激,共计 5 次连续的单脉冲经颅磁刺激后,患者的最大吸气流速、吸气量均增加;经颅磁刺激可以明显改善 OSAS 患者的颏舌肌的中枢兴奋性。

第五节 睡眠呼吸障碍疾病康复策略流程

一、患者评估

选择患者后,进行评估和分级,综合患者既往史、是否存在合并症、合并症严重程度、平常的生活方式、运动习惯以及运动负荷试验、动作评估、心肺运动试验及常规辅助检查。进行一定时间的康复训练后,应及时进行再次评估,制订新的康复策略。

二、睡眠呼吸障碍疾病康复流程

见图 5-1-5-1。

对于 OSAS 患者进行呼吸康复前,首先需要将其根据 AHI 进行分级,5 次 /h≤AHI≤15 次 /h 属于轻度,15 次 /h<AHI≤30 次 /h 属于中度,AHI>30 次 /h 属于重度;然后根据患者的一般情况、心肺功能测定进行康复方式的选择。体重控制、体位康复适用于除了意识障碍、不能配合之外的所有 OSAS 患者。康复运动适用于除意识障碍、严重心脑肺系统疾病、神经、肌肉及上肢 / 下肢骨折或活动障碍等的患者。面部及口咽部训练适用于除意识障碍、面部神经肌肉瘫痪、咬合功能障碍的患者。呼吸肌力量训练适用于除意识障碍、膈肌功能障碍的患者。

总之,呼吸康复在睡眠呼吸暂停综合征,特别是 OSAS 治疗领域的应用前景广,康复治疗的措施及应用范围正在前进中探索,应用规范及依从性等问题有待进一步完善,需要在临床工作中不断探索、总结和经验积累。睡眠呼吸障碍疾病的康复措施将不断丰富和完善。

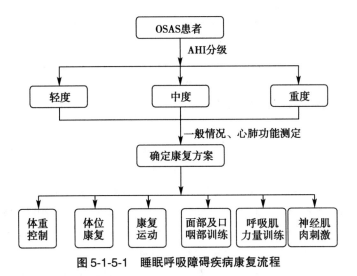

图 5-1-5-1 睡眠呼吸障碍疾病康复流程

（欧阳松云）

参 考 文 献

［1］Flores M，Martinez-Alonso M，Sanchezde-la-Torre A，et al.Predictors of long-term adherence to continuous positive airway pressure in patients with obstructive sleep apnoea and acute coronary syndrome.J Thorac Dis，2018，10（Suppl 1）：S124-S134.

［2］Iftikhar IH，Bittencourt L，Youngstedt SD，et al.Comparative efficacy of CPAP，MADs，exercise-training，and dietary weight loss for sleep apnea：a network meta-analysis.Sleep Med，2017，30：7-14.

［3］Moss J，Tew GA，Copeland RJ，et al.Effects of a Pragmatic Lifestyle Intervention for Reducing Body Mass in Obese Adults with Obstructive Sleep Apnoea：A Randomised Controlled Trial.Biomed Res Int，2014，2014：102164.

［4］Chirinos JA，Gurubhagavatula I，Teff K，et al.CPAP，weight loss，or both for obstructive sleep apnea.N Engl J Med，2014，370（24）：2265-2275.

［5］Maki-Nunes C，Toschi-Dias E，Cepeda FX，et al.Diet and Exercise Improve Chemoreflex Sensitivity in Patients with Metabolic Syndrome and Obstructive Sleep Apnea.Obesity，2015，23（8）：1582-1590.

［6］Ravesloot MJL，White D，Heinzer R，et al.Efficacy of the New Generation of Devices for Positional Therapy for Patients With Positional Obstructive Sleep Apnea：A Systematic Review of the Literature and Meta-Analysis.J Clin Sleep Med，2017，13（6）：813-824.

［7］Bollens B，Reychler G.Efficacy of exercise as a treatment for Obstructive Sleep Apnea Syndrome：A systematic review.Complement Ther Med，2018，41：208-214.

［8］Aiello KD，Caughey WG，Nelluri B，et al.Effect of exercise training on sleep apnea：A systematic review and meta-analysis.Respir Med，2016，116：85-92.

［9］da Silva RP，Martinez D，Lopez P，et al.Effect of strength training on sleep apnea severity in the elderly：study protocol for a randomized controlled trial.Trials，2017，18（1）：489.

［10］Neumannova K，Hobzova M，Sova M，et al.Pulmonary rehabilitation and oropharyngeal exercises as an adjunct therapy in obstructive sleep apnea：a randomized controlled trial.Sleep Med，2018，52：92-97.

[11] Camacho M, Certal V, Abdullatif J, et al.Myofunctional therapy to treat obstructive sleep apnea: a systematic review and meta-analysis.Sleep, 2015, 38(5): 666-675.

[12] Diaféria G, Santos-Silva R, Truksinas E, et al.Myofunctional therapy improves adherence to continuous positive airway pressure treatment.Sleep Breath, 2017, 21(2): 387-395.

[13] Vranish JR, Bailey EF.Inspiratory Muscle Training Improves Sleep and Mitigates Cardiovascular Dysfunction in Obstructive Sleep Apnea.Sleep, 2016, 39(6): 1179-1185.

[14] Kuo YC, Song TT, Bernard JR, et al.Short-term expiratory muscle strength training attenuates sleep apnea and improves sleep quality in patients with obstructive sleep apnea.Respir Physiol Neurobiol, 2017, 243: 86-91.

[15] Gillespie MB, Soose RJ, Woodson BT, et al.Upper Airway Stimulation for Obstructive Sleep Apnea: Patient-Reported Outcomes after 48 Months of Follow-up.Otolaryngol Head Neck Surg, 2017, 156(4): 765-771.

[16] Woodson BT, Strohl KP, Soose RJ, et al.Upper Airway Stimulation for Obstructive Sleep Apnea: 5-Year Outcomes.Otolaryngol Head Neck Surg, 2018, 159(1): 194-202.

[17] Soose RJ, Woodson BT, Gillespie MB, et al.Upper Airway Stimulation for Obstructive Sleep Apnea: Self-Reported Outcomes at 24 Months.J Clin Sleep Med, 2016, 12(1): 43-48.

[18] Heiser C, Maurer JT, Hofauer B, et al.Outcomes of upper airway stimulation for obstructive sleep apnea in a multicenter german postmarket study.Otolaryngol Head Neck Surg, 2017, 156(2): 378-384.

[19] Steffen A, Sommer JU, Hofauer B, et al.Outcome after one year of upper airway stimulation for obstructive sleep apnea in a multicenter German post-market study.Laryngoscope, 2018, 128(2): 509-515.

[20] Pengo MF, Xiao S, Ratneswaran C, et al.Randomised sham-controlled trial of transcutaneous electrical stimulation in obstructive sleep apnoea.Thorax, 2016, 71(10): 923-931.

神经肌肉疾病的呼吸康复

神经肌肉疾病是神经系统疾病中最常见、最复杂的一组疾病，其不仅范围宽广（包括肌病、神经 - 肌肉接头疾病、周围神经病和运动神经元病），而且病因复杂，临床表现多样，治疗困难，是一组神经系统难治性疾病，亦是让临床神经科医生经常烦恼和困扰的一种疾病。

第一节　神经肌肉疾病的定义与分类

神经肌肉疾病（neuromuscular disease，NMD）是指一系列累及周围神经系统和 / 或肌肉的疾病，主要包括运动神经元病、周围神经病、神经 - 肌肉接头疾病和肌肉疾病等。常见的神经肌肉疾病包括肌萎缩性侧索硬化（amyotrophic lateral sclerosis，ALS）、吉兰 - 巴雷综合征（Guillain-Barré syndrome，GB）、重症肌无力（myasthenia gravis，MG）、杜兴肌营养不良（Myasthenia gRavis，DMD）、延髓灰质炎（poliomyelitis）和延髓性肌萎缩症（spinal muscular atrophy，SMA）等。

第二节　神经肌肉疾病对呼吸的影响

一、神经肌肉疾病的呼吸系统并发症

呼吸系统由两部分组成：肺和使肺部通气的泵，包括胸壁、呼吸肌、控制它们的呼吸中枢和神经。一般情况下，肺疾病引起的气体交换功能的失效导致正常或低碳酸血症的低氧血症，而泵的失效（也导致低氧血症）导致通气不足和高碳酸血症，这是通气衰竭的标志。肺衰竭一般常继发于呼吸道误吸而反复发作的肺炎，泵衰竭常见于呼吸肌无力或疲劳。

神经肌肉疾病的呼吸系统并发症是临床较常见的并发症，诱因较多，患者发病时常表现为呼吸困难、呼吸衰竭等。神经肌肉疾病是临床常见疾病，患者发病时如不采取有效治疗措施会引起咽喉肌、腹肌无力，严重者可出现呼吸困难、咳嗽等并发症，导致患者出现阻塞性通气障碍，下降的潮气量会引起或加剧低氧血症。当呼吸肌和 / 或咽喉肌受累时就会导致肺通气功能障碍，引起呼吸功能不全。呼吸功能不全是许多神经肌肉疾病死亡的直接原因，也是神经肌肉疾病进展到晚期的重要标志。

二、呼吸功能不全的临床表现

呼吸功能不全的临床表现取决于呼吸肌无力的进展速度。当呼吸肌无力呈急性或亚急性进展时，主要表现为呼吸困难、端坐呼吸甚至呼吸停止，通常伴有延髓麻痹表现。当呼吸肌无力进展缓慢时，则表现比较隐匿，最早为易疲劳、嗜睡、注意力不集中和晨起头痛等

非特异性症状。劳力性呼吸困难在神经肌肉疾病患者中比较少见，可能与此类患者活动减少有关。若出现单纯膈肌麻痹，可表现为卧位时明显的呼吸困难和吸气时腹壁反常性向内运动。

睡眠障碍性呼吸（sleep-disordered breathing）通常在呼吸功能不全出现前数月甚至数年即可出现。根据呼吸肌受累情况，可表现为睡眠性通气不足（nocturnal hypoventilation）和阻塞性睡眠呼吸暂停（obstructive sleep apnea）。前者是由膈肌无力引起的，多在快动眼睡眠期出现，表现为频繁觉醒、睡眠时间与效率下降和睡眠剥夺。后者是由咽喉肌无力导致的上呼吸道阻力增加引起的，表现为睡眠中憋醒，睡眠质量差，醒后头痛，白天嗜睡和记忆力减退等。另外，神经肌肉疾病患者常处于被动体位，睡眠中不能主动翻身，可产生疼痛等不适，影响睡眠质量。

三、导致呼吸肌受累的常见神经肌肉疾病及临床特点

（一）肌萎缩侧索硬化（amyotrophic lateral sclerosis，ALS）

肌萎缩侧索硬化（amyotrophic lateral sclerosis，ALS）是运动神经元病最常见的类型，呼吸肌受累多在晚期出现，部分 ALS 患者以呼吸肌受累为首要表现。ALS 患者预后极差，咽喉肌受累患者的预后更差，在呼吸功能不全出现之前会有慢性通气不足状态，大部分患者在发病后 1 年内即可发生。ALS 患者出现呼吸功能不全时最终需要辅助机械通气，有研究显示早期在用力肺活量（FVC）低于 75% 预计值时即使用无创正压辅助通气（Noninvasive Positive Pressure Ventilation，NIPPV）可延缓 FVC 下降，并显著延长患者生存期。呼吸肌受累情况是决定患者生存期的关键因素，多在诊断后 4 年死于呼吸肌麻痹或肺部感染。

（二）吉兰 - 巴雷综合征

吉兰 - 巴雷综合征（Guillain-Barré syndrome，GBS）是一种自身免疫介导的周围神经病，主要累及脊神经根、脊神经和脑神经。呼吸肌麻痹是 GBS 的急危重症，约 25%~30% 的患者出现呼吸衰竭并需呼吸机辅助通气。如果患者出现下列情况提示需要辅助通气治疗：从起病到入院时间<7d，功能障碍进展迅速，延髓麻痹表现，双侧面肌无力，站立困难，抬头或抬肘无力，自主神经功能障碍，VC<20ml/kg，MIP<30cmH$_2$O，MEP<40cmH$_2$O，VC、MIP 或 MEP 连续性下降>30%，神经生理学检查提示脱髓鞘改变，肌酶升高等。膈神经电生理检查若有远端潜伏期延长和波幅降低预示可能需要辅助通气。对于需要辅助通气的 GBS 患者若 MIP<14.5cmH$_2$O，MEP<13.5cmH$_2$O 或辅助通气期间出现呼吸机相关的肺部并发症则转归相对更差，气管切开和积极预防并发症可显著改善预后。国内有学者认为合适的气管切开时机为分泌物较多，吞咽、咳嗽无力，呼吸表浅，呼吸困难，屏气不能坚持 15s，心率增快者。

（三）重症肌无力

重症肌无力（myasthenia gravis，MG）是一种神经 - 肌肉接头传递功能障碍的获得性自身免疫性疾病。呼吸肌麻痹时即可发生危象。部分 MG 患者以呼吸功能不全为首发表现，发生率约占 0.1%。膈神经和肋间神经重复电刺激用于评估呼吸肌受累具有较高的敏感性，并与患者 FVC 显著相关。MG 危象的发生率国内报道为 8%，病死率为 24.2%。大部分 MG 危象有明确的诱因，最常见的包括感染（约占 40%，尤其是呼吸道感染）、误吸（10%）、治疗的调整（如大剂量糖皮质激素，胆碱酯酶抑制剂用量调整）、应激反应（如手术、创伤等）及使用具有神经肌肉接头阻滞作用的药物（如肉毒杆菌毒素和某些抗生素），约 30% 的原因不明。除呼吸困难外，MG 危象还表现有焦虑、咳嗽无力、言语含混不清，体格检查可发现反常呼

吸,颈部肌力的评价可用于粗略判断膈肌力量。MG 危象一旦发生应积极抢救,确保呼吸功能是抢救的关键措施。

(四)多发性肌炎

多发性肌炎(polymyositis,PM)是一种以对称性四肢近端无力和疼痛为特点的骨骼肌炎性疾病,发病机制与自身免疫异常有关。PM 以近端肢体肌肉受累为主(95.1%),约 30% 的患者表现有咽喉肌无力,呼吸肌受累导致呼吸衰竭较少见(<10%)。呼吸肌肌力的恢复较肢体慢,对这类患者应密切监测呼吸功能及呼吸肌情况和重症监护病房治疗,呼吸肌肌力有明显改善后才能转入普通病房治疗。

(五)杜兴型肌营养不良

杜兴型肌营养不良(Duchenne)是一种 X 连锁隐性遗传的肌肉变性疾病。呼吸肌受累通常出现在病程晚期,一般在 20 岁左右出现呼吸功能不全表现,是该类患者死亡的主要原因。约 2/3 的肌营养不良患者在早期可出现睡眠障碍性呼吸,表现为阻塞性睡眠呼吸暂停和呼吸减弱,晚期则出现严重呼吸功能不全表现。若无呼吸机辅助通气维持,通常在 20 岁左右死于呼吸衰竭。有学者发现患者平均寿命在未进行辅助通气治疗时为 19.3 岁,经过辅助通气治疗达 25.3 岁。

第三节　神经肌肉疾病患者的呼吸评估

一、症状体征

呼吸肌无力(respiratory muscle weakness,RMW)的临床症状包括浅快呼吸、使用辅助呼吸肌、胸部扩张减少、呼吸音降低、腹部矛盾呼吸(吸气时腹部向内运动;具体表现为膈肌无力)、咳嗽能力减弱、吸鼻无力。肋间肌无力和膈肌功能保留的征象(如脊肌萎缩)包括胸廓钟形畸形和胸部矛盾呼吸。呼吸衰竭的症状包括发绀、粗震颤、静脉扩张、脉搏洪大、视乳头水肿、意识模糊和昏睡。

二、影像学

单侧或双侧膈肌瘫痪也可通过 X 线透视检查发现,患者呈仰卧位,短时间内用力吸气,正常情况下,左侧膈肌的运动比右侧多,偏移量分别为 6cm 和 3cm。

三、膈神经磁刺激

在第五至第七颈椎棘突的颈椎膈神经根上放置一个 9~10cm 的圆形线圈,可以实现微小的双侧膈神经刺激。膈神经磁刺激通过放置一个磁线圈,可以产生脉冲磁场,导致电流在神经组织中流动,从而导致肌肉收缩。正常人的平均值为(31±6)cmH_2O。磁刺激具有比肌电图更高、更明确的正常值下限,且与经鼻吸气压相关性更好,可提高对中度膈肌无力患者的诊断灵敏度。

四、膈肌肌电图

可以测量膈肌的肌电信号和神经传导时间,判断患者是否有呼吸功能不全,膈肌神传导时间的正常范围为（77±0.8）ms。

五、呼吸功能参数

有严重脊髓损伤的患者，推荐同时进行肺活量以及经鼻吸气压的测定；没有严重延髓损伤的患者，可以使用以下几种方法。

（一）经鼻吸气压力（sniff nasal inspiratory pressure，SNIP）

对早期呼吸肌无力更为敏感，且能更好的预测高碳酸血症及死亡，男性大于 $70cmH_2O$，女性大于 $60cmH_2O$ 即可以排除呼吸肌无力。

（二）最大吸气压力（maximum inspiratory pressure，MIP）和呼气压力（maximum expiratory pressure，MEP）

MIP 男性大于 $80cmH_2O$，女性大于 $70cmH_2O$；MEP 大于 $90cmH_2O$ 基本可排除呼吸肌无力。

（三）脉氧饱和度，动脉血气分析

血气分析对呼吸肌无力并不敏感，膈肌力量需下降 30% 以上才会出现动脉血氧分压（PaO_2）降低和 / 或动脉二氧化碳分压（$PaCO_2$）升高。呼吸功能衰竭时最早出现的血气变化是 PaO_2 降低，因为 PaO_2 降低会引起呼吸频率加快，早期 $PaCO_2$ 有可能下降。睡眠时会有上呼吸道阻力增加及化学感受器敏感性下降，因此最早在睡眠中出现血气指标异常，清醒状态下 $PaCO_2$ 升高通常出现在晚期，是提示预后不良的重要危险因素。

（四）肺活量（vitalcapacity，VC）

可预测生存率，并与症状相结合，常用于筛选需要通气支持的患者；如果活动性受限，仰卧位 VC 是膈肌功能的较好指标，下降大于标准值的 15%~20% 表明膈肌无力。肺活量测定法应用广泛，重复性好。

（五）峰值咳嗽流量（peak cough flow，PCF）

咳嗽效果可通过峰值咳嗽流量（PCF）来评估，正常成人的范围为 360~840L/min，小于 160~200L/min 则会引起呼吸道分泌物清除障碍。

六、严重延髓损伤患者

如果患者难以完成呼吸功能测定，评估则主要依赖血氧饱和度、动脉血气、夜间血氧测定和经皮二氧化碳分压。如果存在与睡眠有关的症状，则需要对患者进行严密的睡眠监测，观察是否有睡眠相关症状。

七、周围骨骼肌力量

在评估呼吸肌无力的患者时，评估周围骨骼肌的力量是有用的，因为这些肌肉的衰弱在神经肌肉和全身疾病中是明显的，股四头肌的最大自主收缩力是一种可重复测量肌肉力量的方法，但前提是患者有意识且完全有动力的才能进行检查。

八、评估的作用

临床上通常低估呼吸肌无力的严重程度。在进展迅速的神经肌肉疾病中，症状出现后的生存期可能只有几周或几个月。在肌萎缩侧索硬化患者中，定期评估呼吸系统症状和功能，可以增加无创通气的使用、减少气管切开率和提高延髓功能良好患者的生存率。评估之间的间隔取决于疾病进展的速度（如 GBS：每天至少一次，ALS：三个月一次）。

第四节 神经肌肉疾病患者的呼吸康复

一、药物治疗

改善神经肌肉疾病患者呼吸功能的措施包括药物、理疗和辅助通气等。原发病的治疗是改善呼吸功能最根本的治疗，目前尚缺乏特效的增强呼吸肌肌力的药物。对于肌萎缩侧索硬化，有研究发现茶碱类可增加呼吸肌肌力；而 Duchenne 型肌营养不良，长期规律使用糖皮质激素则可能对呼吸功能有改善作用。因为神经肌肉疾病患者可出现呼吸反射调节异常，中枢性呼吸兴奋剂可能改善这类患者的呼吸功能，但目前未见相关报道。理疗对部分神经肌肉疾病有一定作用。有学者认为对于呼吸肌受累进展缓慢的神经肌肉疾病患者，吸气肌训练和呼吸功能的改善有剂量相关性。

二、机械通气

NIPPV 适应证为患者出现乏力、呼吸困难、晨起头痛等症状和下列指标之一：① $PaCO_2$ > 45mmHg；② 夜间血氧饱和度 < 88% 持续大于 5min；③ MIP < 60cmH_2O 或 FVC < 50% 预计值；禁忌证为上呼吸道梗阻、分泌物潴留未能控制、不能配合、不能达到咳嗽最大流速（PCF）及无合适面罩或鼻罩可供选择等。当患者有 NIPPV 禁忌证或 NIPPV 不能满足通气需求时才考虑使用有创机械通气。

三、气道廓清技术

气道廓清技术（airway clearance therapy，ACT）是指运用物理或机械方式促进气管、支气管内的分泌物排出，或促发咳嗽使痰液排出。临床上可根据患者的年龄、疾病的严重程度、方法的舒适易用程度、治疗价格，以及清除哪个部位的分泌物等因素来为患者制订气道廓清方案。

适应证：支气管分泌物过多；黏稠、不易咳出。

禁忌证：皮肤及皮下感染、肺部肿瘤（包括肋骨及脊柱的肿瘤）、肺结核、气胸及胸壁疾病、肺脓肿、凝血机制异常的患者、肺部血栓、肺出血及咯血、急性心肌梗死、心内血栓、房颤不能耐受振动的患者。

（一）机械排痰

包括振动排痰机扣拍 / 机械吸呼排痰，见图 5-2-4-1 和 5-2-4-2。

振动排痰仪的适应证：外科术后患者；气管切开术后；哮喘；支气管扩张症；慢性阻塞性肺气肿；慢性支气管炎；急性肺炎；职业性肺部疾病；肺囊性纤维性病变。

禁忌证：接触部位皮肤感染；胸部肿瘤、血管畸形；肺结核、气胸、胸腔积液、胸壁疾病、未局限的肺脓肿；出血性疾病或凝血异常，有出血倾向者；肺部血栓及咯血；不耐受振动者；急性心肌梗死、心内血栓、房颤。

机械吸呼排痰的适应证：肺部本身疾病如慢阻肺、支气管炎、肺炎、哮喘等疾病患者；气管插管患者；无创通气患者；神经肌肉疾病、颈椎脊髓受损患者。

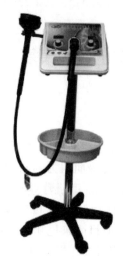

图 5-2-4-1　振动排痰机

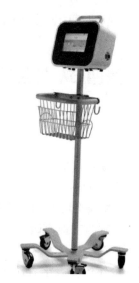

图 5-2-4-2　机械吸呼排痰机

禁忌证：活动性上消化道出血、气胸、肺大疱；严重的气道反应性疾病、呕吐；近期的肺叶切除术、全肺切除术。

（二）主动呼吸循环技术（active cycle of breathing techniques，ACBT）

见图 5-2-4-3。

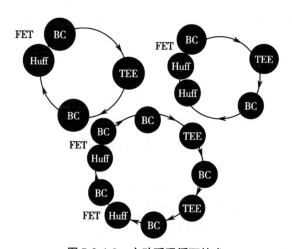

图 5-2-4-3　主动呼吸循环技术

1. 呼吸控制（breathing control，BC）　患者按自身速度和深度进行潮式呼吸，放松上胸部和肩部，多利用下肺部；一般为 5~10s，在支气管痉挛或不稳定气道的患者中，时间可长达 10~20s。

2. 胸廓扩张运动（thoracic expansion exercises，TEE）　吸气的深呼吸运动，有助于肺组织重新扩张；术后的患者或有肺塌陷的患者，在吸气末需屏气 3s 或用鼻吸气，能促进侧支通气，协助肺复张。

3. 用力呼气技术（forced expiration technique，FET）　包括呼吸控制和呵气（huffing），呵气要求声门保持开放；包括两个不同水平的呵气：清除外周气道的分泌物，中等强度的吸气后呵气，这个呵气较久，较低沉；清除近端大气道的分泌物，呵气则较短，较响亮。

（三）辅助咳嗽

1. 无咳嗽反射　可以用拇指快速地按压胸骨上窝或环状软骨上缘，刺激患者，引起患者的咳嗽反射。

2. 有咳嗽反射　保持患者仰卧位，将患者的双腿屈曲，双手自然放在身体两侧，治疗师需要站在患者一侧，双手呈蝶形放在患者的肋弓稍下方，嘱患者深吸气，屏气 1~2s。在呼气时打开声门，腹部用力收缩，发 k 的音，同时治疗师需要快速地给予患者一个向内向上的力，辅助患者进行咳嗽，重复多次以后就能将痰液从远端聚集到主支气管，然后给予吸引将痰液排出。

四、呼吸肌训练

1. 腹式呼吸训练（见图 3-2-2-2）　腹式呼吸训练则可增加膈肌移动度，减少不协调呼吸状况的发生，增加患者潮气量及肺泡内有效通气量，减少功能残气量等以达到改善肺功能的目的。腹式呼吸还可使胸腔扩大，心脏得到充分舒张，有利于心肌供血、供氧，改善心血管功能。

2. 抗阻呼吸训练　抗阻呼吸训练包括吹瓶法、吹蜡烛法、吹气球法、缩唇呼吸，最常用也最简便易行的方法为缩唇呼吸法，见图 5-2-4-4。抗阻呼吸训练可延缓患者呼气流速，增加其呼吸道内压，避免外周小气道过早陷闭，有助于患者肺泡内气体排空，将原来浅而快的效率较低的呼吸方式转变为深而慢的效率较高的呼吸方式。

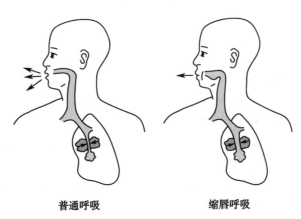

普通呼吸　　　　　　缩唇呼吸

图 5-2-4-4　抗阻呼吸训练

激励式呼吸训练器（incentive spirometry, IS 训练）：借助呼吸训练器进行吸气训练（见图 3-2-1-1）。

3. 局部呼吸训练　治疗师将手放在需要加强呼吸的部位，嘱患者深呼吸，吸气时手在患者局部施加压力促进局部肺复张。

4. 腹部负荷法　在仰卧位腹式呼吸吸气时，在腹部隆起过程中加一重物抵抗，以适宜的沙袋为宜，可以连续完 10 次腹式呼吸即重量合适。

五、肢体功能训练

根据患者肌力进行被动活动、辅助活动、主动活动以及抗阻活动；也可根据需要选择合适的理疗，如神经肌肉电刺激、功能性电刺激等。

第五节　其他康复治疗干预

一、吞咽功能障碍

在神经肌肉疾病患者中,吞咽功能障碍常常导致误吸,需要对患者进行正确的进食体位指导,并对患者的吞咽相关器官及功能进行训练,如空吞咽、冰刺激、舌的运动等。

二、心理治疗和临终关怀

神经肌肉疾病患者多伴有功能残疾,社会功能受到影响,会产生不同程度的心理障碍,研究显示在神经肌肉疾病患者中约 85% 有不同程度的精神障碍。精神状况对患者的生存质量有重要影响,在神经肌肉疾病患者中,尤其是对缺乏根本治疗措施的患者进行心理干预有助于提高患者的生存质量。

神经肌肉疾病患者的呼吸康复计划需要根据患者的病情变化进行不断的调整,以达到最好的康复效果,帮助患者提高生活质量,重返社会和家庭。

（解立新）

参 考 文 献

[1] Roussos C, Macklem PT.The Respiratory Muscles.N Engl J Med, 1982, 307(13): 786-797.

[2] Green M, Moxham J.The respiratory muscles.Clin Sci(Lond), 1985, 68(1): 1-10.

[3] 彭伟,卜碧涛.神经肌肉疾病与呼吸功能不全.内科急危重症杂志,2011(1): 36-38.

[4] Lo Coco D, Marchese S, Corrao S, et al.Development of chronic hypoventilation in amyotrophic lateral sclerosis patients.Respir Med, 2006, 100(6): 1028-1036.

[5] Rees JH, Thompson RD, Smeeton NC, et al.Epidemiological study of Guillain-Barre syndrome in south east England.J Neurol Neurosurg Psychiatry, 1998, 64(1): 74-77.

[6] Sharshar T, Chevret S, Bourdain F, et al.Early predictors of mechanical ventilation in Guillain-barré syndrome. Crit Care Med, 2003, 31(1): 278-283.

[7] Cheng BC, Chen JB, Tsai CY, et al.Predictive Factors and Long-Term Outcome of Respiratory Failure after Guillain-Barré Syndrome.Am J Med Sci, 2004, 327(6): 336-340.

[8] 庄立,汤晓芙,许贤豪,等.重症肌无力的膈神经和肋间神经重复电刺激.中华内科杂志,2000,39(8): 536-538.

[9] Bershad EM, Feen ES, Suarez JI.Myasthenia gravis crisis.South Med J, 2008, 101(1): 63-69.

[10] Schwarz MI.The lung in polymyositis.Clin Chest Med, 1998, 19(4): 701-712.

[11] Dauriat G, Stern JB, Similowski T, et al.Acute respiratory failure due to diaphragmatic weakness revealing a polymyositis.Eur J Intern Med, 2002, 13(3): 203-205.

[12] Khan Y, Heckmatt JZ.Obstructive apnoeas in Duchenne muscular dystrophy.Thorax, 1994, 49(2): 157-161.

[13] Bourke SC.Respiratory involvement in neuromuscular disease.Clin Med(Lond), 2014, 14(1): 72-75.

[14] 韦艳萍.神经肌肉疾病的呼吸系统并发症临床分析.中国实用神经疾病杂志,2014, 15: 76-77.

［15］Chaudri MB, Liu C, Watson L, et al.Sniff nasal inspiratory pressure as a marker of respiratory function in motor neuron disease.Eur Respir J, 2010, 15(3): 539-542.

［16］崔永建.表面肌电技术在风湿系统疾病康复评估与训练中的应用.中国康复医学杂志, 2009(4): 384-386.

［17］Ito H, Ito H, Fujita K, et al.Phrenic nerve conduction in the early stage of Guillain-Barre syndrome might predict the respiratory failure.Acta Neurol Scand, 2010, 116(4): 255-258.

［18］Scola RH, Werneck LC, Prevedello DM, et al.Diagnosis of dermatomyositis and polymyositis: a study of 102 cases.Arq Neuropsiquiatr, 2000, 58(3B): 789-799.

［19］Allen J.Pulmonary complications of neuromuscular disease: A Respiratory mechanics perspective.Paediatr Respir Rev, 2010, 11(1): 18-23.

［20］Hutchinson D, Whyte K.Neuromuscular disease and respiratory failure.Pract Neurol, 2008, 8(4): 229-237.

［21］Piper A.Sleep Abnormalities Associated with Neuromuscular Disease: Pathophysiology and Evaluation.Semin Respir Crit Care Med, 2002, 23(3): 211-220.

［22］Syabbalo N.Assessment of respiratory muscle function and strength.Postgrad Med J, 1998, 74(870): 208-215.

［23］Polkey MI, Green M, Moxham J.Measurement of respiratory muscle strength.Thorax, 1995, 50(11): 1131-1135.

［24］Patil SP, Schneider H, Schwartz AR, et al.Adult obstructive sleep apnea: pathophysiology and diagnosis.Chest, 2007, 132(1): 325-337.

［25］Sharshar T, Chevret S, Bourdain F, et al.Early predictors of mechanical ventilation in Guillain-barré syndrome.Crit Care Med, 2003, 31(1): 278-83.

［26］李丙选, 林妍, 林庆民.格林 - 巴利综合征伴呼吸肌麻痹 70 例分析.内科急危重症杂志, 1997, 3: 119.

［27］Carratù P, Spicuzza L, Cassano A, et al.Early treatment with noninvasive positive pressure ventilation prolongs survival in Amyotrophic Lateral Sclerosis patients with nocturnal respiratory insufficiency.Orphanet J Rare Dis, 2009, 4(1): 10.

［28］吴娇华, 梁金清, 黄华琼.主动呼吸循环技术对机械通气拔管患者自主咳痰能力恢复的效果评价.内科, 2014, 2: 155-157.

［29］燕铁斌.物理治疗学.北京: 人民卫生出版社, 2013.

［30］喻鹏铭, 车国卫, 主译.成人和儿童呼吸与心脏问题的物理治疗.北京: 北京大学医学出版社, 2011.

第三章

脑卒中的呼吸康复

脑卒中（stroke）为脑血管疾病的主要临床类型，包括缺血性脑卒中和出血性脑卒中，以突然发病、迅速出现局限性或弥散性脑功能缺损为共同临床特征，为一组器质性脑损伤导致的脑血管疾病。脑卒中具有高发病率、高致残率、高死亡率、高复发率和高疾病负担等特点，据《全球疾病负担报告（2016）》显示中国人群总体的终身卒中风险和男性的风险分别高达 39.3% 和 41.1%，在同项比较中均居于全球首位。《中国脑卒中防治报告（2018）》指出脑卒中是我国成年人群致死、致残的首位病因，我国 40~74 岁居民首次脑卒中标化发病率平均每年增长 8.3%，2016 年我国居民脑卒中发病率为 345.1/10 万，40 岁以上人群现患和曾患脑卒中人数为 1 242 万；据推算全国每年死于脑卒中的患者达 196 万。卒中康复是经循证医学证实的降低致残率、改善卒中后生活质量的有效方法，是脑卒中治疗中十分重要的环节，同时可大幅降低卒中相关的医疗费用。

脑卒中康复适宜的开始时间是待患者生命体征平稳、神经系统症状再无进展后。在脑卒中急性期最重要的是预防再发脑卒中和并发症，除适当的药物治疗外，应鼓励患者尽早开始各种自理活动，并详细介绍康复的疗程和要点，为患者及家属提供心理支持。早期康复评定包括患者的病情、营养状况、意识和认知状态、吞咽功能、心肺功能、皮肤、可能出现的并发症等。这一阶段的康复治疗多于发病后 14d 内开始。通常在发病后 28d 时，进行阶段性的康复评定，评价患者日常生活能力和工作能力，根据评价结果及当地康复服务条件建议患者下一阶段康复的地点，进行家庭康复、社区医疗机构康复或者专业康复医疗机构康复等。

以往脑卒中康复研究和实践多集中于认知、言语和肢体功能障碍等方面，较少涉及呼吸功能领域。事实上脑卒中后呼吸功能障碍在临床上很常见，对脑卒中的治疗和预后也有着重要的影响，近年来日益受到重视。

第一节 脑卒中概述

一、病因

脑卒中的病因有动脉粥样硬化、先天性血管病、血管畸形、脉管炎、高血压/低血压、血流动力学改变、血液病等。

二、病理生理

缺血性脑卒中的发病机制是在动脉粥样硬化、非瓣膜性房颤及高血压等病变基础上脑血管内闭塞、梗死、血栓形成或血流动力学改变后，局部脑组织缺血导致神经元损伤、缺血再灌注损失以及脑水肿等病理过程。出血性脑卒中主要发病机制是脑内细小动脉在长期高血压作用下发生慢性病变破裂所致。

三、临床表现

脑卒中常见的临床表现有：一侧肢体（伴或不伴面部）无力或麻木；一侧面部麻木或口角歪斜；说话不清或理解语言困难；双眼向一侧凝视；一侧或双眼视力丧失或模糊；眩晕伴呕吐；既往少见的严重头痛、呕吐；意识障碍或抽搐等。

四、辅助检查

（一）头颅CT

头颅CT（平扫）可准确识别绝大多数颅内出血，并帮助鉴别非血管性病变（如脑肿瘤），是疑似脑卒中患者首选的影像学检查方法。多数病例发病24h后头颅CT逐渐显示低密度梗死灶，发病后2~15d可见均匀片状或楔形的明显低密度灶。

（二）头颅MRI

头颅MRI（T_1加权、T_2加权及质子相）在识别急性小梗死灶和后颅窝梗死方面明显优于头颅CT（平扫）。

（三）血管病变检查

颈动脉双功能超声、经颅多普勒（TCD）、磁共振血管成像（MRA）、CT血管成像（CTA）和数字减影血管造影（DSA）等检查可用以发现颅内外血管狭窄、斑块、闭塞、畸形及侧支循环等血管病变。

（四）其他检查

心电图正常但可疑存在阵发性心房纤颤的患者可行动态心电图监测。超声心动图和经食管超声可发现心脏附壁血栓、心房黏液瘤、二尖瓣脱垂和卵圆孔未闭等可疑心源性栓子来源。蛋白C、蛋白S、抗凝血酶Ⅲ等化验可用于筛查遗传性高凝状态。

五、诊断

根据突然发病、迅速出现局限性或弥散性脑损害的症状和体征，临床可初步考虑脑卒中。结合脑部血管病变导致疾病的证据，如神经功能缺损符合血管分布的特点，头颅CT、MRI、MRA、DSA等检查发现相应的病灶或相关的疾病证据，以及伴有的卒中危险因素，如高龄、高血压、心脏病、高脂血症、糖尿病和吸烟等，可作出诊断。

六、治疗

根据发生卒中的患者的情况，可以选择静脉溶栓［阿替普酶、重组组织型纤溶酶原激活剂（rtPA）、尿激酶等］、抗血小板（阿司匹林、氯吡格雷等）、血压控制（拉贝洛尔、尼卡地平等）、降颅压（甘露醇、甘油果糖等）等药物治疗。某些情况下需要采用血管内介入治疗和手术治疗。

第二节　脑卒中呼吸康复的适应证和禁忌证

适应证：脑卒中后病情稳定（生命体征稳定，症状体征不再进展）且无禁忌证的患者应尽早介入康复治疗。

禁忌证：进展型脑卒中；昏迷；认知功能障碍或精神疾病症状明显；痴呆及不能配合康复评价及训练者；伴有严重感染；伴有严重基础疾病；对呼吸困难感知异常低者。

第三节　卒中相关性呼吸功能障碍评估

对病情稳定且无呼吸康复禁忌证的脑卒中患者应进行相关的呼吸功能评估。

脑卒中引起的呼吸功能障碍主要包括中枢性及继发性两种类型。前者是指脑卒中直接损害脑干/额叶呼吸中枢或神经传导通路，引起中枢呼吸驱动力及储备降低、肺功能受损。如脑干呼吸中枢病变可导致呼吸频率和节律改变，延髓对 CO_2 化学感受性反射下降及吞咽困难可诱发阻塞性或中枢性睡眠呼吸暂停。脑卒中患者的最大吸气压力与最大呼气压力均明显降低，反映了脑卒中后吸气肌与呼气肌肌力均有所下降，后者则是由于脑卒中后并发症引起的呼吸功能障碍。如肌无力和肌肉痉挛可能抑制呼吸运动；意识障碍及卧床易发生肺炎继而影响肺通气及换气功能；长期卧床增加了下肢深静脉血栓和肺栓塞的发病风险；脑卒中后呼吸肌无力致使胸廓扩张度下降，肌纤维发生失用性萎缩，如进行长时间的机械通气会更加严重，呼吸肌失用性萎缩不仅影响肺通气，也会导致排痰困难，并增加吸入性肺炎的发病概率。

脑卒中后呼吸功能评测方法包括常规体格检查、肺通气功能、呼吸肌功能、动脉血气分析、睡眠呼吸监测、力学、影像学和电生理检查等。其中常规体格检查是整个评价体系中的基础，即通过视诊、触诊、叩诊和听诊了解患者胸廓和肺的基本状况。

一、肺功能检查

采用便携式肺功能仪进行床旁肺功能检查，记录用力肺活量（forced vital capacity，FVC）、第 1 秒用力呼气量（forced expiratory volume in 1 second，FEV_1）、呼气流量峰值（peak expiratory flow，PEF）、最大呼气中期流速（maximal mid-expiratory flow rate，MMEF）、最大通气量（maximum voluntary ventilation，MVV）等。其中 FVC、FEV_1、PEF 与呼吸肌肌力紧密相关，还受上气道阻力、胸廓弹性等多种因素影响。MMEF 主要受小气道直径影响，小于 60% 预测值反映了小气道的气流阻塞。MVV 则可评价机体的通气储备能力。此外，咳嗽峰值流速（peak cough flow，PCF）是测量脑卒中后咳嗽功能损伤的关键方法，通过使用体积描记器来测量，要求患者尽可能用力地咳嗽，当 PCF 低于 160L/min 时，表明咳嗽和气道廓清无效。

二、动脉血气分析

脑卒中并发肺炎、肺不张时，PaO_2 可明显下降；而慢性呼吸肌无力时 PaO_2 可能表现为轻度下降。$PaCO_2$ 降低多出现于呼吸频率增加时，提示过度通气；当呼吸肌无力加重时肺通气量明显减少，二氧化碳潴留，则 $PaCO_2$ 增高，并伴随碳酸氢根的代偿性增高。如患者可耐受不吸氧状态，则建议尽量在不吸氧状态下进行动脉血的采集。

三、呼吸肌肌力测定

呼吸肌力量的评估有助于识别低通气，随访呼吸肌训练的效果，并可评估呼吸肌无力及其严重程度。其中最常用的是最大吸气压力（maximal inspiratory pressure, MIP）和最大呼气压力（maximal expiratory pressure, MEP），这两项指标均小于 $80cmH_2O$ 则可判断为呼吸肌肌力下降。若患者无法进行呼气肌力量和咳嗽的评估，则可使用最大发声时间（maximum phonation time, MPT）来评估呼吸肌的通气和咳嗽有效性。检测时嘱患者最大吸气后持续发元音 ā，记录发声的最长持续时间，重复测试 3 次，以最大值为准。MPT 小于 10s 则反映呼吸肌肌力较弱，咳嗽有效性低。

四、多导睡眠检测

睡眠呼吸暂停是脑卒中常见的并发症及合并症，可以通过多导睡眠图（polysomnography, PSG）进行监测。临床研究显示卒中后睡眠呼吸暂停的发生率在 32%~80%。故对于新发脑卒中患者应注意筛查睡眠呼吸暂停，以便及时发现并治疗。

五、超声检查

膈肌增厚分数即（吸气末厚度 – 呼气末厚度）/ 呼气末厚度，正常为 42%~78%。若小于 20%，或平静呼吸、深呼吸时无膈肌运动或鼻吸气时出现矛盾运动，则提示膈肌麻痹，深吸气时运动幅度低于正常人群提示膈肌无力。膈肌变化率也可用于评估呼吸肌负荷并预测拔管成功率，研究显示在自主呼吸试验期间，增厚分数介于 30%~36% 之间可作为预测拔管成功的指标。

六、电生理检查

膈肌肌电图（electromyography of diaphragm, EMGdi）检测常结合电刺激或磁波刺激，刺激膈神经诱发复合肌肉动作电位（compound muscle action potential, CMAP）是评价膈肌功能障碍的客观指标，可分析 CMAP 的潜伏期、幅值、峰值等。刺激颈髓突或对侧头皮（相当于 C3/C4）检测运动诱发电位（motor evoked potential, MEP），可用于评价膈肌中枢运动传导功能和完整性，若与 CAMP 的潜伏期进行比较，可得出中枢传导时间。另外，有研究发现膈肌肌电的均方根与呼气末 CO_2 浓度呈高度相关，提示膈肌肌电均方根也可用以鉴别阻塞性与中枢性睡眠呼吸暂停。

七、其他指标

跨膈压（transdiaphragmatic pressure, Pdi）是指吸气末腹内压与胸内压的差值，最大跨膈压 Pdi_{max} 是指在功能残气位、气管阻断状态下用力吸气时产生的 Pdi 的最大值，正常值在 $90~215cmH_2O$ 之间。Pdi 是直接反映膈肌力量的可靠指标。但该检查涉及内镜操作，可能加重呼吸障碍的风险，目前临床上应用较少。

口腔阻断压 $P_{0.1}$ 是在呼气末人为地阻断气道，测定吸气开始最初 100ms 产生的口腔内压力。$P_{0.1}$ 与最大通气时的口腔阻断压 $P_{0.1max}$ 的比值（$P_{0.1}/P_{0.1max}$）可反映中枢呼吸驱动的储备能力，$P_{0.1}/P_{0.1max}$ 下降提示膈肌功能障碍可能是中枢神经系统发出的冲动不足所导致，即中枢疲劳。但该项指标影响因素较多，一般不做常规监测，多用于研究工作。

第四节 脑卒中的呼吸康复训练

脑卒中患者呼吸功能康复的主要目的是增加呼吸肌肌力和耐力，提高咳嗽能力，改善睡眠呼吸暂停低通气现象，进而增强心肺适应能力、运动能力等，最大限度地降低脑卒中发作带来的功能损伤，改善生活质量。

一、呼吸肌训练

建议卒中后患者应用呼吸负荷训练装置进行 RMT，也可通过缩唇呼吸或腹式呼吸锻炼呼吸肌。

呼吸肌训练（respiratory muscle training，RMT）可以提高呼吸肌的力量，强化吞咽功能，增强咳嗽和排痰能力，减少吸入性肺炎等并发症，改善运动功能和生活质量。主要包括吸气肌训练、呼气肌训练以及吸气肌和呼气肌联合训练，广泛应用于呼吸系统疾病、心脏病和脑卒中患者的呼吸康复训练。可以采用特定的呼吸方法进行训练，也可以采用呼吸压力负荷装置配合训练。

1. 呼吸负荷训练装置 采用阈值压力负荷装置或流速阻力负荷装置进行重复的呼吸训练。吸气肌训练的起始强度一般为 30%~40% MIP（maximum inspiratory pressure，最大吸气压），每周逐渐增加 5%~10% MIP，至最大阻力为 60% MIP。呼气肌训练强度通常设定为 30%~70% MEP（maximum expiratory pressure，最大呼气压）。如阈值负荷小于最大呼吸压的 30%，无法使呼吸肌力量和运动耐力得到充分的锻炼。高的阈值比低的阈值常常能带来更大的功能性结果，但需注意过大阈值负荷可能引起的呼吸肌疲劳或者衰竭，从而加重患者的病情和症状。

对于脑卒中后呼吸肌训练的频率和持续时间目前尚无统一的推荐，大部分临床研究采用的训练周期为 6~12 周。每天 1~3 组，每周 3~5 次，每组训练的时间为 5~30min。训练持续时间越长，远期效果可能会越好。因患者间脑卒中病情及基础疾病差异的存在，需结合患者情况制订个体化训练方案，并结合患者对训练的反馈和呼吸肌力测量指标的变化进行方案调整。

2. 特定呼吸方法 缩唇呼吸：用鼻吸气用口呼气，呼气时嘴唇缩成吹笛状，气体经缩窄的嘴唇缓慢呼出。缓慢呼吸有助于减少解剖无效腔，提高肺泡通气量，但过度缓慢呼吸可增加呼吸功，反而增加耗氧，因此每分呼吸频率宜控制 10 次左右。

腹式呼吸：每分钟呼吸 7~8 次，每次 10~30min，每日锻炼 2 次，掌握腹式呼吸后，应将缩唇呼吸融于其中，能有效增加呼吸运动的力量和效率，调动通气的潜力。

二、气道廓清技术

对于存在呼吸道感染的卒中患者应用气道廓清技术（airway clearance technique，ACT）。ACT 有自主呼吸循环技术及自主引流等；手法包括体位引流、拍背、叩击和振动等；机械装置包括呼气正压、高频胸壁压迫、肺内叩击通气和机械辅助咳嗽等。ACT 可单独使用也可联合使用，应注意昏迷或神志不清的脑卒中患者不宜进行 ACT。

三、持续气道正压通气

建议卒中后呼吸睡眠暂停的患者使用持续气道正压通气（continuous positive airway

pressure，CPAP）作为首选治疗方法，对不能耐受 CPAP 的患者可使用口腔矫治器或调整体位。

并发睡眠呼吸暂停的脑卒中患者，推荐进行体位干预及 CPAP 模式的无创机械通气进行治疗。体位干预治疗依从性较好，可减轻睡眠呼吸暂停的程度，特别适合急性卒中后轻中度阻塞性睡眠呼吸暂停患者的初期治疗。对并发或合并中重度睡眠呼吸暂停的脑卒中患者，在卒中早期开始经鼻面罩 CPAP 治疗可减轻脑损伤，促进神经功能恢复，减少心血管事件及死亡风险。

四、体外膈肌起搏器

卒中患者出现中枢性呼吸麻痹、呼吸机诱导的膈肌功能障碍、排痰障碍和顽固性呃逆等情况时可尝试应用体外膈肌起搏器（external diaphragm pacemaker，EDP）。

膈肌起搏器分为植入式膈肌起搏器和体外膈肌起搏器。前者主要用于治疗高位截瘫和各种病因所致的低通气综合征。而体外膈肌起搏器则具有结构简单、操作方便等优点，目前已经应用于多种呼吸系统和中枢神经系统疾病的呼吸康复治疗，以帮助患者改善通气功能、促进排痰。

EDP 在脑卒中后呼吸康复中主要用于中枢性呼吸麻痹、呼吸机诱导的膈肌功能障碍（ventilator-induced diaphragmatic dysfunction，VIDD）、排痰障碍和顽固性呃逆等。EDP 可减少膈肌失用性萎缩及膈肌疲劳，增强咳嗽能力，促进呼吸中枢神经功能康复，纠正异常呼吸模式，改善通气。但应用不当也可能出现膈肌疲劳等并发症。为减少并发症的发生治疗前需对相关指标进行评估，如膈肌厚度和移动度、跨膈压和膈肌肌电图等。另外还需结合临床常规体格检查、动脉血气分析、呼吸动力学检测等完成综合评估。目前仍需更多的临床研究来进一步探索更为合理的治疗方案。

（宋元林）

参 考 文 献

［1］ GBD 2016 Causes of Death Collaborators.Global, regional, and national age-sex specific mortality for 264 causes of death, 1980-2016: a systematic analysis for the global burden of disease study 2016.Lancet, 2017, 390（10100）: 1151-1210.

［2］ 王陇德，刘建民，杨弋，等．我国脑卒中防治仍面临巨大挑战——《中国脑卒中防治报告 2018》概要．中国循环杂志，2019，34（2）：105-119.

［3］ Bernhardt J, English C, Johnson L, et al.Early mobilization after stroke: early adoption but limited evidence. Stroke, 2015, 46（4）: 1141-1146.

［4］ 中华医学会神经病学分会，中华医学会神经病学分会神经康复学组，中华医学会神经病学分会脑血管病学组．中国脑卒中早期康复治疗指南．中华神经科杂志，2017，50（6）：405-412.

［5］ Menezes KKP, Nascimento LR, Polese JC, et al.Effect of high-intensity home-based respiratory muscle training on strength of respiratory muscles following a stroke: a protocol for a randomized controlled trial.Braz J Phys Ther, 2017, 21（5）: 372-377.

［6］ Billinger SA, Coughenour E, Mackay-Lyons MJ, et al.Reduced cardiorespiratory fitness after stroke: biological consequences and exercise-induced adaptations.Stroke Res Treat, 2012, 2012: 959120.

［7］ American Thoracic Society/European Respiratory Society.ATS/ERS Statement on respiratory muscle testing.Am

J Respir Crit Care Med, 2002, 166(4): 518-624.

[8] Zhou Z, Vincent F, Salle JY, et al.Acute stroke phase voluntary cough and correlation with maximum phonation time.Am J Phys Med Rehabil, 2012, 91(6): 494-500.

[9] Johnson KG, Johnson DC.Frequency of sleep apnea in stroke and TIA patients: a eta-analysis.J Clin Sleep Med, 2010, 6(2): 131-137.

[10] Haaksma M, Tuinman PR, Heunks L.Ultrasound to assess diaphragmatic function in the critically ill-a critical perspective.Ann Transl Med, 2017, 5(5): 114.

[11] Bo EK, Piotrkiewicz M.A review of concepts regarding the origin of respiratory muscle fatigue.Polish J Med Phys Eng, 2015, 17(1): 27-34.

[12] Greising SM, Mantilla CB, Sieck GC.Functional measurement of respiratory muscle motor behaviors using transdiaphragmatic pressure.Methods Mol Biol, 2016, 1460: 309-319.

[13] Kulnik ST, Birring SS, Moxham J, et al.Does respiratory muscle training improve cough flow in acute stroke? Pilot randomized controlled trial.Stroke, 2015, 46(2): 447-453.

[14] Menezes KK, Nascimento LR, Ada L, et al.Respiratory muscle training increases respiratory muscle strength and reduces respiratory complications after stroke: a systematic review.J Physiother, 2016, 62(3): 138-144.

[15] Kulnik ST, Rafferty GF, Birring SS, et al.A pilot study of respiratory muscle training to improve cough effectiveness and reduce the incidence of pneumonia in acute stroke: study protocol for a randomized controlled trial.Trials, 2014, 15: 123.

[16] Martin-ValeroR, De La Casa Almeida M, Casuso-Holgado MJ, et al.Systematic Review of Inspiratory Muscle Training After Cerebrovascular Accident.Respir Care, 2015, 60(11): 1652-1659.

[17] Auger C, Hernando V, Galmiche H.Use of mechanical insufflation-exsufflation devices for airway clearance in subjects with neuromuscular disease.Respir Care, 2017, 62(2): 236-245.

[18] Parra O, Sánchez-Armengol A, Bonnin M, et al.Early treatment of obstructive apnoea and stroke outcome: a randomized controlled trial.Eur Respir J, 2011, 37(5): 1128-1136.

[19] Ayas N, McCool FD, Gore R, et al.Prevention of human diaphragm atrophy with short periods of electrical stimulation.Am J Respir Crit Care Med, 1999, 159(6): 2018-2020.

[20] 冯海燕, 刘云峰, 王立峰. 肌电图定位膈神经电刺激治疗脑卒中后顽固性呃逆的临床观察. 中国康复医学杂志, 2014, 29(3): 274-275.

总结与展望

近年来,呼吸康复在康复医学中占据了越来越重要的地位。呼吸康复作为一项多学科、多措施结合的综合的个体化干预疗法,适用的人群不仅包括中度至重度气流受限者,还包括有症状的轻度至中度气流受限者:运动受限者、慢阻肺急性加重住院患者、有症状的非慢阻肺呼吸状态的患者等。呼吸康复不仅能改善患者的生理和心理状态,还能帮助患者建立长期坚持有益健康行为的意识,更能明显降低慢性呼吸疾病患者的再住院率,提高生存质量,因此,我们应该大力地发展呼吸康复事业。目前,国外的许多协会和机构都发表了呼吸康复相关的指南,但是我国在这方面仍有欠缺,我们在积极开展呼吸康复的同时,也要制定适合国人的呼吸康复指南及实施流程等,让我国的呼吸康复更专业、更标准。目前专业的呼吸康复人员依旧缺少,呼吸康复应用范围也较为狭窄,希望在以后的日子里,能有更多的人关注呼吸康复,学习呼吸康复,不断地实践与挑战,建立更加专业的呼吸康复团队,让呼吸康复更好地服务于患者,真正地体现呼吸康复的价值。

(解立新)

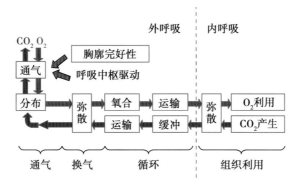

图 2-2-1-1　肺功能相关呼吸生理示意图

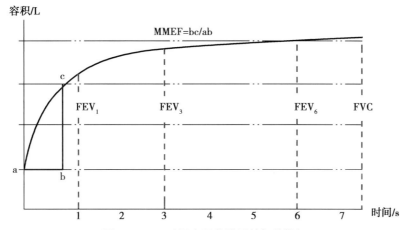

图 2-2-2-1　时间容积曲线及其相关指标

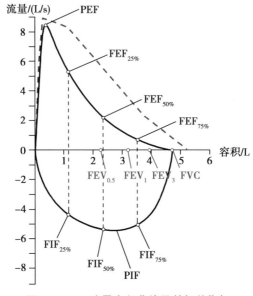

图 2-2-2-2　流量容积曲线及其相关指标

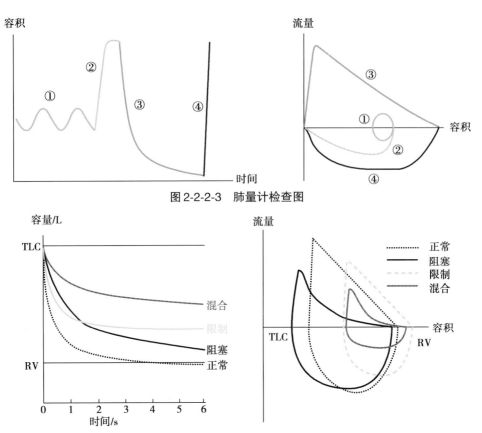

图 2-2-2-3　肺量计检查图

图 2-2-2-4　各种类型肺通气功能障碍的时间 - 容积曲线和流量 - 容积曲线

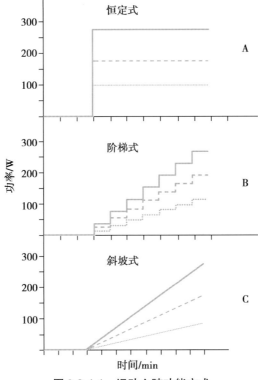

图 2-3-4-1　运动心肺功能方式

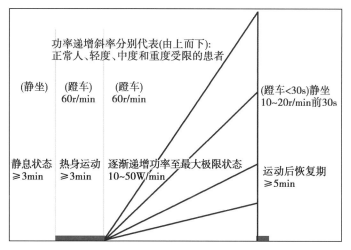

图 2-3-4-2　递增式踏车运动心肺功能检查方案图

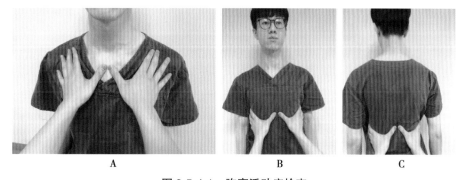

图 2-5-4-1　胸廓活动度检查

A.上胸廓活动度测定（前面）；B.中胸廓活动度测定（前面）；C.下胸廓活动度测定（背面）

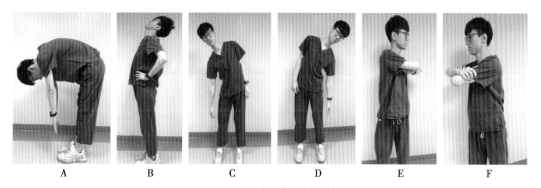

图 2-5-4-2　胸腰椎活动度检查

A.前屈；B.后伸；C.右侧屈；D.左侧屈；E.左旋转；F.右旋转

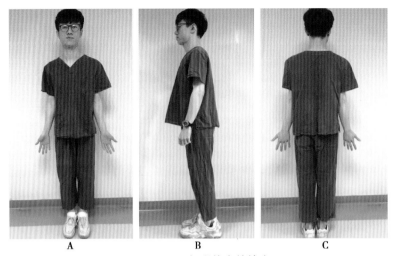

图 2-5-4-3　标准体态的检查

A.正面观；B.侧面观；C.背面观

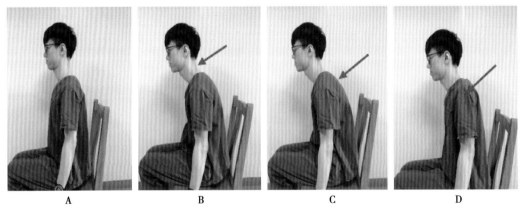

图 2-5-4-4　呼吸相关异常体态

A.正常；B.头位前倾；C.圆肩；D.耸肩

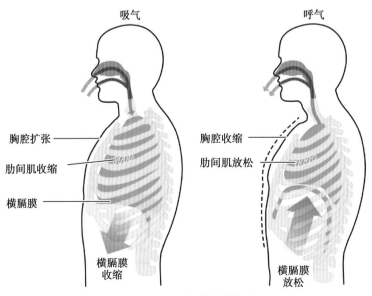

图 3-1-2-1　腹式呼吸方法

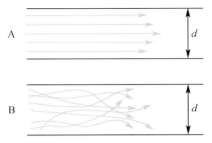

图 3-1-2-2　平稳呼吸气流（A）层流有序且阻力较低；
病理性呼吸（B）层流杂乱无章且阻力较高

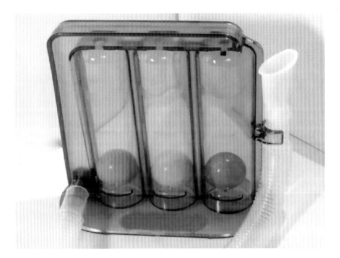

图 3-2-1-1　呼吸训练器

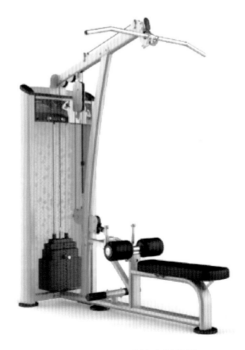

图 3-2-1-2　后拉力训练器

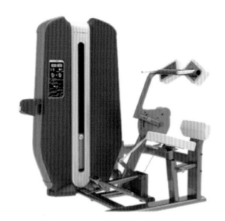

图 3-2-1-3 腹部屈曲训练器

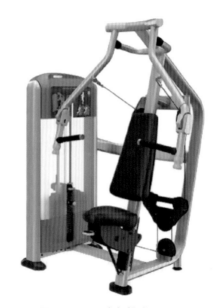

图 3-2-1-4 胸部推举训练器

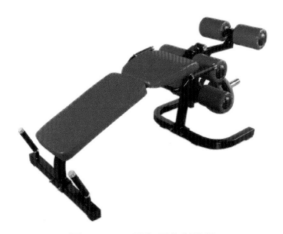

图 3-2-1-5 腿部屈曲训练器

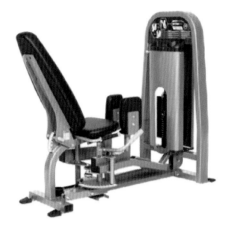

图 3-2-1-6　宽握挺蹲训练器和外展肌训练器

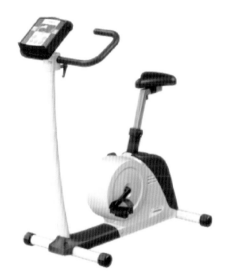

图 3-2-1-7　功率车

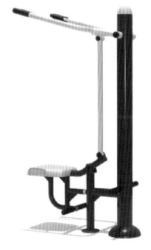

图 3-2-1-8　上肢功能训练器

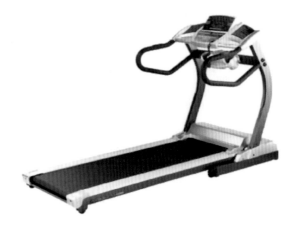

图 3-2-1-9　康复跑台

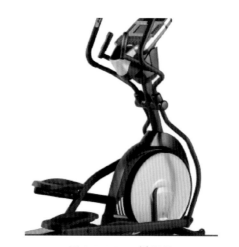

图 3-2-1-10　椭圆仪

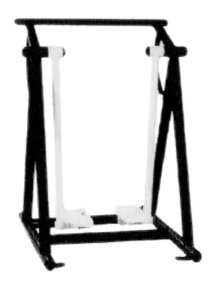

图 3-2-1-11　空中漫步机

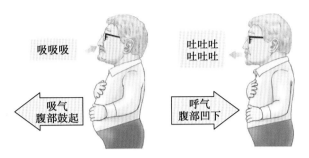

图 3-2-2-1　缩唇呼吸

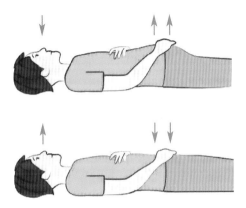

图 3-2-2-2　腹式呼吸锻炼

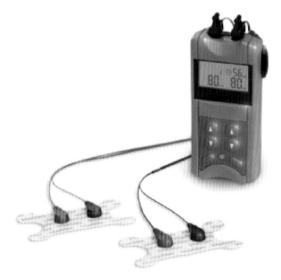

图 3-2-3-1　吞咽神经与肌肉电刺激仪

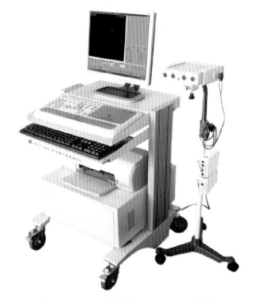

图 3-2-3-2　肌电图生物反馈刺激仪

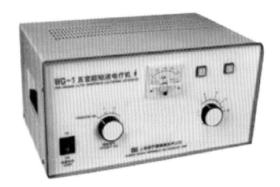

图 3-2-4-1　超短波治疗仪

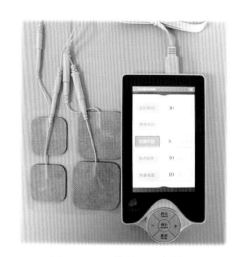

图 3-2-4-2　体外膈肌起搏器

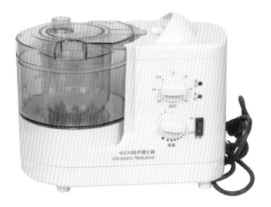

图 3-2-5-1　超声雾化器

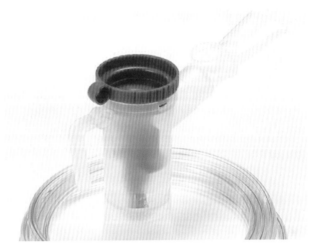

图 3-2-5-2　喷射雾化器

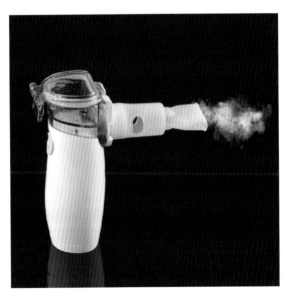

图 3-2-5-3　振动筛孔雾化器

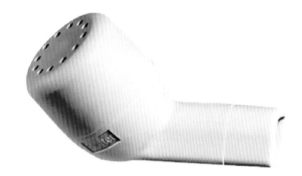

图 3-2-6-1 Flutter

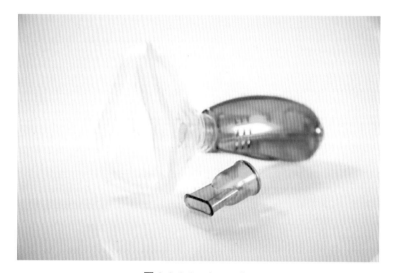

图 3-2-6-2 Acapella

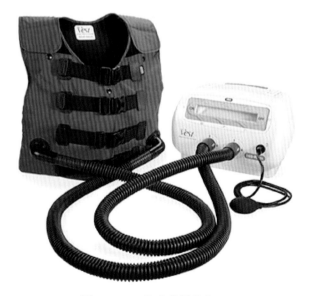

图 3-2-6-3 胸廓外震荡背心

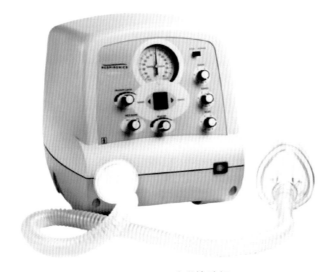

图 3-2-6-4　咳嗽协助机

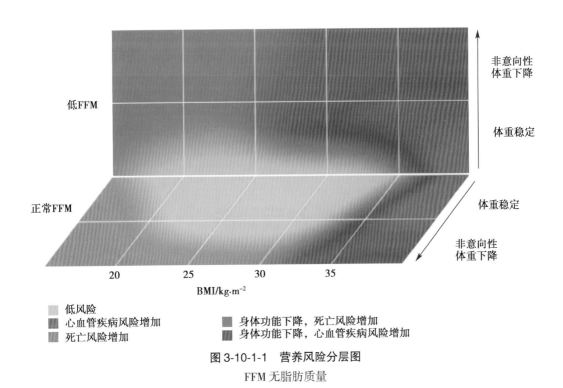

低风险
心血管疾病风险增加
死亡风险增加

身体功能下降，死亡风险增加
身体功能下降，心血管疾病风险增加

图 3-10-1-1　营养风险分层图
FFM 无脂肪质量

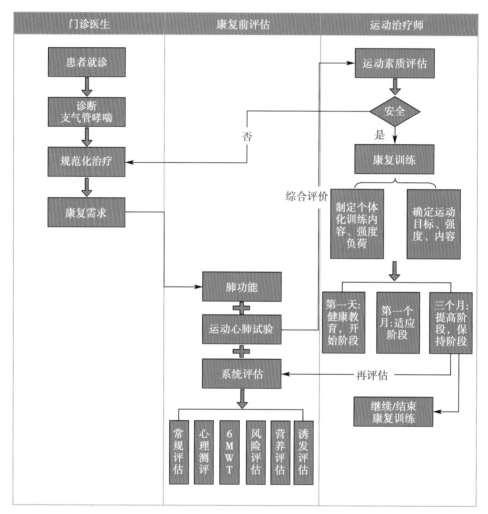

图 4-2-3-1　技术路线图

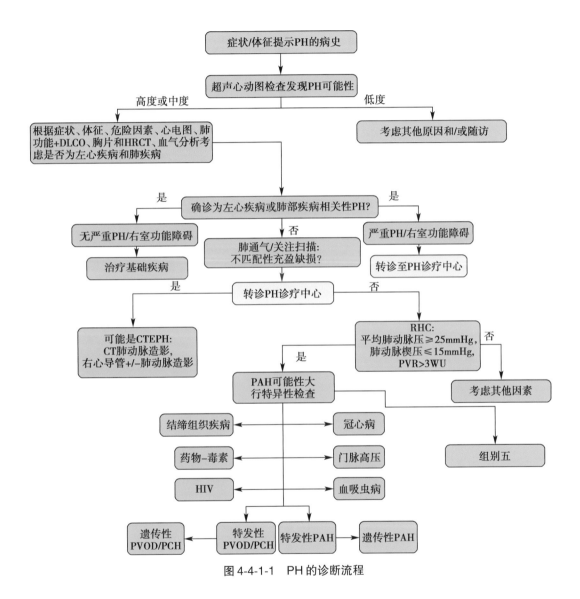

图 4-4-1-1 PH 的诊断流程

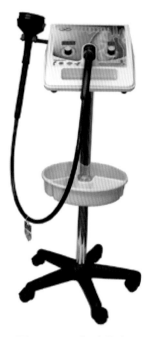

图 5-2-4-1　振动排痰机

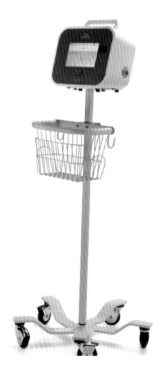

图 5-2-4-2　机械吸呼排痰机